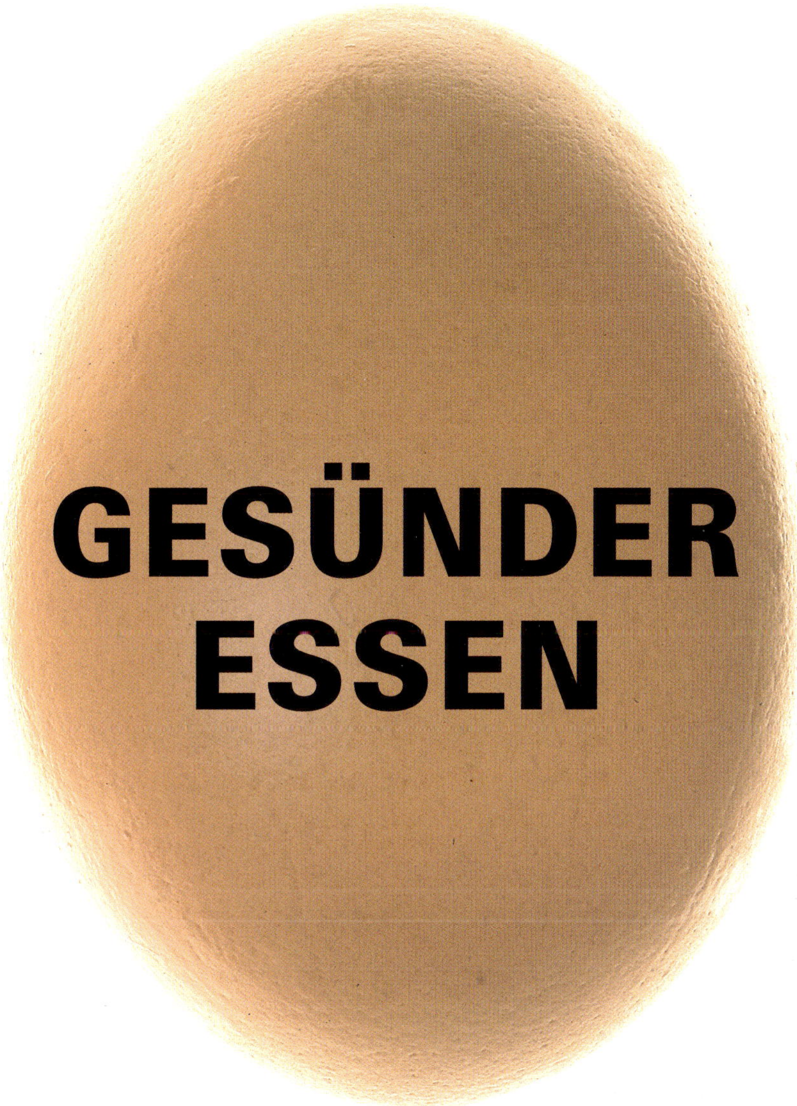

# GESÜNDER ESSEN

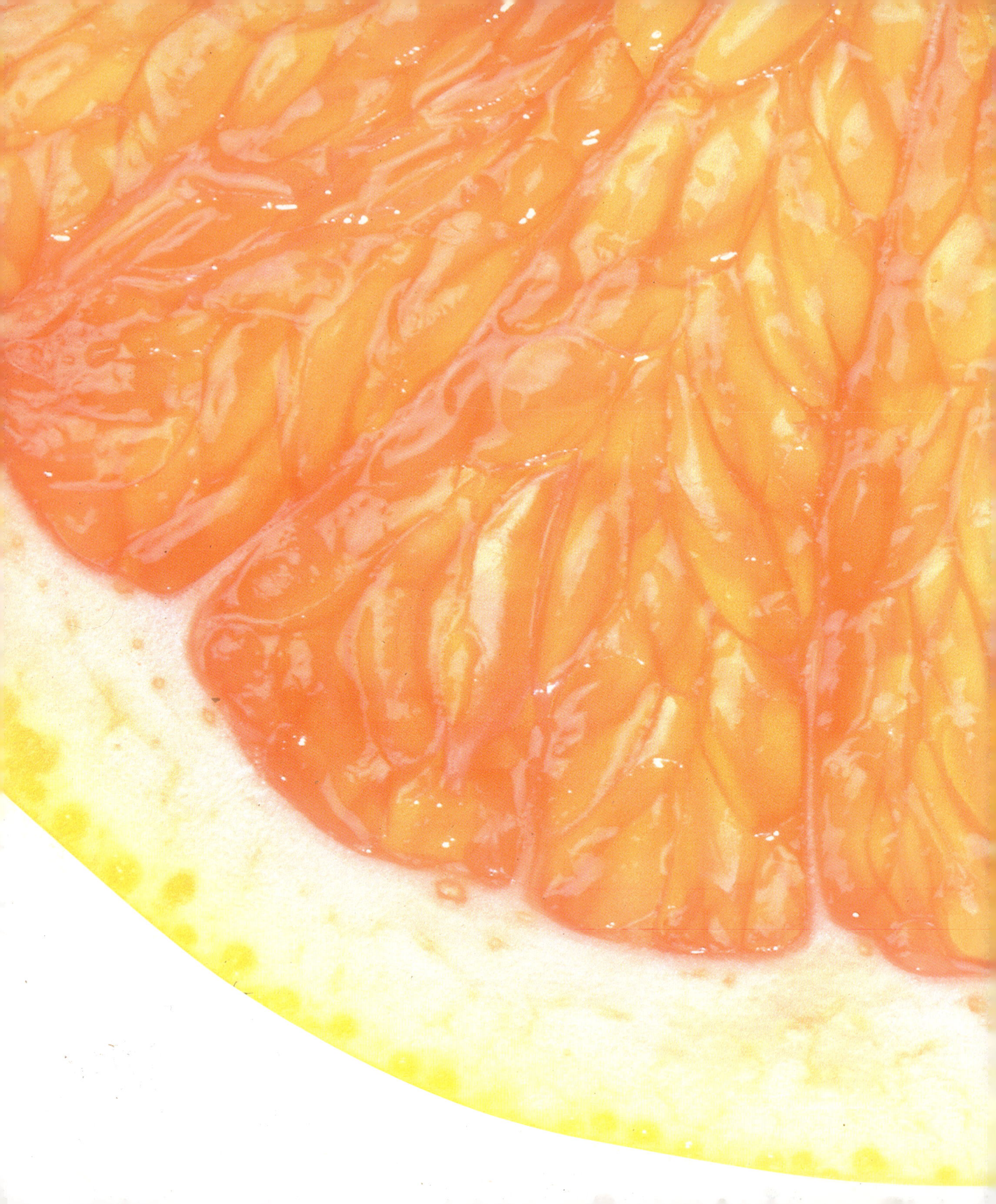

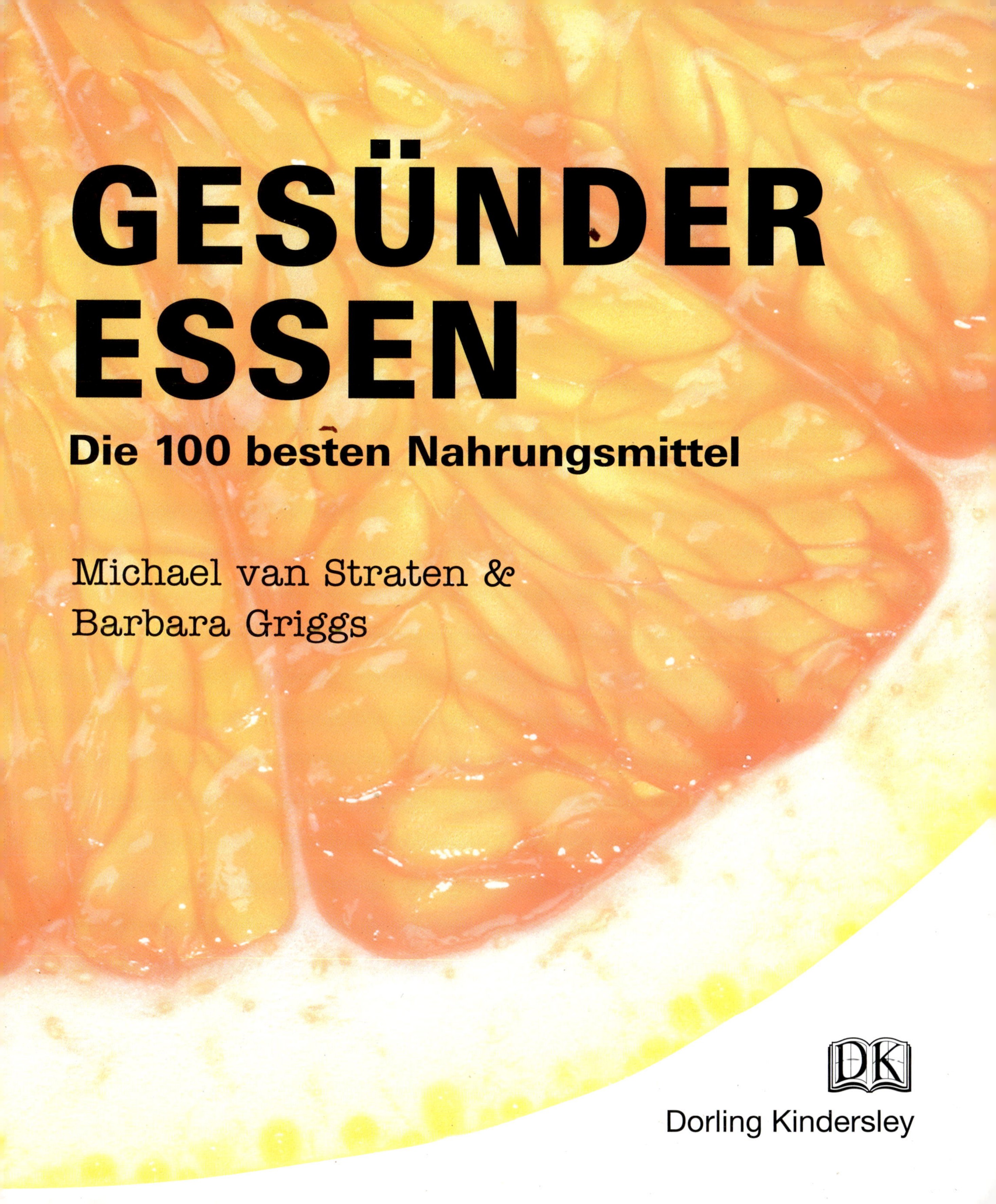

# GESÜNDER ESSEN

## Die 100 besten Nahrungsmittel

Michael van Straten &
Barbara Griggs

Dorling Kindersley

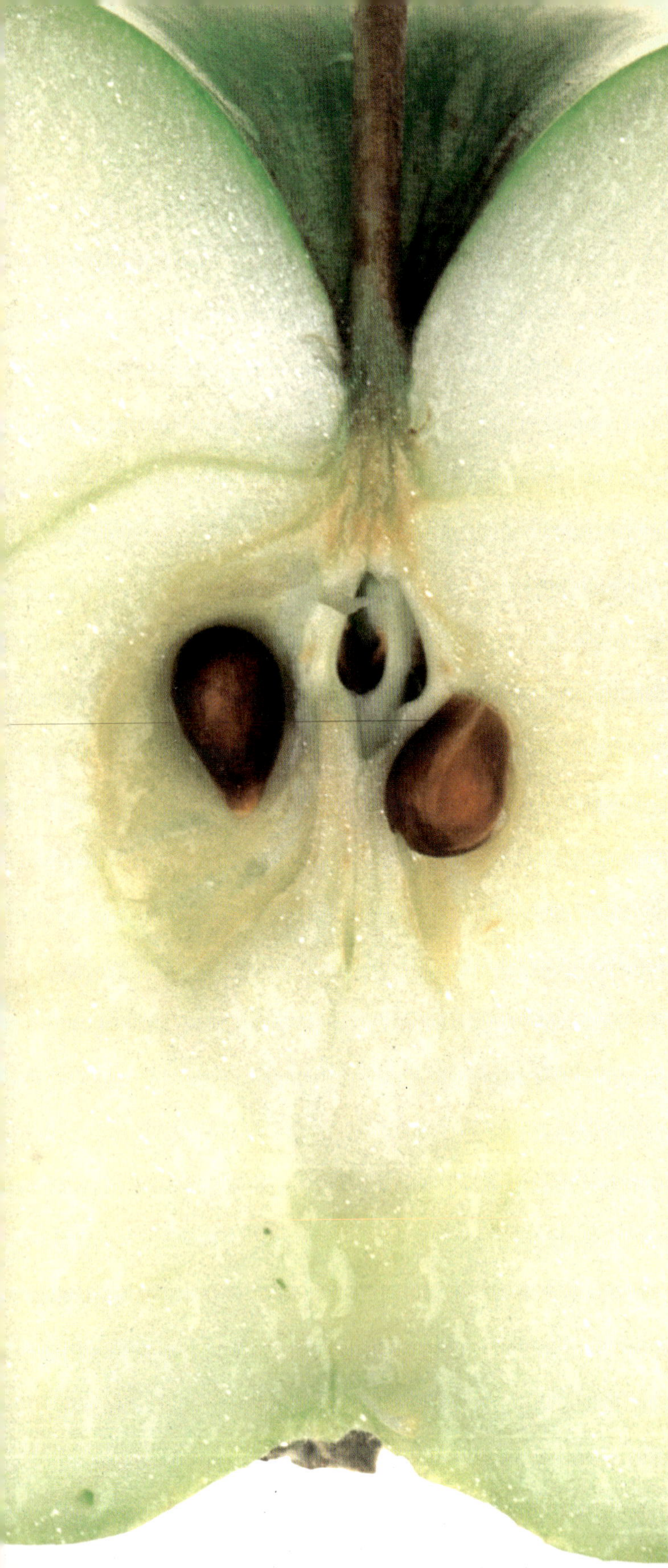

DORLING KINDERSLEY
London, New York, Melbourne, München
und Delhi

**Projektbetreuung** Kathy Fahey
**Projektgestaltung** Ruth Hope
**Lektorat** Shannon Beatty
**Bildredaktion** Anne Fisher
**Cheflektorat** Penny Warren
**Chefbildlektorat** Marianne Markham
**Programmkoordination** Gillian Roberts
**Programmentwicklung** Mary-Clare Jerram
**Art Director** Peter Luff
**Programmleitung** Corinne Roberts
**DTP-Design** Sonia Charbonnier
**Herstellung** Elizabeth Cherry
**Fotos** Sian Irvine

Für die deutsche Ausgabe:
**Programmleitung** Monika Schlitzer
**Projektbetreuung** Kerstin Uhl
**Herstellungsleitung** Dorothee Whittaker
**Herstellung und Covergestaltung** Anna Strommer

Bibliografische Information Der Deutschen Bibliothek
Die Deutsche Bibliothek verzeichnet diese Publikation in der Deutschen Nationalbibliografie;
detaillierte bibliografische Daten sind im Internet über http://dnb.ddb.de abrufbar.

Titel der englischen Originalausgabe:
Superfoods, superfast



**Übersetzung** Dörte Fuchs, Jutta Orth
**Redaktion** Regine Schmidt
**Satz** lithotronic media gmbh

ISBN: 978-3-8310-1108-7

Colour reproduction by MDP
Printed and bound in Singapore by Tien Wah Press

Besuchen Sie uns im Internet
**www.dk.com**

# Inhalt

# Ein etwas anderes Kochbuch

Dieses Buch hat das Ziel, Menschen mit bestimmten Krankheiten zu helfen, nämlich durch die Information, welche Nahrungsmittel man ruhig genießen kann, weil sie den Heilungsprozess fördern, und welche man lieber meiden sollte, weil sie die Erkrankung verschlimmern oder zu deren Entstehung beigetragen haben.

Außerdem können Sie dieses Buch nutzen, um Ihre eigene Gesundheit und Widerstandskraft und die Ihrer ganzen Familie zu verbessern, indem Sie täglich eine Auswahl besonders vitalstoffreicher Lebensmittel auf den Tisch bringen.

Ob Sie gerade unter einem langwierigen grippalen Infekt leiden oder Rheuma Ihre Bewegungsfähigkeit einschränkt, ob Sie jedes Jahr eine Bronchitis bekommen, mit chronischen Verdauungsbeschwerden kämpfen oder mit den Folgen einer Krebsdiagnose fertig werden müssen: Schlagen Sie das entsprechende Kapitel im dritten Teil des Buches auf und folgen Sie den dort beschriebenen Ernährungsrichtlinien.

Die Kapitel über die Störungen und Erkrankungen der verschiedenen Organsysteme erläutern zunächst, inwieweit eine falsche Ernährung zu Ihrem Gesundheitsproblem beigetragen haben könnte und welche Nahrungsmittel helfen können, Sie wieder gesund zu machen.

Eine vollständige Liste der 100 besten Nahrungsmittel einschließlich der höchst wirkungsvollen **Vier-Sterne-Nahrungsmittel** finden Sie auf Seite *20/21*. Manche dieser Nahrungsmittel haben sich über Jahrhunderte als »Küchenmedizin« bewährt, wie zum Beispiel Sauerkraut bei Verdauungsproblemen. Das bedeutet natürlich nicht, dass bestimmte Obst- oder Gemüsesorten oder andere Nahrungsmittel, die in dem entsprechenden Abschnitt nicht auftauchen, gemieden werden sollten, im Gegenteil: Sie sollten sich so vielseitig wie möglich ernähren. Wählen Sie also frei – es sei denn, ein Rezept enthält Zutaten, die auf Ihrer Gefahrenliste stehen.

Die **ungesunden und gefährlichen Nahrungsmittel und Substanzen** – direkt nach den empfehlenswerten Nahrungsmitteln aufgelistet – sollten von Menschen mit den entsprechenden gesundheitlichen Problemen gemieden werden. Verzichten Sie auf Tee und Kaffee, wenn Sie unter

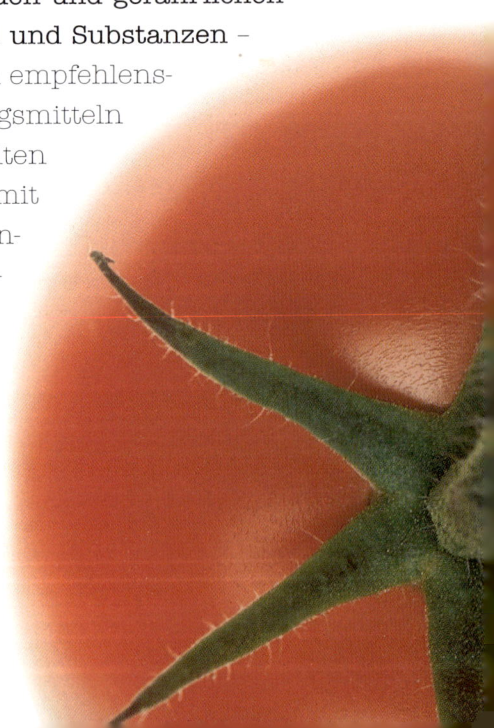

Angstzuständen oder Erschöpfung leiden, bzw. auf Gerichte mit viel tierischem Fett, wenn Sie eine Herzkrankheit haben. Außerdem erläutern wir Ihnen, warum bestimmte Lebensmittel bei entsprechenden Gesundheitsproblemen ungünstig sind. Jedes Kapitel schließt mit einem **Ernährungsplan.** Dieser enthält die allgemeinen Richtlinien, die Sie befolgen sollten, sowie einen exemplarischen Speiseplan für eine Woche.

## So profitieren Sie am meisten von diesem Buch

Prägen Sie sich die empfehlenswerten Nahrungsmittel in den für Sie wichtigen Kapiteln ebenso ein wie die entsprechende Liste mit den problematischen Nahrungsmitteln. Im Rezeptteil finden Sie Dutzende von Gerichten, die Ihre persönlichen empfehlenswerten Nahrungsmittel, aber keine Zutaten von Ihrer Gefahrenliste enthalten. Grundsätzlich wirken sich alle empfohlenen Gerichte auf viele der in diesem Buch behandelten Erkrankungen günstig aus; es gibt jedoch einige gesundheitliche Probleme, für die bestimmte Rezepte besonders gut geeignet sind – diese werden direkt unter der Überschrift genannt. Die Speisepläne sind keineswegs so zu verstehen, dass Sie Woche für Woche dieselben Gerichte essen müssen. Wenn Sie erste Erfahrungen mit der Zubereitung der vorgeschlagenen Menüs gesammelt haben, werden Sie feststellen, dass es leichter ist, eine Woche im Voraus zu planen, um für ein ausgewogenes Verhältnis von stärkehaltigen und eiweißreichen Nahrungsmitteln zu sorgen und sicherzustellen, dass jede Mahlzeit zwei bis drei empfehlenswerte Nahrungsmittel enthält.

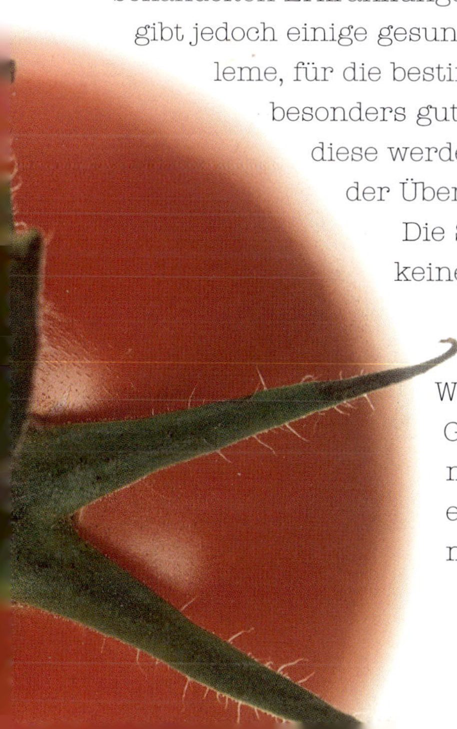

## Wie genau sollten Sie sich an Ihren Ernährungsplan halten?

Wenn Sie schwer oder chronisch erkrankt sind oder gerade mit einer unerfreulichen ärztlichen Diagnose konfrontiert wurden, sollten Sie sich möglichst genau an Ihren Ernährungsplan halten. Je mehr geeignete vitalstoffreiche Nahrungsmittel Sie in Ihre tägliche Ernährung einbeziehen, desto eher werden Sie wieder gesund. Diese gesunden Nahrungsmittel sorgen zwar nicht in jedem Fall für eine vollständige Heilung, doch sie können die Symptome lindern und das allgemeine Wohlbefinden verbessern.

Manche Leserinnen und Leser beschließen vielleicht, sich vorsichtshalber an einen bestimmten Ernährungsplan zu halten. Wer z.B. einen hohen Cholesterinspiegel oder Blutdruck hat, ist gut beraten, die im Herz-Kreislauf-Kapitel gegebenen Empfehlungen zu befolgen. Wenn Sie eine hohe Arbeitsbelastung haben und an dieser Situation nichts ändern können, profitieren Sie von den Ernährungsempfehlungen im Kapitel über Erschöpfungszustände.

Wenn Sie sich fragen, was »gesunde Ernährung« bewirken kann, dann machen Sie die **»Sieben-Tage-Kur«** (*S. 287*) und finden Sie es heraus! Das zweitägige Fasten mit

Rohkost und Säften, mit dem der Ernährungsplan beginnt, sei allen Menschen mit Verdauungsproblemen ans Herz gelegt, eignet sich jedoch auch als sanfte Reinigungs- und Entgiftungsdiät nach jeder Phase allzu reichlichen Essens.

In den letzten 50 Jahren haben sich viele Menschen durch die von Dr. William Howard Hay in den 1920er-Jahren entwickelte Ernährungsform (beschrieben auf *S. 344*) – auch als »Hay'sche Diät« oder »Trennkost« bekannt – von schwerwiegenden gesundheitlichen Problemen befreit. Auch wenn diese Ernährungsform keine Voraussetzung für eine Genesung ist, gibt es keinen Zweifel, dass eine **»Harmonische Ernährung«**, wie wir sie nennen, den Gesundheitszustand erheblich verbessern kann. Unser Ernährungsprogramm, auf das Sie sich mindestens eine Woche lang einlassen sollten, kann Ihr erster Schritt auf dem Weg zu vollständiger Gesundheit sein.

Angesichts des gegenwärtig noch recht unzulänglichen Wissensstands wäre es unverantwortlich zu behaupten, dass sich Krankheiten durch eine bloße Ernährungsumstellung heilen lassen. Unzweifelhaft ist aber, dass die richtige Ernährung die Widerstandsfähigkeit des Körpers gegenüber vielen Erkrankungen zu steigern vermag. Die außergewöhnliche Heilkraft der Natur kann sich in einem gut ernährten Organismus am besten entfalten.

Neuere Studien belegen die Bedeutung von Ernährungsfaktoren bei zahlreichen Erkrankungen. Menschen, die an Krankheiten wie Aids, myalgischer Enzephalopathie (ME), Parkinson, Alzheimer, multipler Sklerose, Krebs, Lupus, rheumatoider Arthritis oder Epilepsie leiden, sollten Kontakt zu den entsprechenden Selbsthilfe- und Forschungsorganisationen aufnehmen, die ihnen Empfehlungen geben können.

Gleichgültig, an welcher Krankheit Sie leiden: Lesen Sie außer den Kapiteln über Ihre Gesundheitsprobleme auch das Kapitel über »Harmonische Ernährung«. Probieren Sie die Rezeptvorschläge aus, die Ihnen zusagen, und essen Sie mit dem Wissen, dass Sie mit jedem Bissen etwas für Ihre Gesundheit tun.

Natürlich müssen Sie nicht krank sein, um von den Ernährungsvorschlägen in diesem Buch zu profitieren, denn unsere Rezepte sind sowohl dazu gedacht, das Wohlbefinden aufrechtzuerhalten, als auch, es wiederherzustellen.

Weil es heute selten geworden ist, dass alle Mitglieder einer Familie sich gemeinsam zu Tisch setzen, sehen unsere Ernährungspläne neben dem Frühstück eine leichte Mahlzeit vor, die vorbereitet werden kann und sich oft auch zum Mitnehmen eignet, sowie eine Hauptmahlzeit, die abends gegessen werden kann. Zu den Hauptmahlzeiten gibt es entweder eine Vorspeise oder ein Dessert. Viele Vorspeisen ergeben, kombiniert mit einem Vollkornbrötchen und einem Salat, eine perfekte Mahlzeit. Wenn Sie jedoch nur eine einzige Hauptmahlzeit täglich zu sich nehmen oder wenn sich Ihre Familie nur zu einer Mahlzeit täglich am Tisch versammelt, möchten Sie vielleicht eine Vor- oder Nachspeise oder gelegentlich auch beides servieren. Deshalb machen wir entsprechende Vorschläge für ausgewogene

Kombinationen. Wer ein echtes Festmahl plant, wird bei den Sonntagsmenüs fündig.

Notieren Sie sich Ihre persönlichen empfehlenswerten und die gefährlichen Lebensmittel. Nach einigen Tagen wissen Sie auch im Restaurant nach einem Blick auf die Speisekarte, was Sie bestellen und auf was Sie verzichten sollten. Selbst bei einem Vier-Sterne-Lebensmittel kann man des Guten zu viel tun. Zwar eignen sich einige dieser Nahrungsmittel für eine Mono-Kurzfastenkur, bei der Sie ein oder zwei Tage lang z.B. nur Äpfel oder Weintrauben oder Naturreis essen, um Ihren Körper zu entschlacken, doch die meisten Lebensmittel sollten nicht im Übermaß verzehrt werden. Manche, beispielsweise Ananas oder Erdbeeren, können in großen Mengen schädlich sein. Essen Sie die Nahrungsmittel, die gut für Sie sind. Essen Sie sie häufig, aber übertreiben Sie es nicht.

## Maximale Widerstandskraft

Würden wir in einer idealen Welt leben, wäre alles, was wir essen, biologisch angebaut. Der Boden wäre frei von Schwermetallen, es gäbe keinen sauren Regen und wir würden unser Gemüse frisch und im eigenen Garten ernten. Unser Trinkwasser wäre rein wie Quellwasser, und die Luft, die wir atmen, wäre so frisch wie Gebirgsluft. Für die meisten von uns ist dieses Ideal eine Utopie, so fern wie der Garten Eden. Täglich steht unser Körper unter Stress: Wir sind Umweltgiften ausgesetzt und verzehren Nahrungsmittel, die wenig Mikronährstoffe haben. Die Tatsache, dass die Menschheit sich überhaupt entwickelt hat, grenzt schon an ein Wunder. Wir überleben – aber um welchen Preis? Wir erleben heute eine dramatische Zunahme von Erkrankungen, die auf das Versagen des Immunsystems zurückzuführen sind, und sind mit völlig neuen Krankheiten konfrontiert, etwa MRSA (Infektionen mit Methicillin-resistenten Staphylococcus-aureus-Stämmen) und Vogelgrippe, denen wir wenig entgegenzusetzen haben. Umweltmediziner glauben, dass diese neue Verwundbarkeit eine Folge unserer mangelhaften Ernährung ist. Unsere Nahrungsmittel, produziert von einer industrialisierten Landwirtschaft in einer verschmutzten Umwelt, enthalten nicht mehr genügend Vitalstoffe.

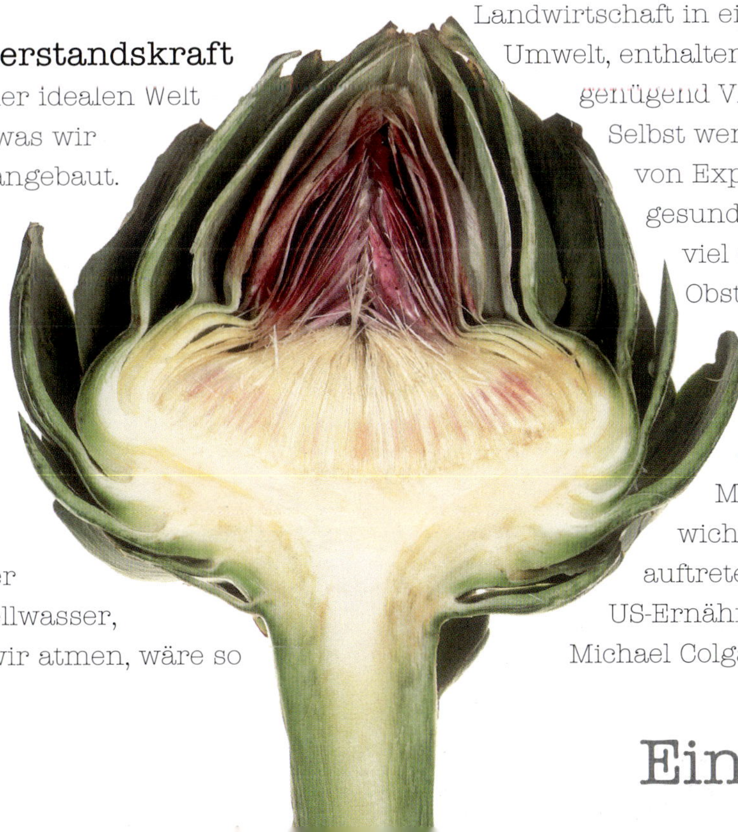

Selbst wenn Sie sich an die von Experten empfohlene gesunde Kost halten und viel Gemüse, frisches Obst, Salate, Vollkornprodukte, Nüsse und Samen verzehren, kann ein oft unerkannter Mangel an lebenswichtigen Nährstoffen auftreten. So stellte der US-Ernährungsexperte Michael Colgan bei der Untersuchung verschiedener Orangen fest, dass eine frisch gepflückte Orange 180 mg Vitamin C enthielt, eine Orange aus dem Supermarkt jedoch, obwohl sie genauso frisch und appetitlich aussah, nicht ein einziges Milligramm aufzuweisen hatte. Eine vor 22 Jahren in Großbritannien durchgeführte Studie ergab, dass die Zinkaufnahme bei 35 Prozent aller Männer und 67 Prozent aller Frauen weit unter der von der Weltgesundheitsorganisation empfohlenen Tageszufuhr von 11 mg lag. Diese Zahlen basierten auf dem Nahrungsmittelverzehr der untersuchten Personen und setzten voraus, dass diese Nahrungsmittel tatsächlich jene Zinkmengen enthielten, die in den gängigen Nährstofftabellen angegeben waren. Dabei hatte schon 1972 eine Studie der Ernährungs- und Landwirtschaftsbehörde gezeigt, dass eine große Zahl der Böden in Europa wie in den USA sehr zinkarm ist. Obst und Gemüse, das auf schlechten Böden angebaut wird, enthält oft zu wenig lebenswichtige Mineralstoffe und Spurenelemente wie Magnesium, Zink und Selen. Leider gibt es kaum Anzeichen für eine Verbesserung der Anbaumethoden, stattdessen baut die konventionelle intensive Landwirtschaft auf immer größere Mengen chemischer Düngemittel und Pestizide, die unsere Nahrungsmittel belasten und die Nährstoffreserven des Körpers weiter strapazieren. Neuere Untersuchungen aus dem Jahr 2005 haben ergeben, dass sich die durchschnittliche Selenaufnahme halbiert hat und nun weniger als 50 Prozent der empfohlenen Tageszufuhr beträgt.

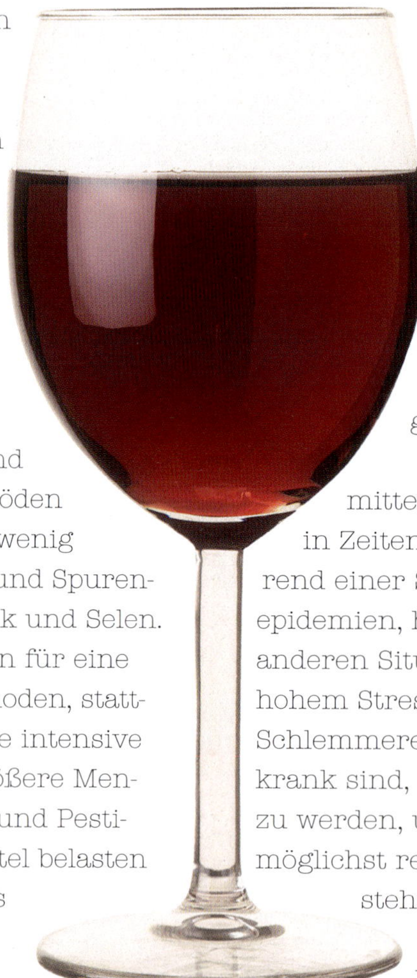

Es genügt nicht mehr, sich auf die traditionell empfohlene ausgewogene Mischkost zu verlassen. Um die Widerstandsfähigkeit Ihres Körpers zu optimieren, müssen Sie wissen, wie Sie Ihre Ernährung mit Vitalstoffen anreichern können – mit besonders vitalstoffreichen Nahrungsmitteln, die alle natürlichen Substanzen, die wir benötigen, in reichem Maße liefern und die Widerstandsfähigkeit des Körpers gegen Stress, Krankheiten und Infektionen stärken. Sie erreichen besonders hohe ORAC-Werte (Oxygen Radical Absorbance Capacity, ein von Wissenschaftlern der Bostoner Tufts University entwickelter Index zur Bestimmung des Antioxidanziengehalts von Lebensmitteln.

Betrachten Sie diese Lebensmittel als eine Zusatzversicherung in Zeiten erhöhten Bedarfs, z. B. während einer Schwangerschaft, bei Grippeepidemien, hoher Arbeitsbelastung oder anderen Situationen mit ungewöhnlich hohem Stress oder nach allzu reichlicher Schlemmerei. Nutzen Sie sie, wenn Sie krank sind, um schneller wieder gesund zu werden, und sorgen Sie dafür, dass sie möglichst regelmäßig auf Ihrem Speiseplan stehen. Auf *S. 20/21* finden Sie eine Liste mit den 100 besten Nahrungsmitteln.

## Gesunde Ernährung muss nicht teuer sein

Angenommen, Sie kaufen ein Pfund frische neue Kartoffeln und ein Pfund Kartoffelchips. Für die Chips müssen Sie deutlich mehr Geld ausgeben. Dafür bekommen Sie ungesunde Mengen an Fett, Salz und möglicherweise chemischen Zusatzstoffen. Die erste Lektion lautet also: Je weniger mit einem Nahrungsmittel gemacht wird, desto preiswerter ist es. Ihre Kartoffeln wurden von einem Bauern angebaut, geerntet und zum Großhändler transportiert, der sie innerhalb von 24 Stunden an den Einzelhandel weiterleitet, wo Sie sie kaufen. Folglich verdienen drei Gruppen von Menschen an den Kartoffeln, und Sie essen sie sozusagen im Urzustand, wenn sie noch frisch sind und der Nährstoffgehalt noch hoch ist. Werden Ihre Kartoffeln hingegen zu Chips verarbeitet, verdienen nicht nur der Bauer und das Transportunternehmen, das sie in die Fabrik befördert, daran, denn nun kommen Kosten für die Herstellung, Verpackung und Lieferung an den Groß- und den Einzelhandel hinzu. Außerdem muss irgendjemand all die Werbespots zur besten Sendezeit finanzieren. Raten Sie mal, wer …

Gesunde Ernährung muss kein Vermögen kosten. Teurer heißt nicht immer wertvoller. Die billigste Rinderhachse ist nicht weniger nahrhaft als ein Filetsteak, und regional angebautes Gemüse der Saison ist frischer und vitaminreicher als teure, von weither transportierte nichtsaisonale Ware. Versuchen Sie, möglichst oft frische, unverarbeitete und unverpackte Lebensmittel zu kaufen, die nicht nur deutlich preisgünstiger, sondern auch ernährungsphysiologisch wertvoller sind als verarbeitete und verpackte Nahrungsmittel. Lassen Sie sich von Ihrem Metzger, Gemüsehändler und Fischverkäufer erklären, wie Sie Fleisch, Gemüse oder Fisch zubereiten, die Sie noch nicht kennen und die vielleicht gerade im Angebot sind. Dies ist besonders hilfreich, wenn Sie nur für sich selbst einkaufen, denn die meisten verpackten Nahrungsmittel sind für mindestens zwei Portionen ausgelegt. Planen Sie Ihre Mahlzeiten zwei oder drei Tage im Voraus und gehen Sie mit den Resten sorgfältig um. Widerstehen Sie Impulskäufen, wenn Sie Ihren Einkaufswagen an verführerischen Köstlichkeiten vorbeischieben. Lernen Sie, kreativ und experimentierfreudig zu kochen. Fehlt eine Zutat, ersetzen Sie sie – um ein Gericht ungenießbar zu machen, müssen Sie schon etwas ziemlich Furchtbares tun. Sie werden schnell entdecken, dass Sie kein Vermögen investieren müssen, um sich gesund zu ernähren. Wir haben die Probe aufs Exempel gemacht und zwei Arten von Menüs zubereitet: Fastfood- und Superfood-Menüs, deren Zutaten wir in denselben Supermärkten einkauften. Die Junkfood-Menüs kosteten mindestens 10 Prozent mehr als die gesunden Superfood-Menüs.

In unserer Überflussgesellschaft geben gerade diejenigen, die mit den niedrigsten Einkommen über die Runden kommen müssen, ihr Budget für die ungesündesten Dinge aus: Weißbrot, weil es billiger ist als Vollkornbrot, Margarine, weil sie billiger ist als Butter, und abgepackte Fertigdesserts, weil sie scheinbar billiger sind als frisches Obst. Viele Menschen sind überzeugt, dass sie sich »richtiges« Essen – von gesundem Essen ganz zu schweigen – nicht leisten können, geben aber gleichzeitig viel Geld in Imbissbuden, Hamburger-Lokalen oder chinesischen Schnellrestaurants aus. Die einkommensschwächsten Bevölkerungsgruppen ernähren sich nicht nur am schlechtesten, sie leiden auch am meisten unter Krankheiten. Während die Volksgesundheit vor allem durch Faktoren wie soziale Deprivation und schlechte Wohnverhältnisse bedroht ist, ist ein großer Teil der Krankheiten, die vor allem die ärmsten Schichten unserer westlichen Gesellschaften betreffen, ernährungsbedingt. Bevor Sie sagen: »Ich ernähre mich gut« oder »Solchen Müll würde ich meiner Familie nicht vorsetzen«, führen Sie eine Woche lang Tagebuch. Listen Sie ehrlich alle Speisen und Getränke auf, die Sie zu sich nehmen, und bringen Sie Ihre Familie dazu, dasselbe zu tun. Am Ende der Woche addieren Sie, wie viele fett- und zuckerreiche und nährstoffarme Nahrungsmittel und Getränke Ihnen »unterlaufen« sind.

## Alles, was Sie über Ernährung wissen müssen

Ihrer Urgroßmutter mag das Wort »Ernährung« völlig unbekannt gewesen sein. Vermutlich konnte sie Kohlenhydrate nicht von Eiweißen, gutes Fett nicht von schlechtem und ein Vitamin nicht von einem Mineralstoff unterscheiden. Trotzdem gelang es ihr, Ihre Großmutter aufzuziehen, die dann Ihre Mutter großzog, die wiederum Sie großzog. Wie schaffte sie das ohne den Beistand von Ernährungsfachleuten und deren Tabellen und Diagrammen? Sie bediente sich ihres gesunden Menschenverstands. Sie brachte frische, saisonale Lebensmittel auf den Tisch und plante Mahlzeiten mit einem großen Spektrum an Zutaten, zu denen sich die ganze Familie an den Tisch setzte. Seit das erste Vitamin Anfang des 20. Jahrhunderts entdeckt wurde, streiten sich die Ernährungswissenschaftler über die Frage, was wir essen sollten. Inzwischen jedoch herrscht nahezu weltweit Übereinstimmung, was die Grundregeln einer vernünftigen Ernährung betrifft. Diese Regeln lassen sich recht einfach zusammenfassen:

★ Essen Sie viel frisches Obst und Gemüse
★ Essen Sie möglichst vielseitig
★ Essen Sie mehr Ballaststoffe
★ Essen Sie weniger Fett
★ Essen Sie weniger Zucker
★ Essen Sie weniger Salz

Vor 30 Jahren schreckte eine Handvoll Wissenschaftler die Öffentlichkeit auf, weil sie Verbindungen zwischen dem westlichen Ernährungsstil und den sogenannten Wohlstandskrankheiten gefunden zu haben glaubte. Das medizinische Establishment und die Lebensmittelindustrie taten dies damals als Panikmache ab. Dank des Einflusses der WHO, verschiedener Regierungsorganisationen und fortschrittlicher Mediziner beginnt diese Auffassung sich langsam, aber sicher zu ändern. Wer befürchtet, zu wenig über Ernährung zu wissen, darf sich entspannt zurücklehnen: In den folgenden Abschnitten finden Sie alles, was Sie darüber wissen müssen.

## Was ist im Essen?

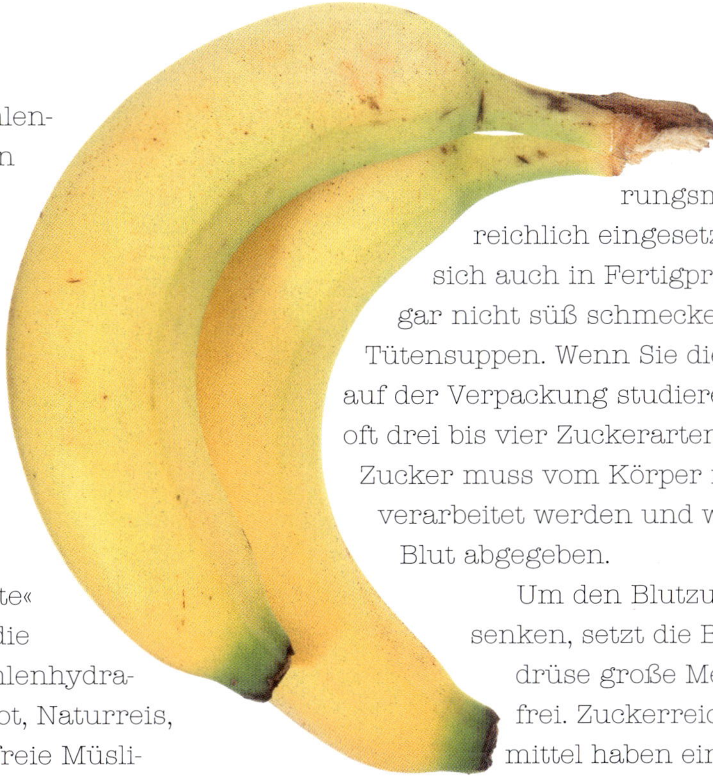

**KOHLENHYDRATE** Kohlenhydrate sind vor allem in Getreide, z.B. Weizen und Reis, enthalten, aber auch in Hülsenfrüchten, z.B. Bohnen und Linsen, und manchen Wurzelgemüsen wie Kartoffeln, Pastinaken und Yamswurzeln. Diese Kohlenhydrate werden auch »komplexe Kohlenhydrate« genannt. Lebensmittel, die reich an komplexen Kohlenhydraten sind, wie Vollkornbrot, Naturreis, Getreideflocken, zuckerfreie Müslimischungen, Pasta, Bohnen und Kartoffeln, sind gesund, weil sie viele Nährstoffe enthalten und die in ihnen enthaltene Energie langsam und kontinuierlich freigesetzt wird. Diese Lebensmittel sind in der Regel preiswert und sättigen gut. Weltweit bilden Getreide und Hülsenfrüchte die Basis traditioneller, gesunder Ernährungsformen. Diese »guten« Kohlenhydrate haben meist einen niedrigen glykämischen Index (GI), d.h., sie werden langsam zu Glukose abgebaut, ohne dass größere Mengen Insulin ausgeschüttet werden. Nahrungsmittel mit niedrigem GI schützen vor Diabetes, Fettleibigkeit, Darmkrebs und Herzerkrankungen. Auch Ein- und Zweifachzucker werden zu den Kohlenhydraten gerechnet, doch diese Kohlenhydrate sind in größeren Mengen schädlich. Zucker wie Sukrose (Rohr- und Rübenzucker), Glukose, Dextrose und Maltose werden in der Nahrungsmittelindustrie reichlich eingesetzt und finden sich auch in Fertigprodukten, die gar nicht süß schmecken, z.B. in Tütensuppen. Wenn Sie die Zutatenliste auf der Verpackung studieren, werden Sie oft drei bis vier Zuckerarten entdecken. Zucker muss vom Körper nicht weiterverarbeitet werden und wird direkt ins Blut abgegeben.

Um den Blutzuckerspiegel zu senken, setzt die Bauchspeicheldrüse große Mengen Insulin frei. Zuckerreiche Nahrungsmittel haben einen hohen GI und können, in größeren Mengen verzehrt, zu Gewichtszunahme und Insulinresistenz führen. Insulinresistenz gilt als Vorstufe von Typ-II-Diabetes, auch Altersdiabetes genannt, da sie normalerweise erst ab dem mittleren Lebensalter auftritt. Wegen des enorm gestiegenen Konsums von hochglykämischen Kohlenhydraten diagnostizieren Ärzte heute schon bei Achtjährigen Diabetes vom Typ II. Glukose, die der Körper aus Nahrungsmitteln mit niedrigem GI selbst produziert, führt nicht zu diesem Effekt.

Honig wird als Süßungsmittel eingesetzt, seit der erste Bienenstock entdeckt wurde. Maßvoll genossen, ist er jeder anderen Zuckerform vorzuziehen. Er enthält kleine Mengen zahlreicher Vitalstoffe.

Weißes, ausgemahlenes Weizenmehl war bis Mitte des 19. Jahrhunderts unbekannt. Der größte Teil der weltweit verzehrten

Reismenge war bis Anfang des 20. Jahrhunderts unpolierter, brauner Reis. Das, was bei der Verarbeitung von Weizen und Reis entfernt wird, sind die wertvollsten Bestandteile. In einigen westlichen Ländern ist es Vorschrift, zumindest einige dieser Nährstoffe dem Mehl wieder zuzusetzen, bevor man Brot daraus backt.

**FETT** Dank intensiver Bewirtschaftungsformen, Industriefarmen, Fertignahrungsmittelhersteller und einer gigantischen fleischverarbeitenden Industrie konsumieren die meisten Menschen im Westen heute große Mengen von tierischen Fetten, aber zu wenig essenzielle Fettsäuren aus Samen, Nüssen, Vollkorngetreide, bestimmten Gemüsesorten und fettem Fisch.

Viele Menschen glauben, dass »fettarme Kost« bedeutet, ganz auf Fett zu verzichten. Wer sich so ernährt, dem fehlen fast alle lebenswichtigen Fette. Zwei Fett-Fakten sollten Sie sich merken: Erstens enthalten alle Fette und Öle die gleiche Anzahl von Kalorien pro Gramm, außer es handelt sich um fettreduzierte Industrieprodukte. Zweitens ist die grobe Einteilung in »gute« mehrfach ungesättigte Fettsäuren und »schlechte« gesättigte Fettsäuren irreführend. Nahrungsmittel, die so belassen wurden, wie die Natur sie geschaffen hat, sollten eher die Regel als die Ausnahme sein. Margarine aus mehrfach ungesättigten Fetten beispielsweise ist meist ein hochgradig verarbeitetes, unnatürliches Produkt, das außerdem Trans-Fettsäuren enthält. Trans-Fettsäuren entstehen, wenn flüssige Fette chemisch gehärtet werden, damit sie bei Zimmertemperatur fest bleiben. Diese Trans-Fettsäuren sind ausgesprochen ungesund. Naturbelassene Butter hingegen ist eine wichtige Quelle für die Vitamine A, D und E und daher gesund – vorausgesetzt, man verzehrt sie in Maßen.

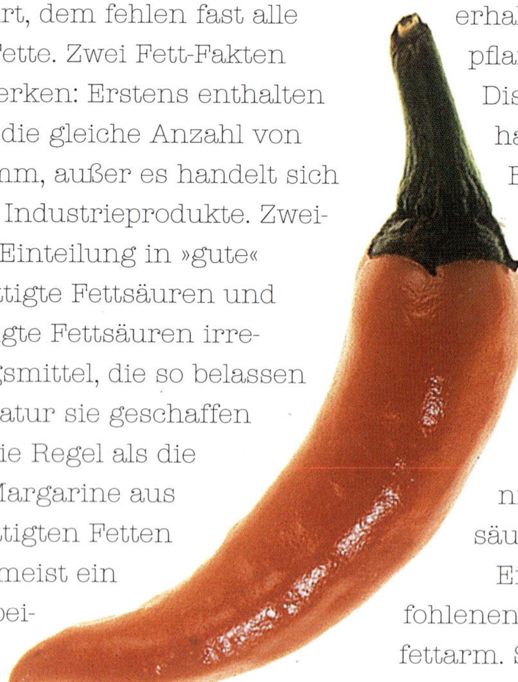

Was Bewohner der Mittelmeerländer schon seit langem wissen, ist inzwischen allgemein bekannt: Natives Olivenöl (kalt gepresst und nicht raffiniert, auch »extra vergine« genannt) ist eine gute Basis für die Alltagsküche und das beste Öl für Ihre Gesundheit, vor allem in Kombination mit viel Knoblauch und einem Gläschen Rotwein. Natives Olivenöl erhält man durch einen Pressvorgang, bei dem die gesundheitsfördernden Eigenschaften der Olive erhalten bleiben. Die Verwendung pflanzlicher Öle wie Sonnenblumen-, Distel- und Maiskeimöl zum Kochen hat in den letzten Jahren einen Boom erlebt. Viele dieser Öle sind zu nahezu geschmacksfreien Produkten verarbeitet; von den natürlichen Qualitäten der Sonnenblume, der Färberdistel oder des Maiskeims ist da nicht mehr viel übrig. Außerdem weisen diese Öle ein ungünstiges Verhältnis von Omega-6- zu Omega-3-Fettsäuren auf.

Eine Ernährung mit den hier empfohlenen Nahrungsmitteln ist ohnehin fettarm. Sie dürfen sich echte Butter, den gelegentlichen Klecks Sahne und richtige

Vollmilch gönnen statt entrahmter Milch, die ernährungsphysiologisch betrachtet nur eine Art »arme Verwandte« der Vollmilch ist und daher Kindern unter fünf Jahren nicht gegeben werden sollte. Vollmilch enthält maximal 4 Prozent Fett, d. h., sie könnte nach den gesetzlichen Bestimmungen sogar als fettarmes Produkt durchgehen. Sie können Ihren Fettkonsum reduzieren, indem Sie:

- ★ alles sichtbare Fett von Fleisch und Geflügel vor dem Kochen oder Braten entfernen,
- ★ sich Fleisch- und Wurstwaren wie Würstchen, Pasteten, Salami und Speck für seltene Gelegenheiten aufheben – bis zu 85 Prozent der darin enthaltenen Kalorien stammen aus Fett,
- ★ nach versteckten Fetten Ausschau halten. Bei einer Tüte Kartoffelchips z. B. machen die enthaltenen Kartoffeln nur rund zwei Drittel des Gewichts aus, das andere Drittel ist Fett. Auch die meisten Kuchen und Kekse sind sehr fettreich.

**PROTEIN** Eiweiße oder Proteine sind die Baustoffe des Körpers. Im 19. Jahrhundert rieten Ernährungsexperten noch zu 150 g täglich (das entspricht etwa 600 g magerem Rindfleisch), heute liegt die empfohlene Tageszufuhr für Erwachsene bei 55 bis 90 g. Woher wissen Sie, ob Sie genügend Protein bekommen? Wenn Sie nicht gerade Anhänger einer extremen Ernährungsform sind, eine Ausschlussdiät machen, ein außergewöhnlich wählerischer Esser oder magersüchtig sind, ist es fast unmöglich, bei durchschnittlicher Mischkost an Eiweißmangel zu leiden – im Gegenteil: Wer Rührei mit Schinken frühstückt, sich mittags eine Bratwurst genehmigt und zum Abendessen eine Portion Fleisch mit zwei Gemüsebeilagen konsumiert, führt seinem Körper weit mehr Protein zu, als ihm zuträglich ist. Außerdem ist Fleisch keineswegs die einzige gute Proteinquelle, wie die Existenz von Millionen gesunder Vegetarier beweist. Menschen, die an Bluthochdruck leiden, können ihren Blutdruck oft schon durch die Einschränkung ihres Konsums an tierischem Eiweiß senken. Neben Fisch, Geflügel, Eiern, Käse und Milch liefern pflanzliche Nahrungsmittel wie Bohnen, Nüsse, Getreide, Gemüse und sogar manche Früchte Proteine in unterschiedlichen Mengen. In den westlichen Industrienationen nimmt ein Erwachsener durchschnittlich 65 Prozent Protein aus Fleisch, Fisch, Eiern, Käse und Milch auf, 25 Prozent aus Brot und anderen Getreideprodukten und 10 Prozent in Form von Gemüse.

Angehörige mancher Völker essen nie Fleisch oder tierische Produkte und erfreuen sich bester Gesundheit. Die Weisheit jahrhundertealter Ernährungstraditionen hilft diesen Menschen, ihre Kost ausgewogen zu gestalten. Der einzige Grundsatz, den Vegetarier beachten müssen, ist, dass sie verschiedene Eiweißquellen miteinander kombinieren sollten, z. B. indem sie Reis zusammen mit Linsen essen, wie es in Indien Tradition ist, oder aber Pasta mit Bohnen kombinieren wie die Italiener.

Es ist allerdings nahezu unmöglich, als Erwachsener vegan zu leben, also nicht nur auf Fleisch und Fisch, sondern auch auf Eier und Milchprodukte zu verzichten, ohne seine Ernährung durch die Einnahme von Vitamin-B-Präparaten zu ergänzen. Ein Kind vegan zu ernähren, ist nur dann zu verantworten, wenn man es mit Nahrungsergänzungsmitteln versorgt.

**BALLASTSTOFFE** Ballaststoffe kommen in Vollkorngetreide, Hülsenfrüchten, Gemüse, Obst und Samen vor. Vor 100 Jahren verzehrten die Menschen noch genügend ballaststoffreiches Brot, Getreide und Gemüse. Heute gibt es viele Anhaltspunkte für die Annahme, dass eine ballaststoffarme Ernährung das Risiko für viele Beschwerden und Erkrankungen des Verdauungssystems erhöht. Bestimmte Ballaststoffe, die vor allem in Hafer, Gerste und Bohnen enthalten sind, wirken nicht nur positiv auf die Verdauungsorgane, sondern helfen dem Körper auch, überschüssiges Cholesterin loszuwerden und schützen auf diese Weise Herz und Kreislauf.

**VITAMINE UND MINERALSTOFFE**
Selbst ein Ernährungsberater würde ein Computerprogramm benötigen, um herauszufinden, inwieweit Ihr täglicher Bedarf an Vitaminen und Mineralstoffen durch eine bestimmte Kostform gedeckt wird. Hier sind ein paar einfache Richtlinien, die gewährleisten, dass Sie mit Ihrer Ernährung genügend Vitamine und Mineralstoffe erhalten.

★ **Je frischer, desto gesünder.** Ab dem Zeitpunkt der Ernte beginnen Obst und Gemüse ihre wertvollen Inhaltsstoffe zu verlieren. Der Vitamin-C-Verlust beschleunigt sich durch Transport, Lagerung, Beschädigung und die Zubereitung. Am nahrhaftesten sind viele Obst- und Gemüsesorten also, wenn man sie roh verzehrt. Versuchen Sie, täglich eine reine Rohkostmahlzeit zu essen: saftige Früchte, köstlichen Salat, eine knackige Karotte oder etwas Blumenkohl, Paprika, Fenchel, Staudensellerie und ungeröstete Nüsse. Wenn gekochtes Gemüse warm gehalten wird, verliert es sämtliches noch verbliebenes Vitamin C. Vitamine der B-Gruppe landen ebenso wie die meisten Mineralstoffe im Kochwasser, deshalb sollten Sie Gemüse in so wenig Wasser wie möglich und so kurz wie möglich garen.

★ **Beim Gemüsekauf ist regionale Frischware die beste Wahl.** Tiefkühlgemüse ist eine gute Alternative, da es sofort nach der Ernte, wenn der Vitamingehalt am höchsten ist, tiefgefroren wird. Dabei geht vielleicht etwas Vitamin C verloren, insgesamt jedoch enthält Tiefkühlgemüse immer noch mehr davon als Gemüse, das einen weiten Transport und eine längere Lagerung hinter sich hat, ob im Supermarkt oder in Ihrem Gemüsefach.

★ **Nüsse und Samen sind gesund.** Mandeln, Hasel- und Walnüsse, Cashewkerne, Esskastanien, Sonnenblumenkerne, Sesam und Kürbiskerne schmecken nicht nur gut, sondern sind zudem reich an Vitaminen der B-Gruppe, Vitamin E, Zink, Eisen, Eiweiß und Ballaststoffen. Vorschläge zur Verwendung von Nüssen und Samen finden Sie auf *S. 86–93*.

★ **Es gibt Supernährstoffe und Antinährstoffe.** Einige Vitamine

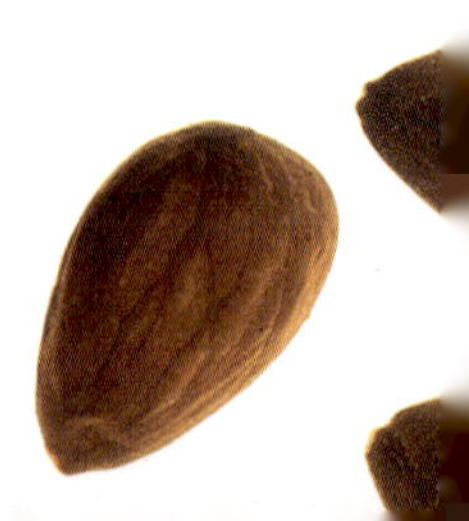

sind Supernährstoffe, etwa Beta-Karotin, das in gelbem, orangefarbenem und grünem Obst und Gemüse vorkommt und vom Körper zu Vitamin A umgewandelt wird. Vitamin C aus frischem Obst und Gemüse und Vitamin E aus Nüssen und Samen zählen ebenfalls dazu. Manche dieser Nährstoffe zählen zu den Antioxidanzien, chemischen Substanzen, die freie Radikale neutralisieren können. Freie Radikale sind Nebenprodukte des Stoffwechsels, die Zellen und Gewebe schädigen können und zur Entstehung von Krebs, Herzerkrankungen und anderen Störungen beitragen. Auch Falten und andere Zeichen des Alterns gehen auf ihr Konto.

Die Forschung hat viele Belege für die Schlüsselrolle von Antioxidanzien für die Gesundheit gefunden. Selbst Ernährungswissenschaftler, die vor 20 Jahren noch sicher waren, dass unsere durchschnittliche Kost alles enthält, was wir brauchen, preisen nun »fünf Portionen Obst und Gemüse am Tag« an – eine Bestätigung für die vielfach belächelten »Gesundheitsapostel«, die immer gefordert haben, dass mindestens ein Drittel der täglichen Ernährung aus Obst, Salat und Gemüse bestehen sollte. Essen Sie reichlich grünes Blattgemüse, rote Paprika, geraspelte Karotten, Radieschen, Fenchel, gehackte Petersilie und Tomaten, beträufelt mit nativem Olivenöl.

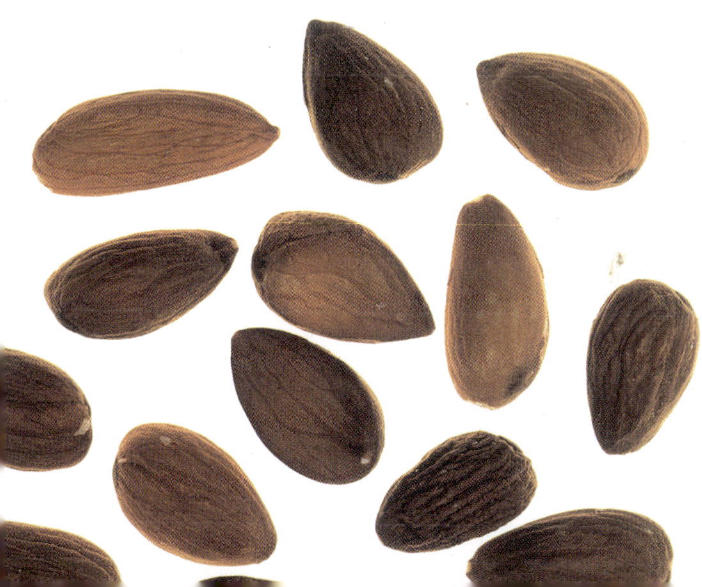

Antinährstoffe sind Substanzen, die die Nährstoffaufnahme des Körpers behindern oder Nährstoffe zerstören. Kleie z.B., ins Müsli gemischt oder auf die Suppe gestreut, kann die Aufnahme von Kalzium, Eisen und anderen Mineralstoffen beeinträchtigen. Kaffee, Tee und andere koffeinhaltige Getränke hemmen die Eisenresorption, Vitamin C verbessert sie. Wer auf Kaffee zum Frühstücksei nicht verzichten möchte, sollte ein Glas Orangensaft dazu trinken.

Weißer Zucker und Alkohol greifen die Vitamin-B-Reserven des Körpers an. Auch Medikamente können die Aufnahme oder Speicherung von Nährstoffen behindern, z.B. Antibiotika, die Anti-Baby-Pille, Antidepressiva, Arzneimittel zur Neutralisierung der Magensäure und Abführmittel. Wenn Sie regelmäßig eines dieser Medikamente nehmen, sollten Sie sich besonders gut ernähren und die Einnahme eines Nahrungsergänzungsmittels erwägen.

★ **Nehmen Sie sich mindestens einmal täglich Zeit für ein selbst gekochtes Essen.** Langsam, bewusst und mit Genuss zu essen, ist gut für Ihre Verdauung und bewirkt, dass Ihr Körper die enthaltenen Nährstoffe besser aufnimmt. Ein weiterer positiver Effekt ist, dass Sie sich dazu mit Ihrer Familie oder Freunden um einen Tisch versammeln können.

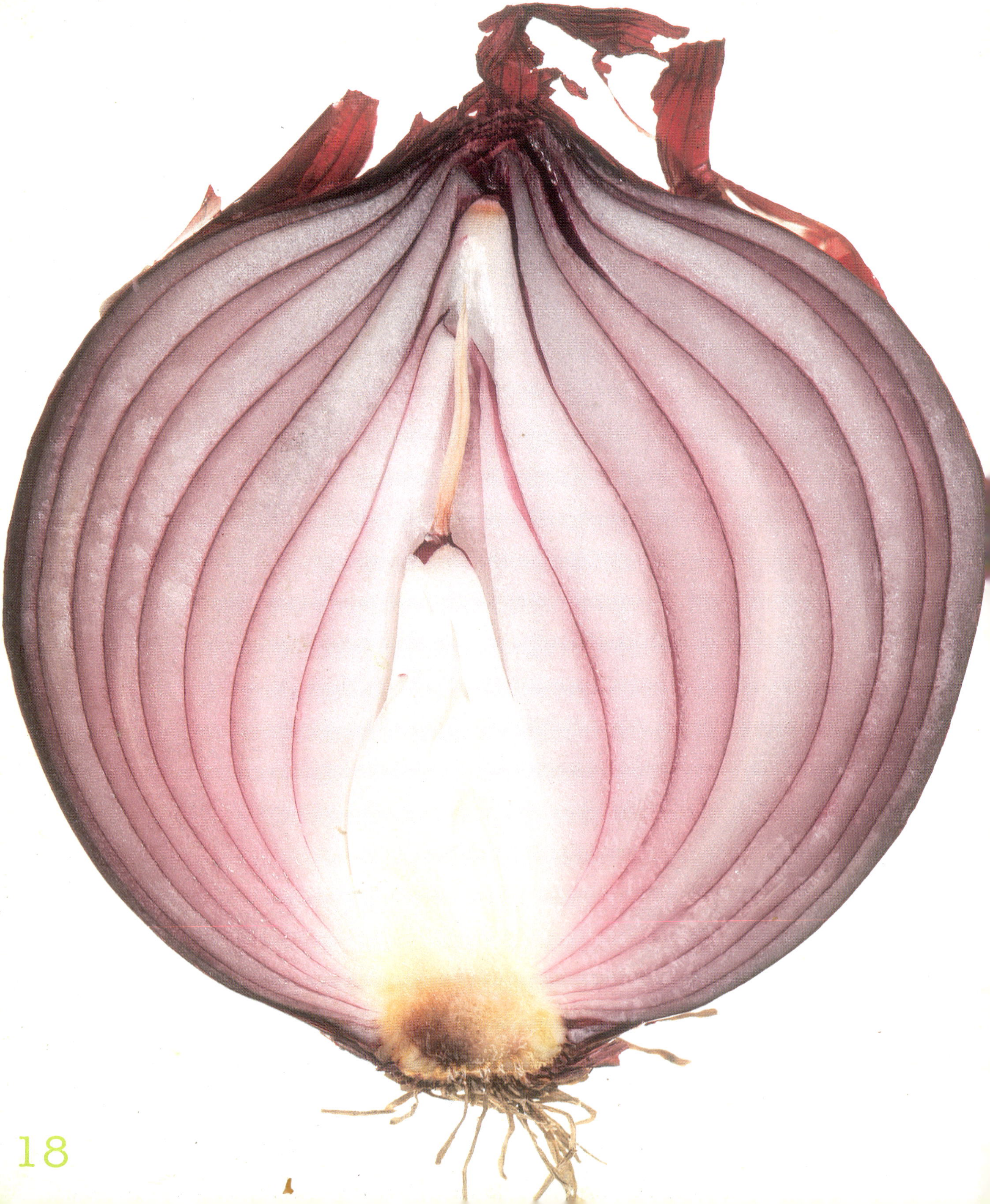

# Die 100 besten Nahrungsmittel

- ★ Obst
- ★ Gemüse
- ★ Getreide und Hülsenfrüchte
- ★ Nüsse und Samen
- ★ Eier und Milchprodukte
- ★ Fleisch, Meeresfrüchte ...
- ★ Kräuter und Gewürze
- ★ Verschiedenes

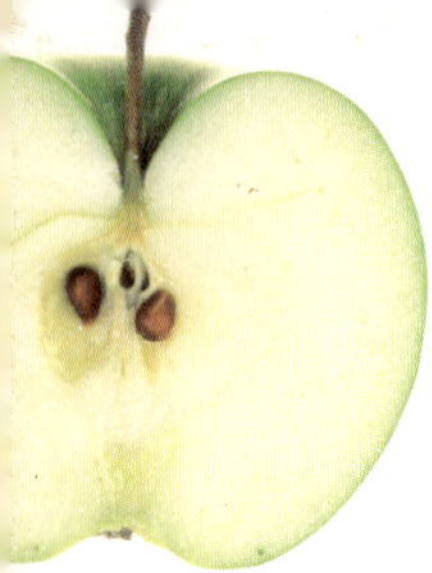

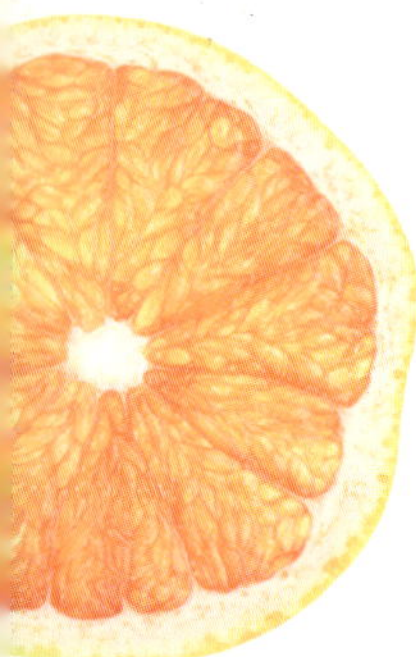

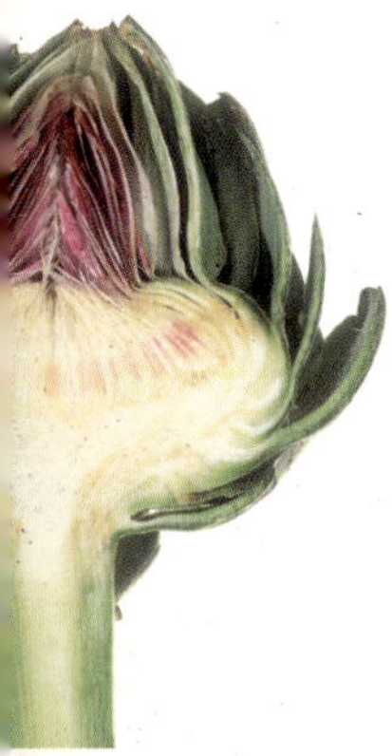

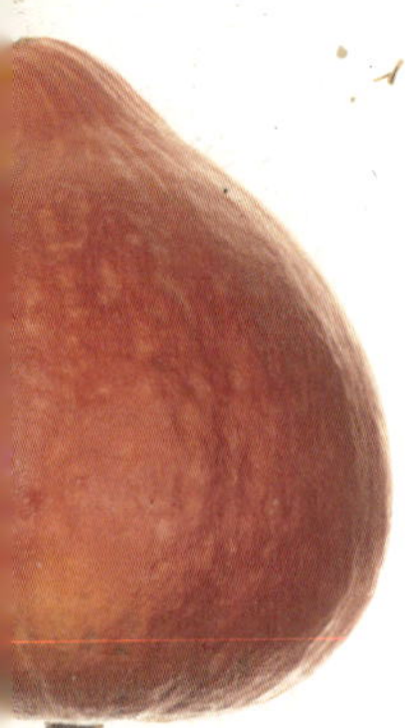

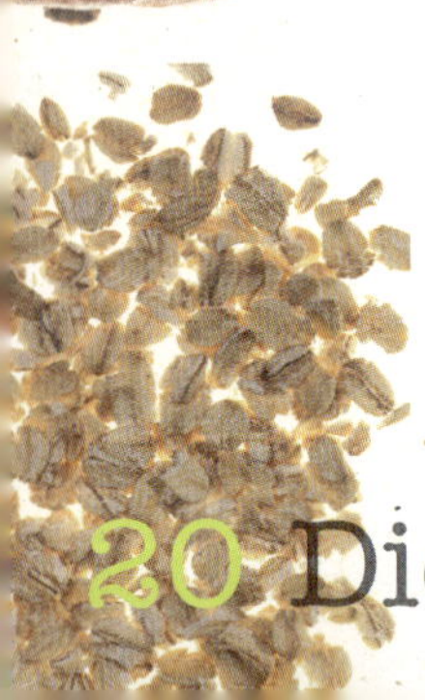

# Die 100 besten Nahrungsmittel

## Obst



## Gemüse



## Getreide und Hülsenfrüchte

## Nüsse und Samen



## Milchprodukte und Eier



## Fleisch, Fisch, Geflügel



## Kräuter und Gewürze



## Verschiedenes



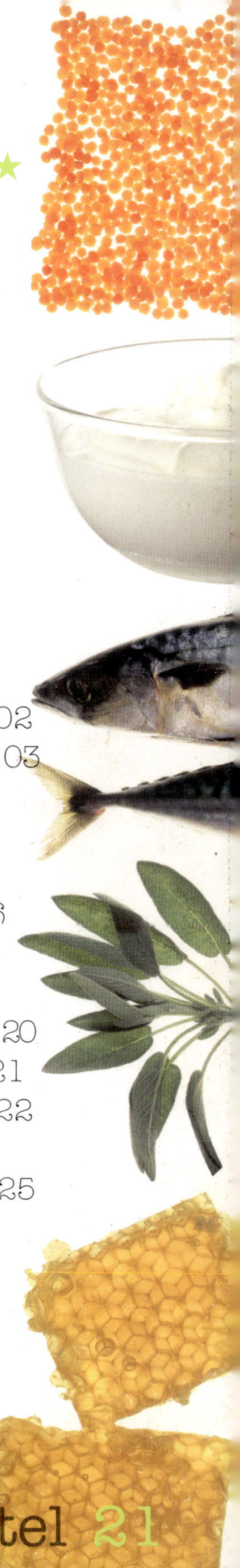

# Äpfel

★★★★

»Wenn Sie in Ihrem Garten nur einen Baum pflanzen könnten, sollte es ein Apfelbaum sein«, sagt der französische Kräuterexperte Maurice Mességué. Was also ist drin in einem Apfel? Gutes für Ihr Herz: Das in Äpfeln enthaltene Pektin (ein löslicher Ballaststoff) und Vitamin C tragen dazu bei, den Cholesterinspiegel stabil zu halten; Pektin schützt außerdem vor den schädlichen Auswirkungen der Umweltverschmutzung: Es bindet Schwermetalle wie Blei und Quecksilber und leitet sie aus. Äpfelsäure und Weinsäure helfen dem Körper, die bei der Verdauung entstehenden Säuren zu neutralisieren und mit sehr eiweiß- oder fettreichen Mahlzeiten fertig zu werden.

Dank dieser Qualitäten eignen sich Äpfel auch gut zur Entgiftung. Wer an rheumatischen Erkrankungen oder Gicht leidet, sollte sie regelmäßig roh essen. Eine Mono-Kurzfastenkur, bei der ein bis zwei Tage lang nur Äpfel gegessen werden, ist nach Lebensmittelvergiftungen, bei entzündlichen Darmerkrankungen oder allzu ausgiebigem Schlemmen zu empfehlen und bringt auch Grippegeschwächte schnell wieder auf die Beine.

Einer solchen Apfelkur verdankte Dr. Bircher-Benner die Entdeckung der Heilkraft von Rohkost. Er gab einer Patientin, die an ihrem Magen-Darm-Leiden fast gestorben wäre, geriebene rohe Äpfel – die erste Nahrung seit Wochen, die sie bei sich behielt. Schon nach einigen Tagen Apfeldiät war sie auf dem Weg der Genesung. Äpfel sind eine erstklassige Therapie für Magen-Darm-Erkrankungen und -Infektionen, weil sie nicht nur lindernd, sondern auch antiseptisch wirken.

Der Verzehr von zwei Äpfeln pro Tag senkt den Cholesterinspiegel um bis zu 10 Prozent. Dieser Effekt ist teilweise auf den hohen Gehalt an löslichen und unlöslichen Ballaststoffen zurückzuführen: Ein großer Apfel liefert bis zu 10 Prozent der empfohlenen Tageszufuhr an Ballaststoffen. Wie man heute weiß, beugt eine ballaststoffreiche Ernährung Herz-Kreislauf-Erkrankungen vor.

**Empfohlen für:**

Herz und Kreislauf *S. 278*
Verdauungssystem *S. 284*
Gelenke *S. 304*

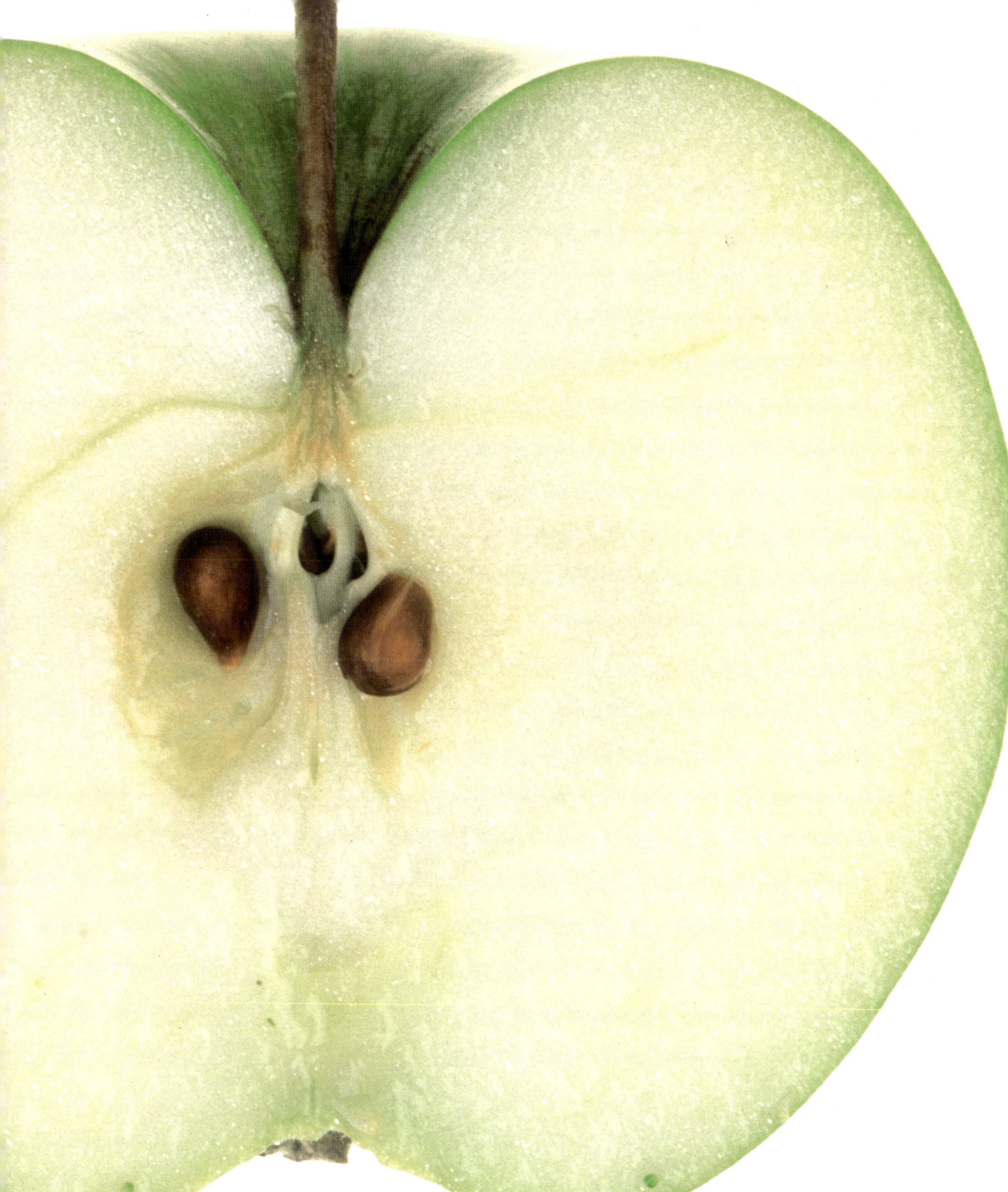

# Birnen

★★★★

Birnen liefern viel Pektin – wichtig für eine gesunde Darmfunktion; außerdem bewirkt Pektin, dass vermehrt Cholesterin ausgeschieden wird. Ihr Fruchtzucker versorgt uns mit leicht verfügbarer Energie; daneben enthalten Birnen nennenswerte Mengen Vitamin C und die Vitamine A und E sowie Kalium, aber kein Fett und sehr wenig Natrium. Bei Verdauungsproblemen und in der Rekonvaleszenz sind Birnen eine große Hilfe.

Ein weiterer Vorteil: Weil sie zu den Lebensmitteln mit dem geringsten Allergierisiko gehören, eignen sich Birnen nicht nur als Beikost für Säuglinge, sondern auch für Eliminationsdiäten, wenn ein Verdacht auf eine Nahrungsmittelallergie oder -intoleranz besteht. Frische Birnen enthalten Sorbit, einen Zuckeralkohol, der zwar zahnfreundlich ist, bei manchen Menschen und in größeren Mengen genossen jedoch Durchfall verursachen kann.

**Empfohlen für:**
Herz und Kreislauf *S. 278*
Verdauungssystem *S. 284*

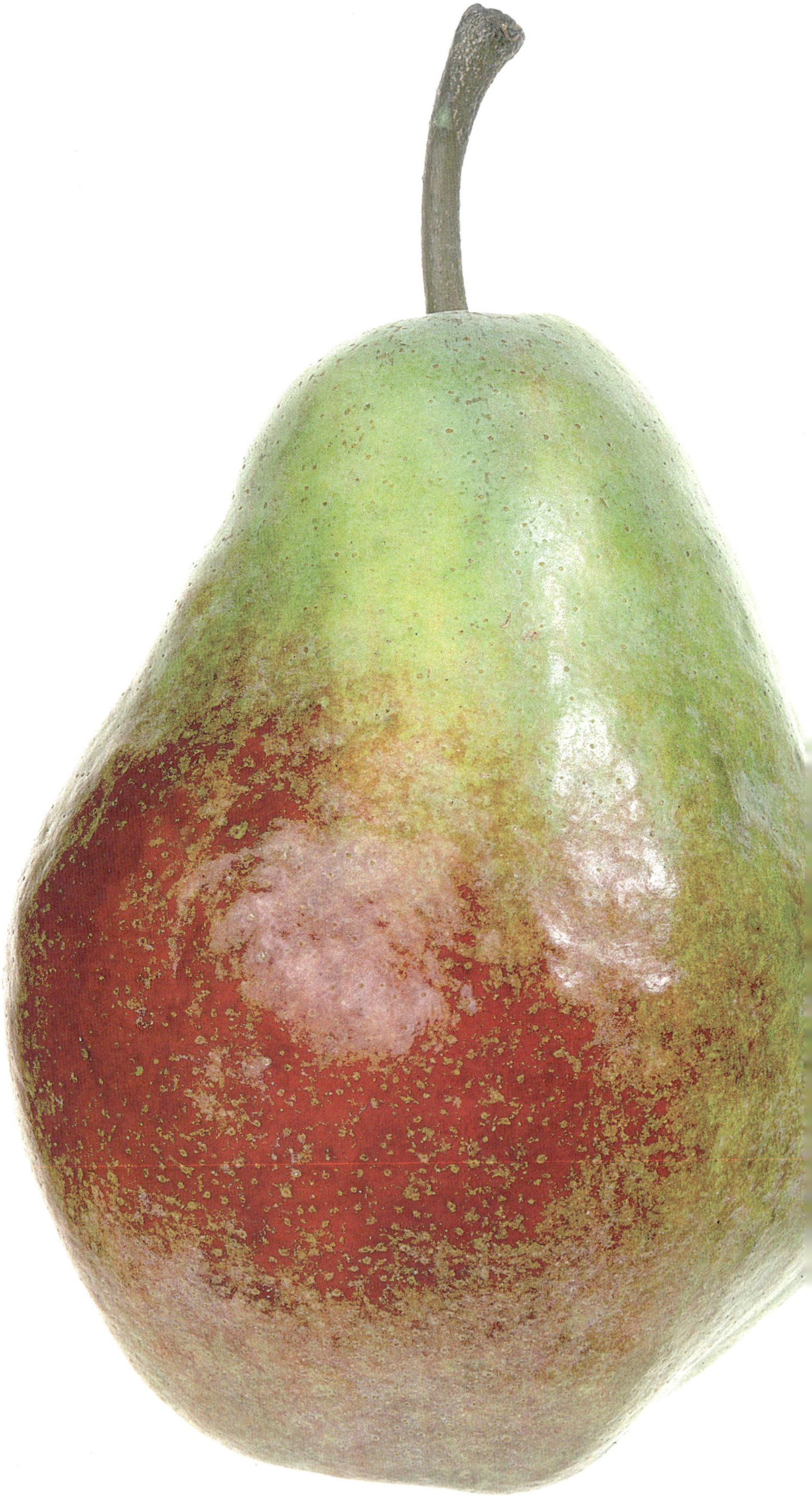

# Orangen

★★★★

Frische Orangen verdanken ihre gesundheitsfördernde Wirkung vor allem ihrem hohen Vitamin-C-Gehalt. Vitamin C ist zur Abwehr von Infektionen wichtig. In einer schwedischen Studie konnte gezeigt werden, dass Menschen mehr als doppelt so viel Eisen resorbierten, wenn sie gleichzeitig ein Glas Orangensaft tranken. Orangen enthalten noch ein weiteres Antioxidans: Karotin, eine Vorstufe von Vitamin A.

In der Innenschicht der Schale und in den Trennhäutchen stecken Bioflavonoide, auch als Vitamin-P-Faktoren oder Vitamin C2 bezeichnet. Zudem stärken Flavonoide die Gefäßwände. Der US-Gesundheitsexpertin Leslie Kenton zufolge wirken diese Substanzen in der Pflanze »wie einfache Verteidigungssysteme, die sie vor Schäden schützen ... Viele Studien deuten darauf hin, dass Bioflavonoide infektiöse Bakterien, Viren und Pilze aktiv bekämpfen.«

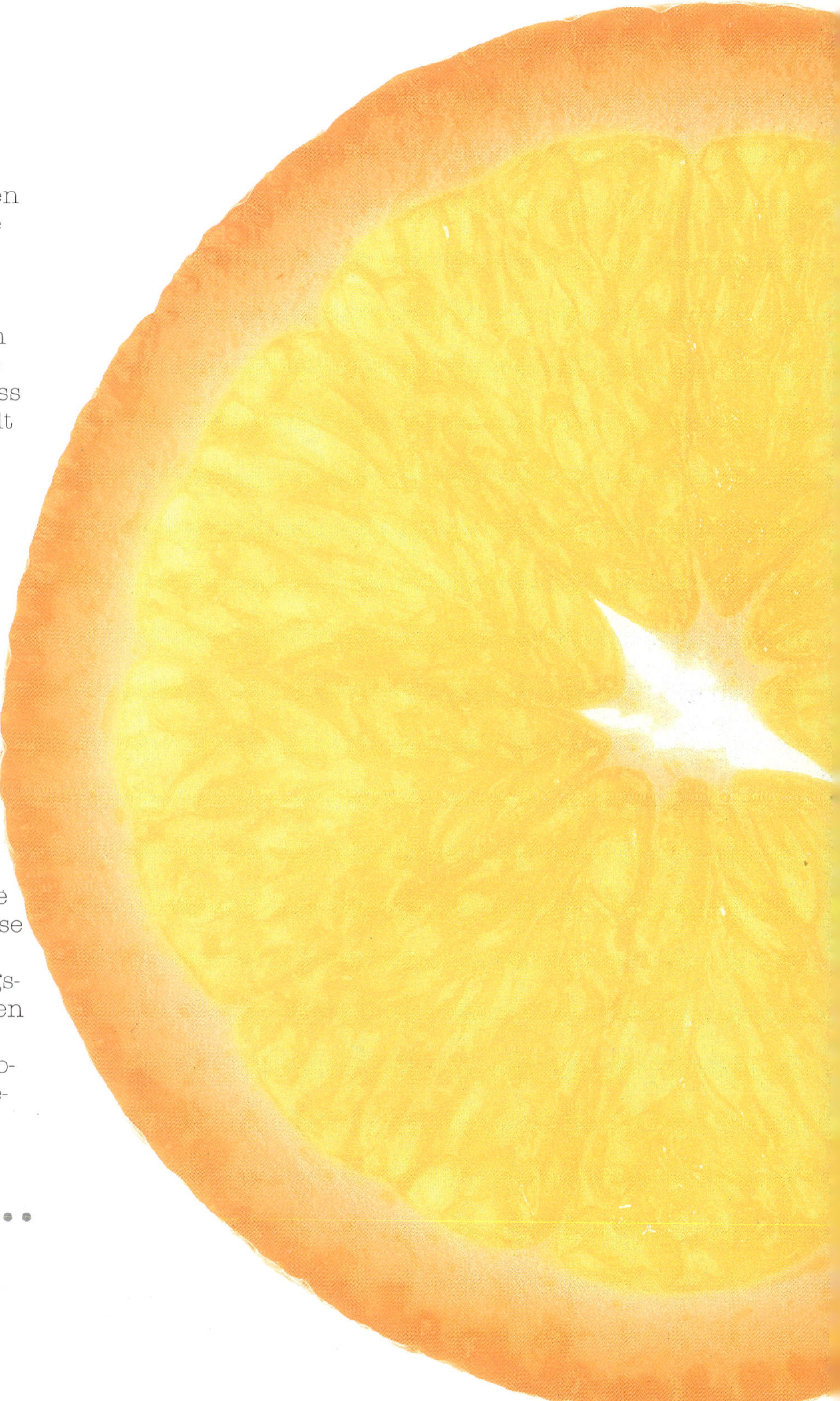

**Empfohlen für/bei:**

Krebs *S. 284*
Herz und Kreislauf *S. 278*
Atmungsorgane *S. 312*
Hautproblemen *S. 318*

# Grapefruits

★★★★

Grapefruits sind wie alle Zitrusfrüchte reich an Vitamin C und Kalium, außerdem enthalten sie viel Pektin, einen löslichen Ballaststoff, der für Herz-Kreislauf-Patienten und Menschen mit Verdauungsproblemen besonders wichtig ist. Erwähnenswert ist auch ihr Gehalt an Bioflavonoiden. Diese Pflanzensubstanzen wecken zunehmend das Interesse der Mediziner, da sie offenbar die Blutgefäße, insbesondere die feinen Kapillaren, schützen und entzündungshemmend wirken. Pektin und Bioflavonoide sind vor allem in der weißen Innenschicht der Schale und in den Trennhäutchen enthalten; wer den vollen Nutzen haben will, sollte Grapefruits also lieber mitsamt den Trennhäutchen essen und nicht nur den Saft trinken.

**Empfohlen für:**
Herz und Kreislauf *S. 278*
Verdauungssystem *S. 284*
Atmungsorgane *S. 312*

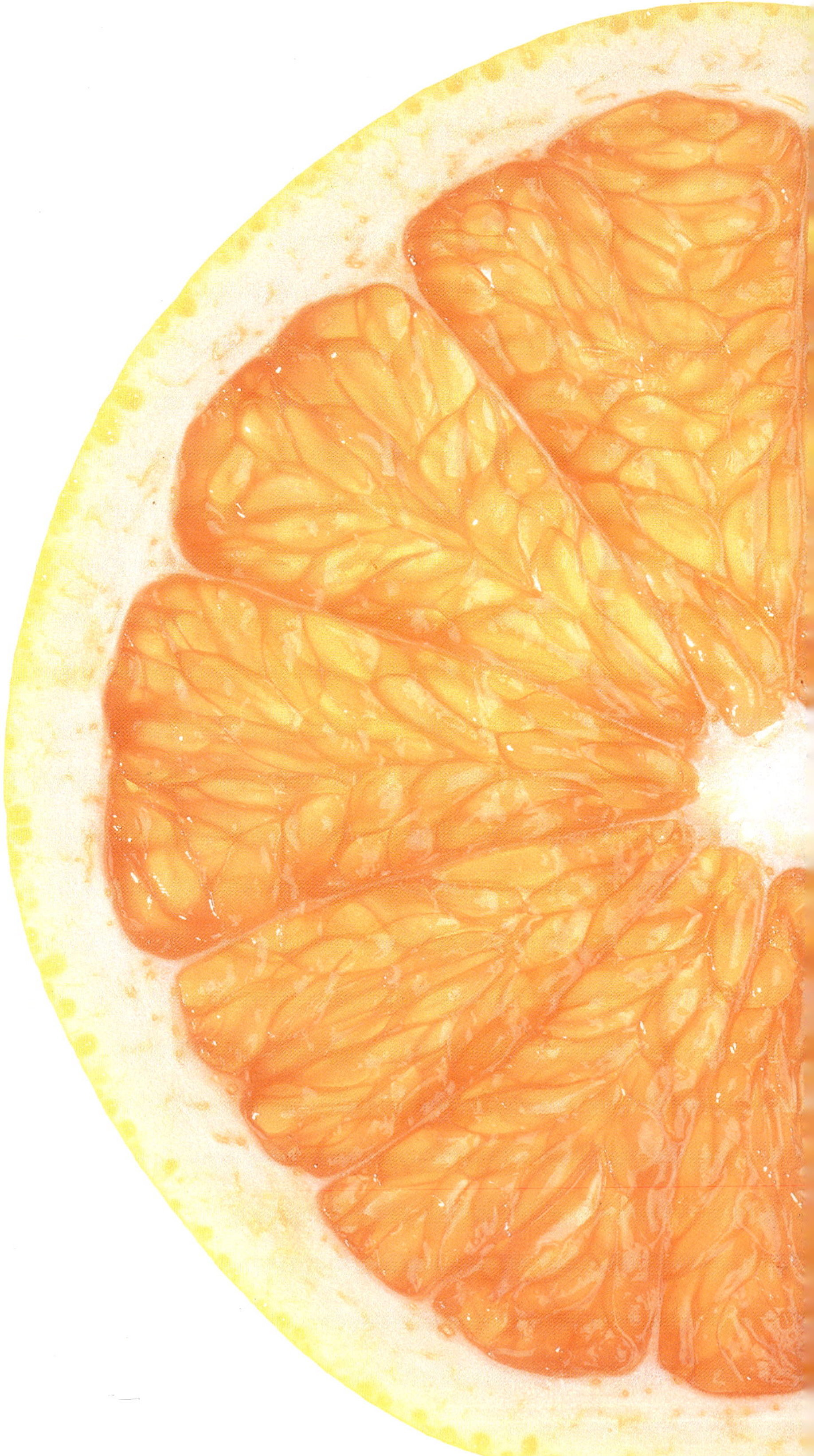

# Zitronen und Limetten

★★★★

Limetten sind die sauersten Zitrusfrüchte. Sie enthalten mehr Vitamin C als Grapefruits, aber weniger als Orangen und Zitronen und werden vor allem wegen ihres zur Aromatisierung von Getränken und Speisen verwendeten Saftes angebaut. Im Hinblick auf ihre chemische Zusammensetzung und ihre gesundheitsfördernden Eigenschaften ähneln sie den Zitronen. Beide sind reich an schützenden Bioflavonoiden, die größtenteils in der weißen Innenschicht der Schale zu finden sind.

Zur Bekämpfung von Skorbut, einer einst unter Seeleuten verbreiteten Vitamin-C-Mangelerkrankung, nahmen die Schiffe der britischen Royal Navy Fässer mit Limetten an Bord.

**Empfohlen für/bei:**
Krebs *S. 264*
Atmungsorgane *S. 312*

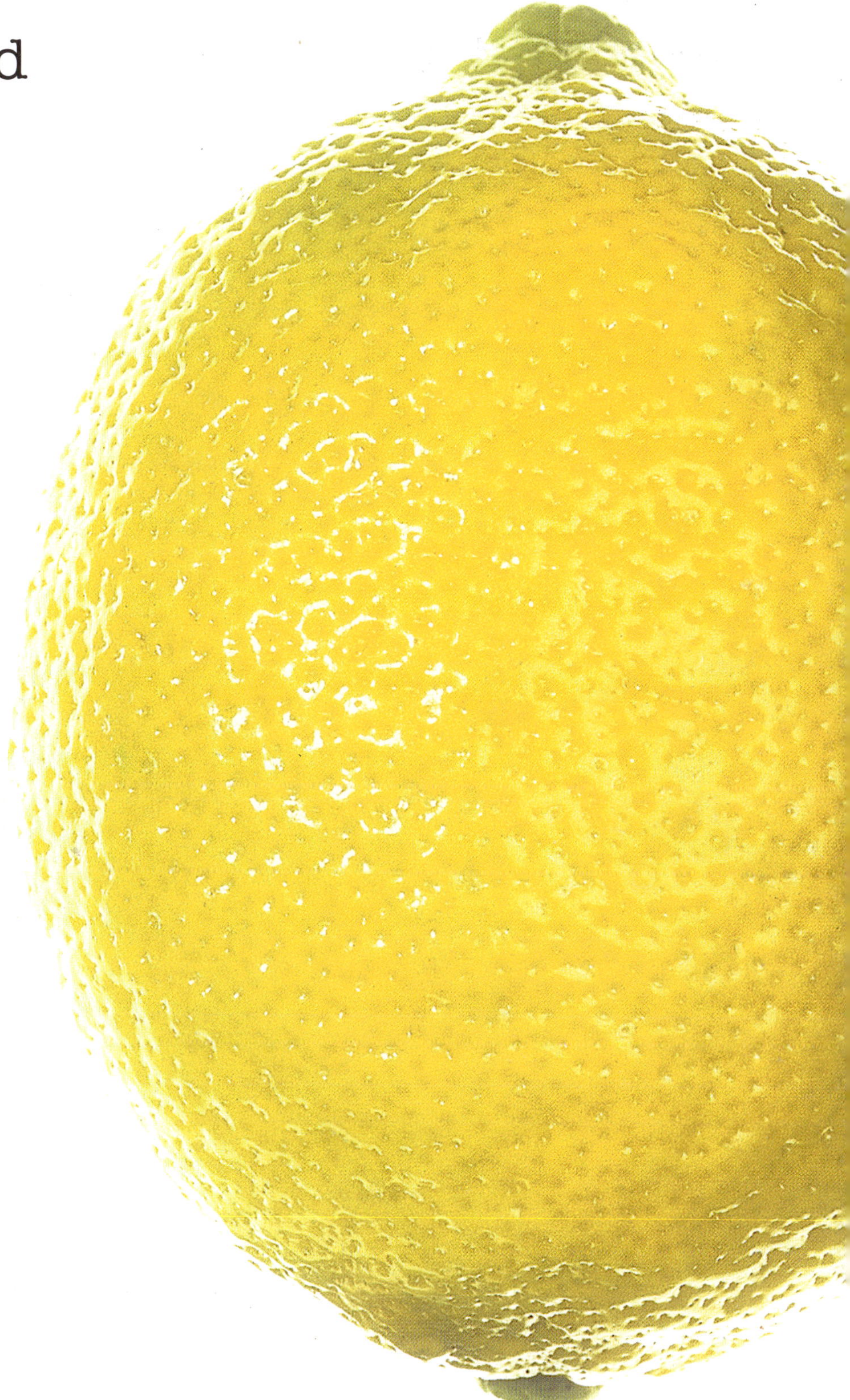

# Heidelbeeren

★★★★

Die blauen Beeren enthalten wie Cranberrys sehr viel Vitamin C und beugten in früheren Zeiten der oft tödlich verlaufenden Vitamin-C-Mangelerkrankung Skorbut vor. Der blaue Farbstoff, der hauptsächlich in der Schale steckt, ist reich an Antioxidanzien. Möglicherweise schützen Heidelbeeren sogar vor der Alzheimer-Krankheit und anderen Formen von Demenz. Sie enthalten mehr antioxidativ wirksame Substanzen als Rotwein und sind daher gut für Herz und Kreislauf. Unter das morgendliche Müsli gemischt, sorgen sie für einen gesunden Start in den Tag. Vorsicht ist jedoch bei wilden Heidelbeeren geboten: Da sie mit den Eiern des Fuchsbandwurms belastet sein können, sollten sie nur gegart verzehrt werden.

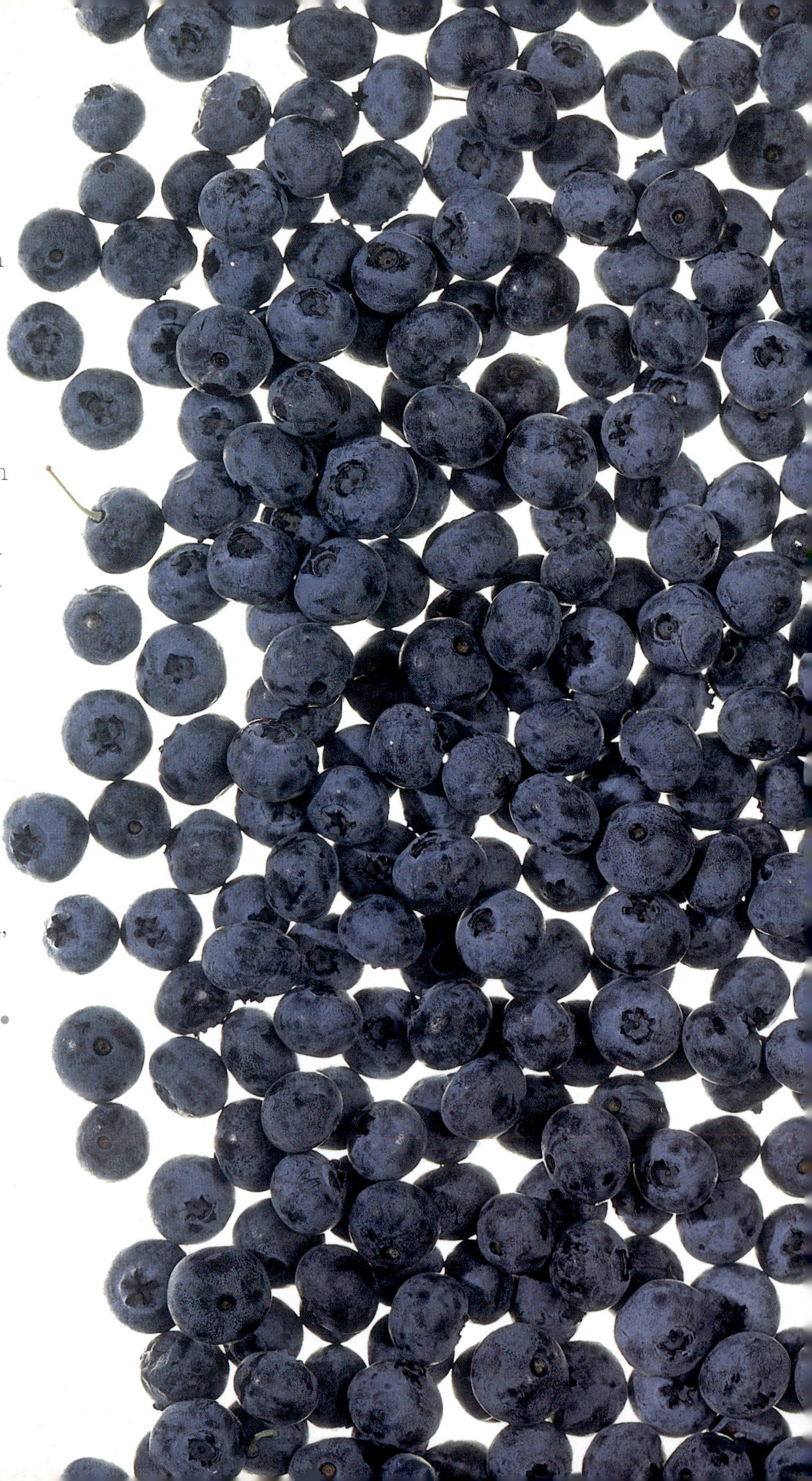

**Empfohlen für / bei:**


Krebs *S. 264*
Herz und Kreislauf *S. 278*
Verdauungssystem *S. 284*
Stress *S. 292*

# Cranberrys

★★★★

Die nordamerikanischen Ureinwohner brachten einst den weißen Siedlern bei, die herben, leuchtend roten Beeren des Cranberry-Busches als Heilmittel gegen Skorbut zu nutzen. Cranberrys sind nicht nur reich an Vitamin C, sie liefern neben anderen Nährstoffen auch Eisen, Vitamin A und Kalium.

Wissenschaftler erkennen heute an, dass Cranberry-Saft sich zur Vorbeugung wie auch zur Therapie von Harnwegsinfektionen eignet. Für diese Wirkung ist nicht die Säure der Beeren verantwortlich, sondern ihr Schleim, der sich an die Wände von Blase und Harnröhre legt und verhindert, dass Bakterien sich im Gewebe einnisten und eine chronische Blasenentzündung verursachen. Bei Versuchen, in denen Cranberry-Saft langfristig eingesetzt wurde, um Harnwegsentzündungen zu therapieren, wurden keine Nebenwirkungen beobachtet. Es gibt auch keine Hinweise darauf, dass die Bakterien Resistenzen gegen die Wirkung dieses Safts bilden.

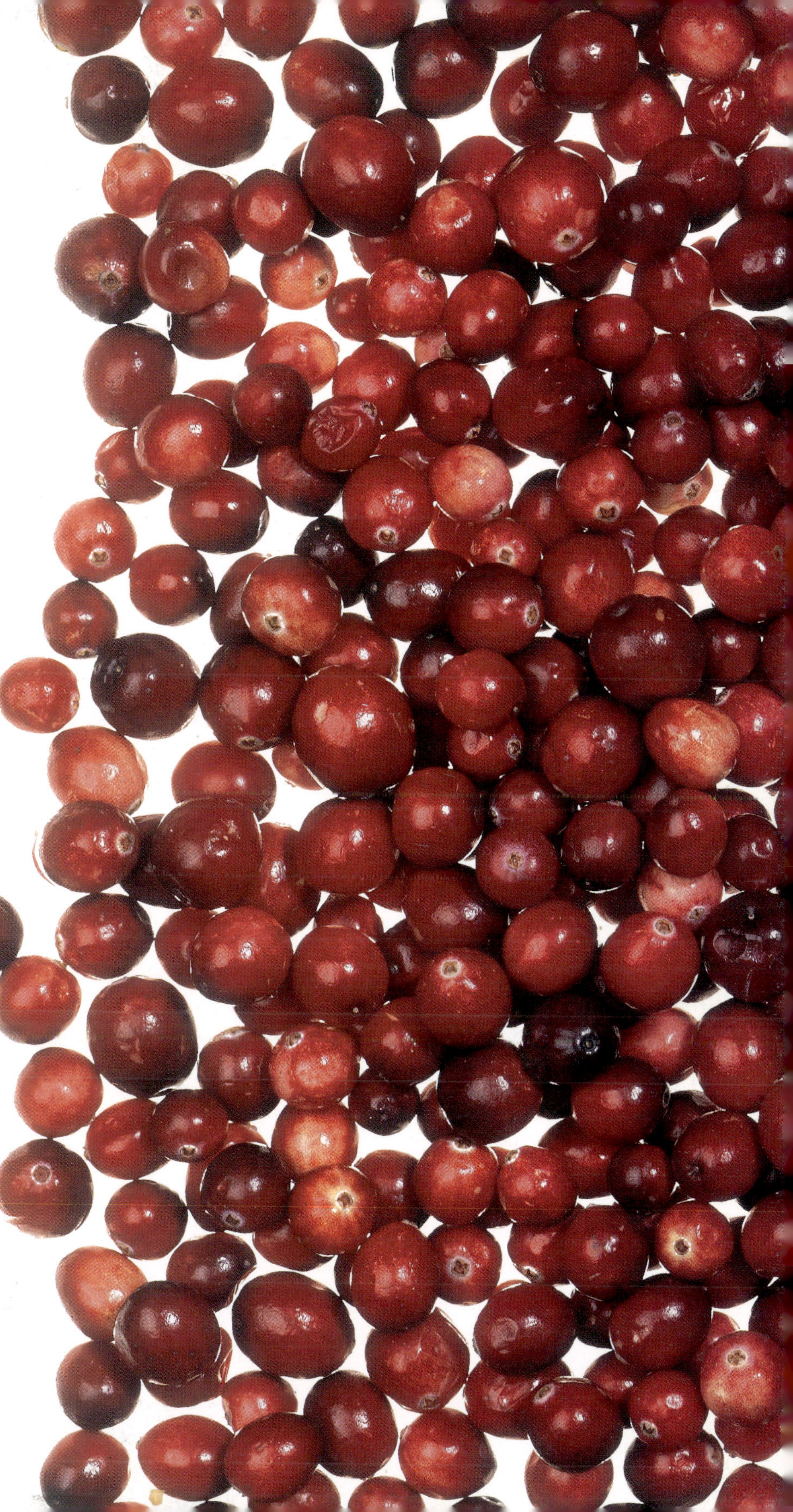

**Empfohlen für/bei:**
Herz und Kreislauf *S. 278*
Erschöpfung *S. 298*
Harntrakt *S. 324*

# Himbeeren

★★★★

Wie Weintrauben sollten auch Himbeeren auf dem Speiseplan jedes Kranken stehen, denn diese säuerlichen Früchte enthalten nicht nur beträchtliche Mengen an Vitamin C, sondern auch reichlich Kalzium, Kalium, Eisen und Magnesium – wichtig für Genesende und für Menschen mit Herz-Kreislauf-Erkrankungen, Erschöpfung oder Depressionen. Dank des hohen Vitamin-C-Gehalts werden diese Mineralstoffe vom Körper gut aufgenommen.

Naturheilkundler schätzen Himbeeren wegen ihrer kühlenden Wirkung, die sie zu einem Heilmittel bei fiebrigen Erkrankungen macht. Aufgrund ihrer adstringierenden (zusammenziehenden und blutstillenden) Wirkung helfen Himbeeren zudem bei Zahnfleischerkrankungen, Magenverstimmung und Durchfall.

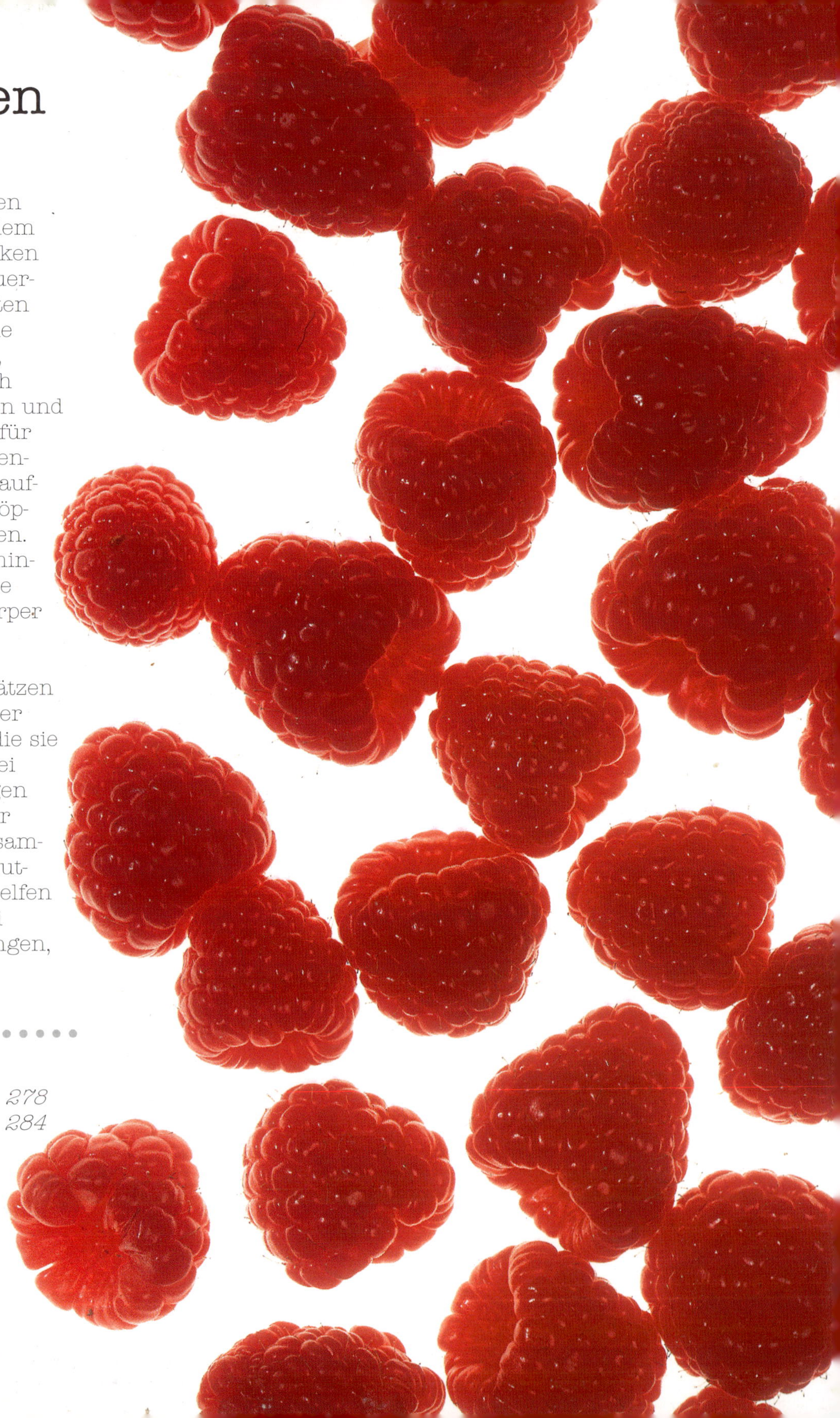

**Empfohlen für / bei:**

Herz und Kreislauf *S. 278*
Verdauungssystem *S. 284*
Stress *S. 292*

# Erdbeeren

★★★★

Der schwedische Botaniker Carl von Linné empfahl Erdbeeren als Heilmittel bei rheumatischen Erkrankungen und Gicht. Er heilte sich selbst von Gicht, indem er morgens und abends fast ausschließlich Erdbeeren aß. Diese Kur war vermutlich deshalb erfolgreich, weil Erdbeeren eine reinigende Wirkung auf den gesamten Organismus haben.

Der Verzehr von Erdbeeren senkt auch den Blutdruck und wird in der europäischen Volksmedizin auch bei Nierensteinen empfohlen. Durch ihren hohen Eisengehalt haben sich Erdbeeren überdies bei Anämie und Erschöpfungszuständen bewährt. Auch wer zu Hautproblemen neigt, sollte sich die Früchte so oft wie möglich schmecken lassen, weil sie die Darmflora regenerieren. Damit Erdbeeren ihre volle therapeutische Wirkung entfalten können, sollten sie nicht mit anderen Nahrungsmitteln zusammen oder aber zu Beginn einer Mahlzeit gegessen werden.

**Empfohlen für / bei:**

Herz und Kreislauf *S. 278*
Erschöpfung *S. 298*
Gelenke *S. 304*
Hautproblemen *S. 318*

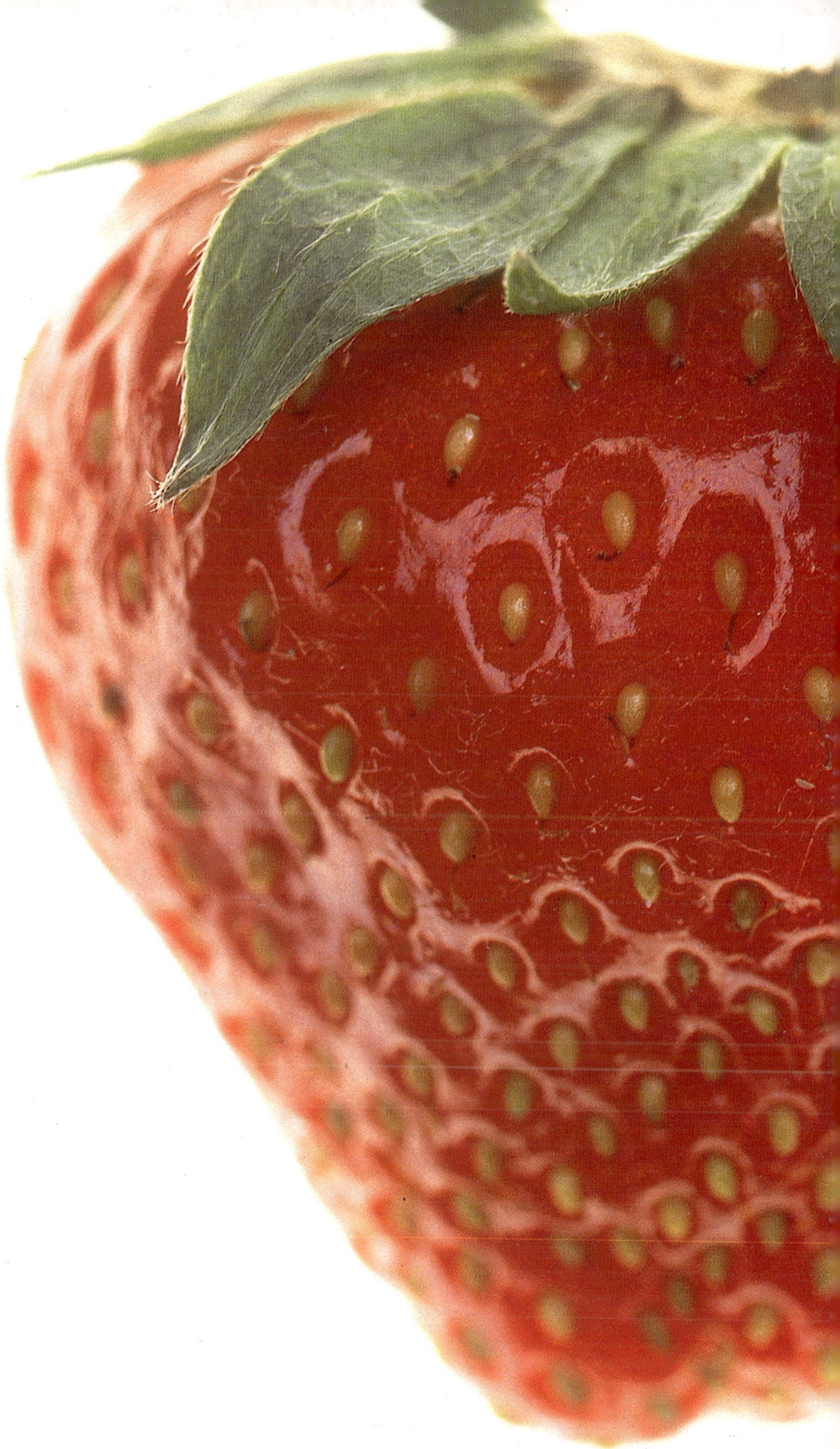

# Aprikosen

★★★★

Die Aprikose, eine Frühsommerfrucht, die ursprünglich aus China kommt, ist reich an Beta-Karotin, wie schon ihr Gelborange verrät – je leuchtender eine Obst- oder Gemüseart gefärbt ist, desto mehr Beta-Karotin enthält sie. Beta-Karotin, ein Mikronährstoff, den der Körper in Vitamin A umwandelt, ist eines der wirksamsten Antioxidanzien. Daher sollten bei Menschen, die an einer Infektionskrankheit (insbesondere der Atmungsorgane) leiden oder ein erhöhtes Risiko für eine Krebs- oder Herzerkrankung haben, frische, reife Aprikosen so oft wie möglich auf dem Speiseplan stehen.

Frauen können mit einem hohen Vitamin-A-Spiegel ihr Risiko, an grauem Star zu erkranken, fast halbieren. Je mehr Aprikosen Sie essen, desto besser für Ihre Augen. Getrocknete Aprikosen liefern viel Eisen und noch mehr Antioxidanzien als frische Früchte. Waschen Sie geschwefelte Trockenfrüchte (der Schwefel erhält die Farbe) mit warmem Wasser.

**Empfohlen für/bei:**
Krebs *S. 264*
Atmungsorgane *S. 312*
Hautproblemen *S. 318*

# Kirschen

★★★★

Kirschen enthalten viel Kalium, aber praktisch kein Natrium, deshalb sind sie eine gute Wahl für alle, die an Bluthochdruck oder Herzkrankheiten leiden. Des Weiteren liefern sie große Mengen an Vitamin C sowie Bioflavonoide und andere sekundäre Pflanzenstoffe. Damit stehen Kirschen weit oben auf der Liste der antioxidanzienreichen Lebensmittel. Besonders ihr Gehalt an Ellagsäure macht sie zu einem Obst mit krebsvorbeugender Wirkung.

Kirschen werden seit langem zur Linderung von rheumatischen Erkrankungen und Gicht eingesetzt. In ein Säckchen gefüllt und erhitzt, lindern die getrockneten Kerne als Auflage Muskelschmerzen, Gelenkerkrankungen und Magenschmerzen. Kirschen schmecken roh ebenso fantastisch wie gekocht, getrocknet oder als Saft. Unter den Sauerkirschen eignen sich Schattenmorellen am besten zum Kochen.

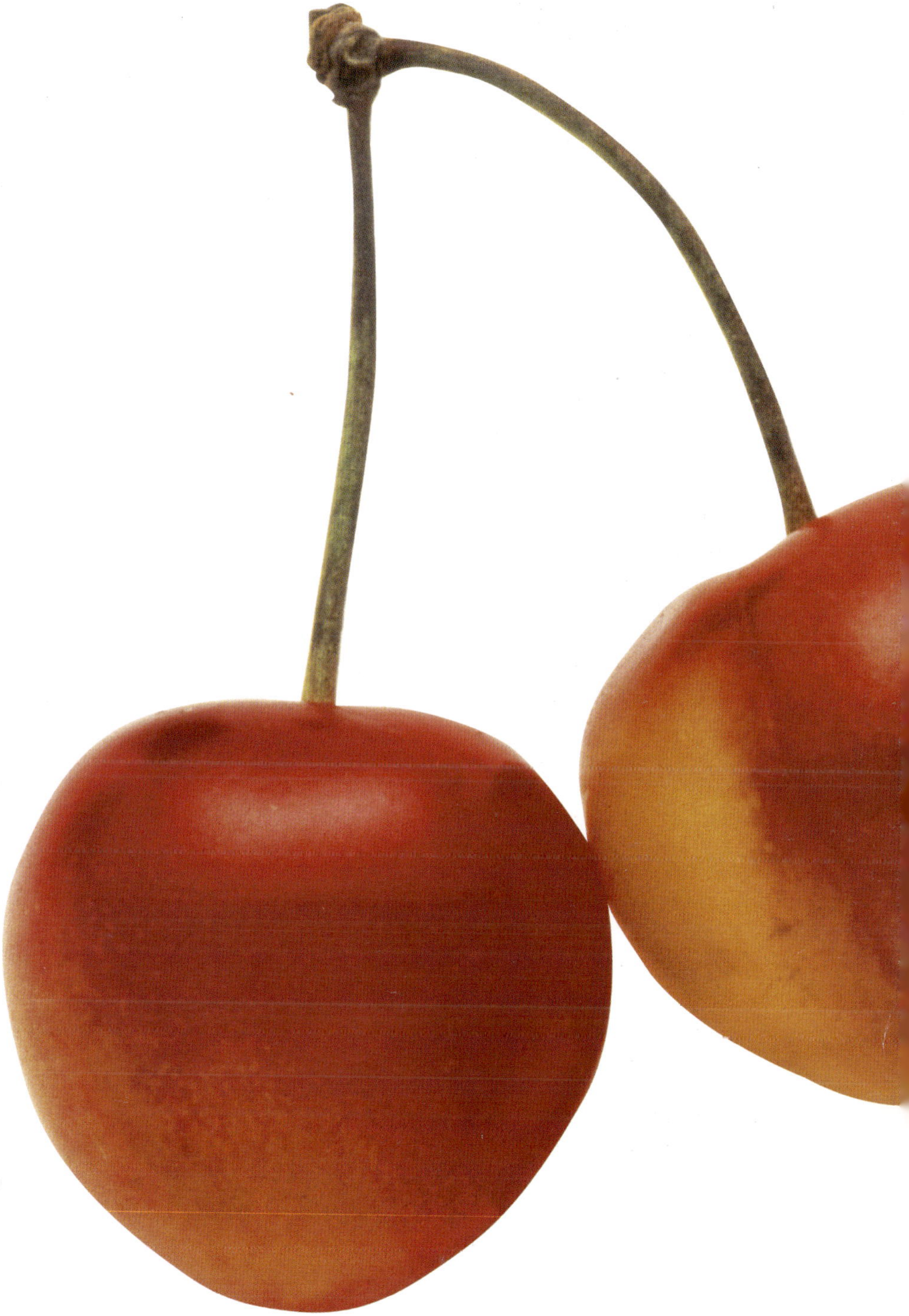

**Empfohlen für/bei:**

Krebs *S. 264*
Herz und Kreislauf *S. 278*
Gelenke *S. 304*

# Weintrauben

★★★★

Weintrauben sind ein beliebtes Mitbringsel, wenn man kranke Freunde und Verwandte im Krankenhaus besucht – zu Recht, denn Weintrauben sind regelrechte Nährstoffbomben. Sie wirken stärkend, reinigend und regenerierend – Eigenschaften, die die Genesung fördern.

Ebenso hilfreich sind Weintrauben bei Anämie und Erschöpfung sowie bei Erkrankungen, die aus der unzureichenden Ausscheidung von Abfallstoffen über den Urin resultieren, wie rheumatische Erkrankungen und Gicht. Schon Mahatma Gandhi wusste, wie nährstoffreich Trauben sind: Während langer Fastenzeiten trank er Traubensaft.

1926 erfand die südafrikanische Krankenschwester Johanna Brandt die Traubenkur, mit der sie sich laut eigener Aussage von Krebs geheilt hatte. Über viele Wochen hatte sie nur Trauben gegessen. Europäische Naturheilzentren haben mit Traubenfastenkuren gute Ergebnisse bei der Behandlung einer ganzen Reihe von Krankheiten erzielt, einschließlich Hautproblemen, Erkrankungen des Harntrakts, Gelenkerkrankungen und Gicht. Das Kauen von Trauben hat sich auch bei Zahnfleischentzündungen bewährt. Wer abnehmen möchte, sollte es mit zweitägigen Trauben-Kurzfastenkuren alle zehn Tage probieren.

Weil Weintrauben im Magen schnell zu gären beginnen, sollte man sie nicht als Bestandteil einer Mahlzeit essen.

Traubenkernöl, das inzwischen auch viele Supermärkte führen, ist reich an mehrfach ungesättigten Fettsäuren und Vitamin E. Es ist außerdem sehr hitzebeständig und daher selbst für längere Kochzeiten bei mittleren Temperaturen geeignet.

Unbedingt erwähnt werden muss, dass die meisten Weintrauben während der gesamten Wachstumszeit mit Pestiziden behandelt werden. Daher sollten Sie Trauben vor dem Verzehr stets gründlich waschen.

**Empfohlen für/bei:**

Krebs *S. 264*
Stress *S. 292*
Erschöpfung *S. 298*
Gelenke *S. 304*
Hautproblemen *S. 318*
Harntrakt *S. 324*

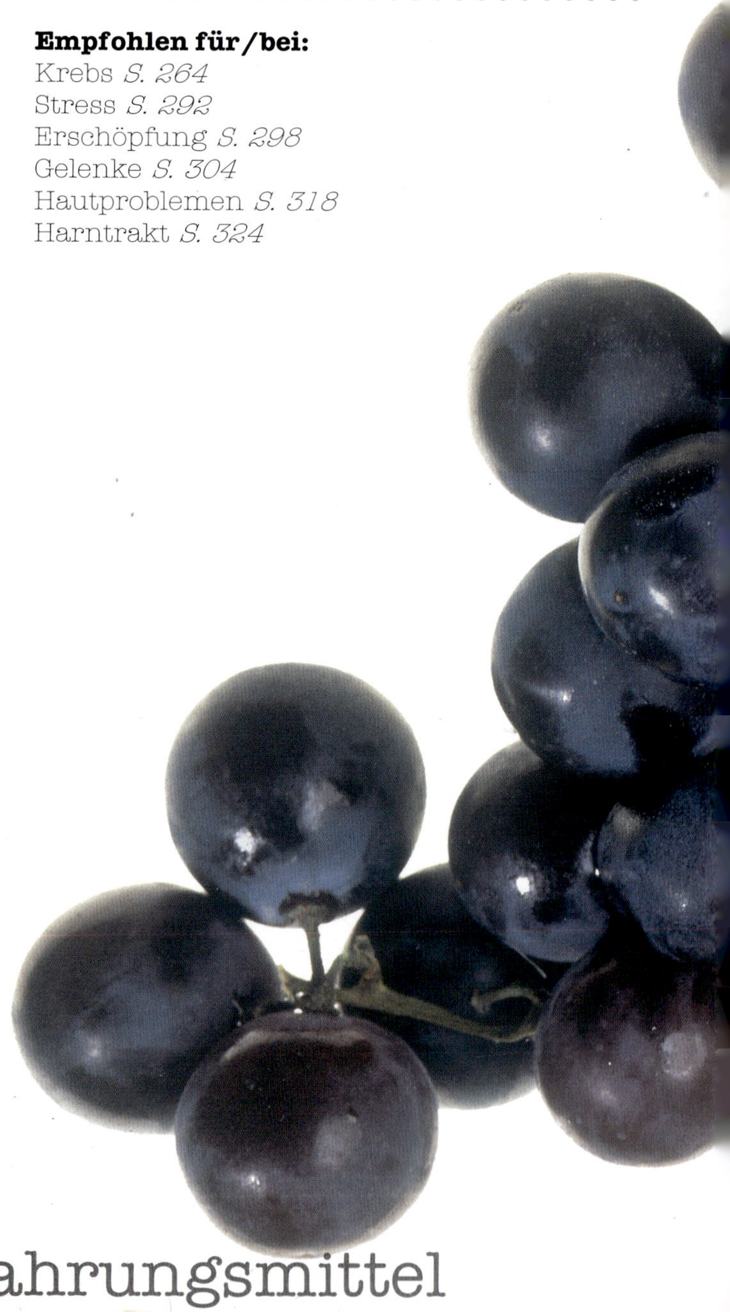

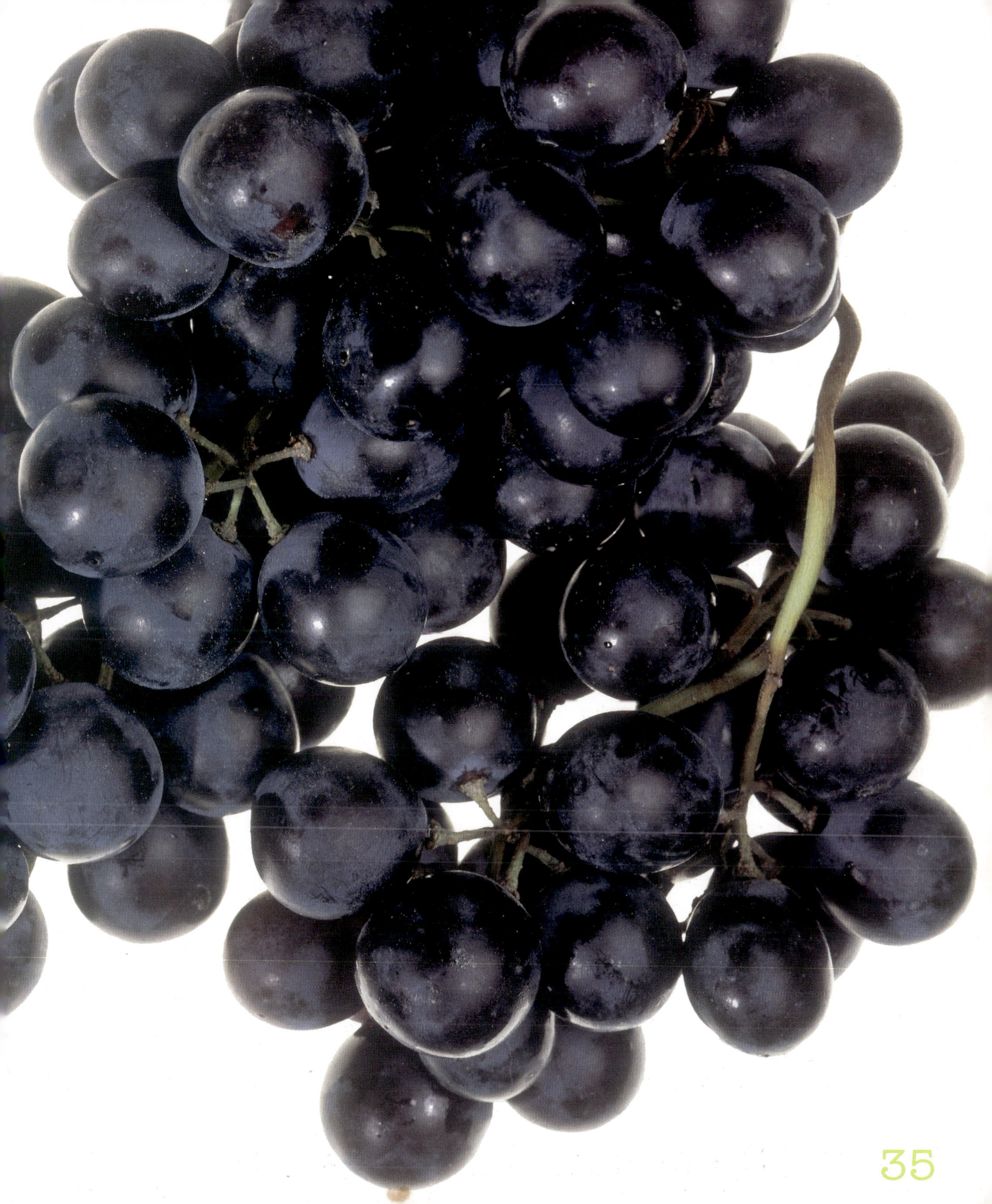

# Kiwis

★★★★

Kiwis sind mehr als eine hübsche und vor allem in der Nouvelle Cuisine beliebte Garnitur. Hinter ihrer unscheinbaren pelzigen Schale verbirgt diese kleine Frucht eine Schatzkammer an Nährstoffen. Sie enthält fast doppelt soviel Vitamin C wie eine Orange und mehr Ballaststoffe als ein Apfel.

Kiwis sind außerdem besonders reich an Kalium. Kaliummangel – in westlichen Ländern nicht selten – kann zu Bluthochdruck, Depressionen, Erschöpfungszuständen und Verdauungsproblemen führen. Eine Kiwi durchschnittlicher Größe liefert 250 mg Kalium, aber nur 4 mg Natrium.

Wählen Sie Früchte, die auf leichten Druck nachgeben. Kiwis können im Kühlschrank gelagert werden und sollten erst kurz vor dem Verzehr geschält werden. Am einfachsten isst man sie halbiert: Schneiden Sie sie in der Mitte durch und löffeln Sie das wunderbar hellgrüne Fleisch mit den kleinen Samen aus.

**Empfohlen für/bei:**

Herz und Kreislauf *S. 278*
Verdauungssystem *S. 284*
Stress *S. 292*
Hautproblemen *S. 318*

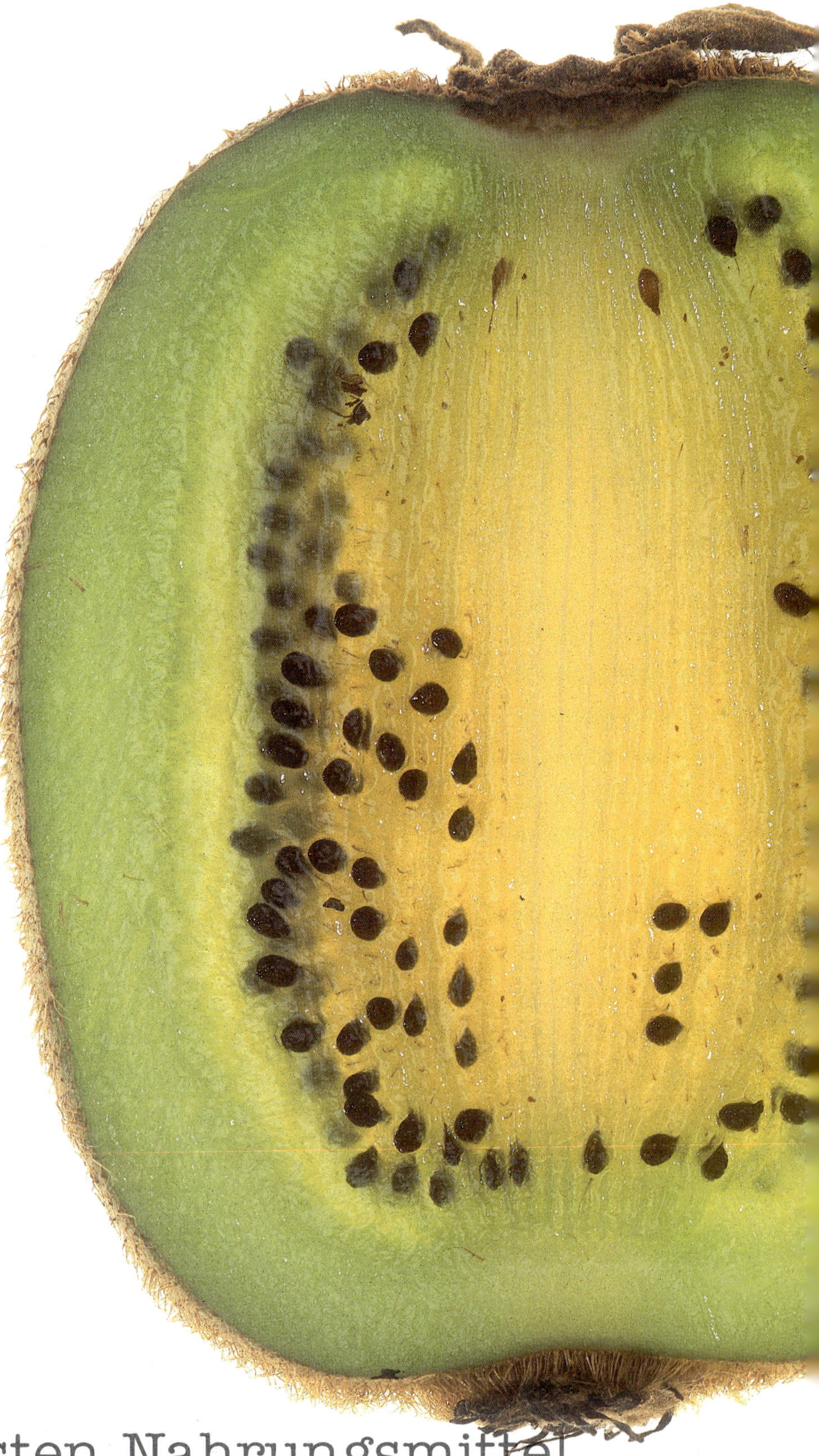

# Bananen

★★★★

Bananen sind das beste Fast Food, das die Natur sich ausgedacht hat. Den Ruf der Kalorienbombe trägt die Banane allerdings zu Unrecht: Tatsächlich liefert eine mittelgroße Banane nicht einmal 100 Kilokalorien. Dafür sind Bananen echte Nährstoffpakete: Sie enthalten viel Kalium, das für die Funktion der Körperzellen wichtig ist, außerdem Folsäure, Zink, Eisen und Kalzium. Darüber hinaus sind sie reich an Pektin, einem Ballaststoff, der dem Körper hilft, giftige Stoffwechselprodukte auszuscheiden, und eine fast ebenso gute Vitamin-$B_6$-Quelle wie Leber.

Mit Bananen tun Sie auch Magen und Darm etwas Gutes, denn die gelben Früchte helfen bei der Regulierung der Verdauung. Naturheilkundler empfehlen sie bei Verstopfung wie bei Durchfall. Vor allem für Sportler sind Bananen der ideale Powersnack: Sie liefern schnell verfügbare Energie und beugen durch ihren hohen Kaliumgehalt Krämpfen vor. Essen Sie sie reif, dann sind sie besonders leicht verdaulich.

**Empfohlen für/bei:**

Herz und Kreislauf *S. 278*
Verdauungssystem *S. 284*
Erschöpfung *S. 298*

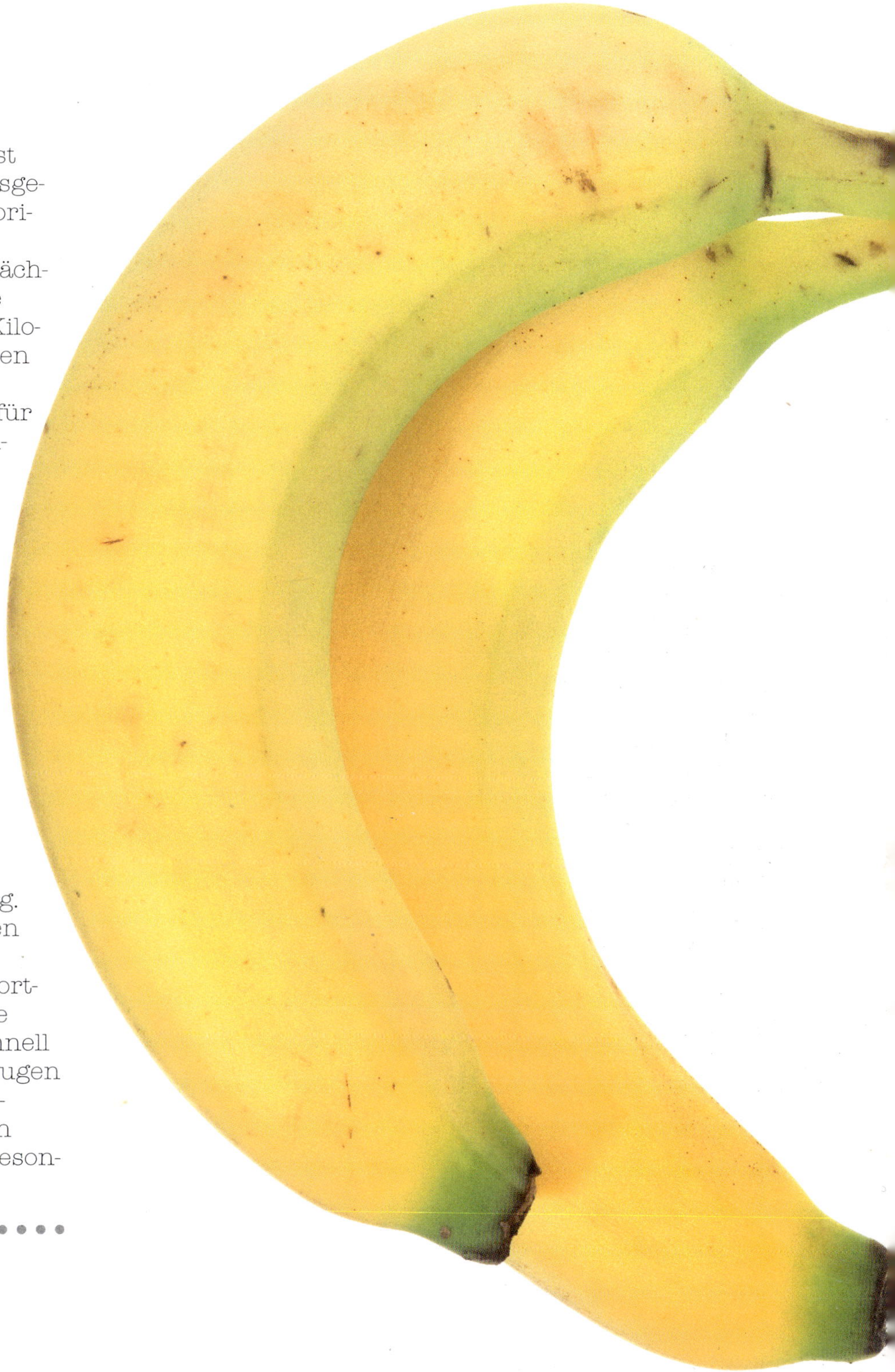

# Melonen

★★★★

An heißen Tagen sind Melonen ein echter Genuss: Eine Scheibe Wassermelone, wie sie in allen Mittelmeerländern an Straßenständen verkauft werden, erfrischt und kühlt besser als viele sogenannte Erfrischungsgetränke. Wassermelone – oder ein Tee, für den man die Kerne 30 Minuten lang in Wasser köchelt – wird in der Naturheilkunde schon seit langem zur Behandlung von Nieren- und Blasenerkrankungen verwendet. Alle Melonensorten wirken leicht anregend auf die Nieren und haben eine mild abführende Wirkung, was sie zu wertvollen Nahrungsmitteln für Gichtpatienten oder Menschen mit Verstopfung macht. Eine zweitägige Sommerfastenkur mit Melonen beliebiger Sorten reinigt den gesamten Organismus und ist ein Genuss. Wie Weintrauben sollten Melonen separat oder zu Beginn einer Mahlzeit gegessen werden, da sie im Magen-Darm-Trakt schnell zu gären beginnen.

**Empfohlen für/bei:**
Verdauungssystem *S. 284*
Hautproblemen *S. 318*
Harntrakt *S. 324*

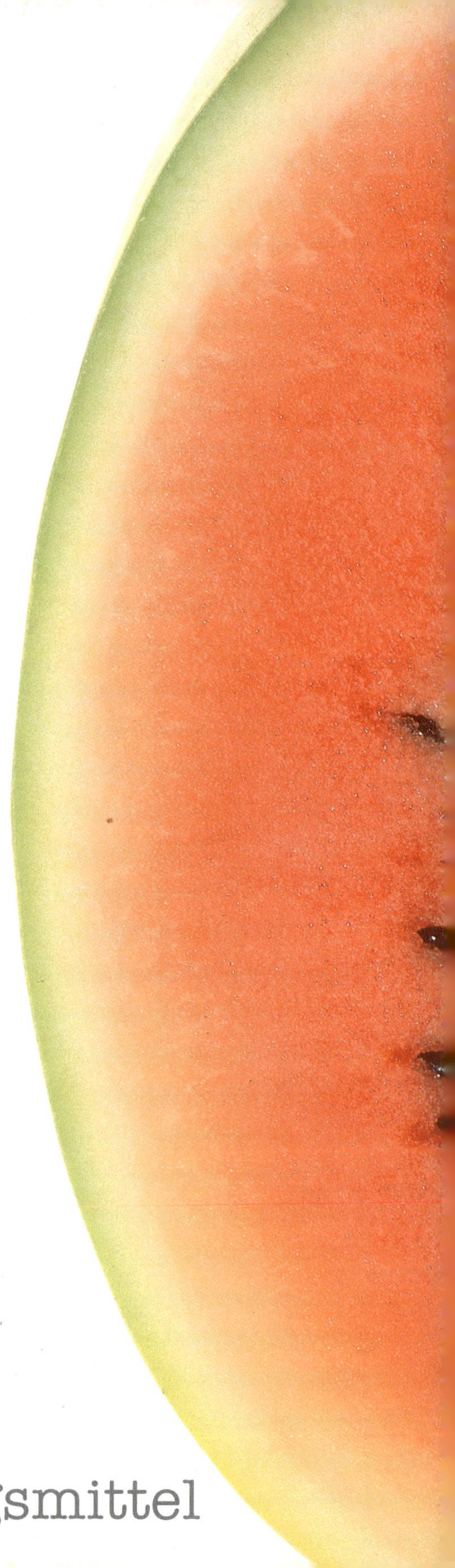

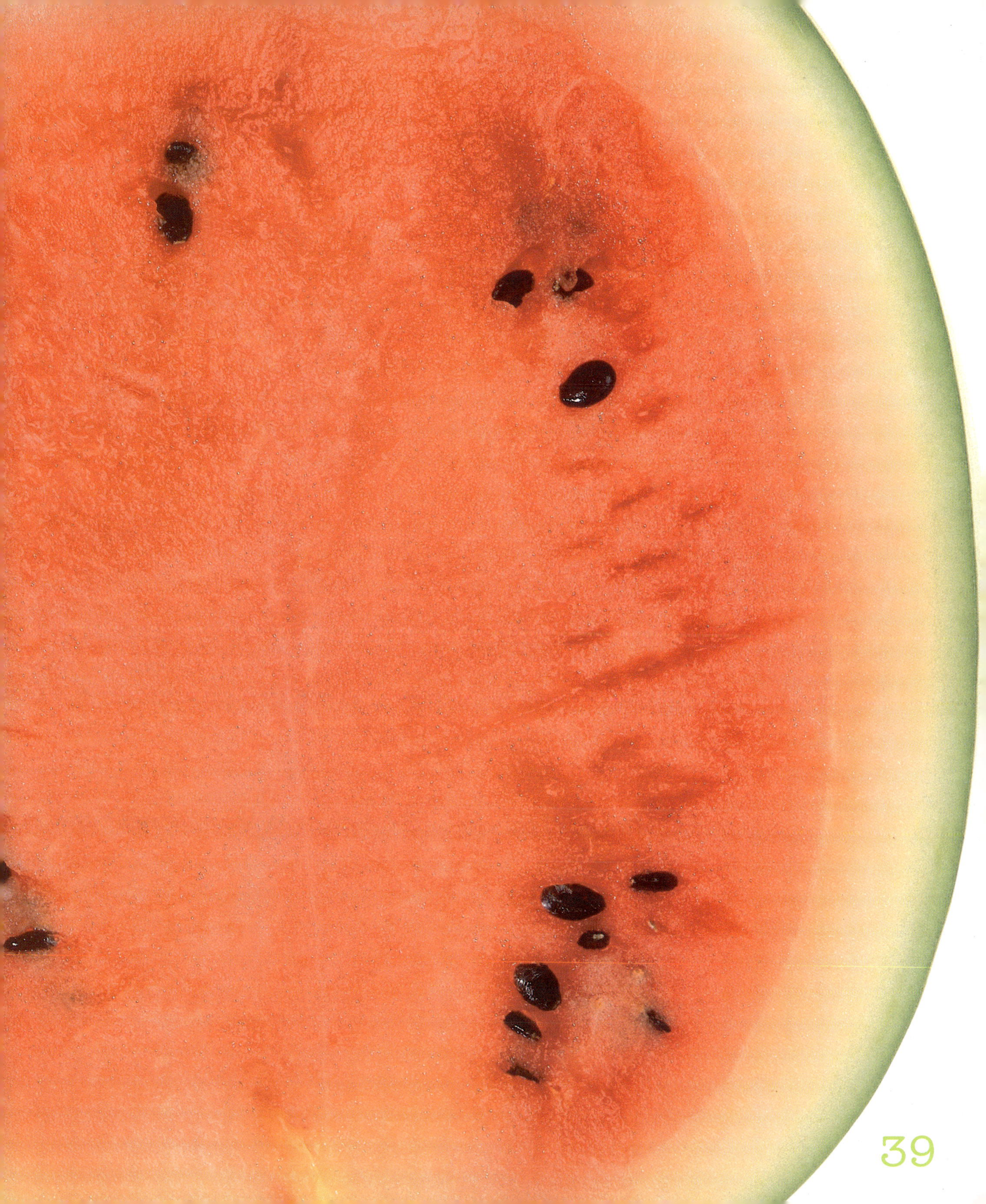

# Papayas

★★★★

Papayas enthalten das verdauungsfördernde Enzym Papain, außerdem liefert schon eine einzige Papaya doppelt so viel Vitamin C, wie Sie täglich benötigen, und ein Drittel des Tagesbedarfs an Vitamin A. Die Medizinmänner der Mayas nutzten das klebrige Papaya-Latex, den Saft und das Fruchtfleisch als Heilmittel. Noch heute wickelt man in Südamerika Fleisch vor der Zubereitung in Papayablätter ein, um es zarter zu machen. Die Blätter können zudem als heilungsfördernde Wundauflagen und zur Behandlung von Krampfadern und Beingeschwüren dienen. Sogar die Samen dieser Frucht sind nützlich: Sie verleihen Olivenöl, Essig oder Pickles einen einzigartig würzigen Geschmack – wenn Sie also das nächste Mal eine Papaya essen, heben Sie die Samen auf.

Kinder lieben Papayas, weil man aus ihnen wunderbare Shakes machen kann: Halbieren Sie die Frucht, und entfernen Sie die Samen. Pürieren Sie das Fruchtfleisch und mixen Sie es mit einem kleinen Becher Joghurt und einer Tasse Milch zu einem cremigen Fruchtshake. Erwachsene können sich eine mit Alkohol verfeinerte Variante schmecken lassen, für die das Fruchtfleisch mit etwas Wasser püriert und dann mit Sekt aufgegossen wird.

Auch wenn Papayas inzwischen fast überall in Dosen erhältlich sind, sollten Sie zu frischen Früchten greifen, da bei der Konservierung der größte Teil des Vitamin C und mehr als die Hälfte des Beta-Karotins verloren gehen.

**Empfohlen für/bei:**

Verdauungssystem *S. 284*
Atmungsorgane *S. 312*
Hautproblemen *S. 318*

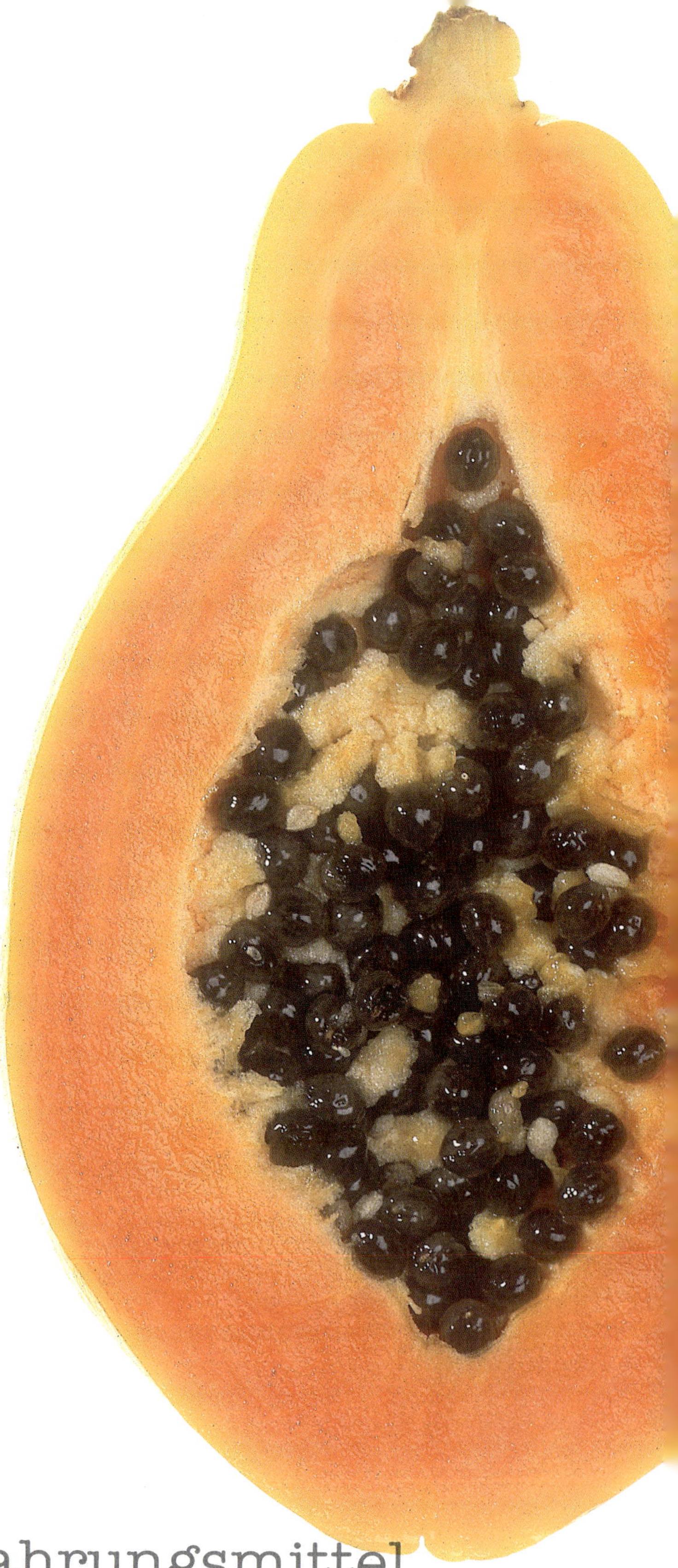

# Mangos

★★★★

Eine Mango versorgt Sie mit mehr als der empfohlenen Tageszufuhr an Vitamin C, zwei Dritteln der empfohlenen Tagesmenge an Vitamin A, fast der Hälfte der Tagesdosis an Vitamin E und einem Viertel der empfohlenen Tageszufuhr an Ballaststoffen, Kalium, Eisen und Niacin (Vitamin $B_3$). In Indien werden Mangos seit über 4000 Jahren kultiviert.

Wie schön, wenn etwas so Köstliches zudem so viele hochwirksame Antioxidanzien liefert. Die traditionelle indische Heilkunde empfiehlt das Kauen der antiseptisch wirkenden Zweige zum Schutz von Zähnen und Zahnfleisch. Die Rinde wird zur Behandlung von Durchfallerkrankungen, die Frucht selbst gegen Bluthochdruck eingesetzt.

Botanisch gesehen gehören Mangos zu den Sumachgewächsen, damit zur selben Familie wie der Giftsumach. Tragen Sie bei der Zubereitung Gummihandschuhe, um Kontakte mit der potenziell allergieauslösenden Schale zu meiden.

**Empfohlen für/bei:**
Herz und Kreislauf *S. 278*
Erschöpfung *S. 298*

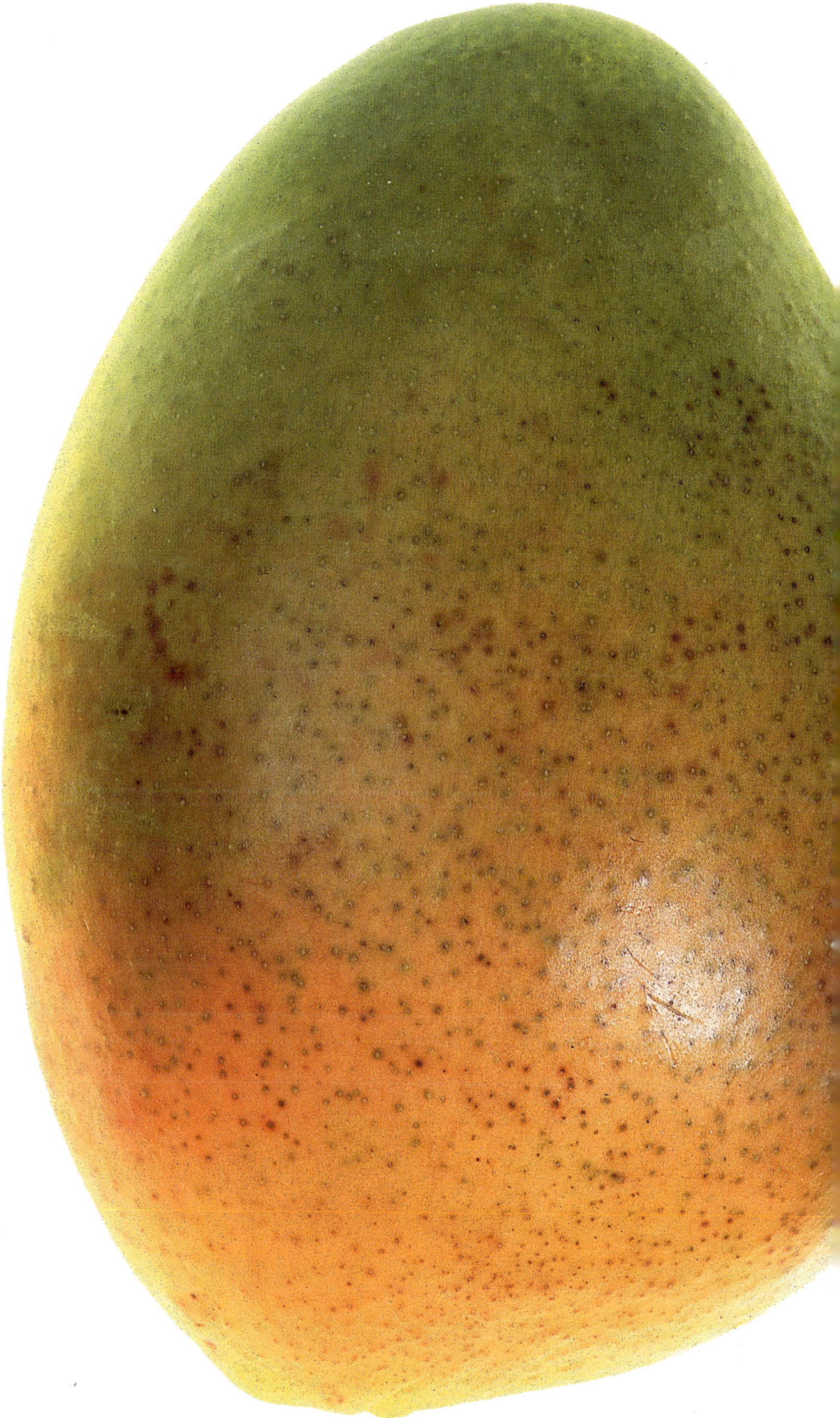

# Ananas

★★★★

Die frische Frucht enthält das eiweißspaltende Enzym Bromelain. Bromelain kann in wenigen Minuten eine Proteinmenge »verdauen«, die sein eigenes Gewicht um ein Vielfaches übersteigt. Wie das in Papayas vorkommende Enzym Papain spaltet auch Bromelain nur Nahrungseiweiß und totes Gewebe und greift den Verdauungstrakt nicht an. Der Saft frischer Ananas gilt in der Volksmedizin als wirksames Mittel gegen Halsschmerzen und wurde früher auch zur Behandlung von Diphterie genutzt. Das lässt darauf schließen, dass die Ananas Substanzen enthält, die antibiotisch und entzündungshemmend wirken.

Einige dieser Bestandteile scheinen auch bei der Verarbeitung zu Saft oder Konserven erhalten zu bleiben (nicht das Bromelain). Um das gesundheitsfördernde Potenzial dieser Frucht voll auszuschöpfen, sollten Sie aber lieber zu frischen, reifen Ananas greifen. Beschädigte Früchte oder solche mit braun verfärbten Blättern sollten Sie liegen lassen.

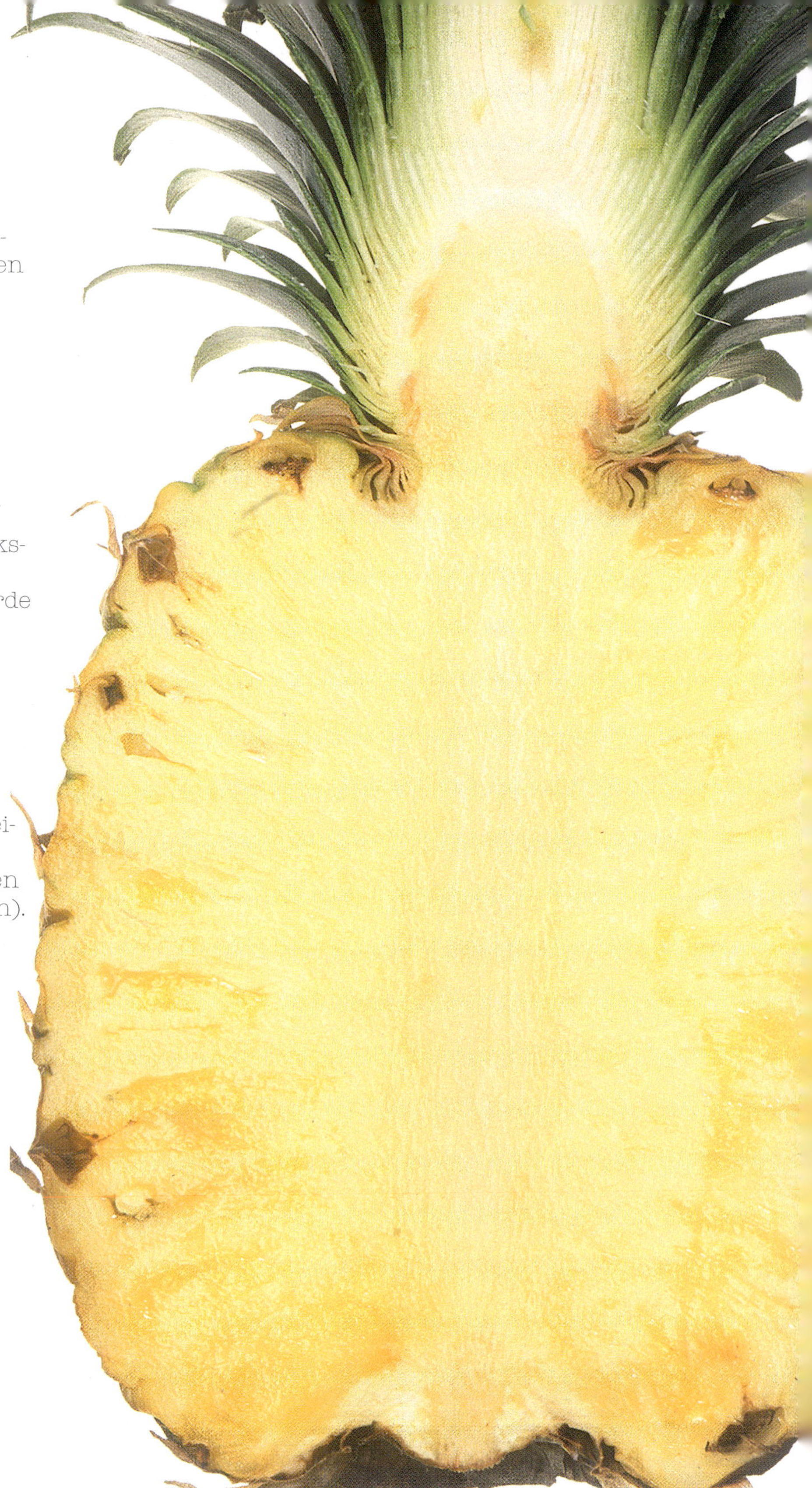

**Empfohlen für/bei:**

Verdauungssystem *S. 284*
Krebs *S. 264*
Herz und Kreislauf *S. 278*
Gelenke *S. 304*
Atmungsorgane *S. 312*
Hautproblemen *S. 318*

# Granatäpfel

★★★★

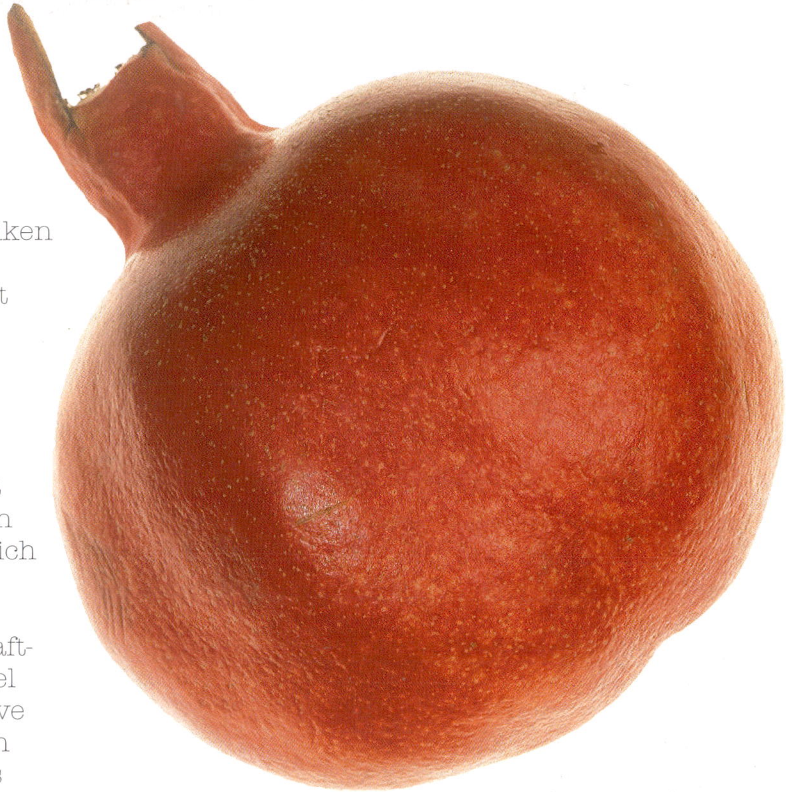

Diese einzigartige Frucht ist aus der antiken Mythologie, Kunst und Religion von den alten Ägyptern bis zu den Griechen nicht wegzudenken. Granatapfel – lateinisch Punica granatum – bedeutet wörtlich »kernreicher Apfel«: Ein Granatapfel durchschnittlicher Größe kann bis zu 800 dieser winzigen Kerne enthalten. Auch in unserer modernen Zeit verdient die Frucht mit der ehrwürdigen Tradition besondere Aufmerksamkeit: Sie ist nämlich ein echtes Vitalstoffpaket.

Kalifornische und israelische Wissenschaftler konnten nachweisen, dass Granatäpfel eine außergewöhnlich starke antioxidative Wirkung haben: Verglichen mit derselben Menge Rotwein, erreicht ein kleines Glas Granatapfelsaft einen dreimal so hohen ORAC-Wert (die »Oxygen Radical Absorbance Capacity«, abgekürzt ORAC, bezeichnet die Aufnahmefähigkeit unschädlich gemachter freier Sauerstoffradikale), und der Bioflavonoidgehalt von Granatäpfeln übersteigt den von Weintrauben und grünem Tee. Die Forschungsergebnisse bestätigen die Aussagen der traditionellen Naturheilkunde: Granatäpfel schützen vor Herz-Kreislauf-Erkrankungen, degenerativen und entzündlichen Prozessen und sogar vor bestimmten Krebsarten; außerdem scheinen sie antivirale und antibakterielle Wirkungen zu besitzen. Am besten schmeckt die kalorienarme, fettarme und natriumarme Frucht als frisch gepresster Saft.

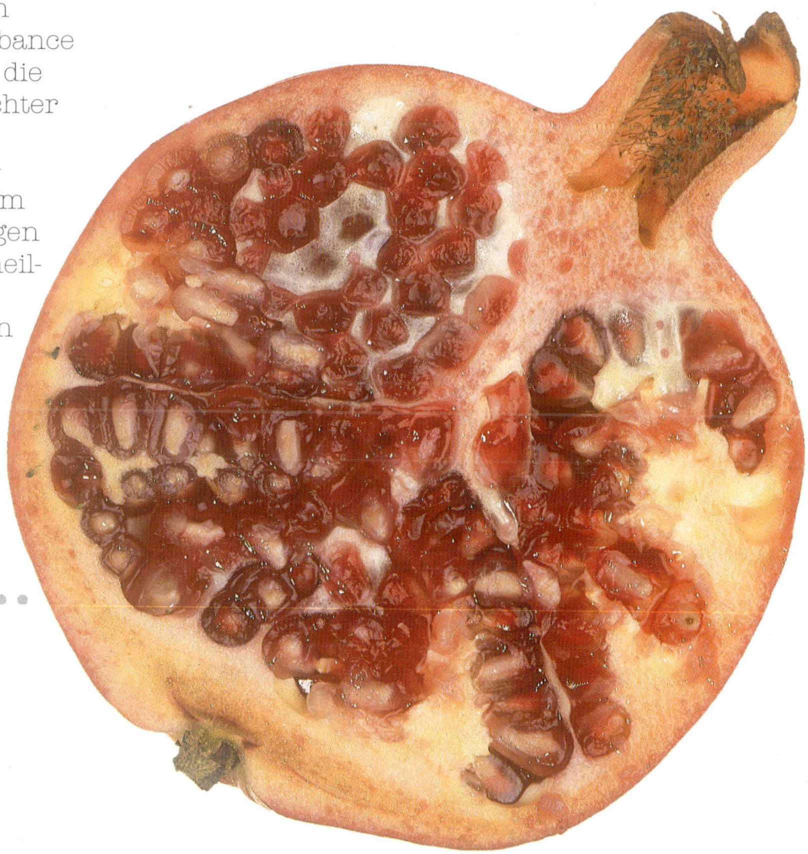

**Empfohlen für/bei:**

Krebs *S. 264*

Herz und Kreislauf *S. 278*

# Datteln

★★★★

Datteln liefern viel Energie und sind äußerst nährstoffreich. Das macht sie zum idealen Pausensnack und zu einem echten »Kraftstoff« für Rekonvaleszenten. Datteln stammen aus den arabischen Ländern, insbesondere Nordafrika und Vorderasien.

Wie die meisten Trockenfrüchte enthalten getrocknete Datteln viele Antioxidanzien, die die Widerstandskraft des Körpers gegen einige Krebsarten stärken. Ihr hoher Ballaststoffgehalt macht sie zu einem milden natürlichen Abführmittel. Außerdem liefern Datteln viele Mineralstoffe, insbesondere Kalium, das den Flüssigkeitshaushalt des Körpers reguliert und für die in heißen Regionen besonders wichtige Natrium-Kalium-Balance sorgt. Einige Dattelsorten enthalten zudem besonders große Mengen an leicht verfügbarem Eisen, was ihren Ruf als Aphrodisiakum erklären könnte.

**Empfohlen für:**
Verdauungssystem *S. 284*
Atmungsorgane *S. 312*

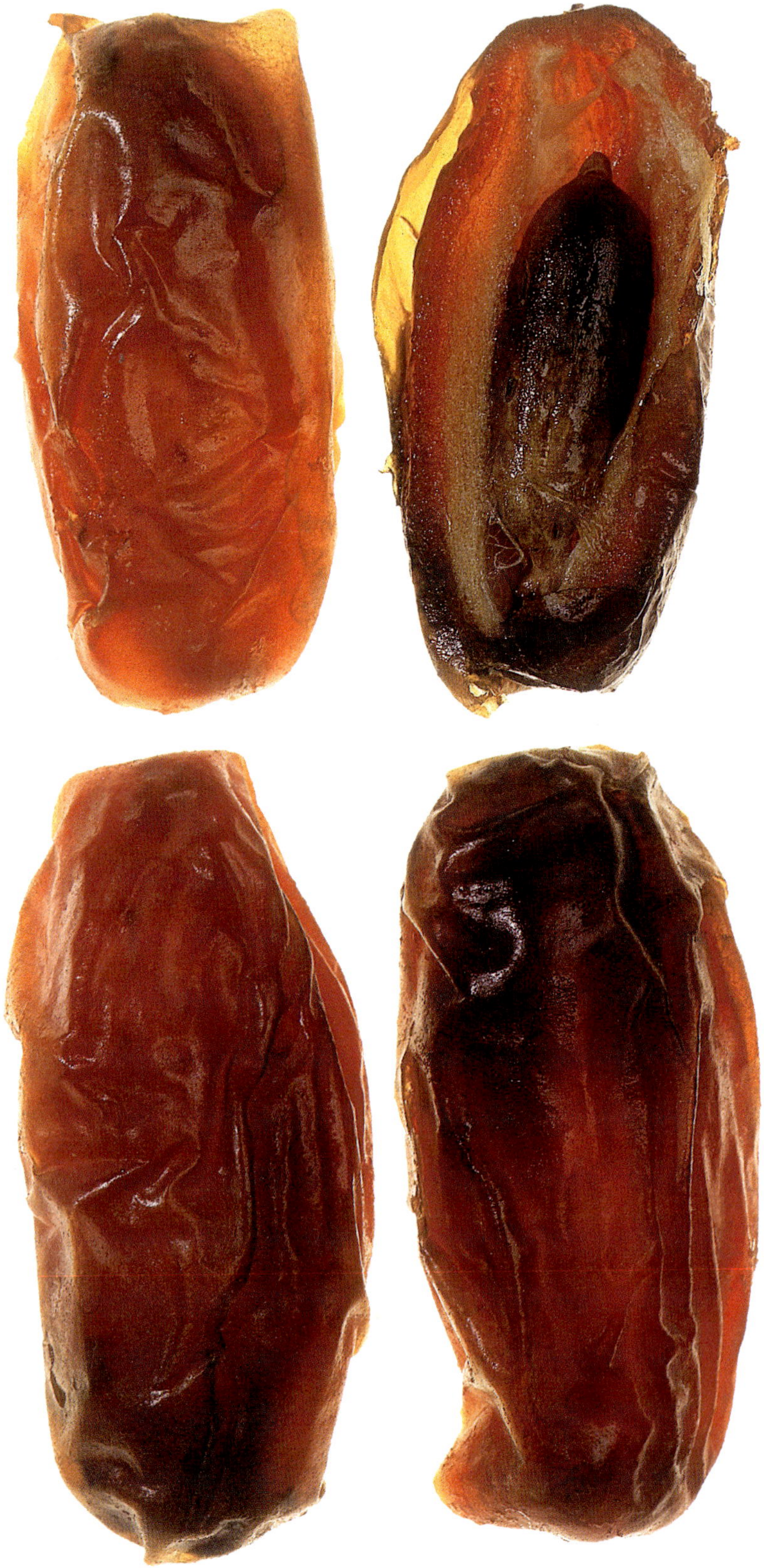

# Feigen

★★★★

Schon seit vielen Jahrhunderten gelten Feigen als besonders nahrhaft und gesund. Die Athleten der Antike erhielten häufig eine ausschließlich aus Feigen bestehende Kost – kein Wunder: Weil sie nicht nur schnell verfügbare Energie liefern, sondern auch Muskelkrämpfen vorbeugen, sind Feigen eine ausgezeichnete Sportlernahrung. Plinius der Ältere pries die Früchte vor allem wegen ihrer Anti-Falten-Wirkung.

Da Feigen neben vielen Ballaststoffen auch das eiweißspaltende Enzym Ficin enthalten, fördern sie die Verdauung und wirken mild abführend. Getrocknete Feigen liefern außerdem viel Eisen, Kalium und Kalzium und empfehlen sich daher vor allem für Menschen, die an Bluthochdruck leiden. Dank ihres hohen Ballaststoffgehalts können Feigen auch den Cholesterinspiegel senken. Ihre antioxidativ wirkenden Polyphenole machen sie zu einem wertvollen Nahrungsmittel in der Krebsprävention.

**Empfohlen für:**

Herz und Kreislauf *S. 278*
Verdauungssystem *S. 284*
Atmungsorgane *S. 312*

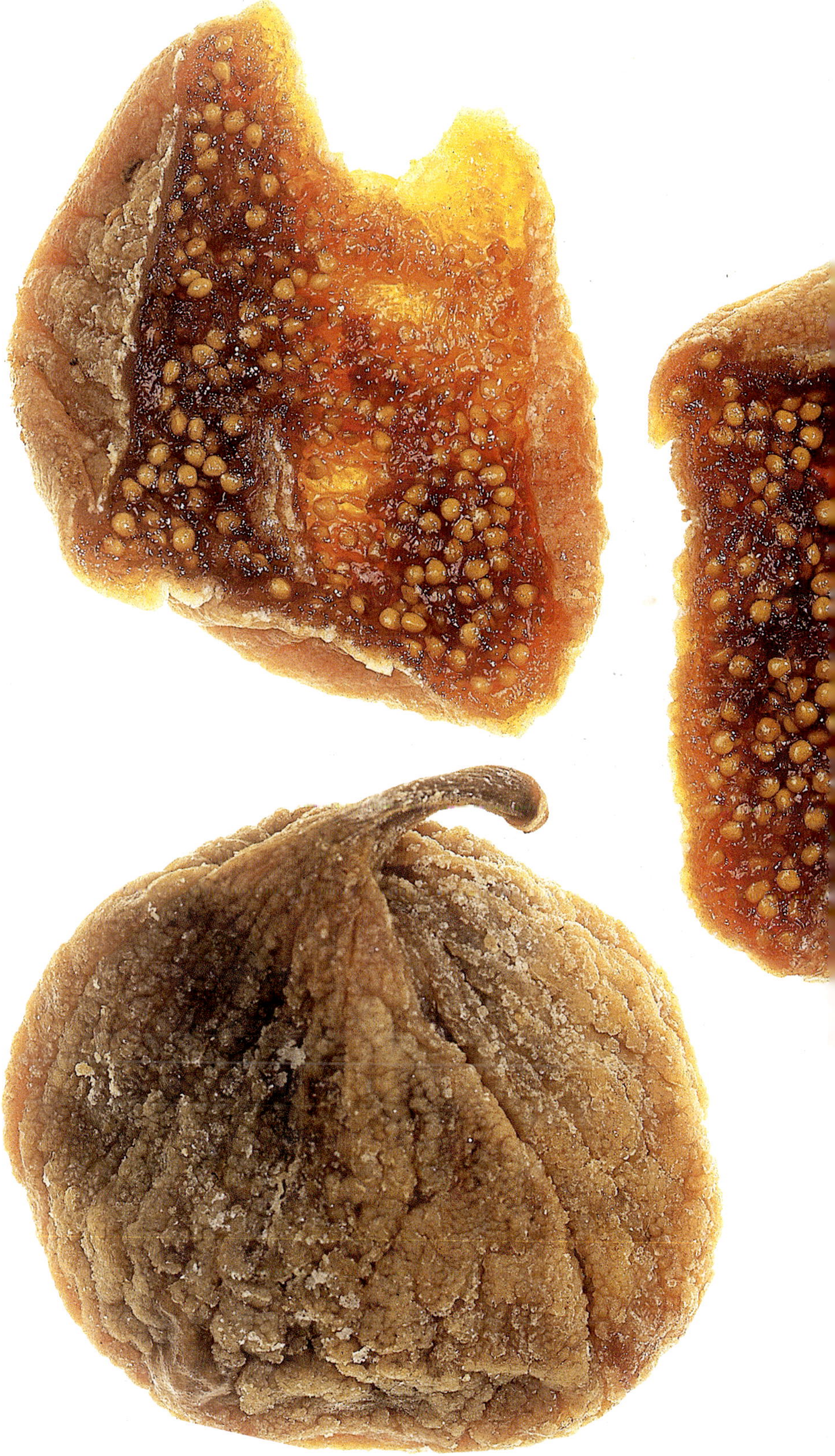

# Rosinen

★★★★

Seit mindestens 5000 Jahren trocknet man Früchte in der Sonne, um sie zu konservieren. Vor allem bei den Römern waren Rosinen Bestandteil vieler medizinischer Verordnungen. Sie liefern sowohl besonders aktiven als auch unter Erschöpfung leidenden Menschen Energie. Dank ihres hohen Ballaststoffgehalts senken sie den Cholesterinspiegel und verbessern die Darmfunktion. Außerdem sind sie reich an Eisen. Rosinen enthalten zudem Selen und Kalium, das Wassereinlagerungen verhindert und blutdrucksenkend wirkt, daneben kleinere Mengen Vitamin A sowie Vitamine der B-Gruppe, die zusammen mit den Kohlenhydraten gegen Depressionen, Angstzustände und Stress helfen.

Rosinen, die nicht aus biologischem Anbau stammen, werden zur Konservierung mit schwefliger Säure oder Schwefeldioxid, gelegentlich sogar mit Paraffin behandelt; daher sollten sie vor dem Verzehr gründlich gewaschen werden.

**Empfohlen für / bei:**
Herz und Kreislauf *S. 278*
Stress *S. 292*
Erschöpfung *S. 298*

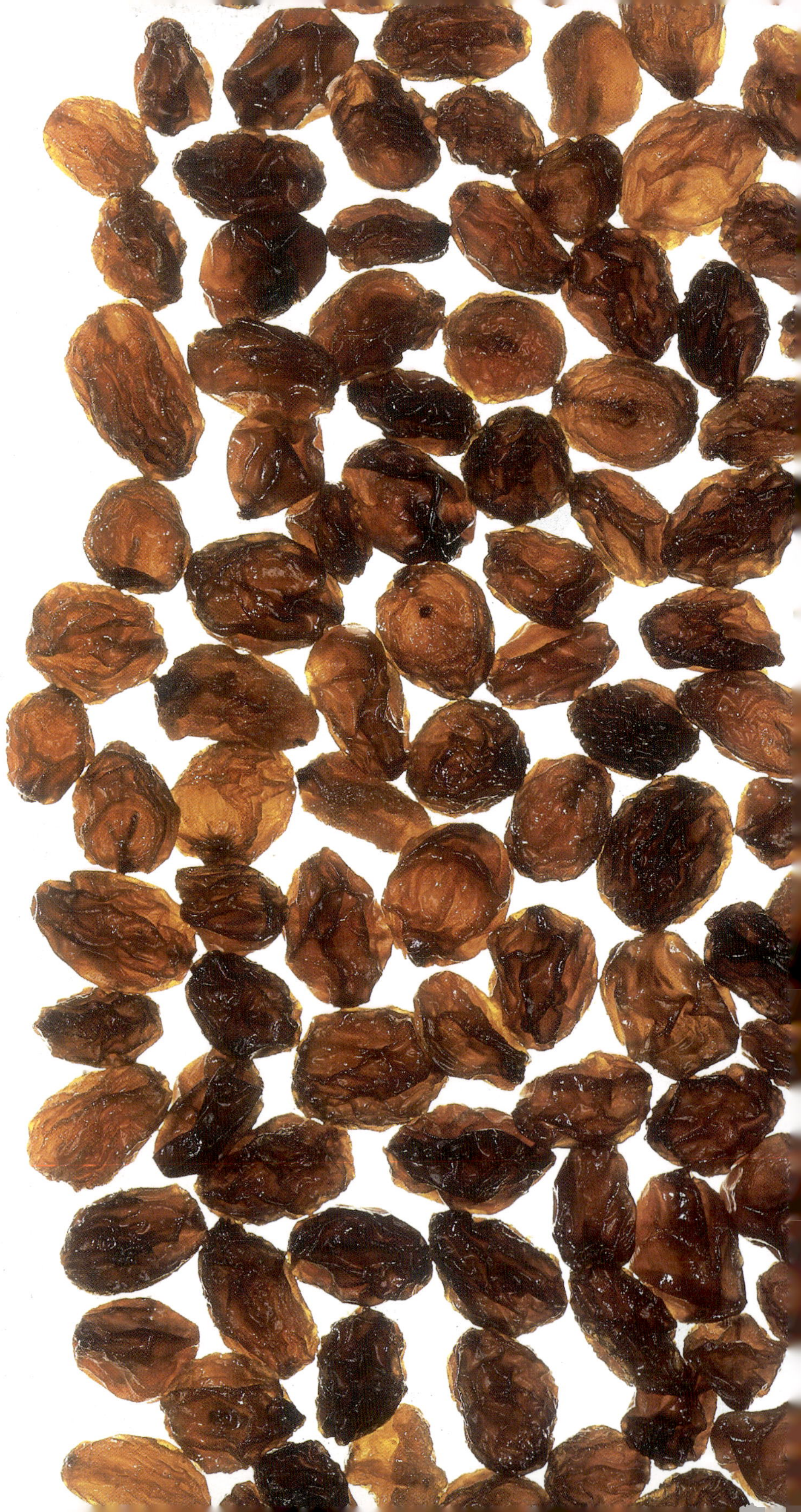

# Trockenpflaumen

★★★★

Während sie in Frankreich und anderen Ländern als Delikatesse gehandelt werden, werden sie bei uns nur als Abführmittel betrachtet – dabei ist dies nur eine unter vielen guten Eigenschaften. Trockenpflaumen sind nicht nur reich an Ballaststoffen, sondern liefern neben viel Energie auch größere Mengen blutdrucksenkendes Kalium sowie Eisen, Niacin (Vitamin $B_3$) und die Vitamine $B_6$ und A. Für ihre verdauungsfördernde Wirkung ist eine Substanz namens Hydroxyphenylisatin verantwortlich. Zu empfohlen sind Trockenpflaumen jedoch vor allem wegen ihres Antioxidanziengehalts: Ihr ORAC-Wert liegt bei 5770 Einheiten pro 100 g (die gleiche Menge Rosinen, Heidelbeeren oder Brombeeren enthält jeweils rund 2000 ORAC-Einheiten). Eine Tagesversorgung mit 5000 ORAC-Einheiten gilt als guter Schutz vor den schädlichen Auswirkungen freier Radikale – essen Sie eine Handvoll Trockenpflaumen.

**Empfohlen für / bei:**

Krebs *S. 264*
Herz und Kreislauf *S. 278*
Verdauungssystem *S. 284*
Erschöpfung *S. 298*

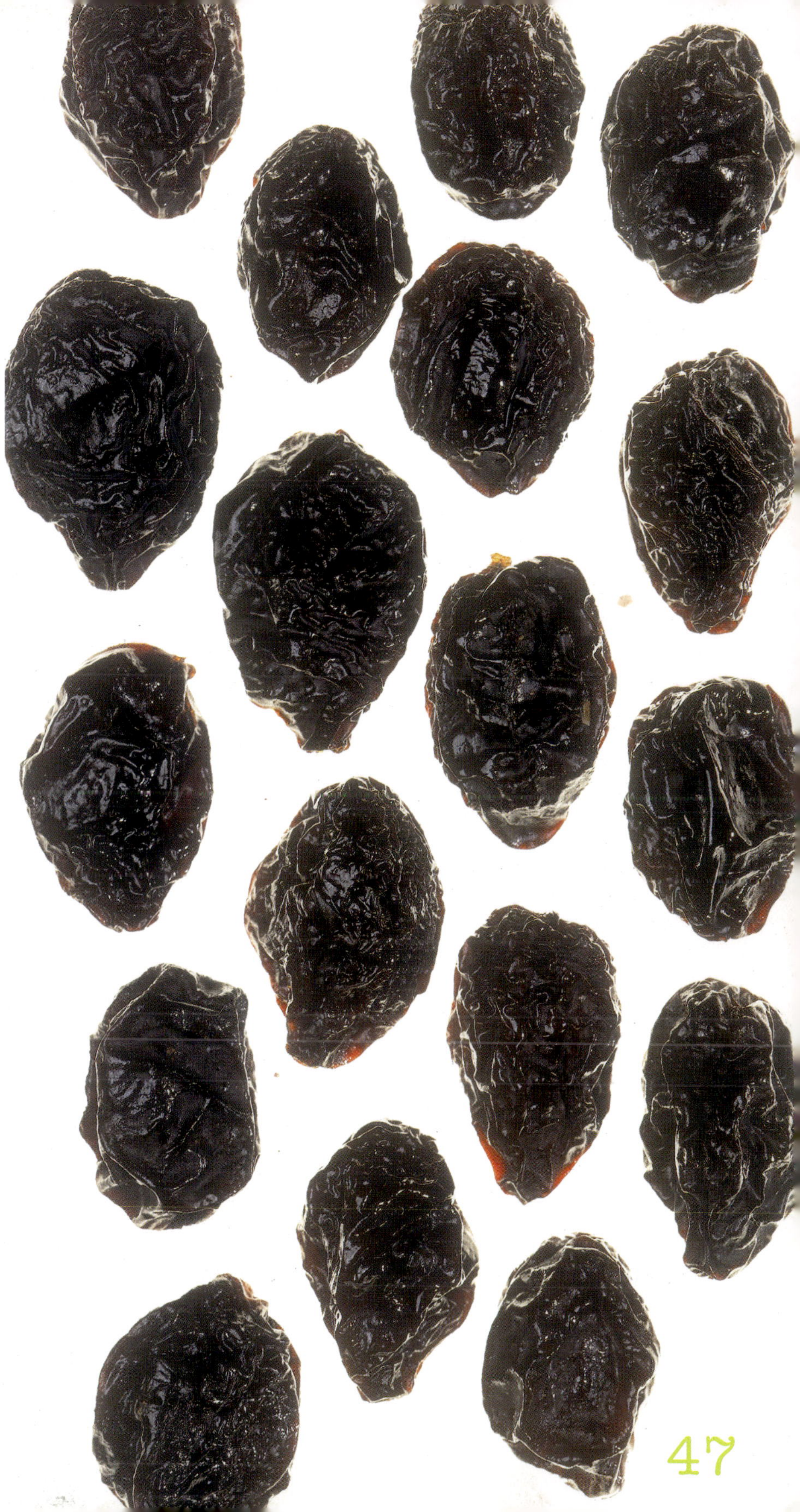

# Pilze

★★★★

Wir sollten mehr Pilze essen: Pilze liefern mehr Eiweiß als die meisten Gemüsesorten, haben kaum Kalorien und sind außerdem eine gute Phosphor- und Kaliumquelle. Die in der Literatur häufig zu findende Behauptung, Pilze enthielten kein Vitamin $B_{12}$, wird durch neuere Forschungen widerlegt: Tatsächlich enthalten Pilze nützliche Mengen dieses lebensnotwendigen Vitamins. Ähnliches gilt für Vitamin E und Selen: Auch hier zeigen neuere Studien, dass die meisten Pilze eine gute Quelle für diese wichtigen Nährstoffe sind.

Weil der empfindliche Pilzkörper beim Waschen leicht beschädigt wird, sollten Sie Pilze nur vorsichtig mit einem Pinsel und etwas feuchtem Küchenpapier von eventuell vorhandenem Schmutz oder Sand reinigen.

**Empfohlen bei:**
Stress *S. 292*
Erschöpfung *S. 298*

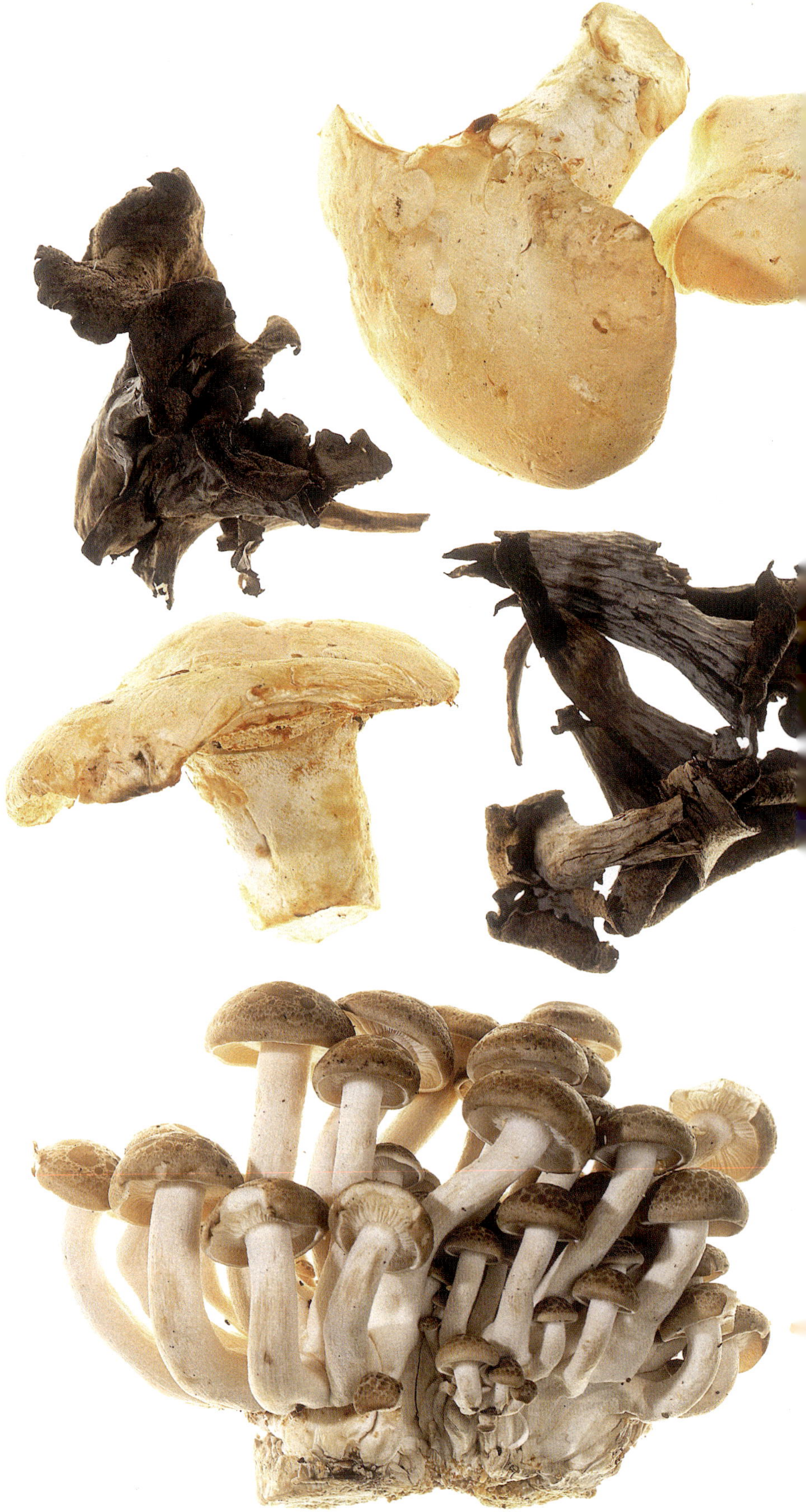

# Sellerie

★★★★

Laut Hippokrates beruhigt Sellerie die Nerven, was eventuell auf seinen hohen Kalziumgehalt zurückzuführen ist. Weltweit wird er wegen seiner antirheumatischen Wirkung geschätzt – allerdings ist der entzündungshemmende Wirkstoff in Samen und Blättern in noch höherer Konzentration vorhanden als in der Knolle. Die Volksmedizin verwendet vor allem die Samen, z.B. in Form von Tee bei Gicht, Rheuma und anderen Problemen, die durch eine unzureichende Ausscheidung von Abfallstoffen entstanden sind. In Japan verordnet man Rheumapatienten manchmal eine Selleriediät. Die Roma behandeln rheumatische Erkrankungen traditionell mit in Milch gekochtem Sellerie oder Selleriesamentee. Wenn Sie an rheumatoider Arthritis leiden, sollten Sie es mit Selleriesaft probieren: Trinken Sie 15 bis 20 Tage lang jeden Morgen ein halbes Glas auf nüchternen Magen – nicht mehr, da Selleriesaft in größeren Mengen Nierenreizungen verursachen kann.

In der Volksmedizin genießt Sellerie außerdem einen gewissen Ruf als Aphrodisiakum. Angeblich stimuliert er nicht nur Schilddrüse und Hirnanhangdrüse, sondern auch die Keimdrüsen. Zwar fehlen bislang wissenschaftliche Beweise für diese These, aber der Volksglaube ist selten völlig im Unrecht. Tatsache ist jedenfalls, dass man beim Kauen von Sellerie mehr Kalorien verbrennt, als dieser zu liefern vermag.

**Empfohlen für/bei:**

Verdauungssystem *S. 284*
Stress *S. 292*
Gelenke *S. 304*
Harntrakt *S. 324*

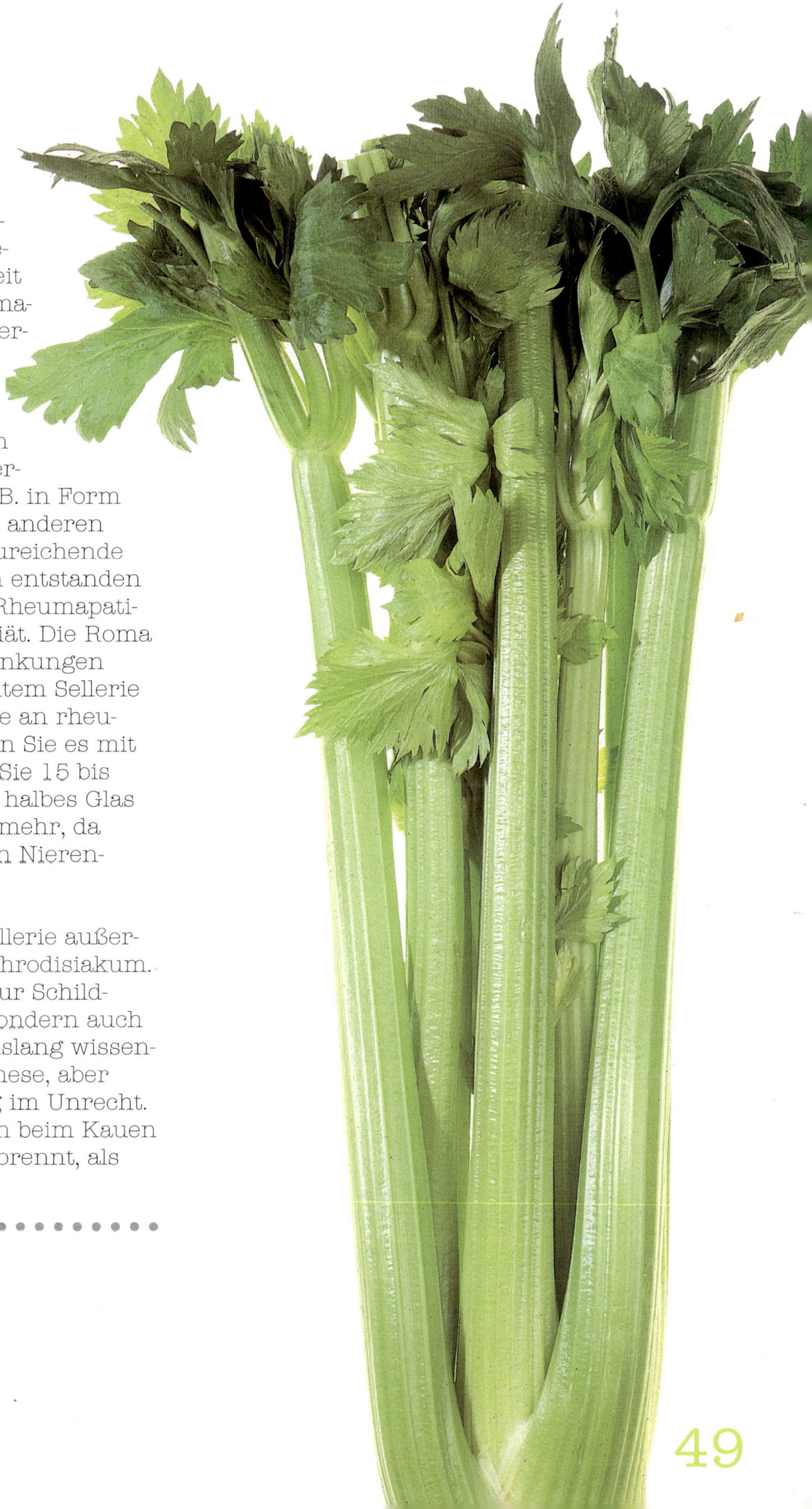

# Rettich

★★★★

Rettiche (wie diese Radieschen) gehören zu den Kreuzblütlern und sind daher besonders Menschen mit erhöhtem Krebsrisiko zu empfehlen. In der traditionellen Heilkunde gilt Rettich vor allem als Heilmittel für Leber- und Gallenleiden. Rettichsaft regt die Gallenbildung und den Gallenfluss an, wie französische Untersuchungen gezeigt haben.

Rettich enthält viel Kalium, Kalzium und Schwefel, außerdem Vitamin A und Vitamine des B-Komplexes. Essen Sie Rettiche, wenn sie noch jung und knackig sind – am besten zusammen mit den Blättern, die für eine bessere Verdaulichkeit sorgen. Aber tun Sie nicht des Guten zu viel: Größere Mengen des beißend scharfen Gemüses können Leber, Nieren und Gallenblase reizen.

**Empfohlen für/bei:**

Krebs *S. 264*
Verdauungssystem *S. 284*
Atmungsorgane *S. 312*

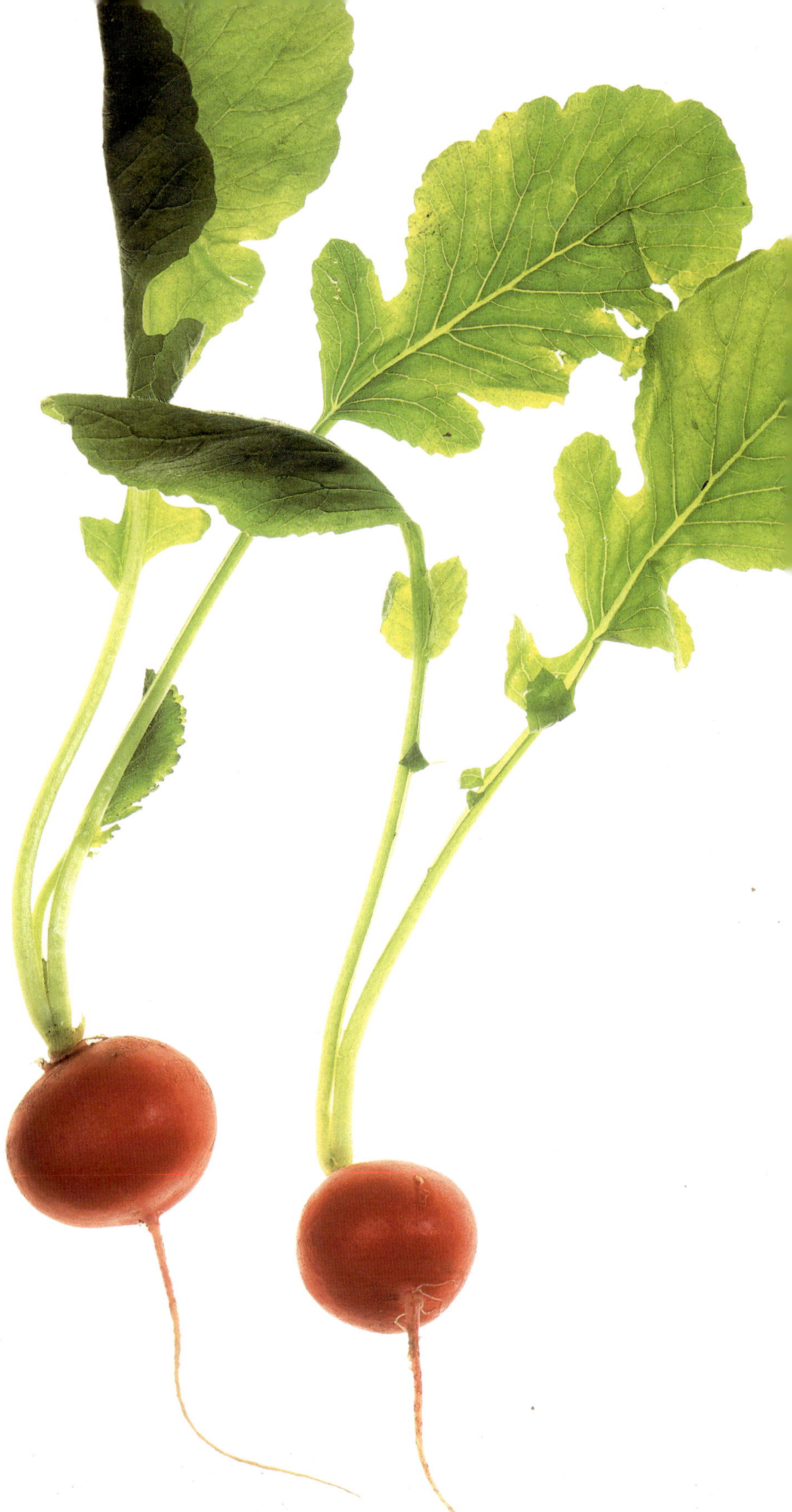

# Brunnen-kresse

★★★★

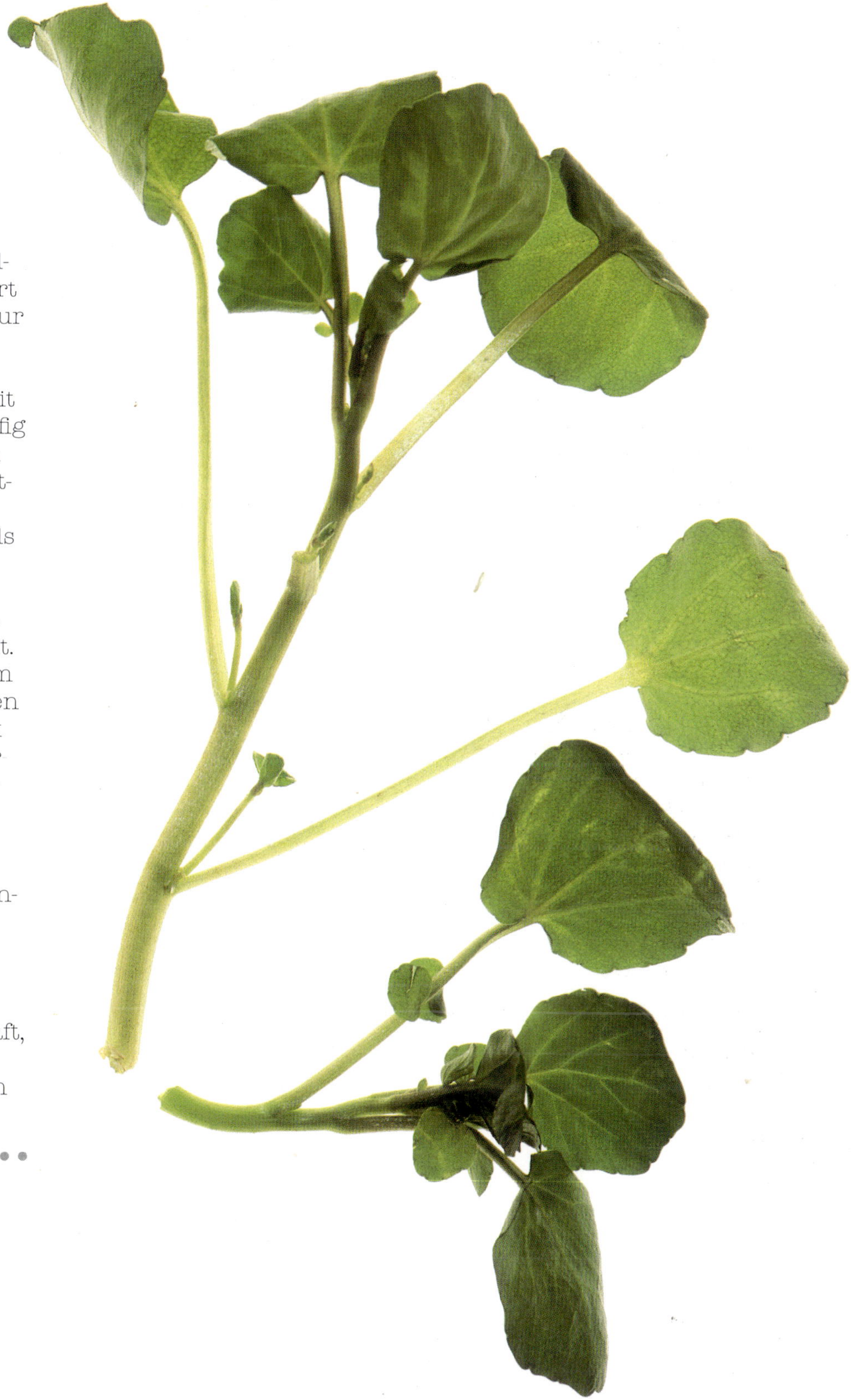

Neben Weißkohl, Brokkoli, Rosenkohl, Grünkohl, Kohlrüben und Rettichen gehört auch die Brunnenkresse zur Familie der heilkräftigen Kreuzblütlergewächse, die vor allem bei Menschen mit erhöhtem Krebsrisiko häufig auf dem Speiseplan stehen sollten. Brunnenkresse enthält zudem viel Vitamin A und Vitamin C, die ebenfalls antikanzerogen wirken.

Die Brunnenkresse ist mit der Gartenkresse verwandt. Beide enthalten viel Kalium sowie Senföle, die ihnen den bitter-scharfen Geschmack geben und antibiotisch wirken. Anders als konventionelle Antibiotika sind die antibiotisch wirkenden Inhaltsstoffe der Kresse gut für die Darmflora. Brunnenkresse hat sich vor allem bei Harnwegs- und Atemwegsinfektionen bewährt und ist überdies eine gute Jodquelle – eine Eigenschaft, die Menschen mit einer Schilddrüsenunterfunktion zugute kommen kann.

**Empfohlen für/bei:**
Krebs *S. 264*
Erschöpfung *S. 298*
Atmungsorgane *S. 312*
Harntrakt *S. 324*

# Avocados

★★★★

Bei Abnehmwilligen genießen Avocados wegen ihres hohen Fett- und Kaloriengehalts meist einen schlechten Ruf. Dabei liefern reife Avocados fast alles, was der menschliche Organismus benötigt: viel Kalium, sehr viel Vitamin A und E, außerdem Vitamine der B-Gruppe und Vitamin C, ebenso etwas Protein und Stärke und wertvolles, hauptsächlich aus einfach ungesättigten Fettsäuren bestehendes Avocadoöl.

Mit anderem Gemüse pürierte Avocados eignen sich hervorragend als erste feste Babykost nach der Stillzeit, als Aufbaunahrung in der Rekonvaleszenz, bei Stress und sexuellen Problemen. Weil Avocados besonders viele hautschützende Antioxidanzien enthalten – hier ist vor allem das schon erwähnte Vitamin E zu nennen –, sollten gerade Frauen, bei denen Avocados oft als »Dickmacher« verschrien sind, häufiger zugreifen. Kurz: Dank ihres hohen Gehalts an herzgesunden einfach ungesättigten Fettsäuren, Vitaminen und Antioxidanzien ist die Avocado eine echte Anti-Aging-Frucht.

**Empfohlen für/bei:**
Herz und Kreislauf *S. 278*
Stress *S. 292*
Erschöpfung *S. 298*
Hautproblemen *S. 318*

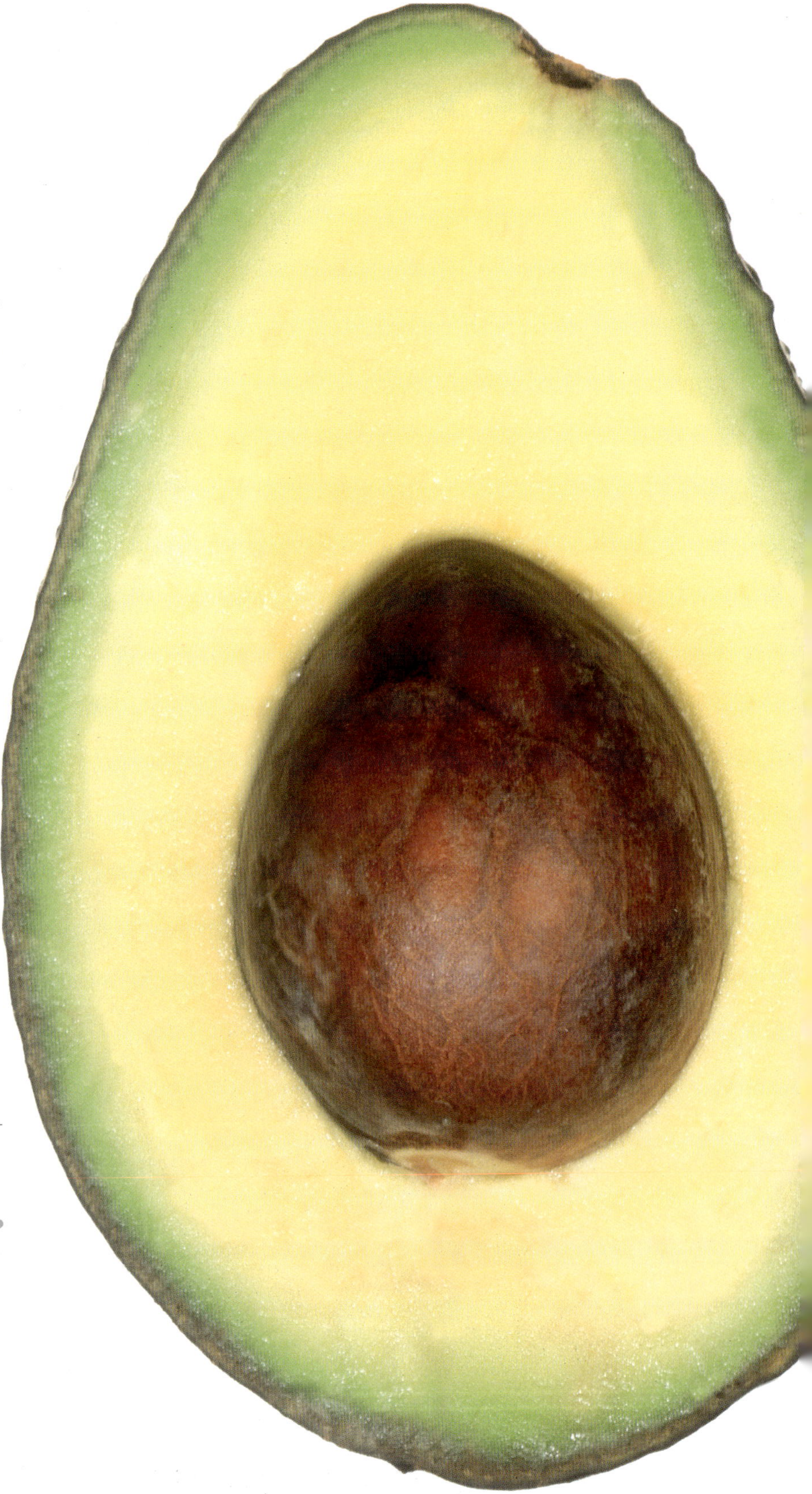

# Paprika

★★★★

Paprikafrüchte sind ein vielseitiges Gemüse und eine ausgezeichnete Vitamin-C-Quelle. Rote und gelbe Paprikaschoten enthalten viermal so viel Vitamin C wie Orangen, grüne Paprika pro Portion sage und schreibe 100 mg Vitamin C – mehr als das Dreifache der empfohlenen Tageszufuhr. Aus diesem Grund sollte Paprika am besten roh gegessen werden. Doch auch gegrillt und mariniert als Tapas oder Antipasti, wie es in Spanien und Italien Tradition ist, liefert sie noch nennenswerte Mengen an Vitamin C. Gelbe und orangefarbene Paprika enthält außerdem viel Beta-Karotin, Eisen und Kalium. Weil Paprika zu den Nachtschattengewächsen zählt, sollten Menschen mit Gelenkerkrankungen jedoch lieber auf die bunten Schoten verzichten (Gelenke, S. 304).

**Empfohlen für/bei:**
Krebs *S. 264*
Herz und Kreislauf *S. 278*
Atmungsorgane *S. 312*
Hautproblemen *S. 318*

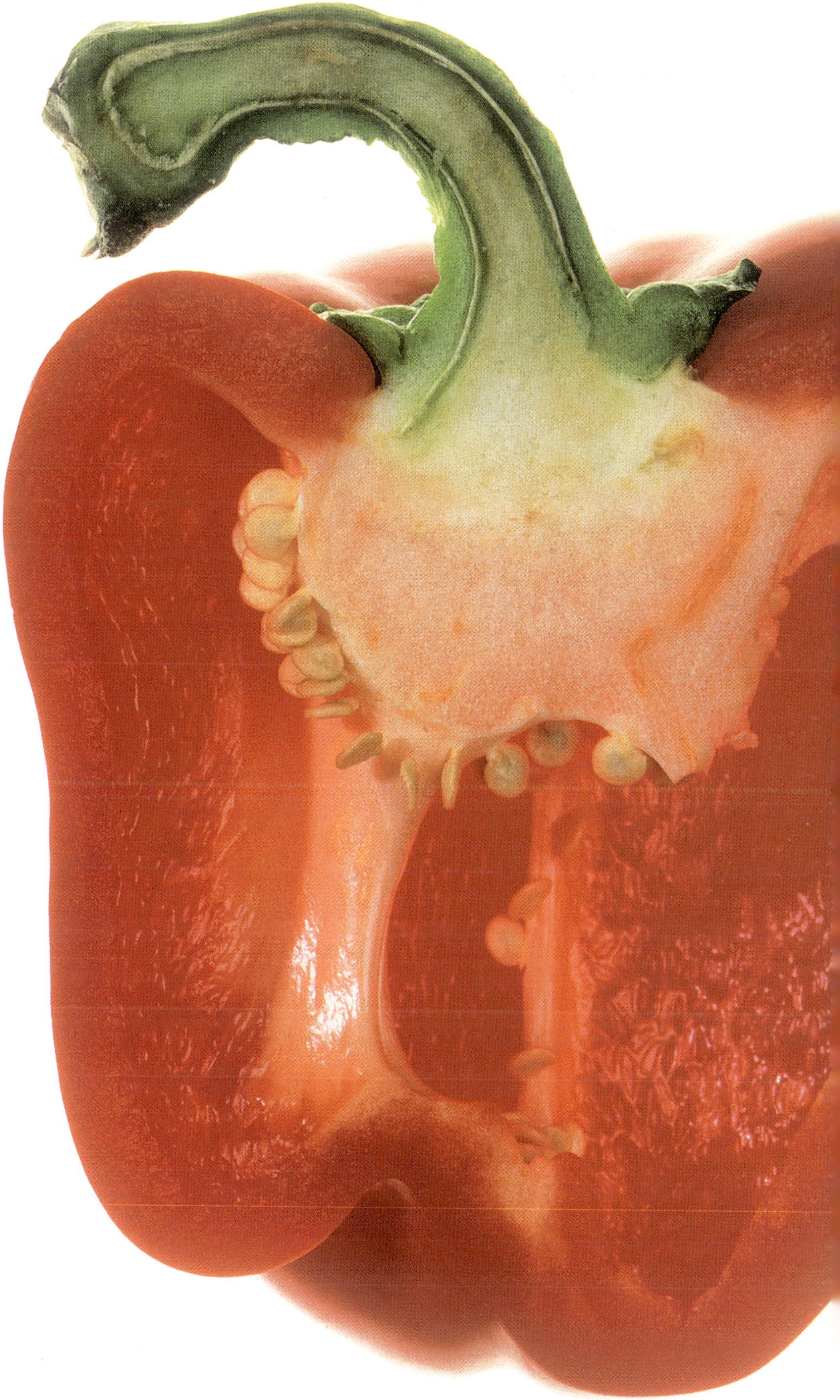

# Tomaten

★★★★

Alle heute bei uns kultivierten Tomaten sind Nachfahren der Kirschtomate, die an der Westküste Südamerikas schon immer wild wächst. Im 16. Jahrhundert brachten die Spanier die fleischigen Früchte aus Mexiko nach Europa mit. Weil die Tomatenpflanze zu den hochgiftigen Nachtschattengewächsen zählt, wurde sie anfangs misstrauisch beäugt, entwickelte sich jedoch schon bald zu einem unentbehrlichen Bestandteil der mediterranen Küche.

Tomaten enthalten viele Antioxidanzien, vor allem Beta-Karotin und Lykopin, aber auch große Mengen Vitamin C und E – gut für das Herz-Kreislauf-System. Ein weiterer Vorteil, vor allem wenn man zu Bluthochdruck und Wassereinlagerungen neigt, ist ihr hoher Kaliumgehalt bei gleichzeitig niedrigem Natriumgehalt. Untersuchungen haben gezeigt, dass Tomaten auch vor bestimmten Krebsarten, insbesondere Prostatakrebs, schützen. In mediterranen Ländern, wo Männer pro Tag sechs bis acht der lykopinreichen Früchte essen, tritt diese Krebsart weitaus seltener auf als z.B. in Nordeuropa. Verarbeitete Tomaten enthalten noch mehr Lykopin als frische – ein seltener Glücksfall im Zeitalter der industriellen Nahrungsmittelverarbeitung –, daher sind Dosentomaten, Tomatensaucen, sonnengetrocknete Tomaten, ja sogar Ketchup Lieferanten dieses antioxidativ wirkenden Pflanzenstoffs.

In der bislang umfangreichsten Studie zu diesem Thema zeigte sich, dass vier Portionen Tomatensauce in der Woche das Risiko für Prostatakrebs um 35 Prozent senken. Zwar ist Lykopin auch als Nahrungsergänzungsmittel erhältlich, doch Forschungen haben ergeben, dass der Schutzstoff in gekochten, mit etwas Öl kombinierten Tomatenprodukten eine höhere biologische Verfügbarkeit aufweist. Außerdem haben »echte« Tomaten weitere antikanzerogene Inhaltsstoffe zu bieten. Sie sollten immer ein paar Dosen Tomaten vorrätig haben, aus denen sich im Handumdrehen gesunde, nährstoffreiche Saucen zaubern lassen.

Eine reife Tomate enthält mehr als 200 flüchtige Bestandteile, die ihren einzigartigen Geschmack und Geruch ausmachen. Das in grünen Tomaten vorhandene – auch als Tomatin bezeichnete – Solanin kann bei Migränepatienten Anfälle auslösen. Es wird aber beim Kochen zerstört.

**Empfohlen für/bei:**

Krebs *S. 264*
Atmungsorgane *S. 312*
Hautproblemen *S. 318*

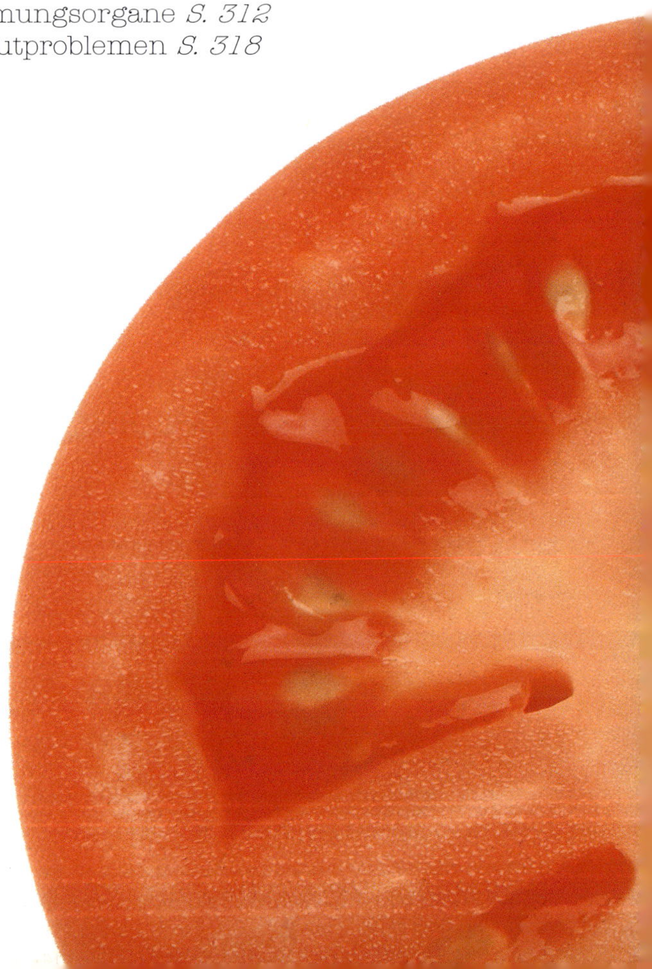

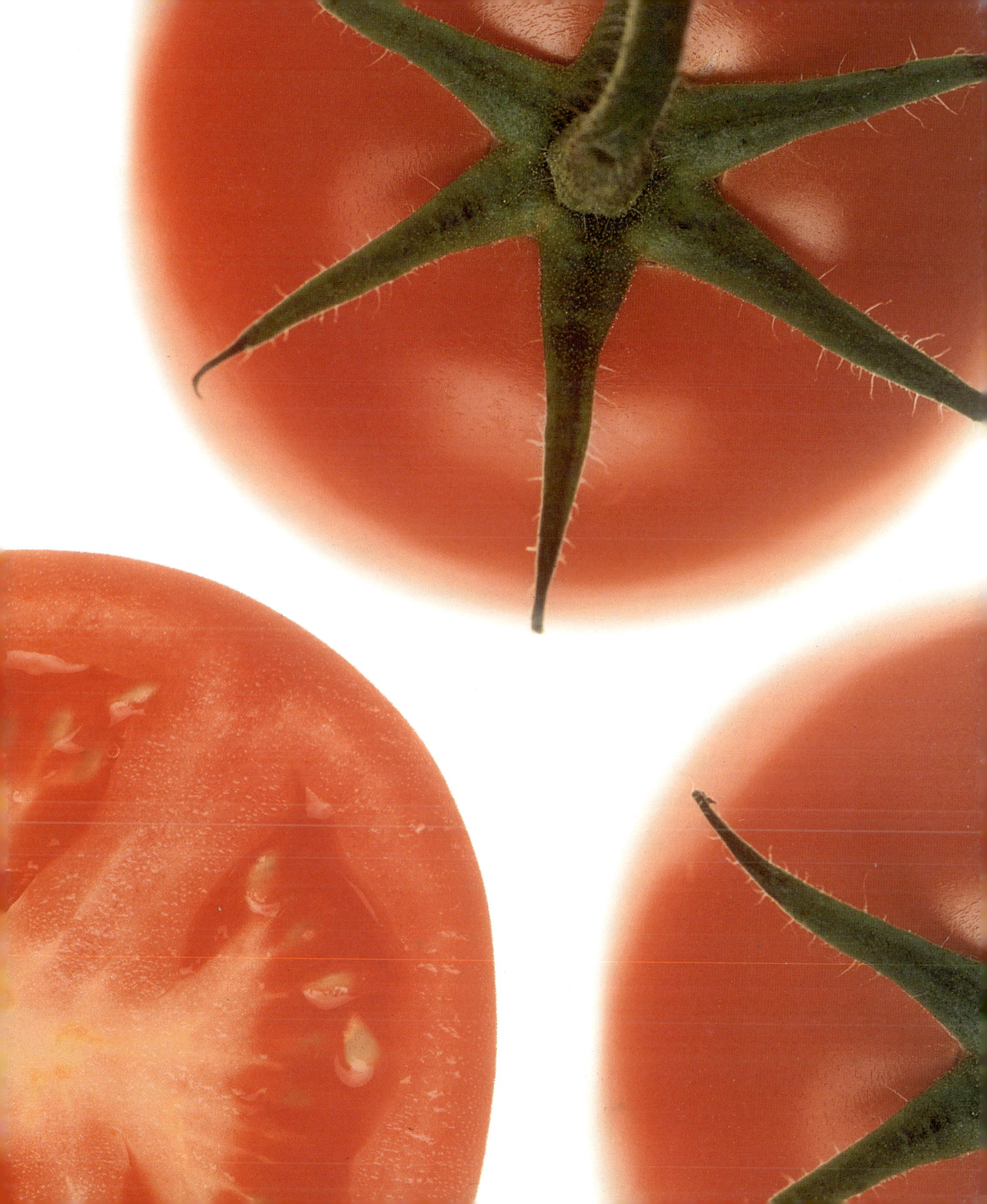

# Kürbis

★★★★

Kürbisse zählten bei vielen nordamerikanischen Indianerstämmen zu den Grundnahrungsmitteln. Bald erfreuten sich die fleischigen Früchte auch bei den europäischen Siedlern wachsender Beliebtheit. Kürbisgemüse schmeckt nicht nur köstlich, sondern ist auch nahrhaft, sättigend und preisgünstig.

Schon die tiefgelbe Färbung der meisten Sorten weist darauf hin, dass Kürbisse viel Beta-Karotin liefern, die Vorstufe von Vitamin A, die vor Krebs, Herz- und Atemwegserkrankungen schützt. In wissenschaftlichen Studien konnte gezeigt werden, dass Menschen, die viel Kürbis essen, ein geringeres Lungenkrebsrisiko haben.

**Empfohlen für/bei:**

Krebs *S. 264*
Herz und Kreislauf *S. 278*
Atmungsorgane *S. 312*
Hautproblemen *S. 318*

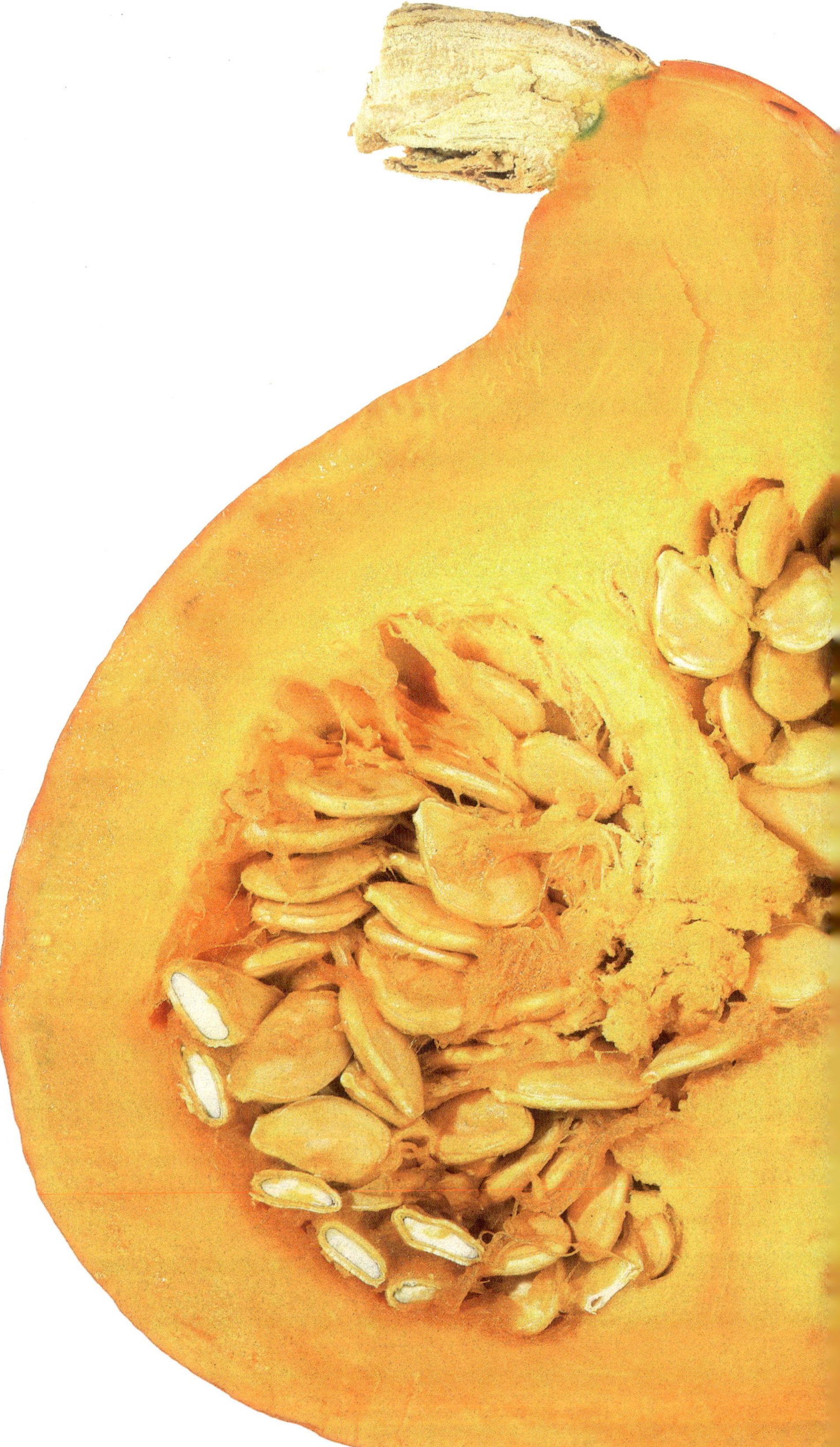

# Möhren

★★★★

Möhren enthalten so viel Beta-Karotin (eine Vorstufe von Vitamin A), dass Sie Ihren Tagesbedarf an Vitamin A mit einem einzigen ausgewachsenen Exemplar decken können. Auf der Liste der Gemüsesorten, die vor Krebs schützen, stehen sie daher ganz oben. Insbesondere für Lungenkrebs wurde diese Schutzwirkung in einer ganzen Reihe von Studien belegt.

Das orangefarbene Wurzelgemüse hat nicht nur antibiotische Eigenschaften, sondern ist außerdem sehr nährstoffreich.

Bei Lebererkrankungen und Gelbsucht wird eine Zwei- oder Drei-Tage-Kur empfohlen, bei der man nur Wasser und rohen Möhrensaft zu sich nimmt. Der Verzehr von Möhren stimuliert die Bildung von roten Blutkörperchen und schützt die Haut vor Schäden durch UV-Licht und Strahlung. Dank ihres Antioxidanzien-Gehalts sind Möhren außerdem ein empfehlenswertes Nahrungsmittel für Menschen mit Arteriosklerose.

**Empfohlen für/bei:**

Krebs *S. 264*
Herz und Kreislauf *S. 278*
Verdauungssystem *S. 284*
Atmungsorgane *S. 312*

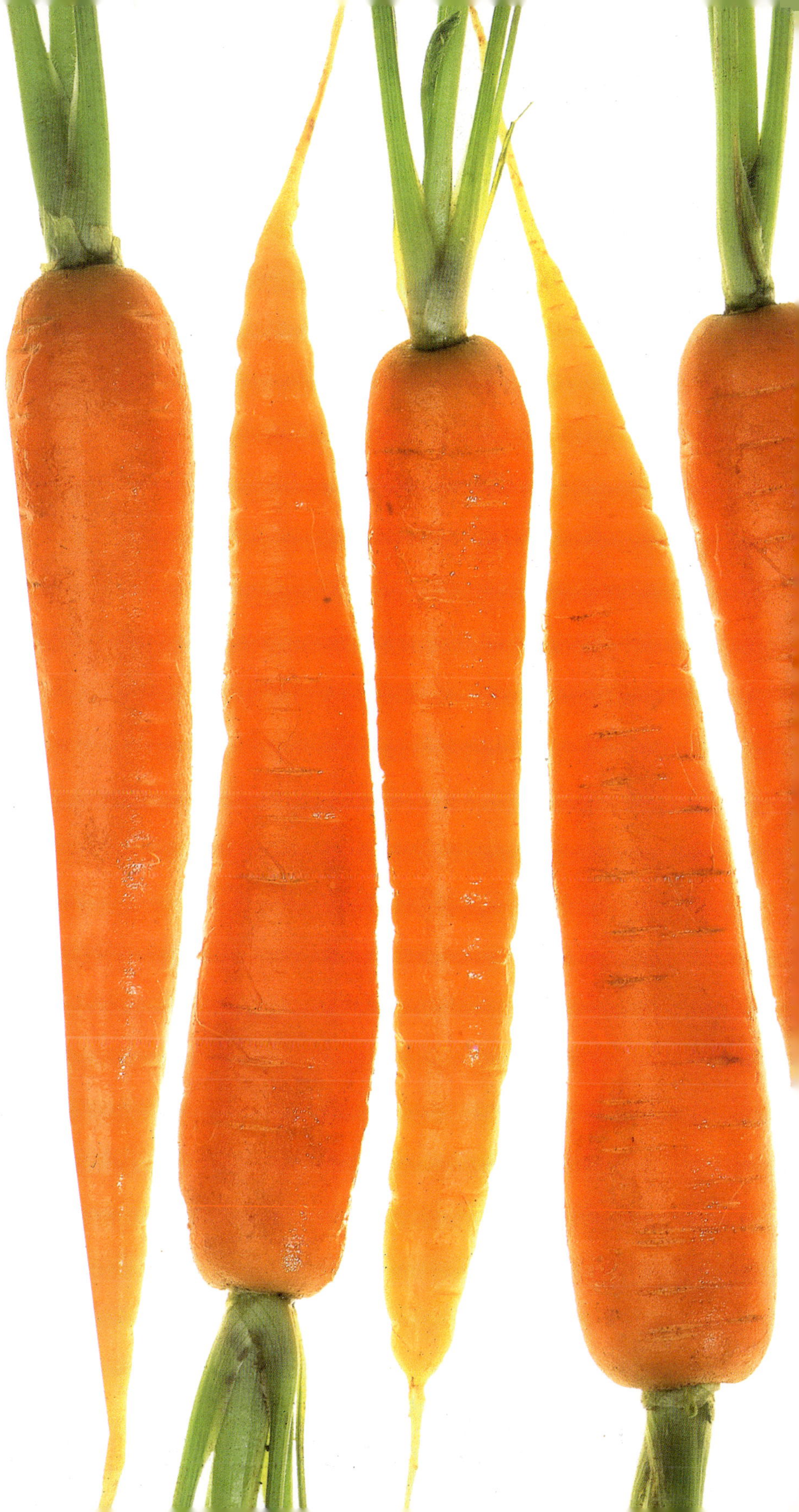

# Kartoffeln

★★★★

Kartoffeln müssen echte Nährstoffbomben sein – schließlich lebte die irische Landbevölkerung über mehrere Generationen praktisch von nichts anderem. Kartoffeln versorgen uns mit Ballaststoffen, B-Vitaminen, Mineralstoffen und Vitamin C. Ernährungsphysiologisch betrachtet, sind Pellkartoffeln und Ofenkartoffeln am günstigsten, da ein großer Teil der Nährstoffe, einschließlich des wertvollen Kaliums, in der Schale steckt.

Ob gekocht oder gebacken: 100 g Kartoffeln enthalten nicht einmal 100 Kilokalorien. Essen Sie sie mit fettarmem Hüttenkäse oder Quark statt mit Butter, fügen Sie eine Karotte hinzu, und Sie haben eine ausgewogene und kalorienarme Mahlzeit.

In der traditionellen Heilkunde werden Magengeschwüre und rheumatische Erkrankungen mit rohem Kartoffelsaft behandelt. Dessen Geschmack ist gewöhnungsbedürftig, kann aber durch die Zugabe von Honig, Karotten- oder Zitronensaft verfeinert werden.

**Empfohlen für:**

Herz und Kreislauf *S. 278*
Verdauungssystem *S. 284*

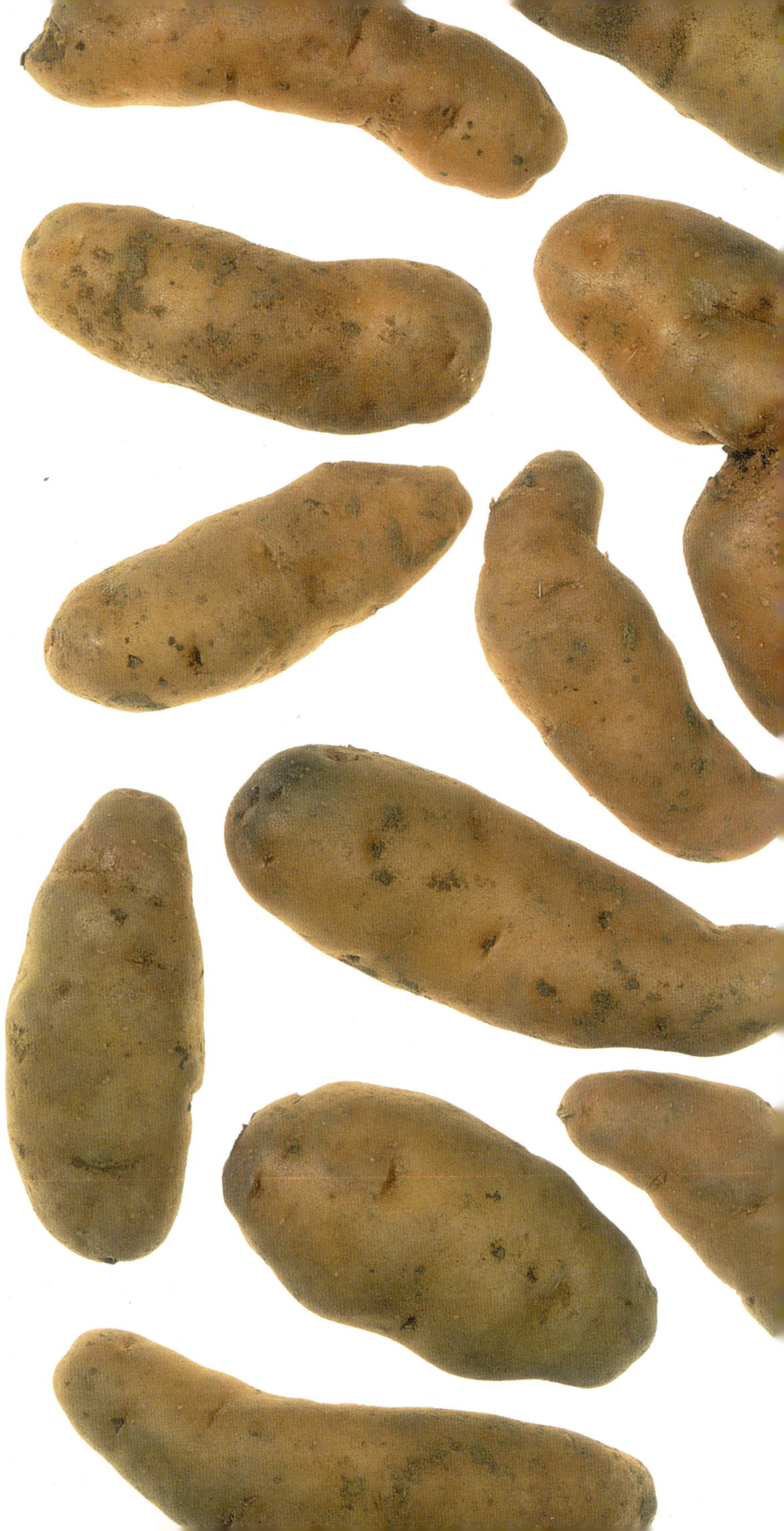

# Süßkartoffeln

★★★★

Süßkartoffeln sind sehr gute Energielieferanten. Sie enthalten zudem Eiweiß, die Vitamine C und E und viele Karotinoide, einschließlich Beta-Karotin. Das macht sie zu einem Lebensmittel mit Anti-Krebs-Wirkung: Eine Portion Süßkartoffeln täglich senkt das Lungenkrebsrisiko.

Süßkartoffeln sind ein extrem vielseitiges, gesundes Gemüse. Probieren Sie folgendes Rezept aus: Süßkartoffeln schälen, würfeln und zusammen mit normalen Kartoffeln (bzw. Pastinaken oder Kohlrüben) kochen. Abgießen, zu Püree stampfen und mit etwas Butter oder Olivenöl und geriebenem Muskat verfeinern. Ebenso köstlich schmecken Süßkartoffeln, wenn Sie sie mit Olivenöl einpinseln und mit Pfeffer bestreut im Ofen backen. Zu unseren Lieblingsgetränken gehört frisch gepresster Apfel-Karotten-Sellerie-Süßkartoffel-Saft, der viel besser schmeckt, als er klingt.

**Empfohlen für / bei:**

Krebs S. 264
Verdauungssystem S. 284
Erschöpfung *S. 298*
Atmungsorgane *S. 312*

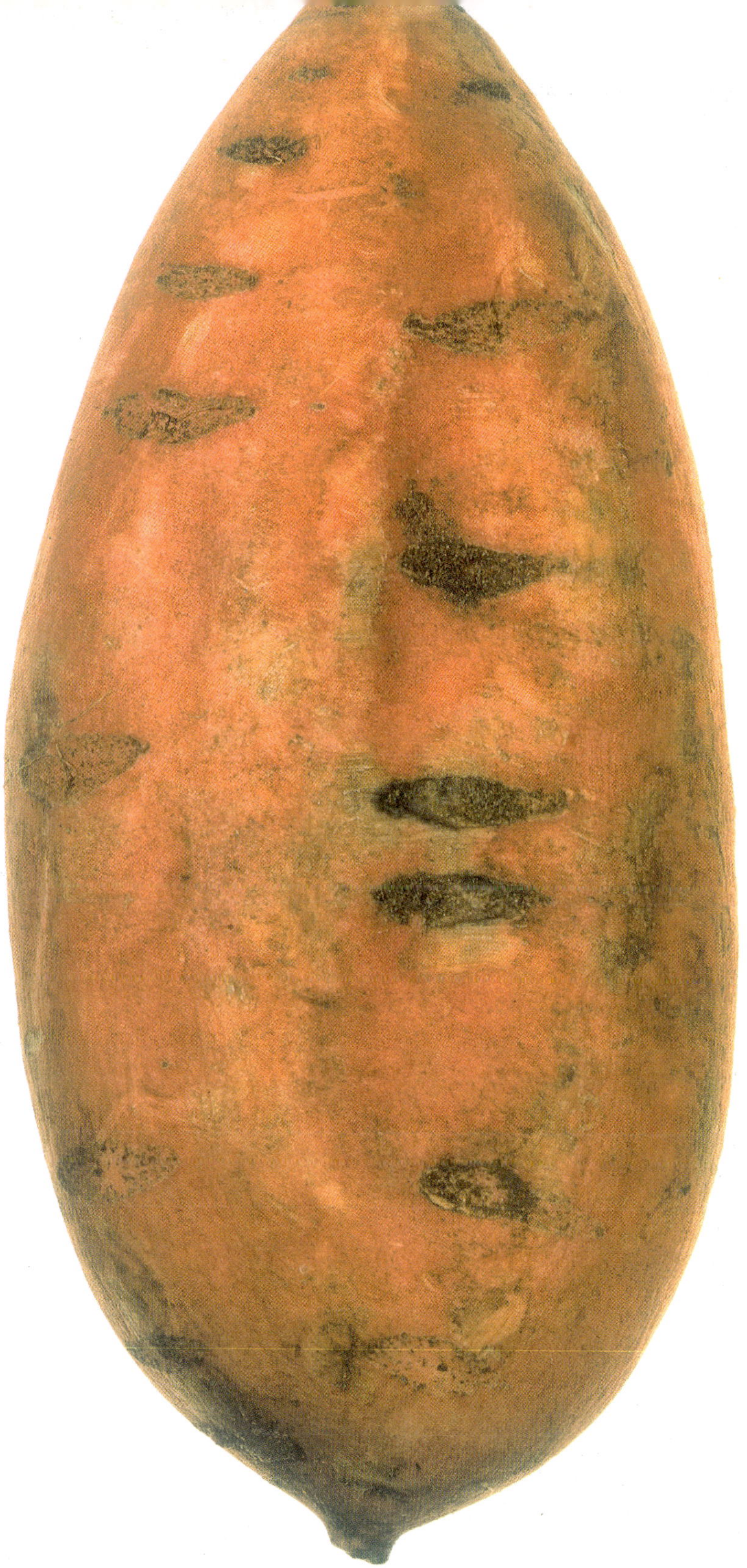

# Kohlrüben

★★★★

Dabei handelt es sich um ein hervorragendes Gemüse mit einem köstlichen Aroma und allen antikanzerogenen Eigenschaften, die die Familie der Kreuzblütler auf sich vereinigt. Kohlrüben enthalten schützende sekundäre Pflanzenstoffe und so viel Vitamin C, dass schon eine mittelgroße Portion etwa ein Drittel des täglichen Vitamin-C-Bedarfs deckt. Sie sind zudem reich an Vitamin A, enthalten fast kein Natrium, liefern Ballaststoffe und geringe Mengen an Spurenelementen. Eine 100-g-Portion Kohlrüben hat nur 24 Kilokalorien, ist aber sehr sättigend. Für diejenigen, die auf ihr Gewicht achten, sind Kohlrüben folglich sehr zu empfehlen.

Wie andere Kreuzblütler enthalten auch Kohlrüben Substanzen, die zur Kropfbildung beitragen können. Wer Probleme mit der Schilddrüse hat oder über einen längeren Zeitraum Schilddrüsenhormone einnimmt, sollte Kohlrüben nur in Maßen verzehren.

**Empfohlen bei:**
Krebs *S. 264*
Hautproblemen *S. 318*

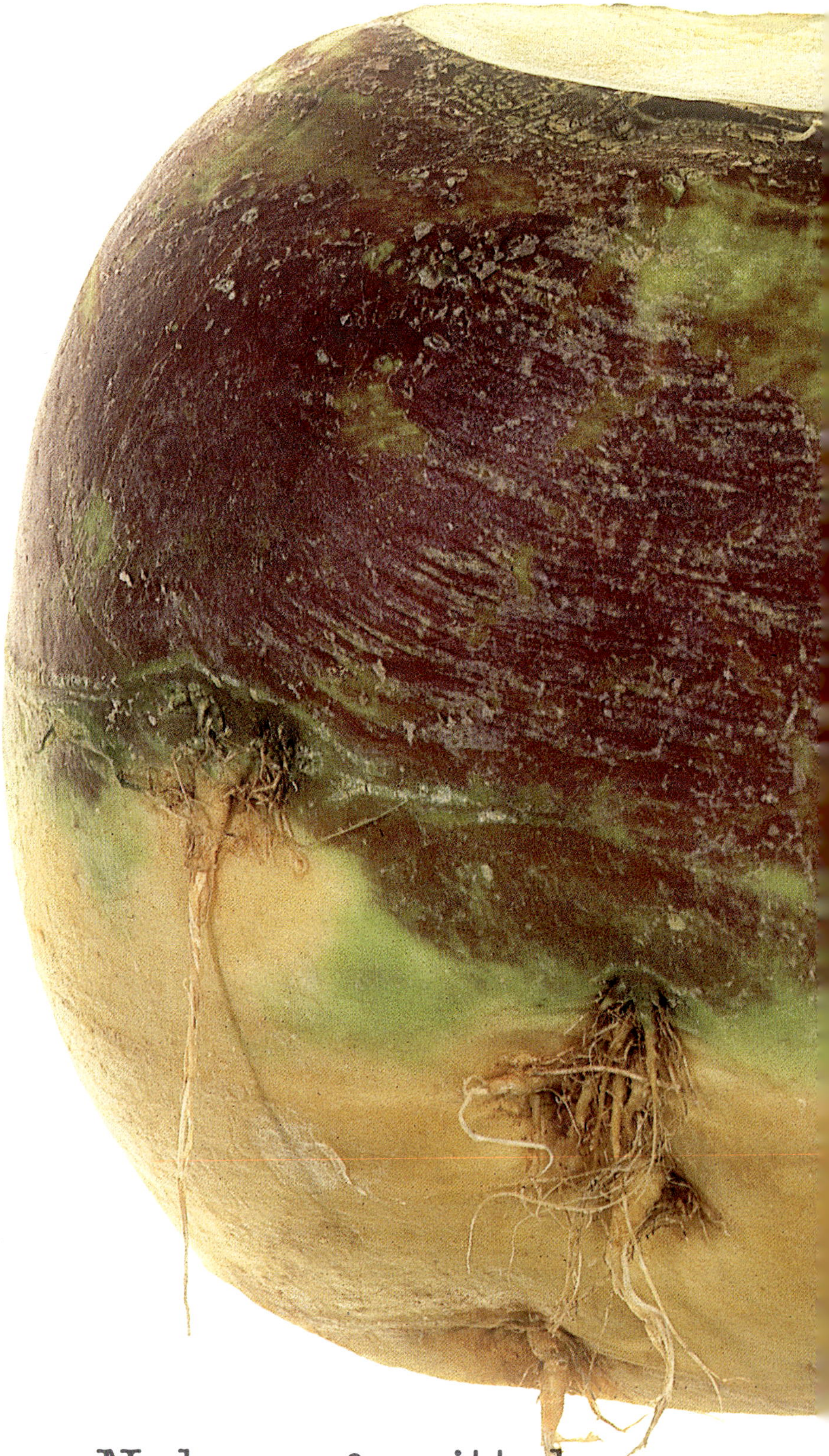

# Weiße Rüben

★★★★

Weiße Rüben gehören zu den ältesten kultivierten Gemüsesorten und dienten in den kalten Ländern Nordeuropas viele Jahrhunderte lang als Grundnahrungsmittel. Sie sind sehr reich an energiespendenden Kohlenhydraten und liefern viele Nährstoffe, u.a. Vitamin C und Vitamin $B_6$. Das Kraut ist genauso gesund wie die Rüben und schmeckt jung und frisch am besten.

Die Volksmedizin setzt weiße Rüben zur Behandlung von Gicht ein, denn sie fördern die Ausscheidung von Harnsäure. Ein dünnes Püree aus in Milch gekochten Rüben ist ein altes Hausmittel gegen Bronchitis: Vermutlich ist das schwefelhaltige ätherische Öl Raphanol der Rüben für ihre antibakterielle Wirkung verantwortlich. Auf ein Kreuzblütlergewächs ohne heilende und antibiotische Eigenschaften zu stoßen, hätte auch überrascht.

**Empfohlen für:**
Gelenke *S. 304*
Atmungsorgane *S. 312*

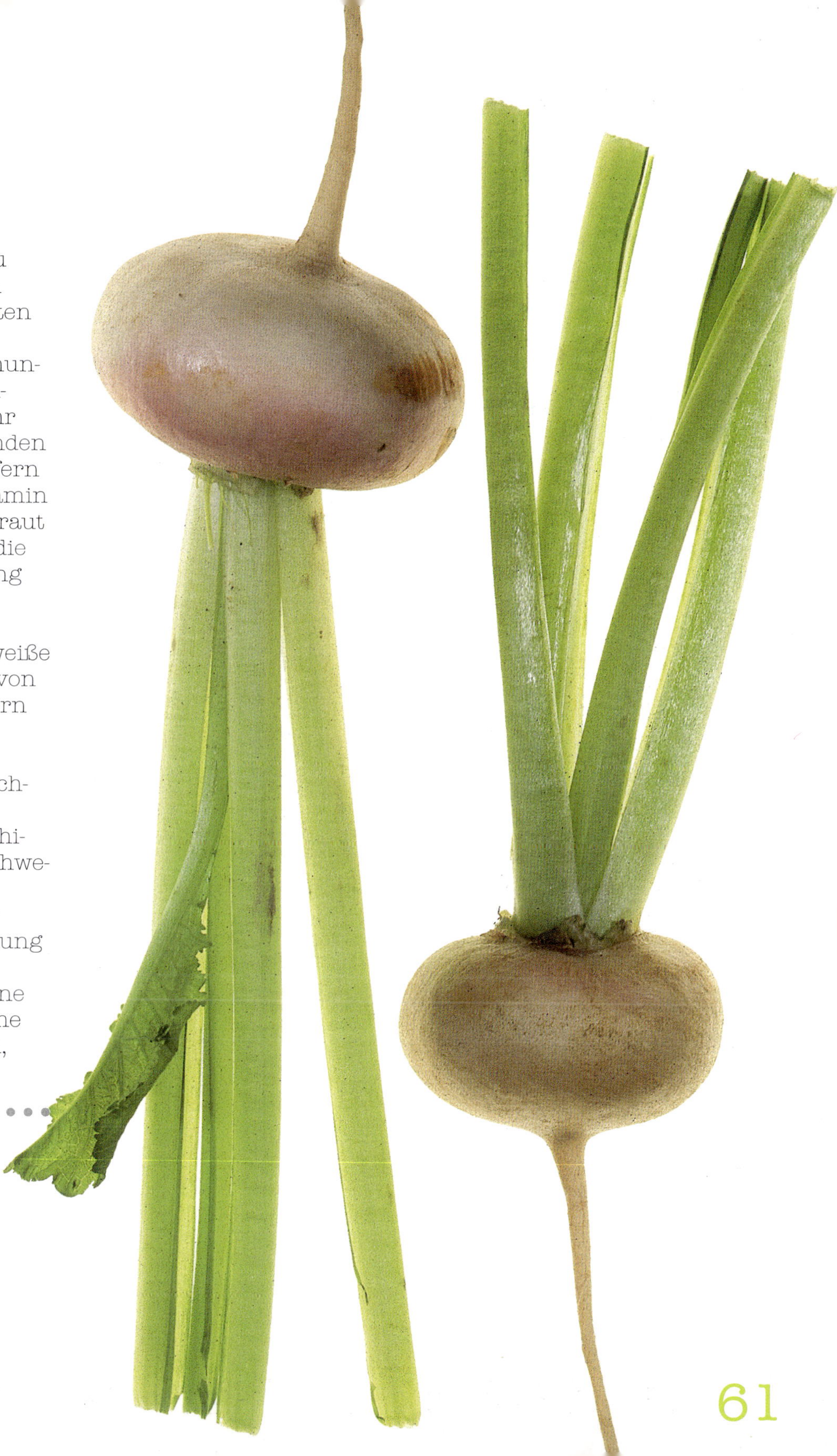

# Rote Bete

★★★★

In der Roma-Heilkunde verordnete man bleichen und abgespannten Patienten Rote-Bete-Saft, um die Blutbildung anzuregen. In Russland und im übrigen Osteuropa dient Rote Bete zur Stärkung der Widerstandskraft und wird Genesenden nach einer schweren Krankheit verabreicht. Die Volksmedizin Mitteleuropas setzt sie seit langem in der Krebsbehandlung ein: Offenbar enthält Rote Bete in der für die Rotfärbung verantwortlichen Substanz Anti-Krebs-Wirkstoffe und verbessert die Fähigkeit der Zellen zur Sauerstoffaufnahme. Viele dieser Wirkungen verstärken sich noch, wenn Rote Bete roh gegessen oder als Saft getrunken wird. Die in Frankreich so populäre Vorspeise »Crudités« – eine Rohkostplatte mit geraspelter Roter Bete, Karotten und dünnen Gurkenscheiben, die mit einem Dressing aus Olivenöl und Zitronensaft angerichtet und mit gehackter Petersilie garniert wird – stärkt das allgemeine Wohlbefinden mehr als eine ganze Flasche Vitaminpillen.

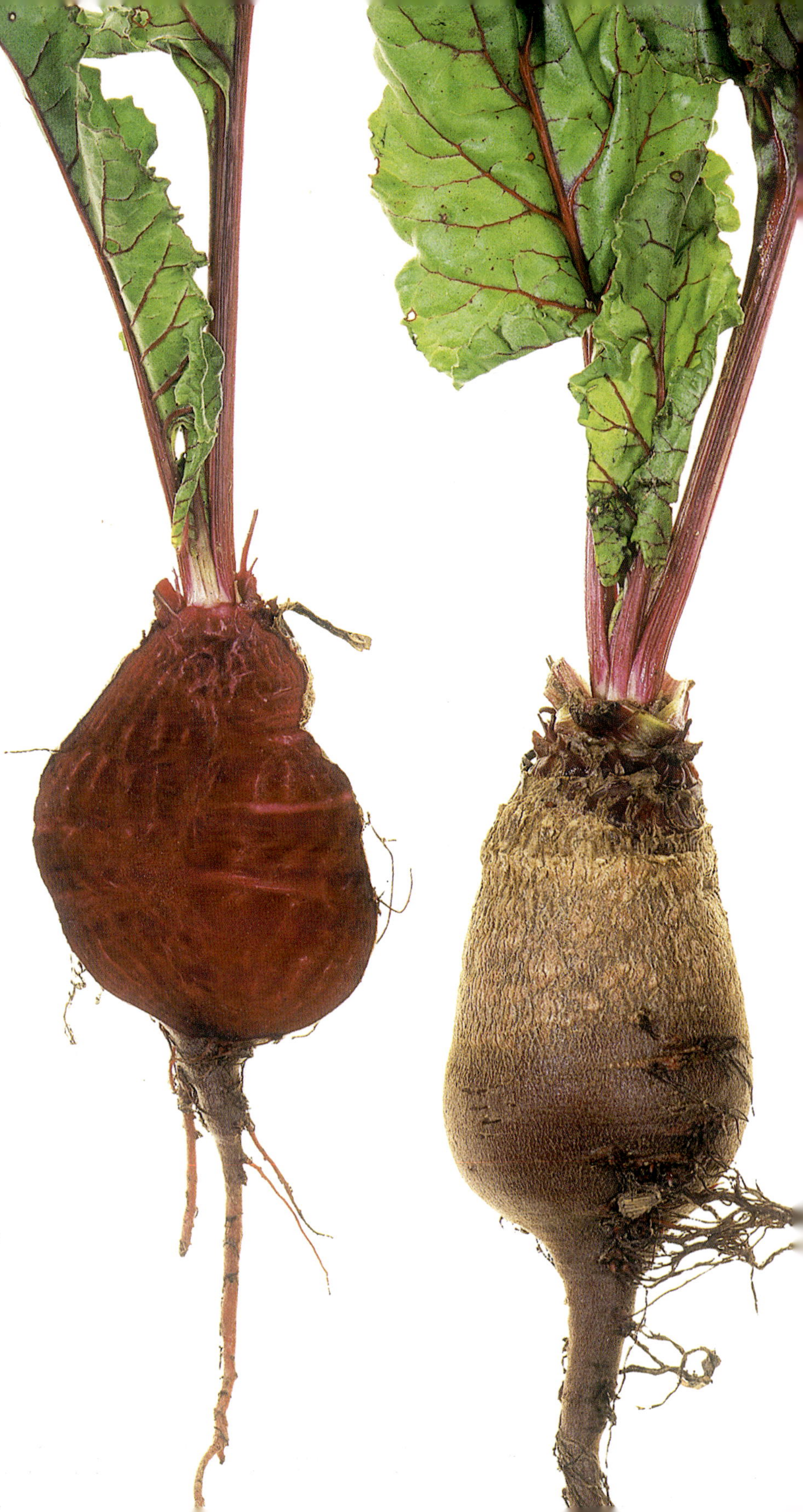

**Empfohlen für/bei:**

Krebs *S. 264*
Verdauungssystem *S. 284*
Erschöpfung *S. 298*

# Pastinaken

★★★★

In Europa stehen Pastinaken seit Jahrhunderten auf dem Speiseplan. Sie gedeihen an Feldrainen und auf kalkhaltigen Böden an Straßenrändern; in ländlichen Gegenden werden sie auch kultiviert. In Deutschland aß man Pastinaken während der Fastenzeit oft mit gesalzenem Fisch, in Holland gab und gibt man sie in Suppen, in Irland verkochte man sie mit Wasser und Hopfen zu Bier, und in England verwendeten Bäuerinnen sie als Zutat für Marmelade oder stellten Wein daraus her.

Pastinaken sind kalorien- und ballaststoffreich, enthalten Kalium, Folsäure, Vitamin E, Spurenelemente und B-Vitamine. Am besten schmecken sie, wenn sie nach den ersten harten Winterfrösten geerntet werden. Sie können mit Kohlrüben, Karotten oder Kartoffeln zu einem Püree zubereitet oder, mit Olivenöl bestrichen, gebraten werden. Auch gegrillte Pastinaken schmecken köstlich.

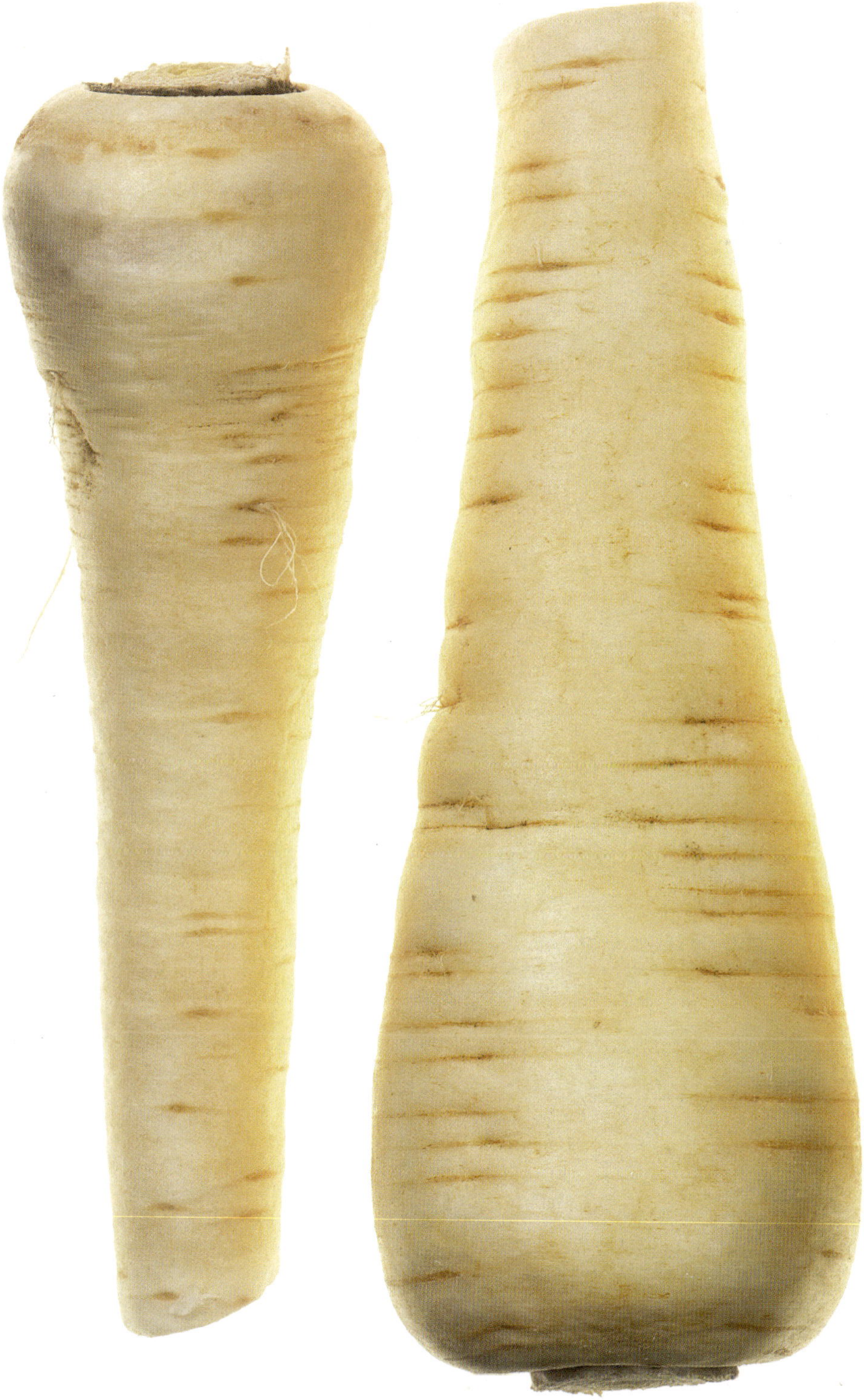

**Empfohlen für / bei:**
Herz und Kreislauf *S. 278*
Verdauungssystem *S. 284*
Erschöpfung *S. 298*

# Topinambur

★★★★

Topinambur – auch unter dem Namen »Jerusalemartischocke« bekannt – zählt zur Gattung der Sonnenblumen. In Italien heißt die Wurzelknolle wie die Sonnenblume »girasole« (wörtlich: »die sich nach der Sonne wendet«). Der Namensbestandteil »Jerusalem« scheint eine Verballhornung des italienischen Namens zu sein. In England bereitete man um 1800 aus Topinambur sogenannte Palästinasuppe zu – glaubte man doch, die Jerusalemartischocke stamme aus Jerusalem, sprich: aus Palästina.

Topinambur ist reich an Kohlenhydraten, enthält aber wenig Einfachzucker und dafür umso mehr Inulin (Alantstärke), einen unverdaulichen Mehrfachzucker, der im Dickdarm Milliarden nützlicher Darmbakterien als Nahrung dient. Wie bei Artischocken kann die damit einhergehende Gärung Blähungen verursachen, doch dieses kleine Risiko wird durch den fantastischen Geschmack und den niedrigen glykämischen Index dieses Nahrungsmittels mehr als aufgewogen. Dank ihres Inulingehalts eignen sich Jerusalemartischocken ideal für Diabetiker und alle, die Probleme haben, ihren Blutzuckerspiegel auf einem gleichmäßigen Niveau zu halten.

Trotz seiner sättigenden Wirkung ist Topinambur kalorienarm (78 kcal/100 g) und enthält kaum Natrium, dafür aber viel Kalium, Eisen und Vitamin $B_1$. Topinamburmehl ist für Allergiker eine gute Alternative zu herkömmlichen Mehlsorten.

**Empfohlen für/bei:**

Herz und Kreislauf *S. 278*
Verdauungssystem *S. 284*
Erschöpfung *S. 298*

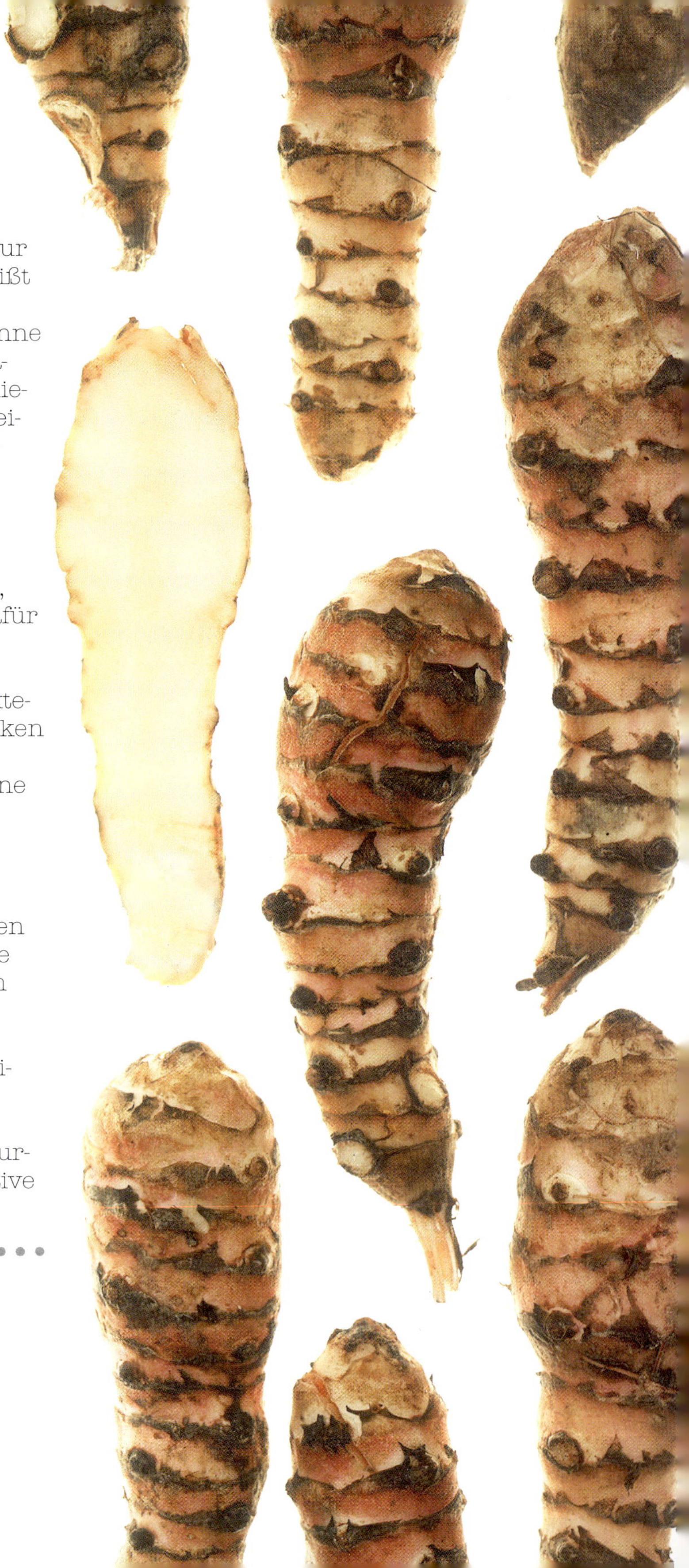

# Artischocken

★★★★

Franzosen wissen, dass Artischocken gut für die Leber sind. Schon 1975 publizierten drei französische Pharmazeutinnen eine Studie über Pflanzen, die in der modernen Medizin zum Einsatz kommen. Sie nannten nicht weniger als 51 Rezepturen, die auf der Verarbeitung von Artischockenblättern basierten. Für die gesundheitsfördernde Wirkung scheint vor allem eine Komponente verantwortlich zu sein: der Bitterstoff Cynarin, der den Gallenfluss fördert und die Regenerierung von Leberzellen stimuliert.

Cynarin ist vor allem in den Laubblättern enthalten, kommt aber auch in den Blüten vor. Wer an einer Erkrankung der Leber leidet oder Verdauungsprobleme hat, findet in Artischocken ein ausgesprochen vitalstoffreiches Nahrungsmittel.

Auch zur Herzgesundheit tragen die kugeligen Knospen bei. In der europäischen Volksmedizin werden sie zur Behandlung von Bluthochdruck und zur Infarktvorbeugung eingesetzt. Studien haben gezeigt, dass Artischocken den Cholesterinspiegel senken und stark harntreibend wirken.

Menschen mit rheumatischen Erkrankungen oder Gicht profitieren besonders von den entgiftenden Eigenschaften dieser Pflanze.

**Empfohlen für:**
Herz und Kreislauf *S. 278*
Verdauungssystem *S. 284*
Gelenke *S. 304*

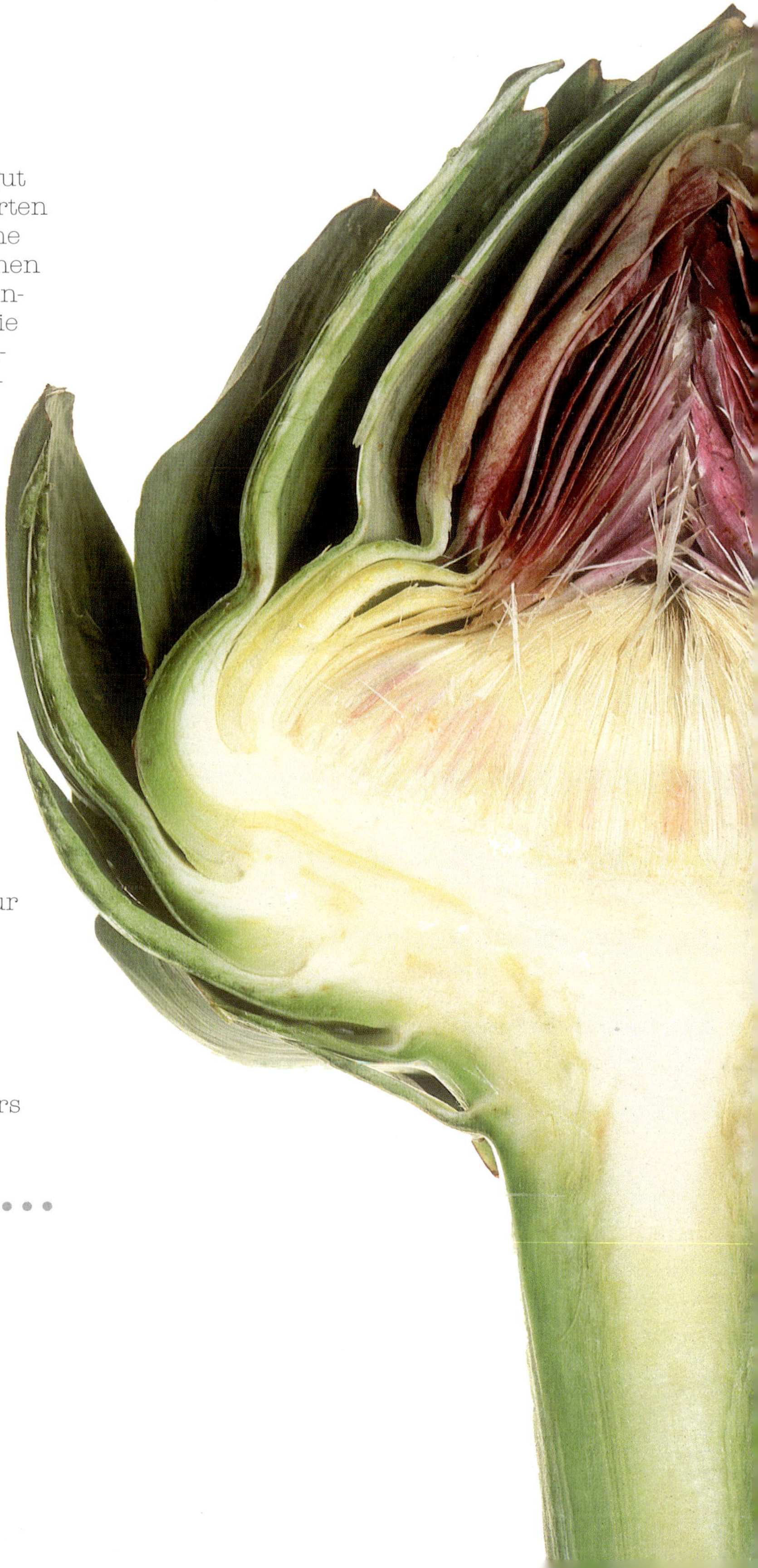

# Zwiebeln

★★★★

Wie Knoblauch gehören auch Zwiebeln zu den Lauchgewächsen; über beide wird in der modernen Medizin intensiv geforscht. Dabei bestätigt sich, dass Zwiebeln zu Recht von jeher einen Ruf als Allheilmittel besitzen. Wie Knoblauch beugen sie Herz-Kreislauf-Erkrankungen vor, ein Effekt, der Kardiologen weltweit fasziniert. So führte das Royal-Victoria-Krankenhaus in Newcastle einen Test durch, bei dem 22 Probanden zunächst fasten und sich anschließend an einem fettreichen englischen Frühstück mit viel Speck und Eiern satt essen sollten. Elf Personen erhielten eine zusätzliche Beilage: eine Portion gebratene Zwiebeln. Beim Untersuchen der Blutproben, die allen Probanden nach dem Frühstück entnommen wurden, entdeckte man einen verblüffenden Unterschied: Das Blut derjenigen, die keine Zwiebeln verzehrt hatten, zeigte eine verstärkte Tendenz zur Bildung von Gerinnseln – ein Umstand, der zu lebensbedrohlichen Thrombosen führen kann. Ganz anders das Blut der Zwiebelesser: Trotz all des Specks und all der Eier wies es eine verringerte Gerinnungsneigung auf. In einer vergleichbaren Studie aus Indien stellte sich heraus, dass üppiges, fettreiches Essen den Cholesterinspiegel erhöht und der Verzehr gegarter oder roher Zwiebeln ihn senkt. Dr. Victor Gurewitch von der US-amerikanischen Tufts University hat herausgefunden, dass der Verzehr einer halben Zwiebel pro Tag – roh, nicht gekocht – den Spiegel des »guten« HDL-Cholesterins durchschnittlich um 30 Prozent heben kann.

Zwiebeln sind ein bewährtes Hausmittel gegen zahlreiche Leiden, darunter Anämie, rheumatische Erkrankungen und Gicht, und sollten auf keinem Anti-Aging-Speiseplan fehlen. Es gibt Hunderte von traditionellen Arzneien, die auf Zwiebeln basieren, so auch folgendes Mittel gegen Koliken bei Babys: Lassen Sie eine klein geschnittene Zwiebel ein paar Minuten lang in heißem Wasser ziehen, und flößen Sie dem Baby das abgekühlte Zwiebelwasser teelöffelweise ein. In Frankreich schwört man nach einer durchzechten Nacht auf Zwiebelsuppe.

Bei Versuchen mit Kaninchen stellte sich heraus, dass subkutane Injektionen von Zwiebelextrakt den Blutzuckerspiegel zwar langsamer als Insulin, dafür aber über einen längeren Zeitraum senken. Grund dafür sind wohl die in der Zwiebel enthaltenen Glukokinine, insulinähnlich wirkende Substanzen. Andere Tests ergaben, dass Zwiebeln gegen Asthma helfen. Sie fördern den Abbau und die Ausscheidung von Harnstoff und wirken stark antibiotisch.

**Empfohlen für/bei:**

Herz und Kreislauf *S. 278*
Verdauungssystem *S. 284*
Erschöpfung *S. 298*
Atmungsorgane *S. 312*
Harntrakt *S. 324*

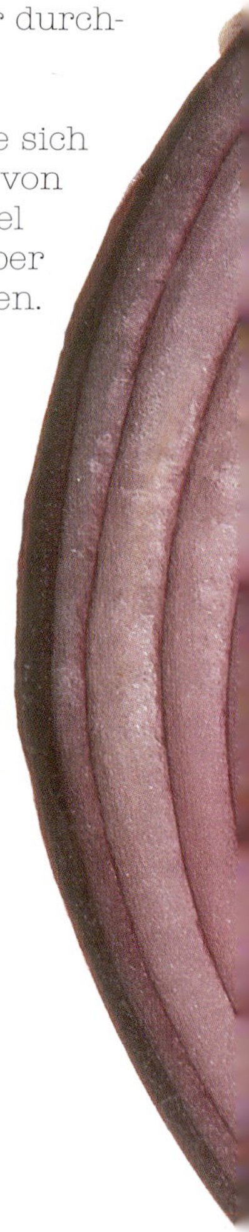

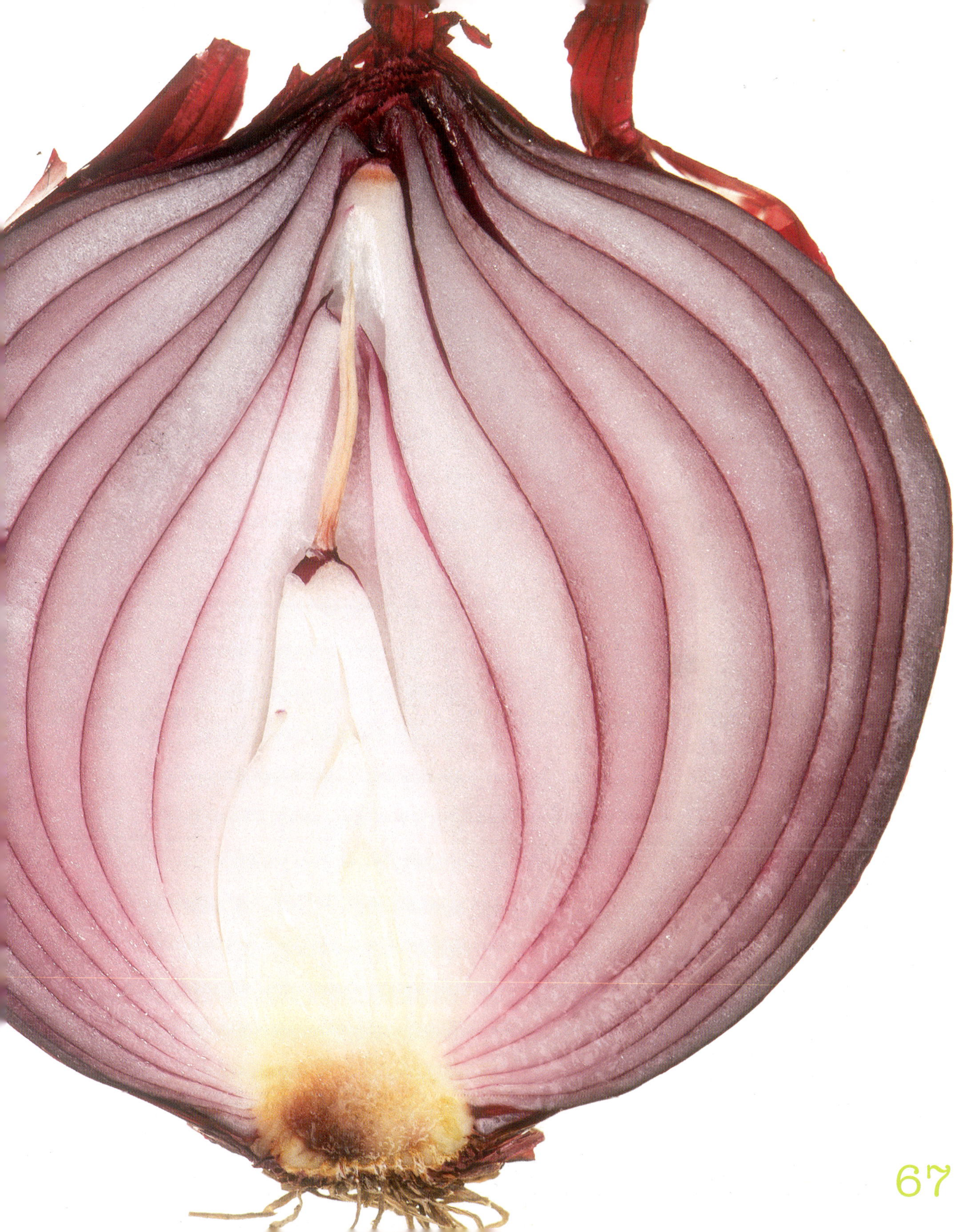

# Lauch

★★★★

Lauch wird in Westeuropa seit mindestens 4000 Jahren kultiviert und wurde schon von den Ägyptern, Griechen und Römern wegen seiner medizinischen Eigenschaften gepriesen. Wie Zwiebeln und Knoblauch gehört er zu den Liliengewächsen und entfaltet dieselbe therapeutische Wirkung, wenn auch nicht ganz so stark. In der französischen Volksmedizin wird Lauch bei Atemwegserkrankungen verordnet. Lauch ist reich an Kalium. Da er den Abbau und die Ausscheidung von Harnstoff fördert, sollten Menschen, die an Gicht oder rheumatischen Erkrankungen leiden, besonders viel Lauch essen.

**Empfohlen für:**
Gelenke *S. 304*
Atmungsorgane *S. 312*
Harntrakt *S. 324*

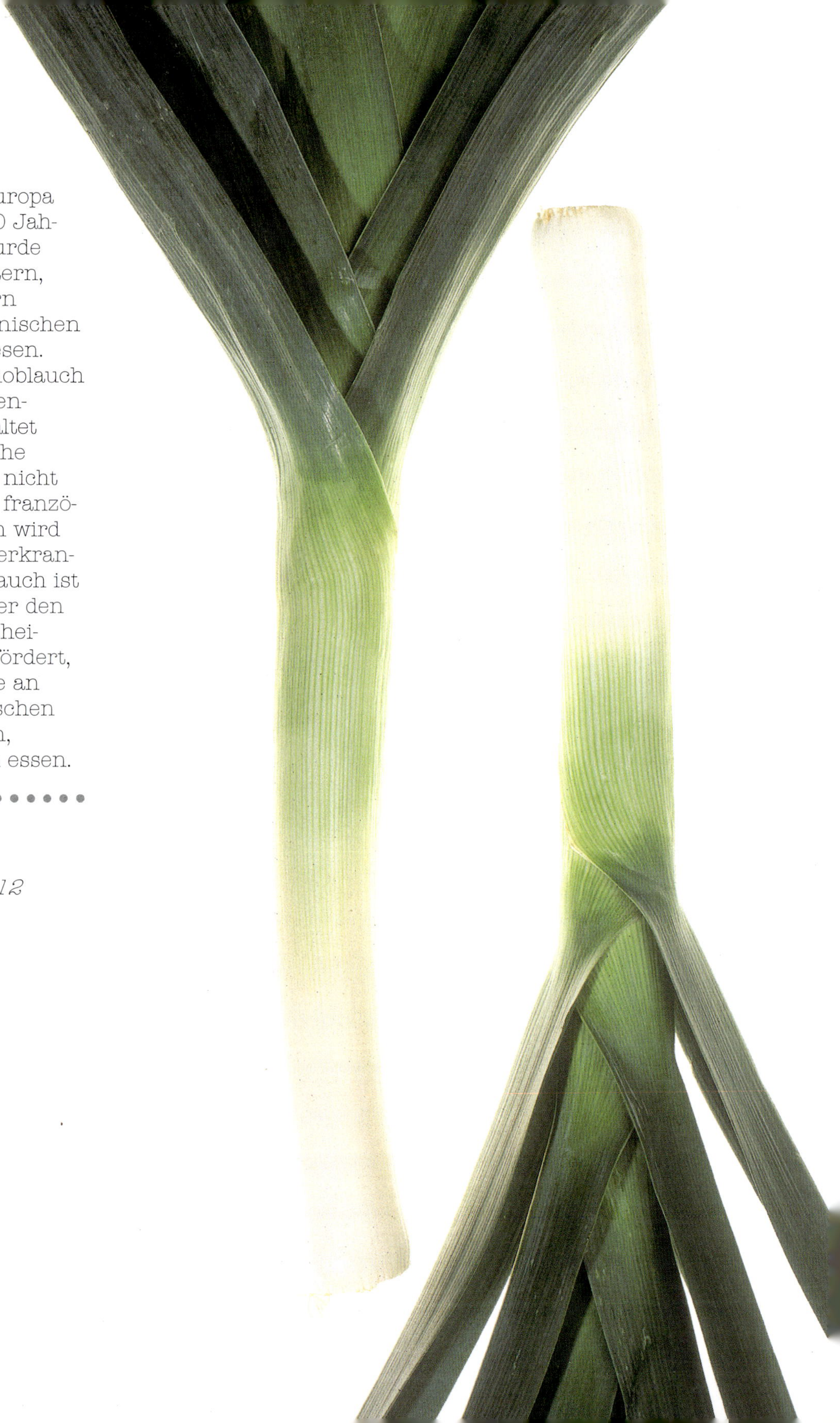

# Spinat

★★★★

Spinat enthält viel Eisen. Ernährungswissenschaftler haben jedoch festgestellt, dass der Körper dieses Eisen nur schlecht aufnehmen kann. Grund dafür ist die in Spinat ebenfalls reichlich vorhandene Oxalsäure, die mit Magnesium und Kalzium interagiert und deren Aufnahme beeinträchtigt. Gicht oder Rheuma-Patienten sollten Spinat wegen seines hohen Harnsäuregehalts meiden.

Spinat ist sehr reich an dunkelgrünem »Blut«-Chlorophyll (siehe Rotkohl, S. 70). Wer an Anämie, Erschöpfung oder unter seelischen Belastungen leidet, sollte möglichst oft rohen Spinat in Form von Salat verzehren.

Das gleiche gilt für Krebspatienten und Menschen mit erhöhtem Krebsrisiko wie Raucher. Spinat enthält mehr Karotinoide – Naturfarbstoffe, die bestimmten Obst- und Gemüsesorten ihre leuchtende Farbe verleihen – als Karotten. Da viele Karotinoide eine antioxidative Wirkung haben und somit antikanzerogen sind, werden sie in der Krebsforschung immer wichtiger. Dunkelgrüne Gemüse, und hier steht Spinat an erster Stelle, sollen besonders gut vor Krebs schützen.

**Empfohlen bei:**

Krebs *S. 264*
Stress *S. 292*
Erschöpfung *S. 298*

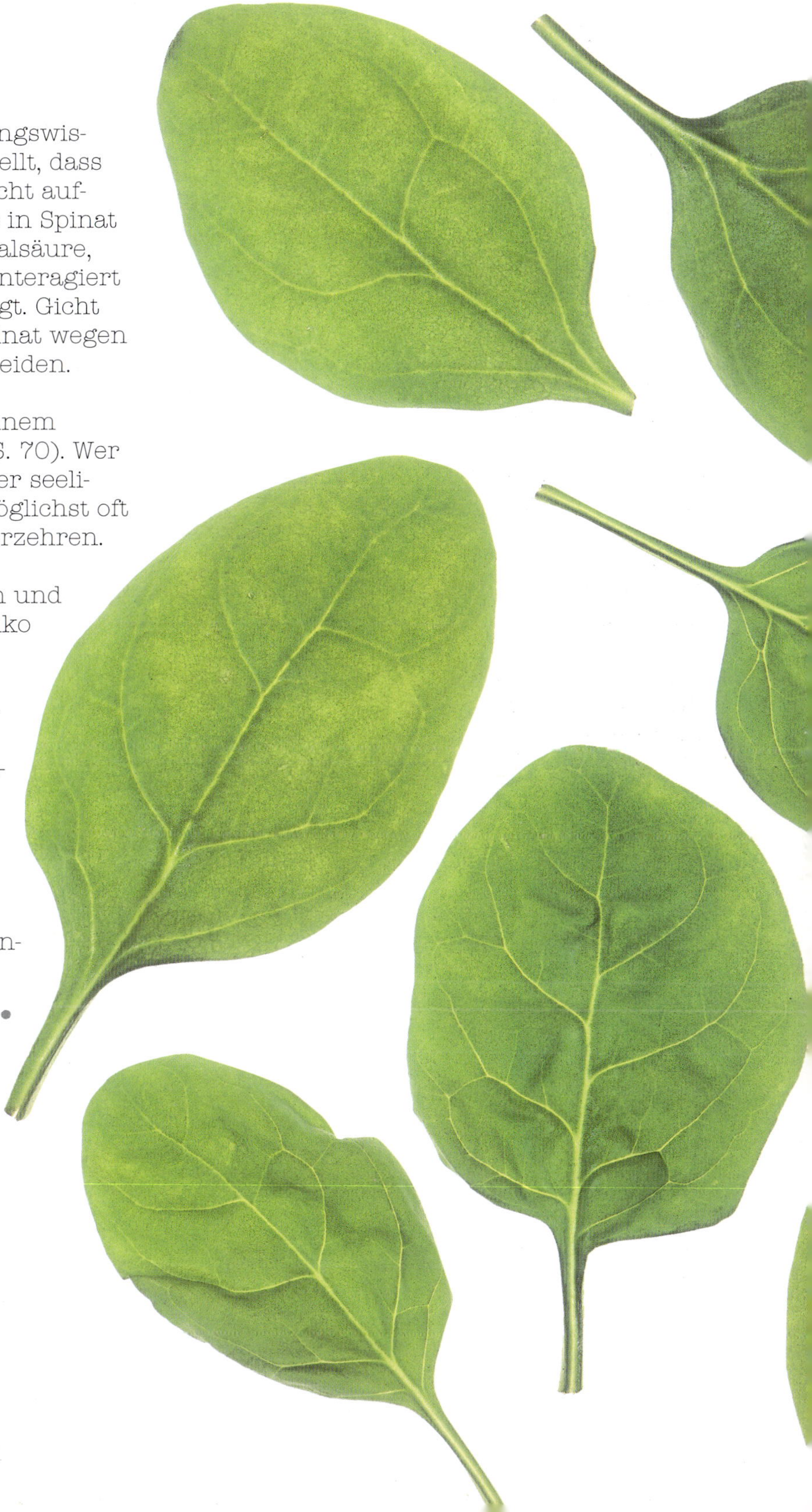

# Rotkohl

★★★★

Kohl gehört zu den Lieblingsobjekten der medizinischen Forschung. Das überrascht kaum, denn die Heilkräfte, die ihm die Volksmedizin seit langem zuschreibt, erstrecken sich auf eine beeindruckende Bandbreite an Krankheiten.

Kohl enthält gesundheitsfördernde schleimbildende Substanzen, die jenen gleichen, die von der Darm- und Magenschleimhaut produziert werden. Das erklärt, warum Kuren mit rohem Kohlsaft bei Magengeschwüren helfen. Dank seines hohen Schwefelgehalts wirkt Kohl bei Atemwegsinfektionen kräftigend und desinfizierend.

Anämie-Patienten profitieren davon, dass Kohl reichlich Eisen und Chlorophyll enthält, das eine ähnliche chemische Zusammensetzung wie der rote Blutfarbstoff Hämoglobin hat. Im Laufe der Jahrhunderte erlangte Kohl auch einen Ruf als Mittel gegen Stress, Infektionen und Herzprobleme. Hervorzuheben ist seine krebsvorbeugende Wirkung, die er mit anderen Kreuzblütlern teilt. In Bevölkerungsstudien stellte sich heraus, dass die Wahrscheinlichkeit, an Krebs zu erkranken, bei den Personen mit dem höchsten Kohlverzehr am niedrigsten war. Bei einer Studie mit Meerschweinchen, die einer Ganzkörperbestrahlung ausgesetzt wurden, überlebten in der Gruppe der Tiere, die vorher mit rohem Kohl gefüttert wurden, 50 Prozent. Diejenigen, die keinen Kohl bekommen hatten, starben hingegen alle innerhalb von 15 Tagen. Menschen, die Bildschirmarbeit leisten, sich einer Strahlenbehandlung unterziehen oder aus diagnostischen Gründen geröntgt werden müssen, sollten viel rohen Kohl essen.

Die besten therapeutischen Effekte lassen sich offenbar durch den Verzehr von rohem Kohl, also z. B. von rohem Sauerkraut (siehe S. 72), erzielen. Wird der Kohl in Wasser gekocht, gehen nicht nur viele Nährstoffe, sondern auch heilende Pflanzenwirkstoffe verloren. Gekochter Kohl ist außerdem schwer verdaulich. Am besten dünsten Sie Kohl mit wenig Wasser und so kurz wie möglich.

**Empfohlen für/bei:**

Krebs *S. 264*
Herz und Kreislauf *S. 278*
Verdauungssystem *S. 284*
Atmungsorgane *S. 312*

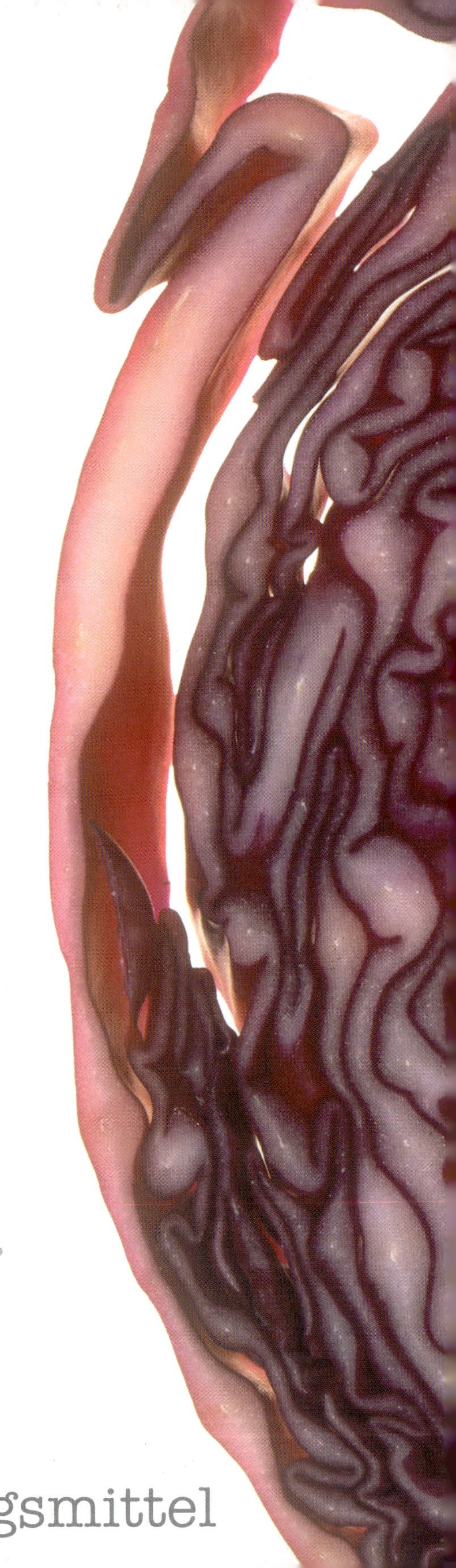

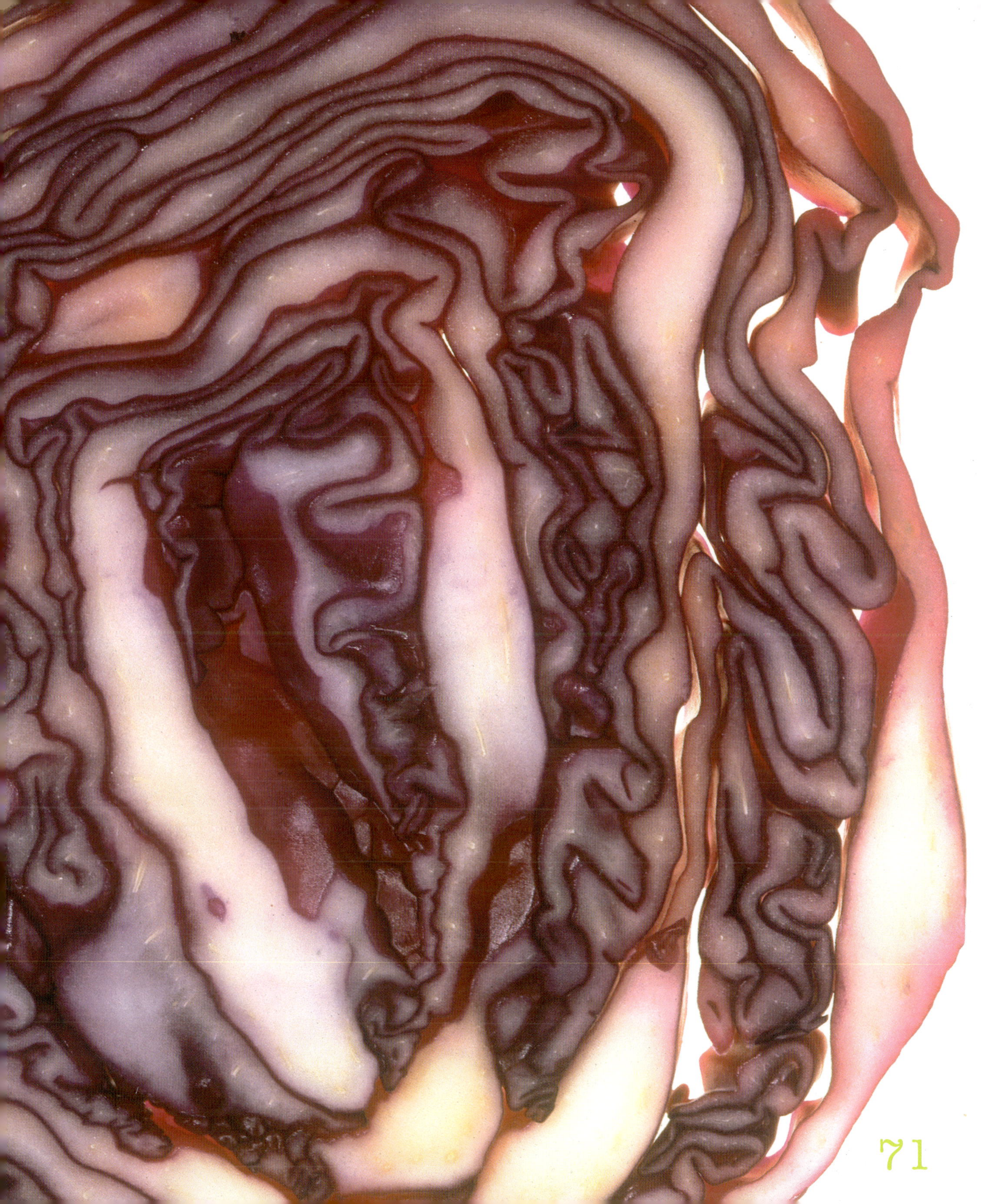

# Sauerkraut

★★★★

Bis vor nicht allzu langer Zeit gehörte Sauerkraut in ganz Europa zu den Grundnahrungsmitteln; im Herbst geernteter Weißkohl wurde durch Gärung konserviert und konnte den Winter über verzehrt werden. Sauerkraut kann als wahres Wundermittel bezeichnet werden: Die darin enthaltenen Vitamine, insbesondere Vitamin C, müssen Millionen von Menschen vor Skorbut gerettet haben.

Darüber hinaus ist Sauerkraut reich an Kalzium und Kalium. In der Volksmedizin diente es zudem zur Vorbeugung und Therapie von Verdauungsstörungen, rheumatischen Erkrankungen, Erkältungen, Magengeschwüren und Hautproblemen.

Reichern sich Giftstoffe im Darm an, können eine Reihe von ernsthaften Krankheiten die Folge sein. Sauerkrautesser sind vor dieser Gefahr gefeit, denn die Milchsäure, die bei der Gärung entsteht, putzt den Darm regelrecht durch. Gute Bakterien vermehren sich, schädliche werden zerstört, sodass der Darm bald wieder gesund ist.

**Empfohlen für/bei:**
Krebs S. 264
Verdauungssystem S. 284
Gelenke S. 304

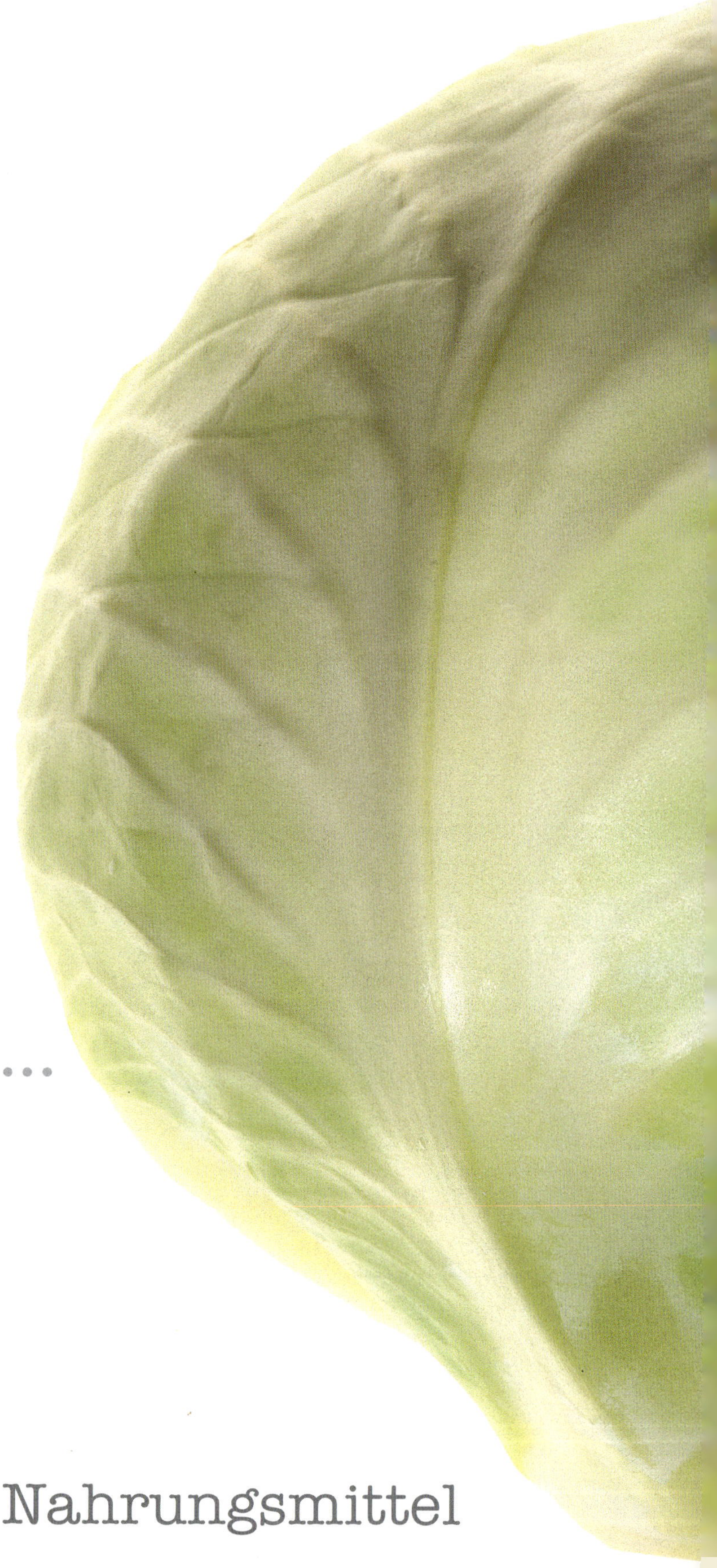

# Asiakohl

★★★★

Asiatische Kohlsorten wie z. B. Pak Choi – auch Blätterkohl oder chinesischer Senfkohl genannt – sind schmackhaft, nährstoffreich und gesund. Sie gehören zu den vitalstoffreichsten Nahrungsmitteln, lassen sich ganz einfach kultivieren, und bei vielen Sorten wachsen die Blätter nach der Ernte immer wieder nach. Sie sind extrem vielseitig verwendbar: roh, kurz gebraten, gedünstet, geschmort, als Salatzutat oder mit anderen Nahrungsmitteln kombiniert. Die dunkelgrünen Blätter enthalten das meiste Beta-Karotin, die Vorstufe von Vitamin A – wichtig für die Haut, das Immunsystem und die Sehkraft.

Dank seines hohen Gehalts an Karotinoiden schützt Asiakohl vor manchen Krebsarten, insbesondere vor Lungenkrebs. Er trägt dazu bei, dass die Sehkraft erhalten bleibt, und beugt altersbedingter Makuladegeneration vor, die zur Erblindung führen kann. Die Blätter enthalten zudem Folsäure und viel Vitamin C; eine durchschnittliche Portion deckt ein Drittel des Tagesbedarfs. Eine der populärsten asiatischen Kohlsorten ist der Chinakohl, der sowohl roh als auch leicht gedünstet, geschmort oder in Suppen gut schmeckt. Auch Pak Choi ist inzwischen fast überall erhältlich. Junger Pak Choi kann roh gegessen werden.

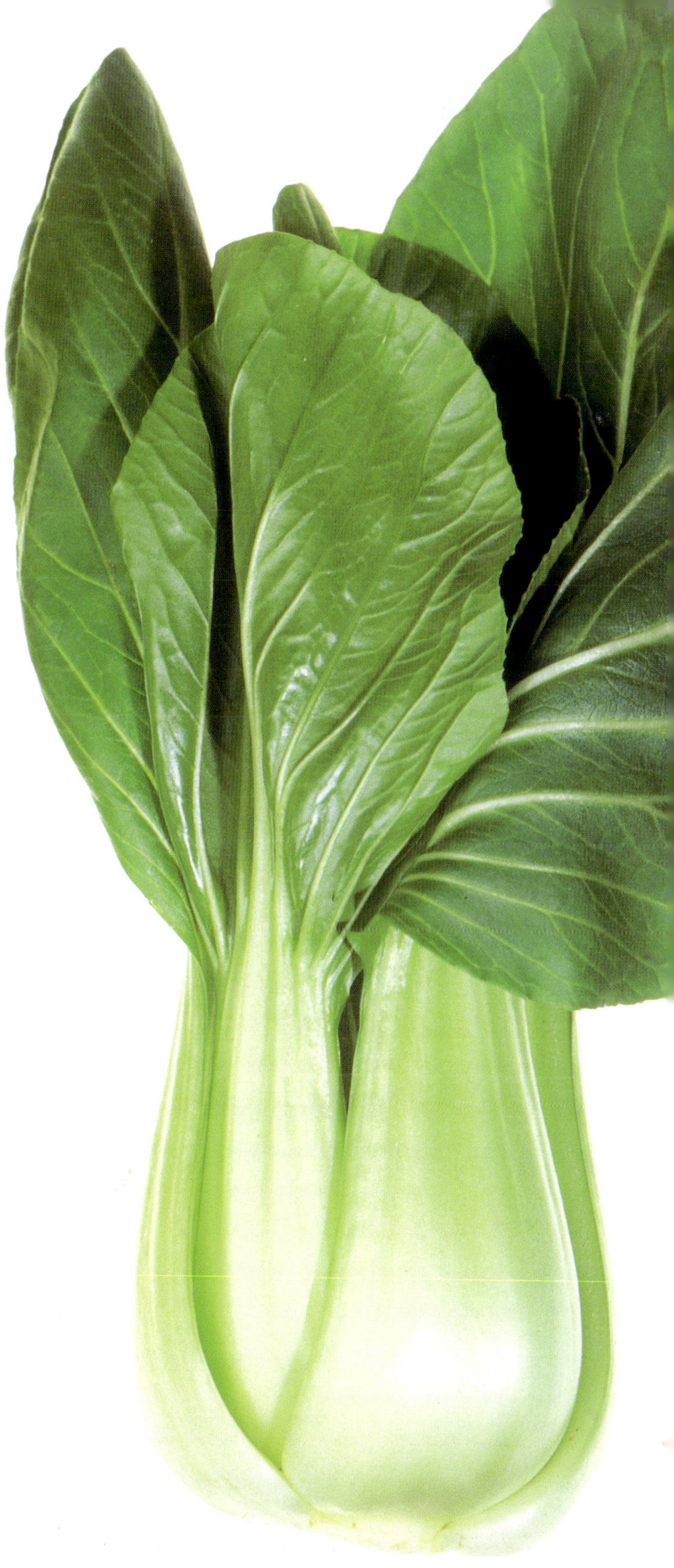

**Empfohlen für / bei:**

Haut *S. 318*
Krebs *S. 264*

# Spargel

★★★★

Spargel ist berüchtigt wegen des strengen Geruchs, den der Urin nach dem Spargelgenuss annimmt. Was diesen Effekt bewirkt, ist bislang noch nicht sehr gründlich erforscht. 1891 behauptete ein Wissenschaftler namens Nencki, dass der Geruch von der beim Übergang in den Stoffwechsel entstehenden Substanz Methanethiol herrühre. Obwohl seither auch andere Theorien kursieren, wurde bis heute keine von ihnen zweifelsfrei bestätigt.

Spargel ist gut für Nieren und Leber und wegen seiner harntreibenden Wirkung Patienten mit rheumatoider Arthritis wärmstens zu empfehlen. Er enthält viel Folsäure, ein Vitamin, das für das Herz-Kreislauf-System wichtig ist und vor bestimmten Geburtsdefekten schützt, wie z. B. dem »offenen Rücken« (Spina bifida). Das Kochwasser ist ein wertvolles Diuretikum. Da Spargel einen hohen Puringehalt aufweist, sollten Menschen, die an Gicht leiden, ihn nur selten essen.

**Empfohlen für:**

Verdauungssystem *S. 284*
Gelenke *S. 304*
Harntrakt *S. 324*

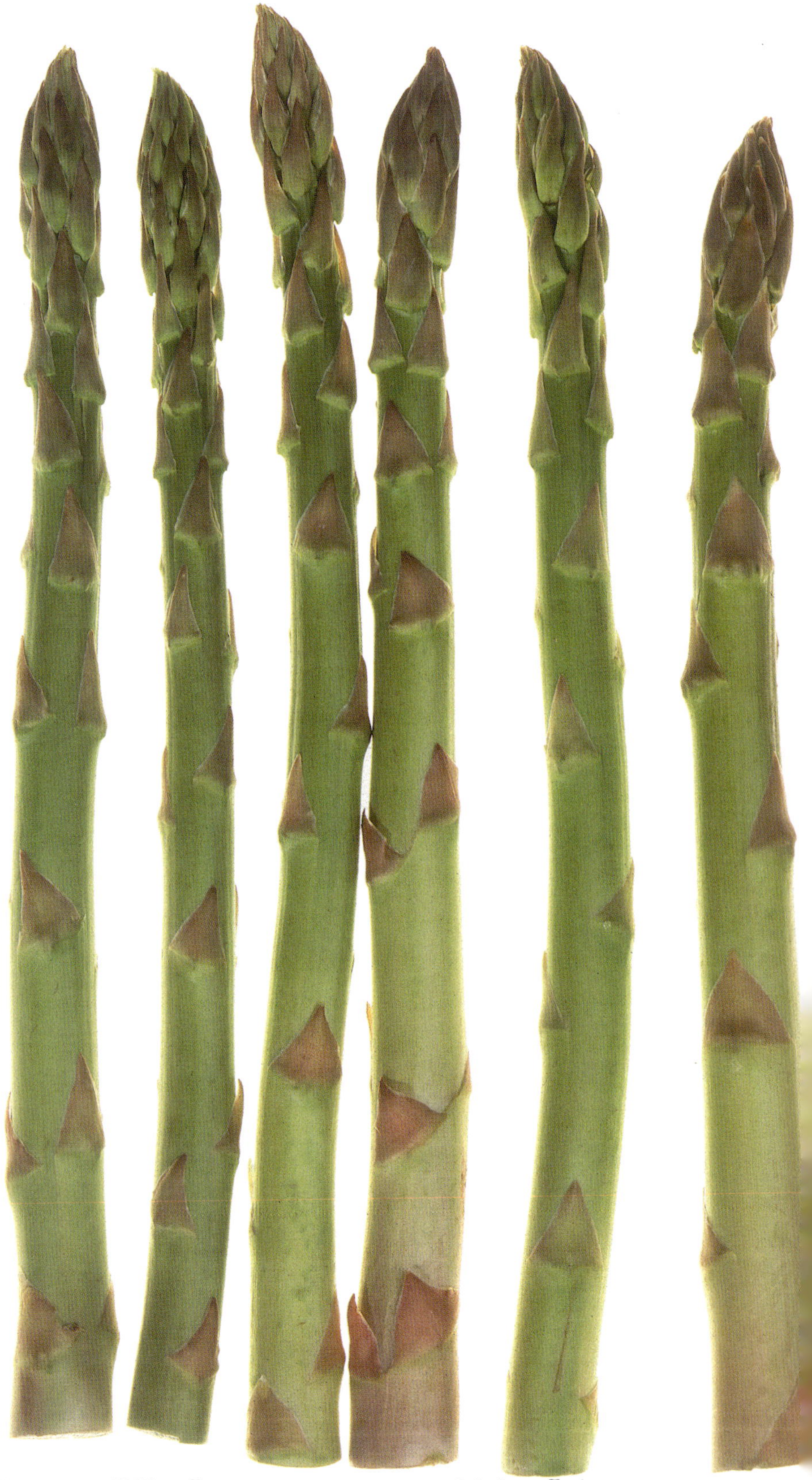

# Brokkoli

★★★★

Brokkoli gehört zur Familie der Kreuzblütler und besitzt antikanzerogene Eigenschaften. Bei der Auswertung von sechs großen Bevölkerungsstudien durch das US National Cancer Institute stellte sich heraus, dass die Gefahr, an Darmkrebs zu erkranken, umso geringer ist, je mehr Kreuzblütler man verzehrt (z.B. Blumenkohl, Radieschen, Meerrettich, Kohl, Kohlrüben, Rosenkohl und Grünkohl).

Brokkoli ist eine exzellente Quelle für Ballaststoffe, Folsäure, Vitamin A und Vitamin C. Er enthält überdies nennenswerte Mengen an Kalium, Vitamin $B_2$ und $B_6$ sowie Eisen, Kalzium und Vitamin E. Wie alle Kreuzblütler verhindert er die Bildung freier Radikale und ist deshalb gut für Gelenke und Herz.

Neuere Studien zeigen, dass Brokkoli zum schnellen Abbau beschädigter Zellen beiträgt, Prostatakrebs und grauem Star vorbeugt und die Knochen stärkt.

**Empfohlen für/bei:**
Krebs *S. 264*
Herz und Kreislauf *S. 278*
Gelenke *S. 304*

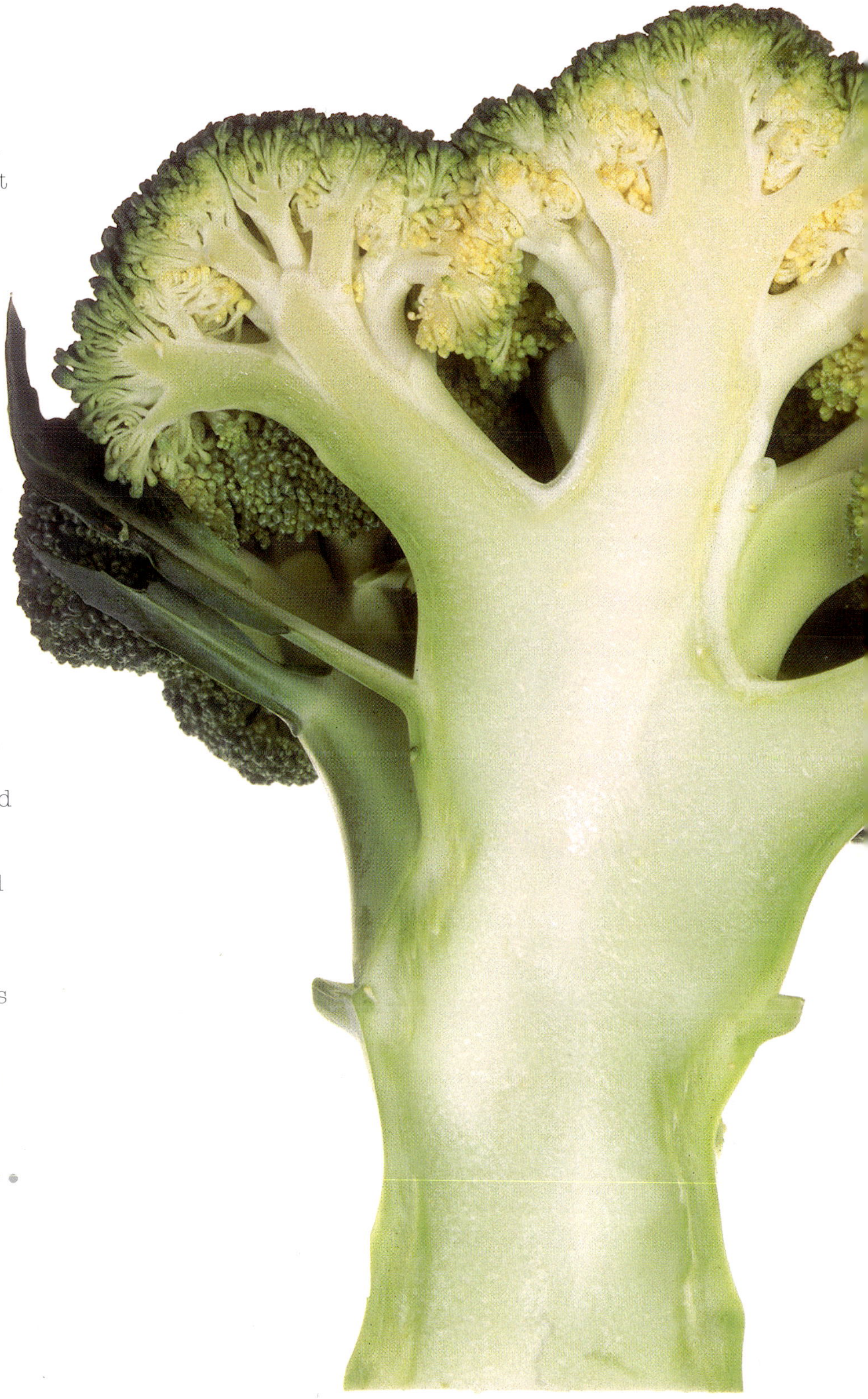

# Gerste

★★★★

Gerste ist das älteste kultivierte Getreide. Im Mittelalter gehörte Gerstenbrot zu den Grundnahrungsmitteln. Schon immer wird Gerste wegen ihrer lindernden Wirkung bei der Behandlung von entzündlichen Erkrankungen des Darms und des Harntrakts geschätzt. Kräuterheilkundige empfehlen bei Blasenentzündung und Verstopfung, große Mengen Gerstenwasser zu trinken.

Wie die meisten Getreidesorten ist Gerste mineralstoffreich. Sie enthält viel Kalzium und Kalium und ist eine gute Quelle für Vitamine der B-Gruppe. Daher hilft sie gegen Stress und Erschöpfung und ist eine nährstoffreiche Kost für Rekonvaleszente. Getreide – Weizen, Roggen, Hafer und Gerste – kann auch den Cholesterinspiegel senken: Die äußeren Schichten der Körner enthalten Substanzen, die die Synthese von Cholesterin in der Leber hemmen.

Was den Nährwert betrifft, sind entspelzte Körner den polierten Perlgraupen weit überlegen. Gerste eignet sich als Einlage für Suppen, als Geflügelfüllung oder zur Herstellung von Süßspeisen. Gerstengrütze, d.h. geschrotete ganze Gerstenkörner, kann man ins Müsli mischen. Sie muss aber vorher eingeweicht werden.

**Empfohlen für/bei:**
Herz und Kreislauf *S. 278*
Verdauungssystem *S. 284*
Stress *S. 292*
Erschöpfung *S. 298*
Harntrakt *S. 324*

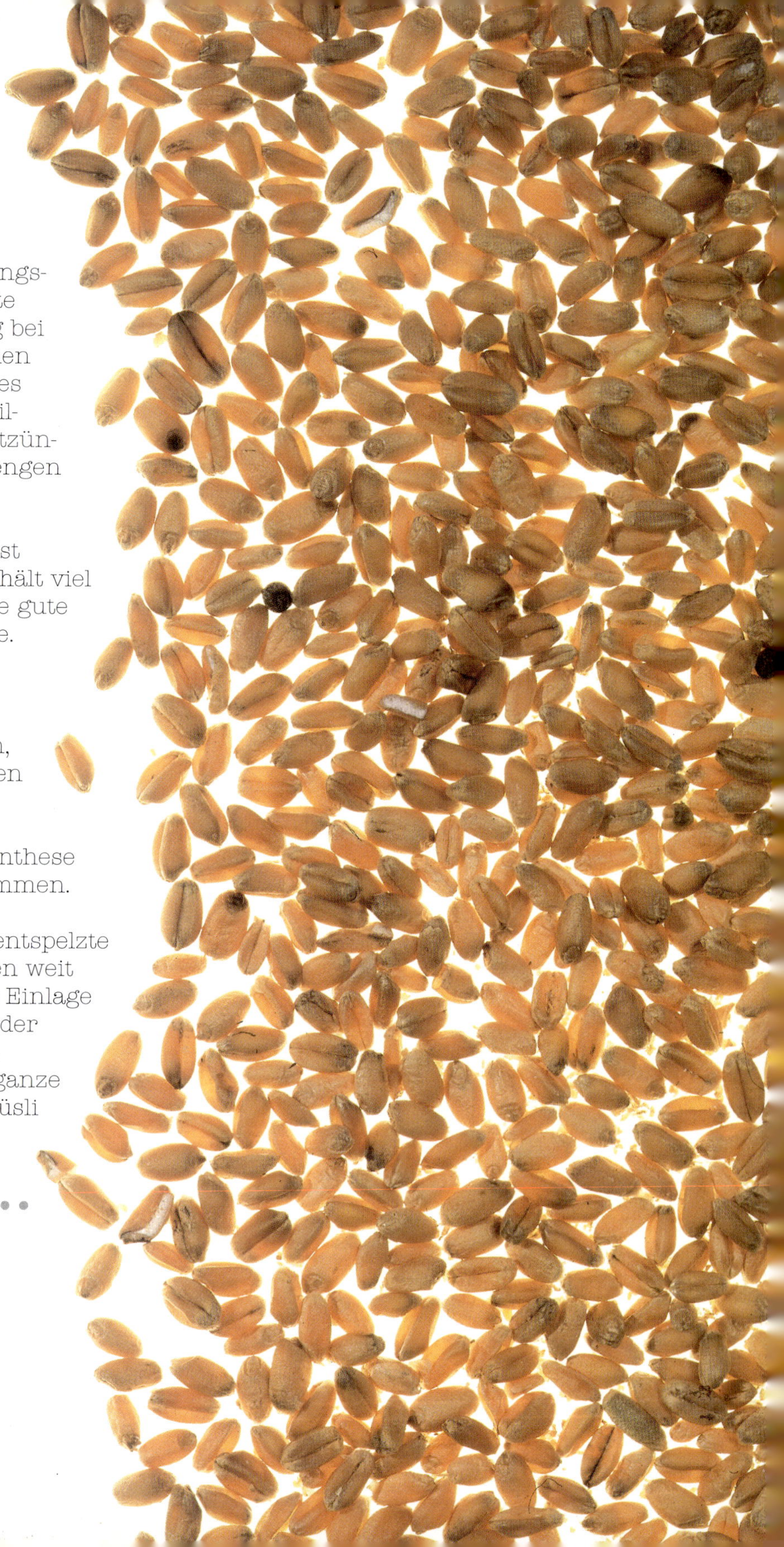

# Naturreis

★★★★

In Asien ist Reis ein Grundnahrungsmittel. Bevor es Reismühlen gab, wurde ausschließlich unpolierter Reis verzehrt. In späterer Zeit allerdings stand fast nur noch geschliffener und polierter Reis auf dem Speiseplan – was in Asien zu katastrophalen Beriberi-Epidemien führte. Beriberi wird verursacht durch einen Mangel an Vitamin $B_1$ (Thiamin), das in den äußeren Schichten des Reiskorns enthalten ist, und greift das Gehirn und Nervensystem an. Aus diesem Grund kommt weißer Reis heutzutage oft »parboiled« auf den Markt: Er wird vor der Entfernung des Silberhäutchens mit Wasserdampf behandelt, wodurch zumindest ein Teil der Vitamine ins Korninnere gebracht wird.

Gekochter Naturreis ist ein Hausmittel gegen Durchfall. Auch das Kochwasser scheint einen wohltuenden, entspannenden und reinigenden Effekt auf den ganzen Verdauungstrakt zu haben. Es wird außerdem gegen Fieber eingesetzt. Französische Ärzte empfehlen zur Blutdrucksenkung den regelmäßigen Verzehr von gekochtem, ungesalzenem Naturreis. Als Beilage eignet sich Apfelbrei.

Reis sollte vor dem Kochen unter fließendem Wasser gewaschen, aber nicht eingeweicht werden, damit die wertvollen Mineralstoffe und Vitamine nicht verloren gehen.

**Empfohlen für/bei:**

Herz und Kreislauf *S. 278*
Verdauungssystem *S. 284*
Stress *S. 292*
Erschöpfung *S. 298*

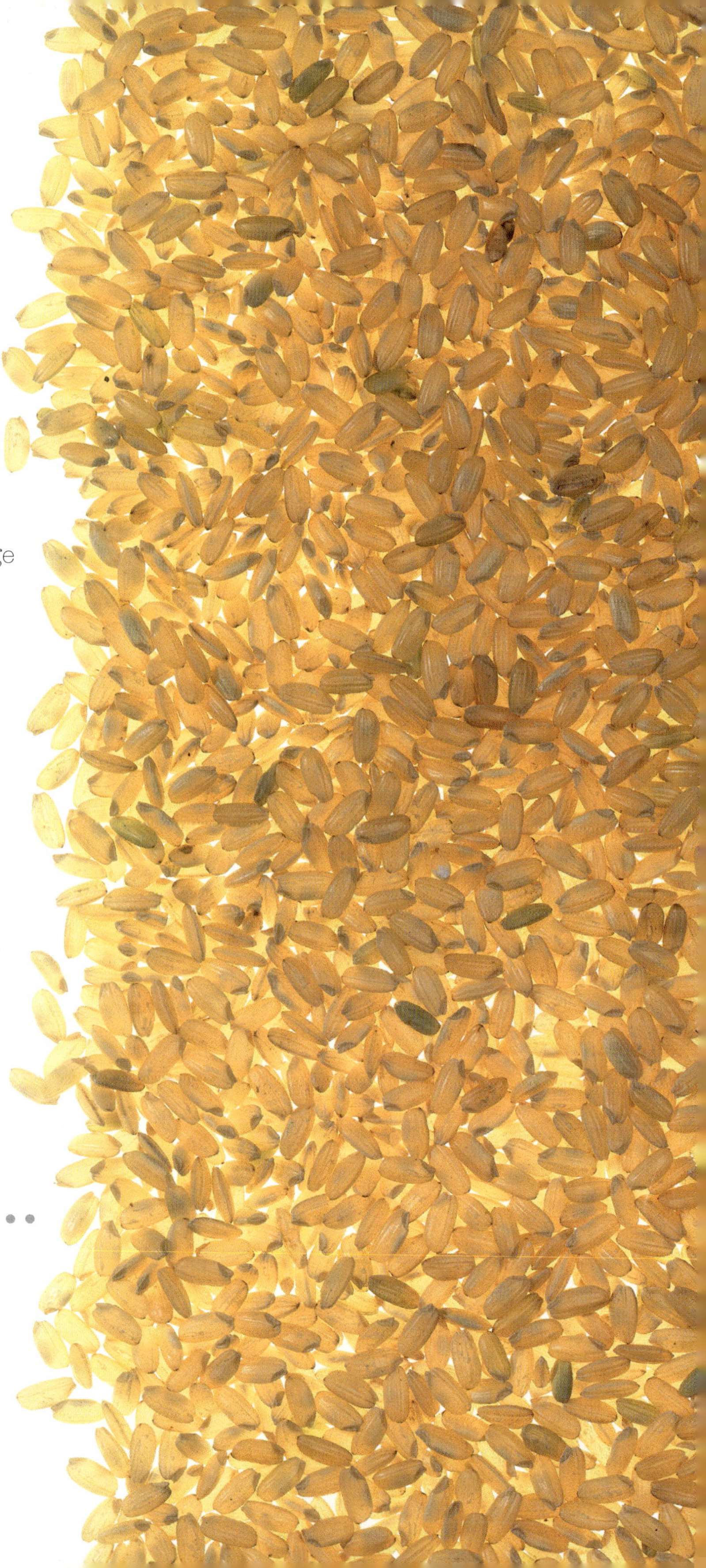

# Buchweizen

★★★★

Buchweizen gehört – wie Sauerampfer und Rhabarber – zu den Knöterichgewächsen. In Russland und Polen ist Buchweizen ein Grundnahrungsmittel. Buchweizen enthält viel Rutin, ein Flavonoid, das die Wände der feinen Blutgefäße stärkt und so der Entstehung von Frostbeulen vorbeugt. Er schützt außerdem vor Bluthochdruck und Arteriosklerose. Als proteinreiches, glutenfreies Nahrungsmittel ist er ideal für Menschen, die an Zöliakie leiden.

**Empfohlen für/bei:**
Herz und Kreislauf *S. 276*
Verdauungssystem *S. 284*
Stress *S. 292*

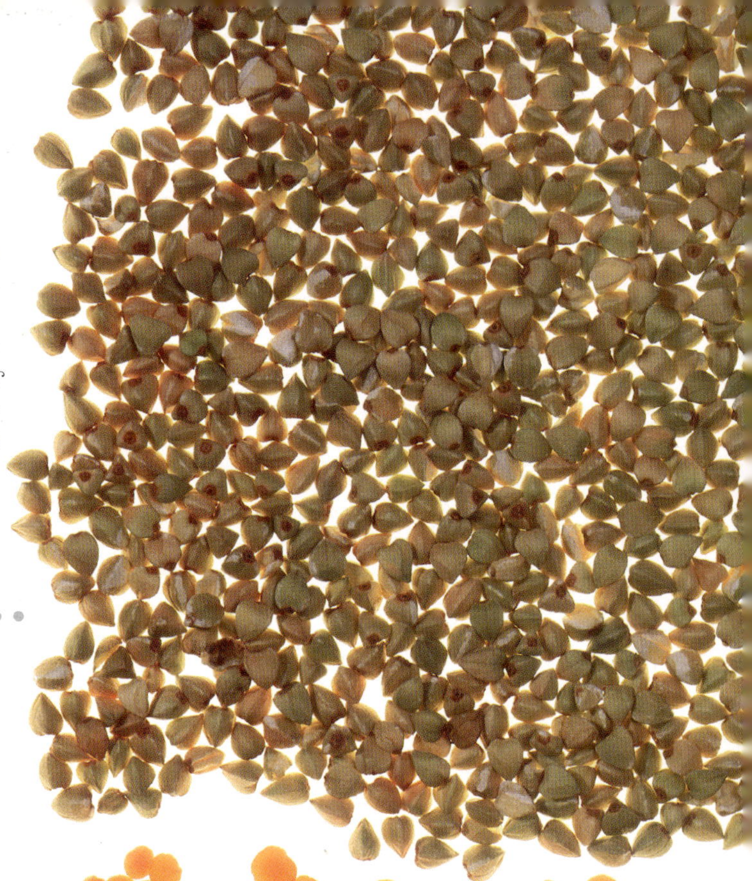

# Linsen

★★★★

Linsen gehören zu den Hülsenfrüchten, sind reich an Proteinen, Mineral- und Ballaststoffen sowie eine gute Quelle für B-Vitamine. Weil sie wenig Fett, aber viele komplexe Kohlenhydrate enthalten, eignen sie sich gut zum Abnehmen. Sie gehören weltweit zu den Grundnahrungsmitteln und werden oft mit Getreide, z. B. Gerste, serviert. Diese Kombination stellt sicher, dass alle acht Aminosäuren in einem ausgewogenen Verhältnis im Essen enthalten sind. Würzen Sie Linsen z. B. mit Kreuzkümmel, Fenchel und Knoblauch, um Blähungen vorzubeugen.

**Empfohlen für/bei:**
Herz und Kreislauf *S. 278*
Erschöpfung *S. 298*

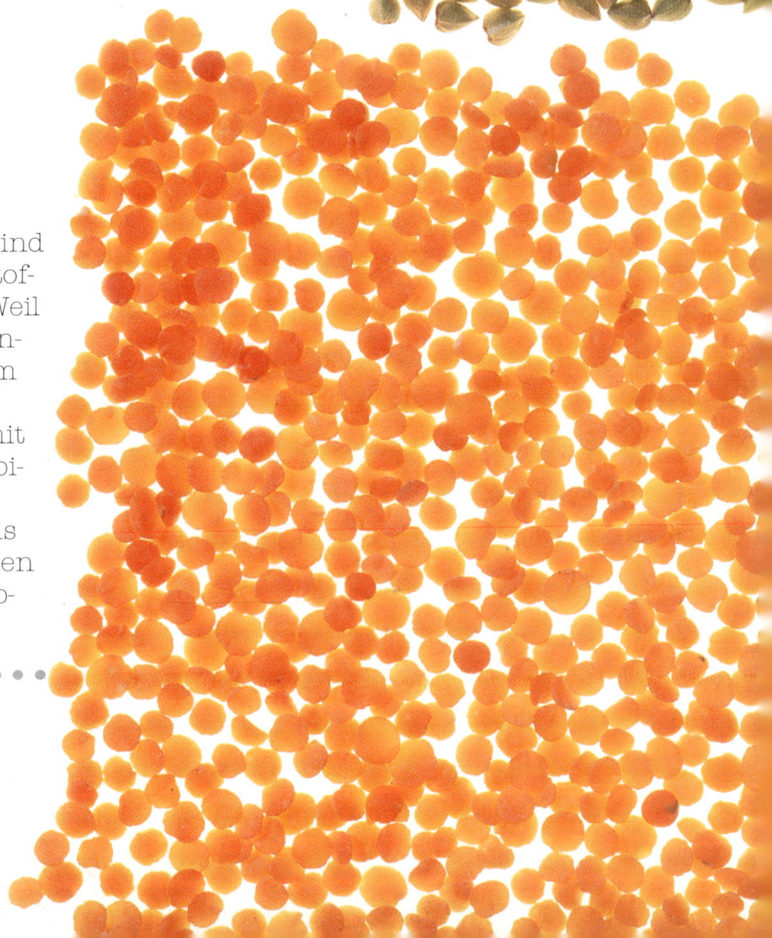

# Bohnen

★★★★

Bohnensamen (Hülsenfrüchte) stehen bei den Grundnahrungsmitteln an zweiter Stelle. Eine Portion enthält fast so viel Protein wie ein gleich schweres Filetsteak, hat aber wesentlich positivere Auswirkungen auf die Gesundheit.

Bohnen tragen zur Senkung des Cholesterinspiegels bei und schützen vor Herzkrankheiten, Kreislaufproblemen und Darmkrebs. Da sie einen niedrigen glykämischen Index (GI) besitzen, wird die in ihnen enthaltene Energie nur langsam freigesetzt, was sie zu einem idealen Nahrungsmittel für Diabetiker macht. Sie sind reich an pflanzlichen Hormonen (Phytoöstrogenen), die Osteoporose, Brust- und Prostatakrebs vorbeugen.

Sojabohnen (*S. 82*) sind die beste pflanzliche Proteinquelle überhaupt. Sie haben den höchsten Gehalt an Phytoöstrogenen und die stärkste antioxidative Wirkung.

Mit ihren je nach Sorten verschiedenen positiven Eigenschaften gehören Bohnen zu den wertvollsten Nahrungsmitteln überhaupt.

**Mungbohnen** weniger Stärke, mehr Folsäure
**Kidneybohnen** Ballaststoffe, Kalium, Zink
**Grüne Bohnen** Ballaststoffe, Eisen
**Schwarzaugenbohnen** Ballaststoffe, Selen, Folsäure
**Adzukibohnen** Ballaststoffe, Magnesium, Kalium, Zink.

**Empfohlen für / bei:**
Krebs *S. 264*
Herz und Kreislauf *S. 278*
Erschöpfung *S. 298*

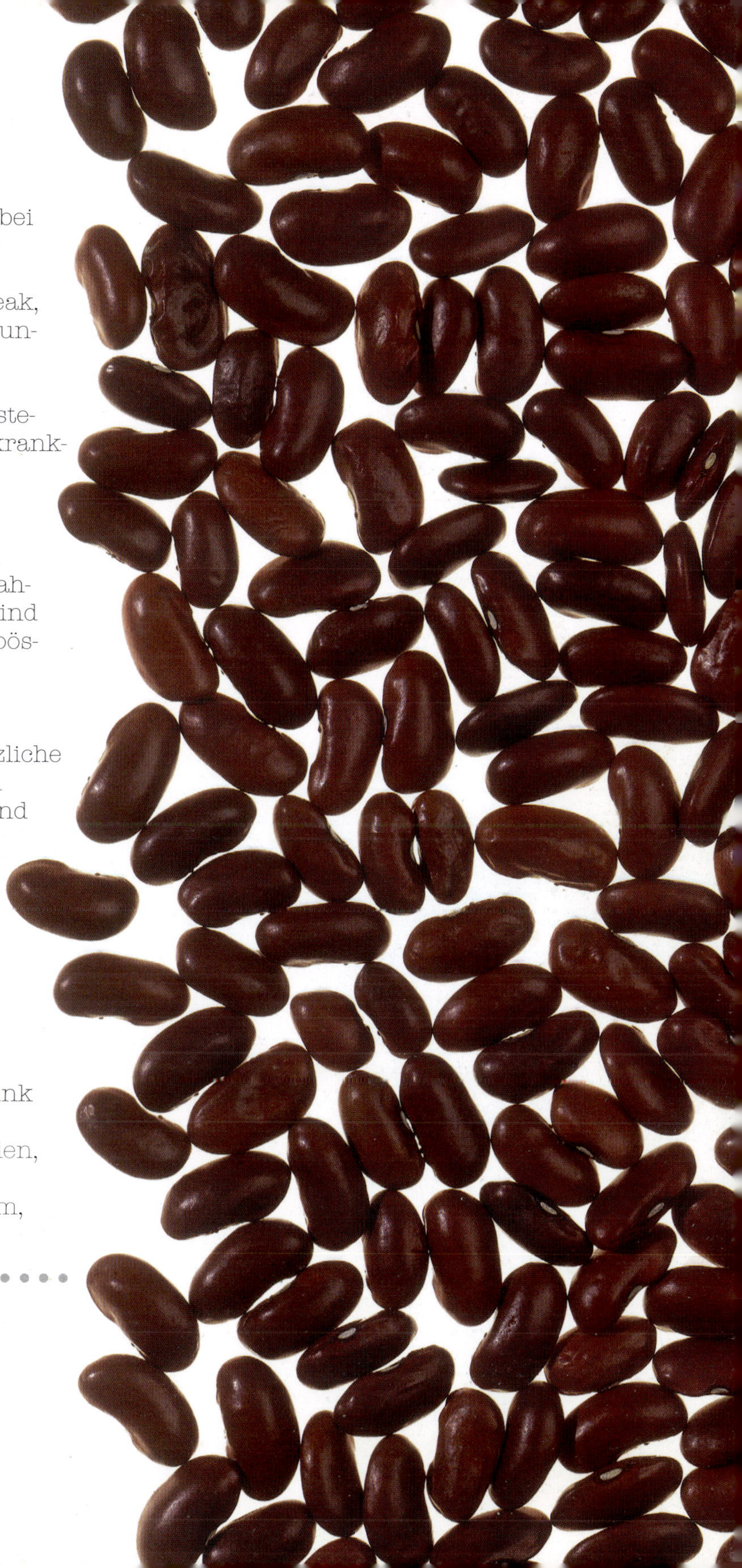

# Hirse

★★★★

Hirse verfügt als einziges Getreide über alle essenziellen Aminosäuren und bildet im Körper Basen. Deshalb ist sie besonders für Kranke und Heranwachsende geeignet.

Hirse enthält viel Silizium, das die Herstellung von Kollagen fördert und für die Gesundheit von Haaren, Haut, Zähnen, Augen und Nägeln wichtig ist. Siliziummangel kann zur Schwächung des Bindegewebes führen und verengte Arterien haben wesentlich niedrigere Siliziumspiegel als gesunde.

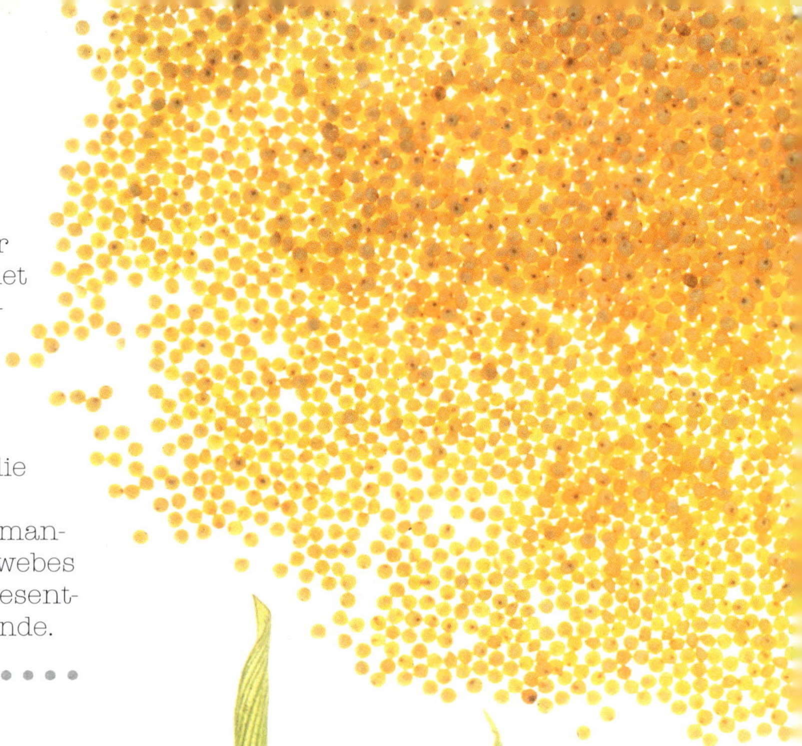

**Empfohlen für/bei:**
Herz und Kreislauf *S. 278*
Erschöpfung *S. 298*
Hautprobleme *S. 318*

# Mais

★★★★

Aus den glutenfreien Maiskörnern werden viele Produkte hergestellt – z.B. Cornflakes, Polenta und Maismehl –, die von vielen Zöliakiepatienten bedenkenlos verzehrt werden können.

Eine hauptsächlich auf Mais basierende Ernährung kann zur Mangelerkrankung Pellagra führen: Dem Maiseiweiß fehlt die essenzielle Aminosäure Tryptophan, die für die Synthese von Niacin (Vitamin $B_3$) wichtig ist.

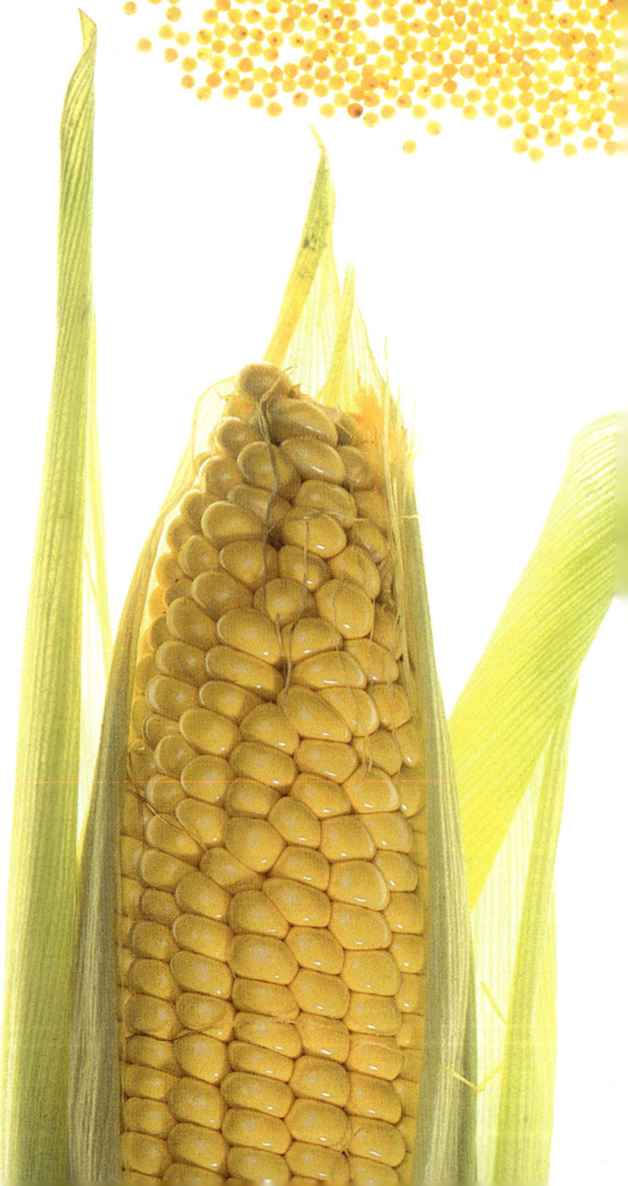

**Empfohlen für:**
Verdauungssystem *S. 284*

# Hafer

★★★★

Hafer ist ein verhältnismäßig proteinreiches Getreide. Er enthält viele mehrfach ungesättigte Fettsäuren, Vitamin E und B-Vitamine und reichlich Mineralstoffe, u.a. Kalzium, Kalium und Magnesium, die, wie die B-Vitamine, für die Gesundheit des Nervensystems, starke Knochen und gesunde Zähne unentbehrlich sind. Das im Hafer enthaltene Silizium scheint Arterienverkalkung vorzubeugen. Hafer schützt die Magenschleimhaut und beruhigt Magen und Darm.

Ein aus Hafermehl, Wasser, Zitronensaft, Zucker, Gewürzen und Ale oder Wein zubereitetes Getränk war jahrhundertelang in englischen Krankenzimmern anzutreffen; Haferschleim und Haferbrei sind noch heute probate Mittel gegen Magenverstimmung.

Kräuterheilkundige halten aus der ganzen Pflanze hergestellte Hafertinkturen für eines der zuverlässigsten Antidepressiva und Stärkungsmittel. Heilpraktiker verordnen als Ersatz für synthetische Tranquilizer gerne Haferpräparate.

In vielen Studien wurde nachgewiesen, dass der tägliche Verzehr von Haferkleie den Cholesterinspiegel um durchschnittlich 20 Prozent senkte. Verantwortlich dafür sind die in Hafer enthaltenen löslichen Ballaststoffe, die eine gelartige, cholesterinbindende Substanz bilden. Da Hafer außerdem den Abbau komplexer Kohlenhydrate verlangsamt, sollten auch Diabetiker ihn in ihren Speiseplan aufnehmen.

**Empfohlen für / bei:**
Herz und Kreislauf *S. 278*
Verdauungssystem *S. 284*
Erschöpfung *S. 298*
Stress *S. 292*

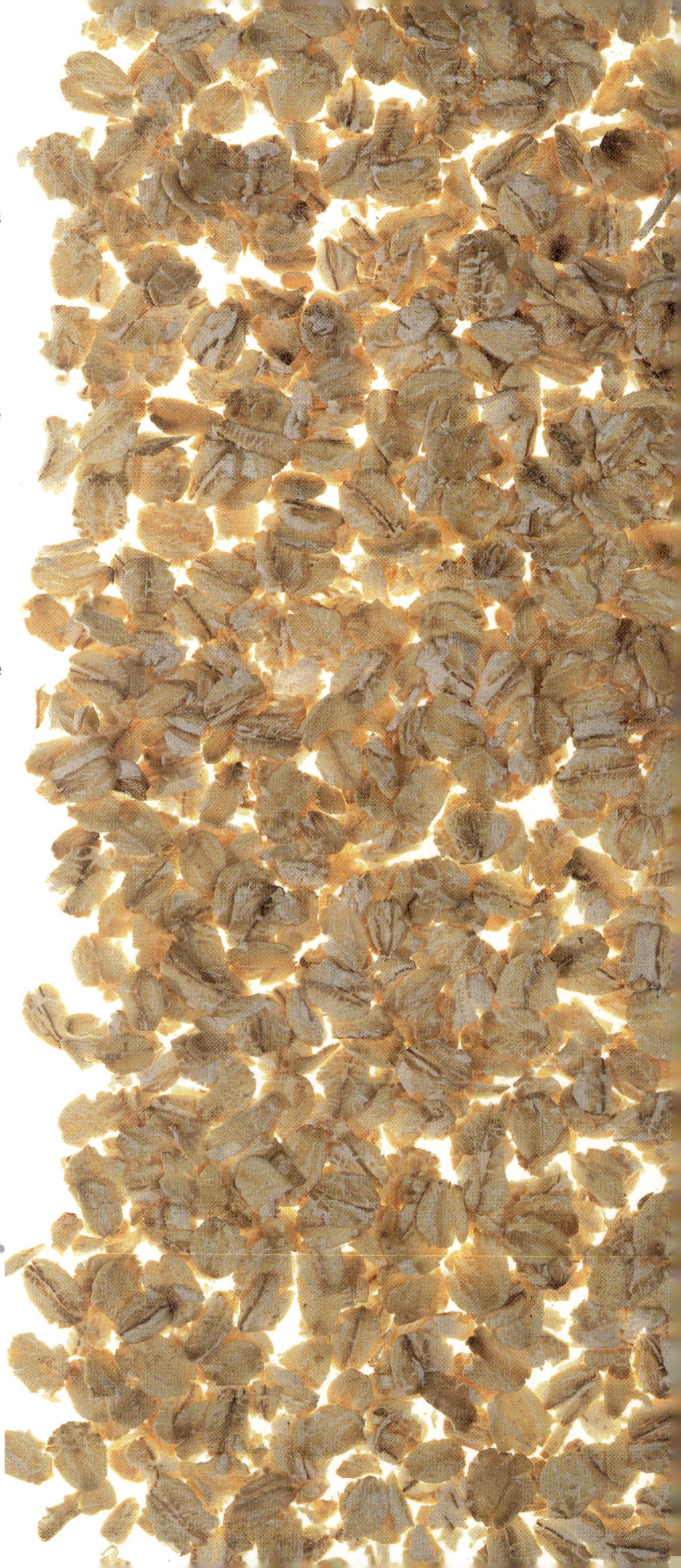

# Sojabohnen

★★★★

Sojabohnen sind sehr eiweißreich, enthalten gut resorbierbares Eisen sowie Kalzium, B-Vitamine und Lezithin (einen natürlichen Emulgator, der den Cholesterinspiegel senkt). Sojabohnen werden zu Mehl, sogenannter Milch (Sojadrink), Miso, Sauce (Shoyu bzw. Tamari), Tofu oder Würstchen verarbeitet. Tofu eignet sich als Fleischersatz.

Eine vorwiegend auf Soja basierende Ernährungsweise ist möglicherweise weniger gesund, als allgemein angenommen wird: Offenbar enthält Soja eine Substanz, die die Bildung von Schilddrüsenhormonen unterdrückt. Laut der Ernährungsspezialistin Annemarie Colbin nehmen Japaner Tofu nur in kleinen Mengen zu sich, verzehren zum Ausgleich aber fast täglich jodreiche Meeresalgen, die die Hormonbildung anregen. Wenn Sie also von den positiven Eigenschaften der Sojabohnen profitieren wollen, sollten Sie sie in Maßen essen.

**Empfohlen für / bei:**

Krebs *S. 264*
Herz und Kreislauf *S. 278*
Stress *S. 292*

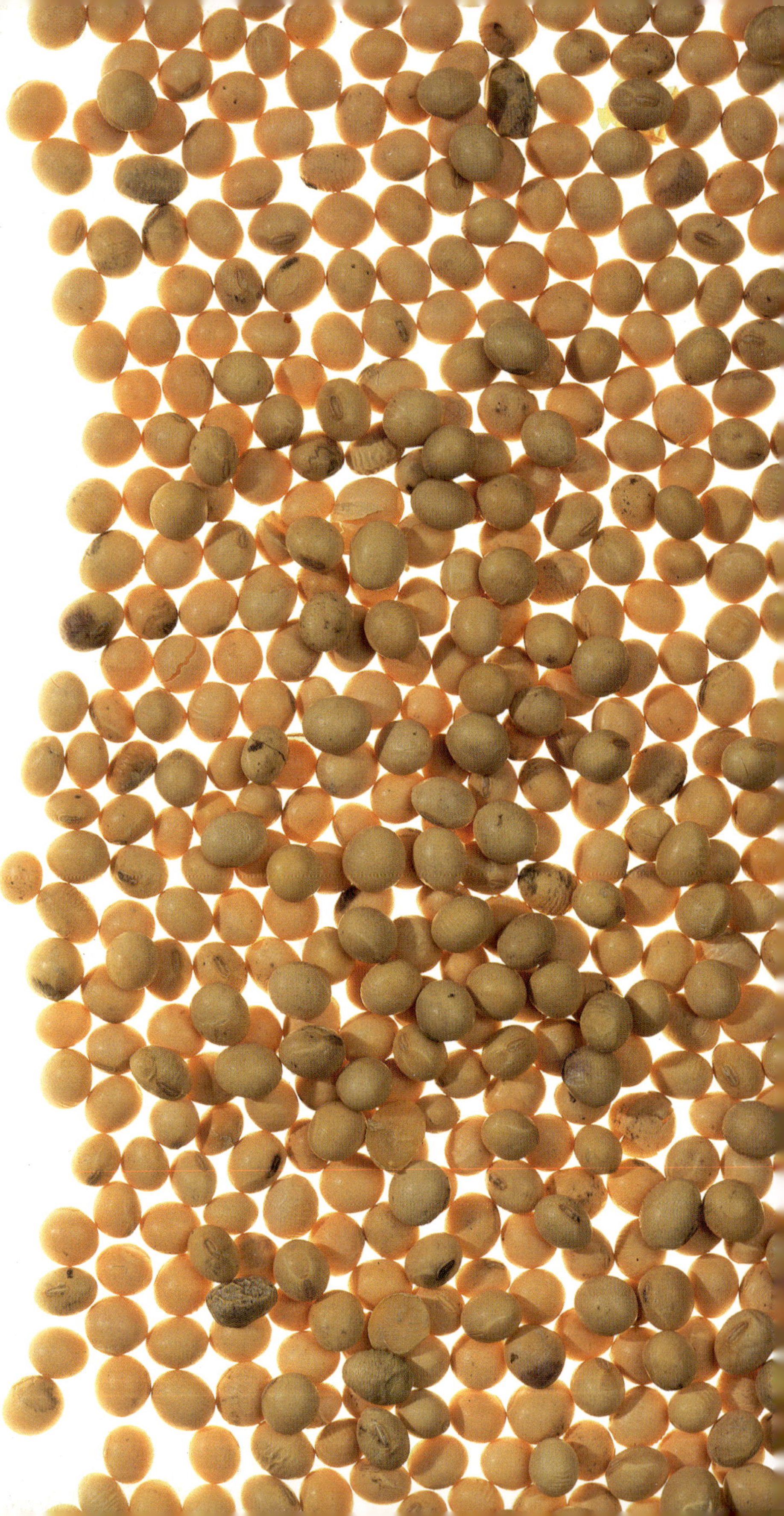

# Weizen

★★★★

Mit Brot wird zumeist Weizenbrot assoziiert. Weizen ist reich an Zink, Magnesium, Vitamin $B_6$, Pyridoxin, Vitamin E und Ballaststoffen. Aber Brot ist nicht gleich Brot. Zwischen einem aus frisch gemahlenem Bioweizenmehl gebackenen Brot mit ausschließlich natürlichen Zutaten und dem pappigen weißen Zeug aus nährstoffarmem, pestizidbelastetem Auszugsmehl mit jeder Menge Zusatzstoffen liegen Welten.

Ein englisches Weizengericht mit jahrhundertealter Tradition ist Frumenty: ein süßer Brei aus Weizen, Milch und Gewürzen. Weizensprossen enthalten noch mehr Nährstoffe als Weizenkörnor und empfehlen sich für Krebspatienten.

Viele Menschen leiden an einer Weizenunverträglichkeit. Oft liegt das Problem aber nicht im Weizen selbst, sondern in den darin enthaltenen Pestizidrückständen. Versuchen Sie es einmal mit Biobrot.

**Empfohlen für / bei:**

Herz und Kreislauf *S. 278*
Stress *S. 292*

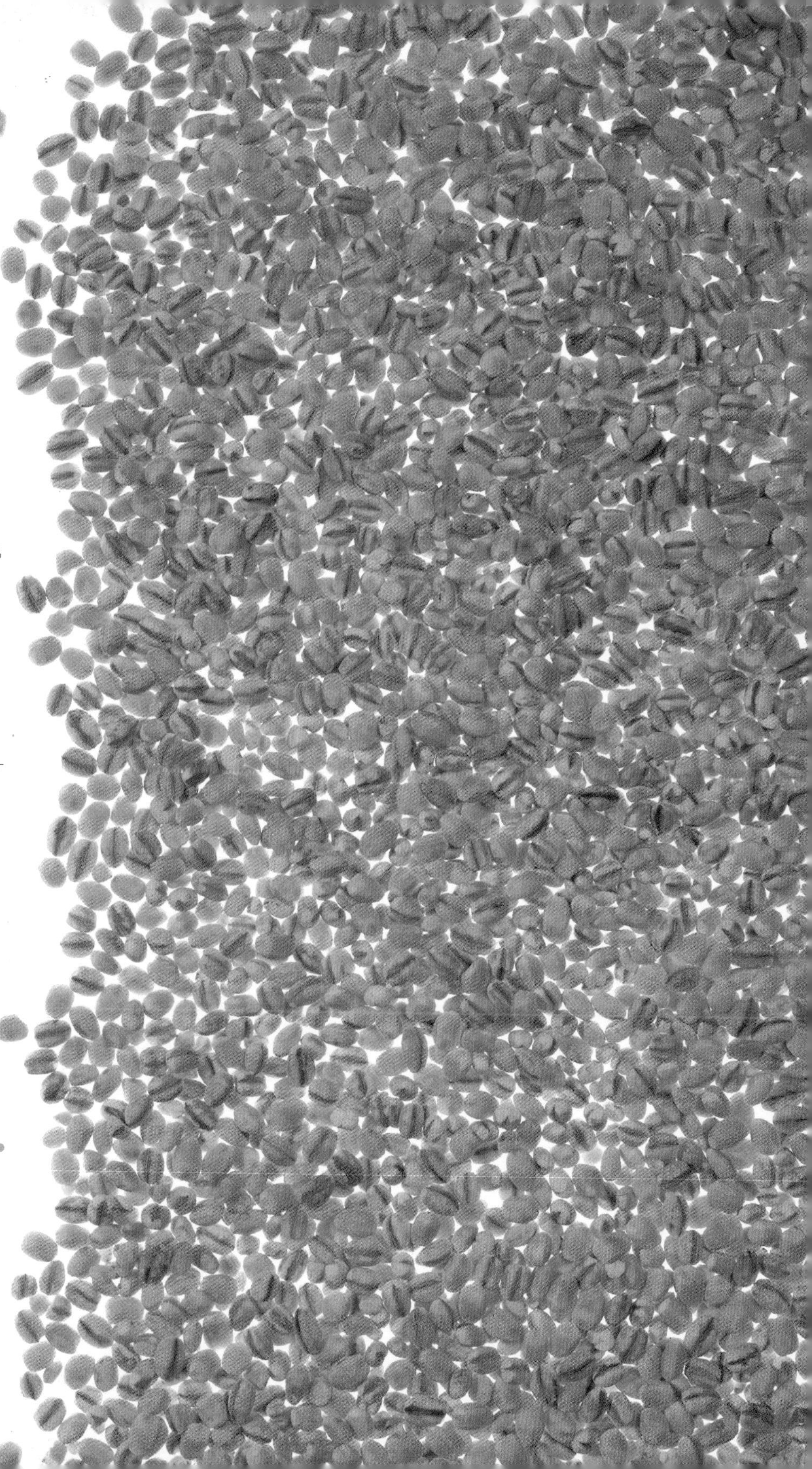

# Nudeln

★★★★

Nudeln liefern komplexe Kohlenhydrate, die bei der Aufspaltung im Stoffwechsel langsam Energie freisetzen. Vollkornnudeln enthalten mehr Ballaststoffe, Mineralstoffe und B-Vitamine als Nudeln aus Weißmehl, doch beide Sorten sind gesund. Nudeln machen nicht dick – dafür ist allein die Sauce verantwortlich. Ein Teller Spaghetti »aglio e olio« – mit Knoblauch und Olivenöl –, Pasta mit frischen Kräutern oder mit Thunfisch und Frühlingszwiebeln machen satt, glücklich, sind köstlich und gut für die Linie. Lediglich auf üppige Sahnesaucen sollte man verzichten.

Marco Polo soll die Nudeln 1295 aus China nach Italien mitgebracht haben. Dort gibt es inzwischen unzählige wohlschmeckende Pastavarianten, auch aus Vollkorn. Für Zöliakiepatienten sind Reisnudeln eine empfehlenswerte Alternative.

**Empfohlen für/bei:**

Verdauungssystem *S. 284*
Erschöpfung *S. 298*
Gewichtskontrolle *S. 330*

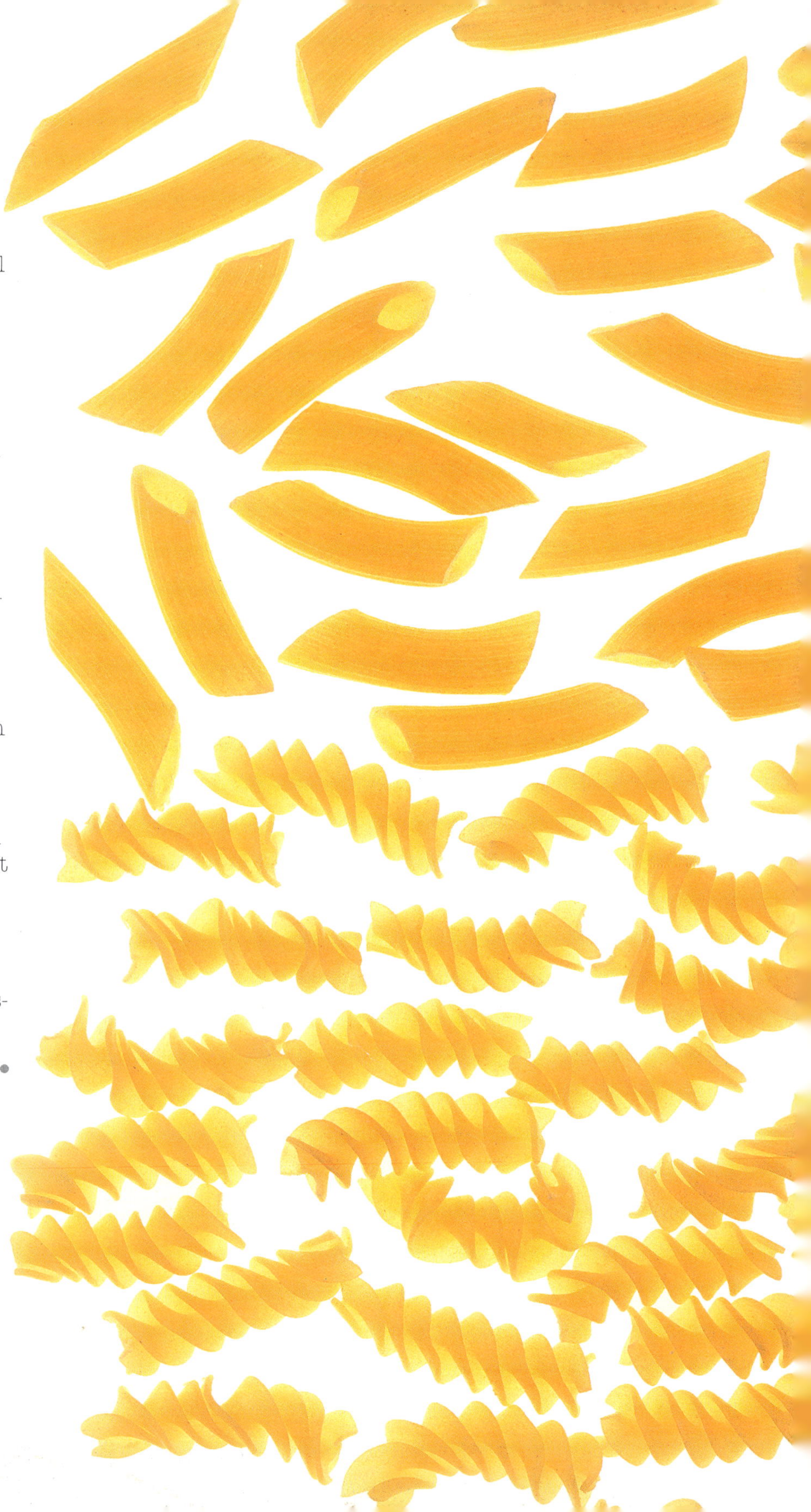

# Brot

★★★★

Gutes Brot ist in der westlichen Welt für eine gesunde, ausgewogene Ernährung unersetzlich. Vollkornbrot enthält fünfmal mehr Ballaststoffe, die zehnfache Menge an Mangan, zweimal so viel Chrom und anderthalb mal so viel Selen wie Weißbrot und darüber hinaus beträchtliche Mengen an Vitamin E, Kalium, Eisen, Zink, Kupfer, Magnesium, Vitamin $B_1$, $B_2$, Pantothensäure, Folsäure, Pyridoxin und Biotin.

Da industriell hergestellte Brotsorten oft viel Salz und zahlreiche Zusatzstoffe enthalten, ist es ratsam, sein Brot selbst zu backen. Wenn Ihnen das Herumexperimentieren und Kneten zu aufwendig erscheint, sollten Sie sich eine Brotbackmaschine zulegen. So oder so behalten Sie die Kontrolle darüber, welche Zutaten in Ihr täglich Brot gelangen.

**Empfohlen für/bei:**
Verdauungssystem *S. 284*
Stress *S. 292*
Erschöpfung *S. 298*

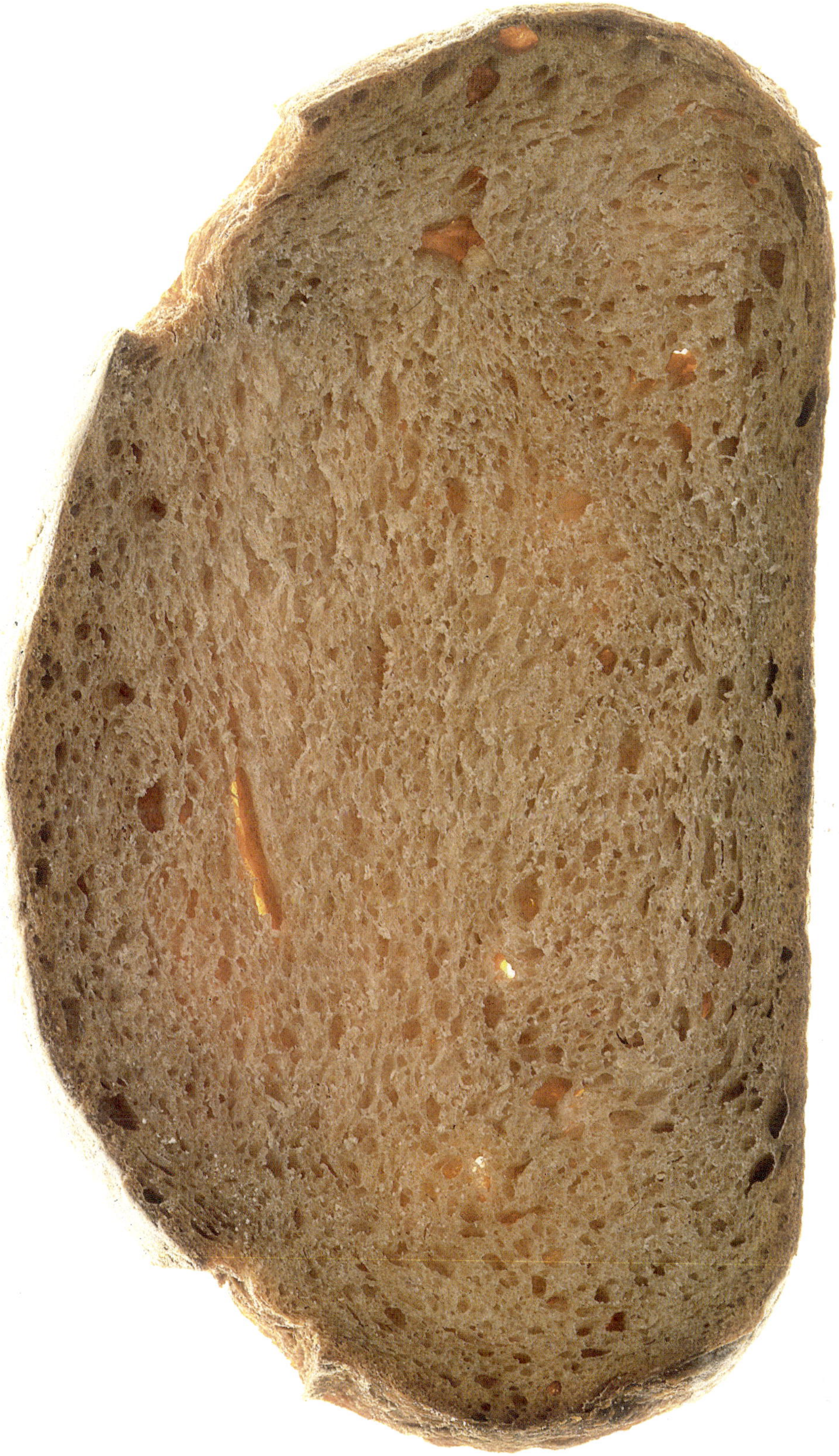

# Mandeln

★★★★

Mandeln gehören nicht zu den Nüssen, wie häufig angenommen wird, sondern zu den Steinfrüchten. Sie sind reich an Proteinen, Fett und lebenswichtigen Mineralstoffen wie Zink, Magnesium, Kalium und Eisen sowie einigen B-Vitaminen. Allerdings wird die Resorption dieser Mineralstoffe durch die ebenfalls in den Früchten enthaltene Oxalsäure und Phytinsäure behindert. Am besten verzehrt man Mandeln aus diesem Grund zusammen mit Vitamin-C-reichen Nahrungsmitteln.

Mandeln bestehen zu 20 Prozent aus Eiweiß; d.h., ihr Eiweißgehalt ist um ein Drittel höher als der von Eiern. Mandelöl ist ein sehr mildes Speise- und Kosmetiköl, Mandelmilch ein klassisches, ebenso nahrhaftes wie linderndes Hausmittel. Heilpraktiker empfehlen sie bei Erkrankungen der Atmungsorgane und bei Darmverstimmung. Zur Behandlung von Harnwegserkrankungen kann sie mit Gerstenwasser (*S. 257*) kombiniert werden. Folgendes Rezept für Mandelmilch stammt vom Pflanzenheilkundler Jean Valnet: 60 g ganze Mandeln in lauwarmem Wasser einweichen und schälen. 900 ml Wasser abmessen und die Mandeln unter Zugabe von ein paar Esslöffeln Wasser (am besten in einer Küchenmaschine) mahlen. Das restliche Wasser zu dem entstandenen Brei geben. Einen Esslöffel Honig hinzufügen und die Masse durch ein Stück Musselin streichen.

**Empfohlen für:**
Verdauungssystem *S. 284*
Atmungsorgane *S. 312*
Harntrakt *S. 324*

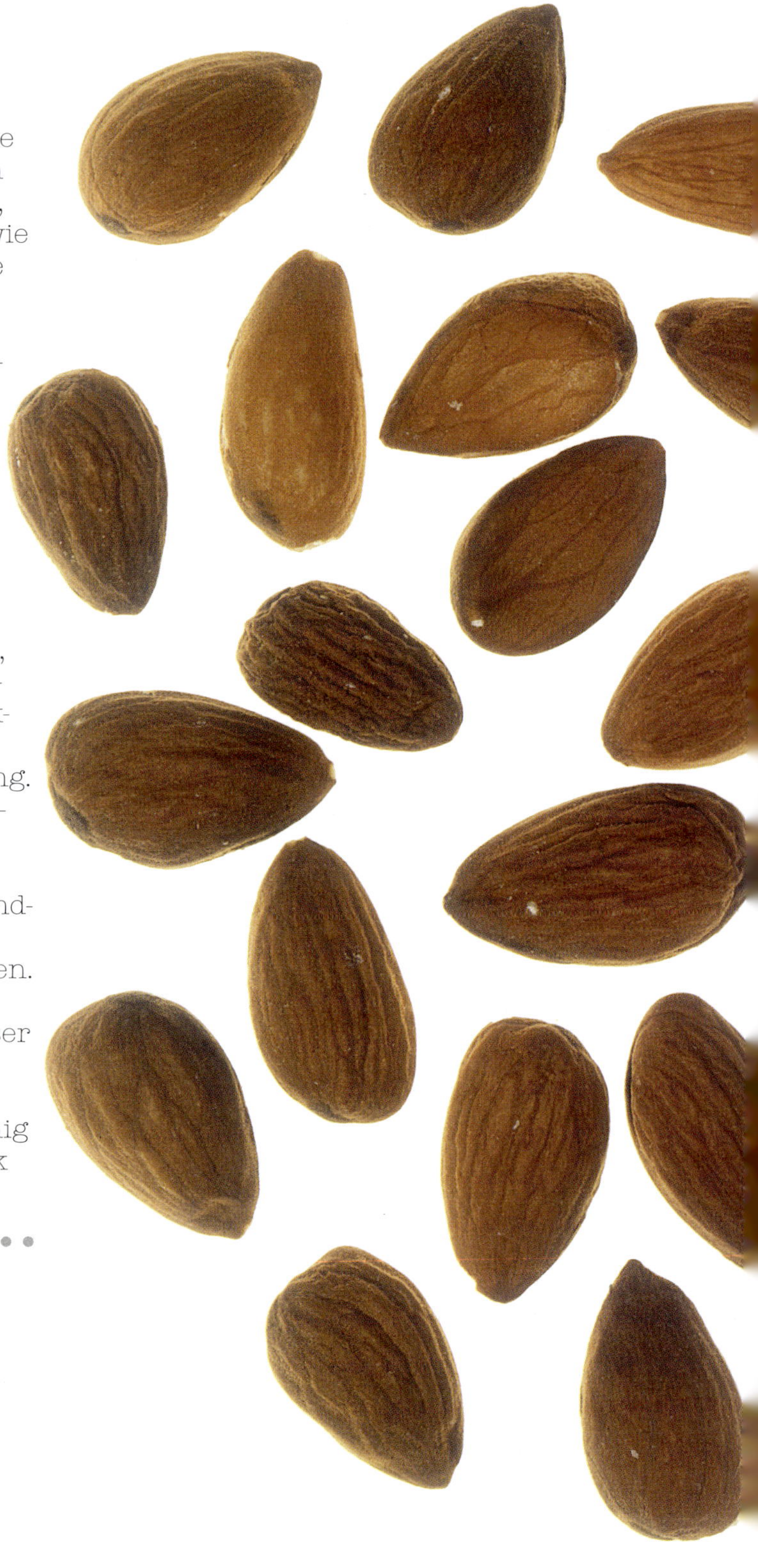

# Cashewkerne

★★★★

Diese köstlichen Kerne kommen immer geschält in den Handel. Sie sind roh, gesalzen und geröstet erhältlich. Gesalzene Cashewkerne sollten Sie meiden. Cashewkerne sind reich an herzgesunden, einfach ungesättigten Fettsäuren, enthalten viel Kupfer, Magnesium, Tryptophan und Proteine sowie geringe Mengen an Folsäure, Kalium und Ballaststoffen. Mit etwas Walnussöl lassen sie sich in der Küchenmaschine zu einer köstlichen Nussbutter verarbeiten.

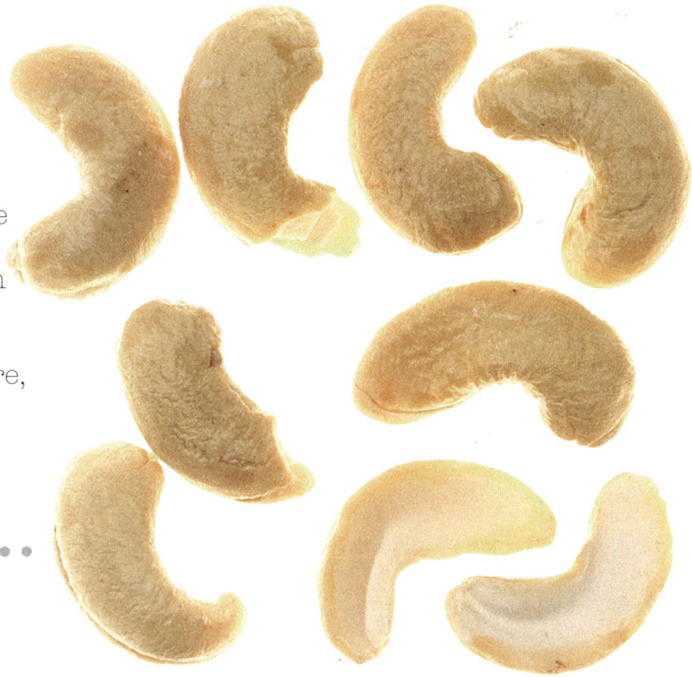

**Empfohlen für/bei:**
Herz und Kreislauf *S. 278*
Verdauungssystem *S. 284*
Stress *S. 292*
Erschöpfung *S. 298*

# Haselnüsse

★★★★

Schmackhafte, knackige Haselnüsse sind geschält in jedem Supermarkt erhältlich und eignen sich als nahrhafter Snack. Sie enthalten Vitamin $B_1$ (Vitamin-$B_1$-Mangel kann zu Niedergeschlagenheit und Lethargie führen) und liefern Omega-3-Fettsäuren, von denen wir im Verhältnis zu den Omega-6-Fettsäuren meist zu wenig aufnehmen. Haselnüsse sind eine gute Proteinquelle und enthalten außerdem Ballaststoffe, Magnesium und Vitamin E. Geröstete, gehackte Haselnüsse sind eine leckere Ergänzung zu Obstsalat oder grünem Salat.

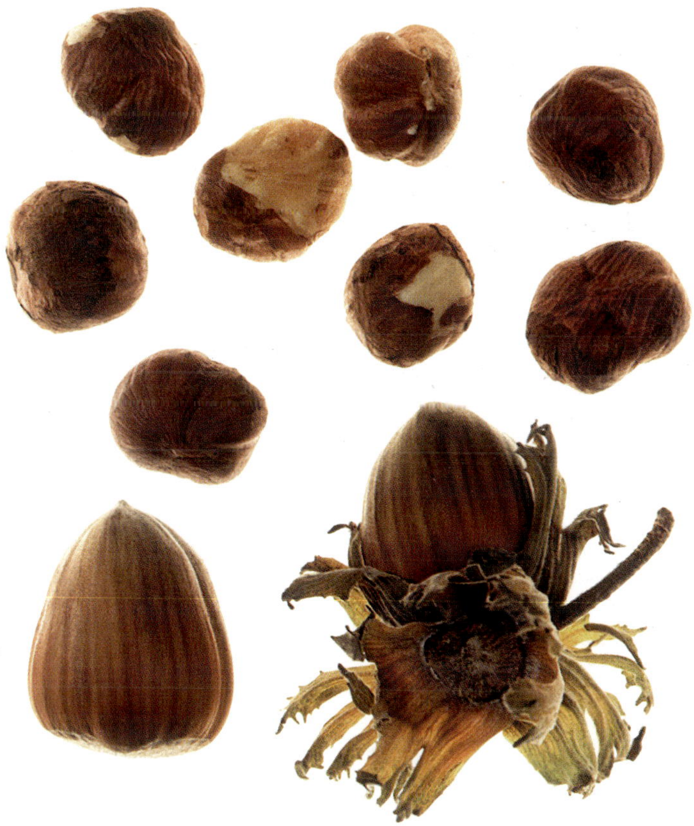

**Empfohlen für/bei:**
Erschöpfung *S. 298*
Stress *S. 292*
Gelenke *S. 304*

# Kürbiskerne

★★★★

Kürbiskerne enthalten viel Zink, Eisen und Kalzium sowie Proteine und B-Vitamine und eignen sich daher hervorragend als Snack. In der Volksmedizin in vielen Teilen der Welt, vor allem in Osteuropa, werden sie als potenzsteigerndes Mittel und zum Schutz vor Prostataerkrankungen eingesetzt.

In Russland beispielsweise köchelt man 100 g ungeschälte Kürbiskerne 20 Minuten lang in 750 ml Wasser und verabreicht Patienten mit Prostatabeschwerden dreimal täglich ein Weinglas voll von diesem Sud. Die Schutzwirkung von Kürbiskernen wird einem pflanzlichen Hormon zugeschrieben, das bislang noch nicht ausreichend erforscht ist.

**Empfohlen bei:**
Stress *S. 292*
Erschöpfung *S. 298*
Hautproblemen *S. 318*

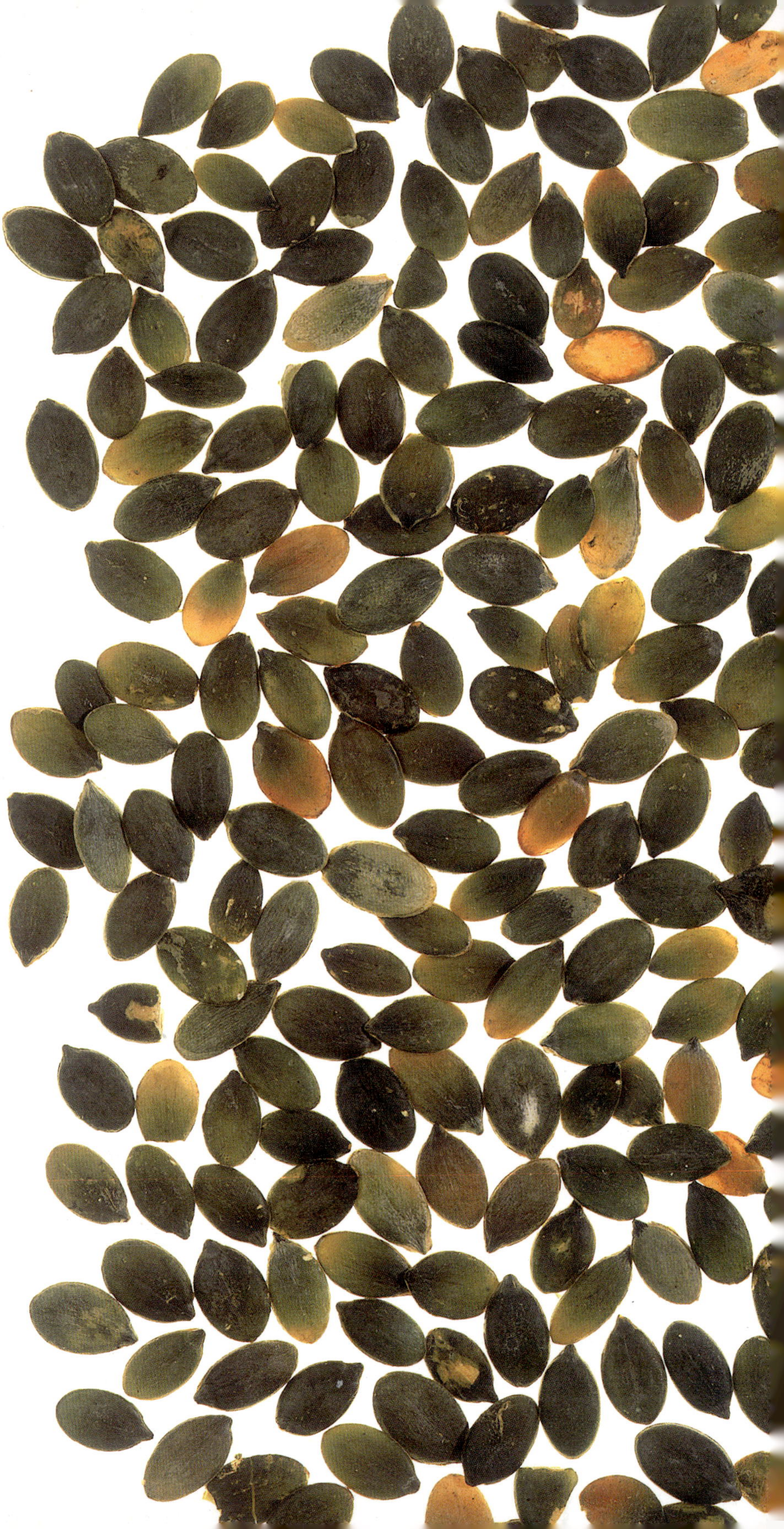

# Sesamsamen

★★★★

Sesamsamen sind besonders empfehlenswert für Vegetarier. Eine gute Handvoll liefert etwa 28 g Protein – das sind etwa zwei Drittel des täglichen Bedarfs durchschnittlich aktiver Menschen. Im Unterschied zu den meisten anderen pflanzlichen Nahrungsmitteln enthalten sie große Mengen der Aminosäure Tryptophan, die für die Gesundheit der Leber und der Nieren wichtig ist, mehrfach ungesättigte Fettsäuren, Vitamin E sowie viele Mineralstoffe: über 7 mg Eisen und 10,3 mg Zink pro 100 g. Am besten isst man Sesamsamen zusammen mit Vitamin-C-reichem Obst oder Gemüse, um die Resorption der Mineralstoffe im Körper zu unterstützen.

Im alten Babylonien – wie noch heute in der ganzen arabischen Welt – wurde aus gemahlenen Sesamsamen und Honig Halva zubereitet und als Potenzmittel gegessen. Paavo Airla, ein anerkannter US-amerikanischer Naturheilkundler, zählt Sesamsamen zu den zehn Nahrungsmitteln, die die sexuelle Energie aufrechterhalten und steigern.

**Empfohlen für / bei:**

Herz und Kreislauf *S. 278*
Erschöpfung *S. 298*

# Sprossen

★★★★

Sprossen sind eine gute Vitamin- und Mineralstoffquelle, eines der lebendigsten, reinsten und nährstoffreichsten Nahrungsmittel, die man sich denken kann. Sie lassen sich auf der Fensterbank ziehen; man braucht dazu nicht einmal einen Blumenkasten. Und man hat die Gewähr, dass das Ergebnis frei von Dünger oder Pestiziden ist.

Sprossen enthalten die in den Samen enthaltenen Nährstoffe in potenzierter Form, z.B. ein großes Spektrum an Vitaminen und Mineralstoffen und, vor allem in einem frühen Wachstumsstadium, ein ganzes Kraftpaket an pflanzlichen Enzymen. Man nimmt an, dass Letztere die körpereigene Enzymproduktion anregen und die Fähigkeit, Fette und Öle im Stoffwechsel zu verarbeiten, steigern.

Eine wissenschaftliche Studie ergab, dass Haferkörner nach dem Keimen einen um fast 1300 Prozent erhöhten Vitamin-$B_2$-Gehalt aufweisen. Nachdem sich grüne Blätter gebildet hatten, betrug der Zuwachs sogar 2000 Prozent. Der Gehalt an Vitamin $B_6$ stieg um 500, der Folsäuregehalt um 600 Prozent. In einer weiteren Studie wurde der Vitamin-C-Gehalt ungekeimter Weizenkörner gemessen und mit dem Vitamin-C-Gehalt der keimenden Körner verglichen. Er stieg in nur fünf Tagen um 600 Prozent.

Es liegt auf der Hand, dass naturreine Sprossen für Krebspatienten eine wertvolle Nahrungsquelle sind. In zahlreichen Kliniken, die Krebs mit natürlichen Mitteln behandeln, wird die Nahrung mit Sprossen angereichert, weil diese die Immunabwehr stärken.

Inzwischen haben viele Supermärkte Sprossen im Sortiment. In Bioläden und Reformhäusern werden Sie auf jeden Fall fündig.

**Empfohlen bei:**

Krebs *S. 264*
Stress *S. 292*
Erschöpfung *S. 298*
Hautproblemen *S. 318*

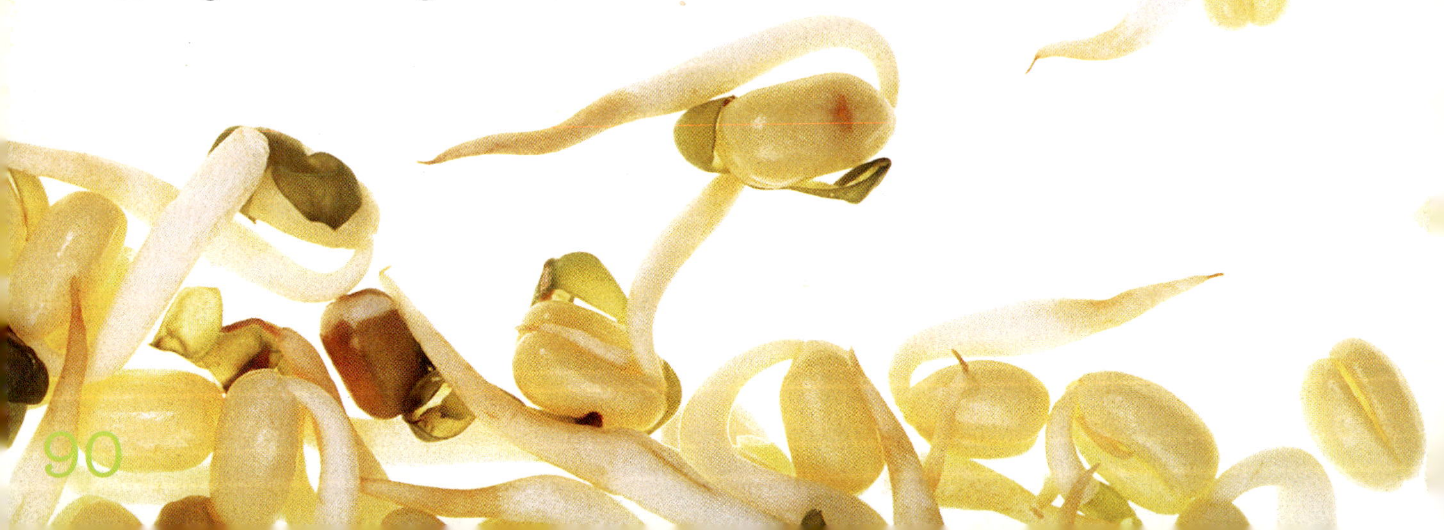

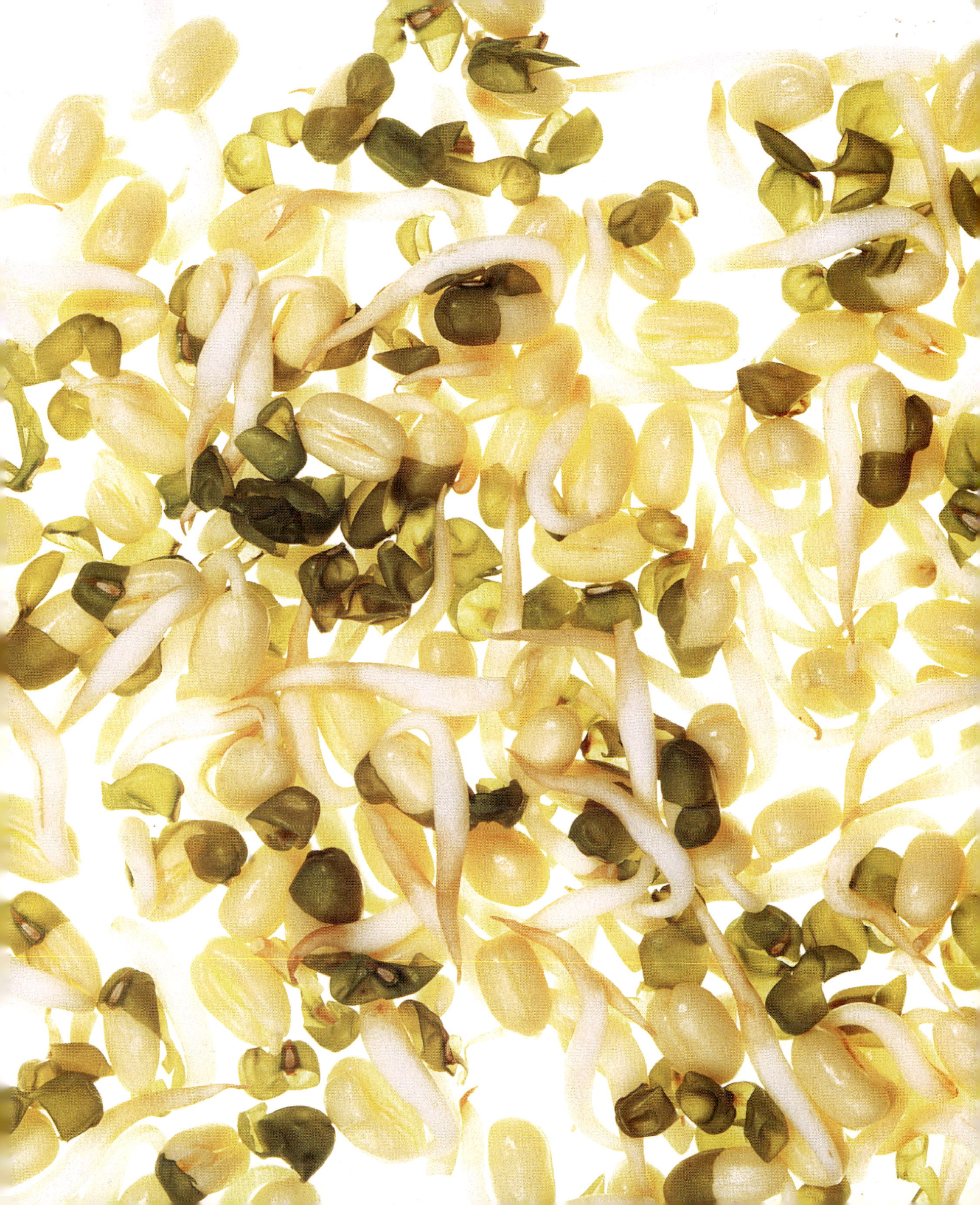

# Sonnenblumenkerne

★★★★

Sonnenblumenkerne haben eine hohe Nährstoffdichte und sind reich an Proteinen, B-Vitaminen, Mineralstoffen und mehrfach ungesättigten Fettsäuren. Geschälte Kerne sollte man daher vor dem Verzehr prüfen: Sie werden leicht ranzig und sind dann sehr ungesund. Frisch geschälte Kerne sind von einem hellen, gleichmäßigen Grau, ranzige sind gelbbraun.

Regelmäßiger Verzehr von Sonnenblumenkernen hilft gegen Erschöpfung, Depression, Reizbarkeit und Antriebslosigkeit. Raucher, die sich das Rauchen abgewöhnen wollen, können sich mit dem Knabbern von Sonnenblumenkernen ablenken.

**Empfohlen bei:**
Stress *S. 292*
Erschöpfung *S. 298*

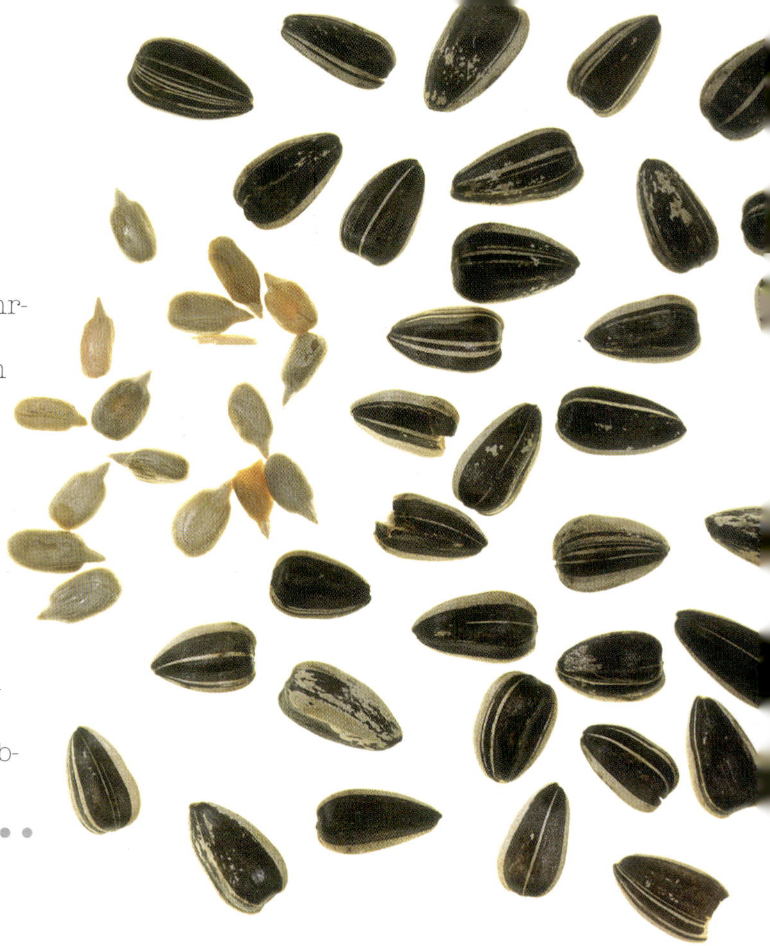

# Walnüsse

★★★★

Walnüsse sind genauso eiweißreich wie Eier, haben einen hohen Gehalt an Omega-3-Fettsäuren und sind eine gute Quelle für Kalium. Außerdem enthalten sie andere Mineralstoffe wie Zink und Eisen. Verzehren Sie sie zusammen mit Vitamin-C-reichen Nahrungsmitteln (z. B. Salat), damit der Körper die Mineralstoffe optimal resorbieren kann.

**Empfohlen für/bei:**
Herz und Kreislauf *S. 278*
Erschöpfung *S. 298*

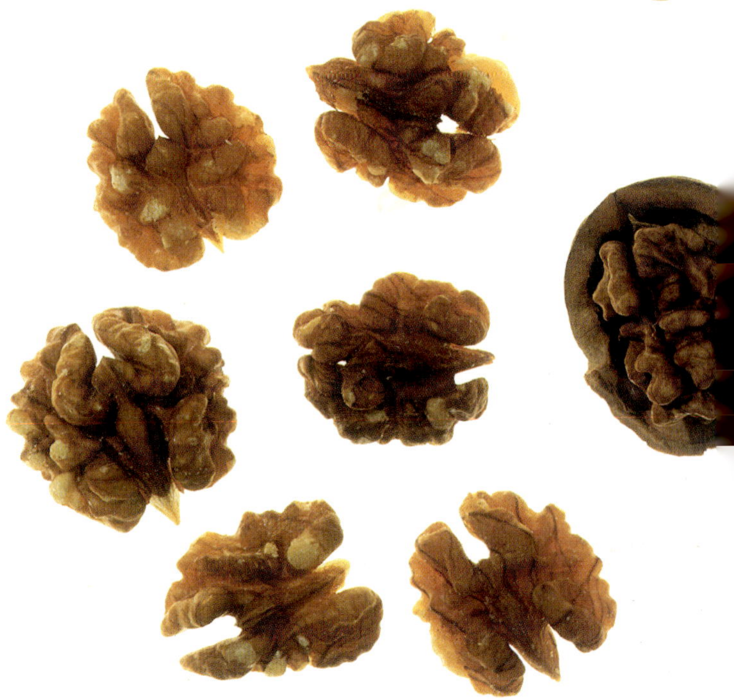

# Maronen

★★★★

Maronen, auch Esskastanien genannt, können nur gekocht verzehrt werden und eignen sich als Zutat für Süßspeisen, pikante Gerichte, Suppen, Füllungen oder Gemüse (z. B. Brokkoli, Rosenkohl). Im Gegensatz zu anderen Nüssen enthalten Maronen praktisch kein Fett und haben nur 170 Kilokalorien pro 100 g. Dank ihres hohen Stärkegehalts lässt sich aus getrockneten Maronen ein hervorragendes glutenfreies Mehl herstellen. Sie enthalten zwar nicht viel Eiweiß, liefern aber die Vitamine $B_1$, $B_2$ und $B_6$ sowie Kalium.

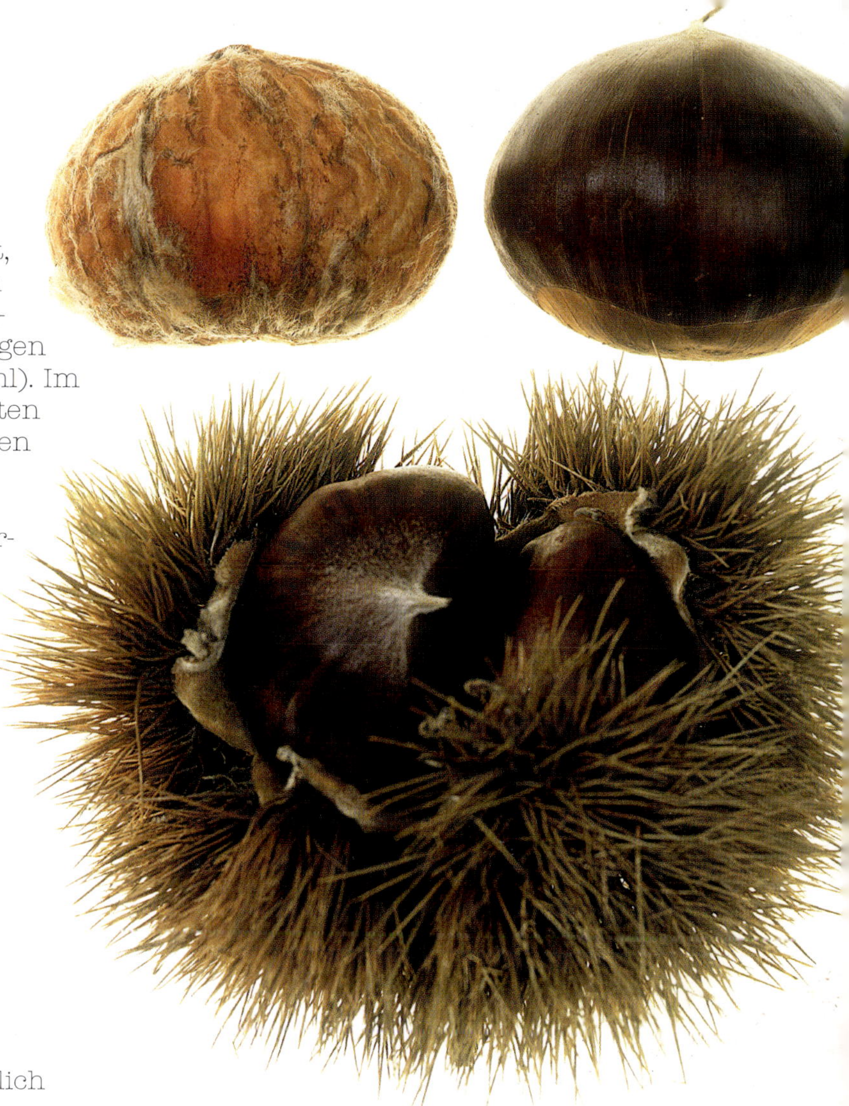

**Empfohlen für/bei:**
Herz und Kreislauf *S. 278*
Erschöpfung *S. 298*

# Erdnüsse

★★★★

Studien zeigten: wer fünfmal wöchentlich einen Teelöffel Erdnussmus zu sich nimmt, verliert pro Woche etwa ein Pfund Gewicht. Erdnüsse enthalten einfach ungesättigte Fettsäuren, die den Cholesterinspiegel senken und Herzerkrankungen vorbeugen. Sie haben einen sehr niedrigen glykämischen Index und schützen vor Altersdiabetes, weil ihr Verzehr den Blutzuckerspiegel kaum erhöht. Außerdem sind sie gute Quellen für Vitamin $B_3$, Folsäure und Proteine.

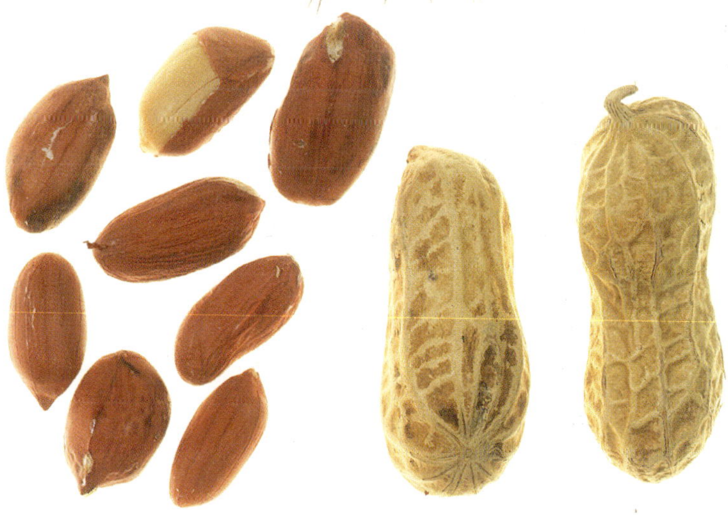

**Empfohlen für/bei:**
Herz und Kreislauf *S. 278*
Erschöpfung *S. 298*

# Milch

★★★★

Kuhmilch ist extrem nährstoffreich und eine erstklassige Quelle für Protein und Kalzium. Sie enthält einige B-Vitamine sowie Eisen und Zink. Ein Glas Milch zwischendurch ist insbesondere für Kinder sehr zu empfehlen.

Wer Magermilch kauft, um seine Fettzufuhr zu drosseln, verzichtet damit allerdings auch auf einen Teil der Vitamine A, D und E, die in Vollmilch enthalten sind. Die Aufspaltung des Milchzuckers (Laktose) erfolgt mit Hilfe des Verdauungsenzyms Laktase.

In der westlichen Welt leiden viele Menschen an Laktasemangel, in der östlichen und südlichen Hemisphäre betrifft er ganze Völker. Die daraus resultierende Laktoseintoleranz erstreckt sich nicht nur auf Milch, sondern auch auf Milchprodukte wie Butter und Käse. Milch gehört nicht für jeden zu den gesündesten Nahrungsmitteln.

**Empfohlen für/bei:**

Stress *S. 292*
Gelenke *S. 304*

# Joghurt

★★★★

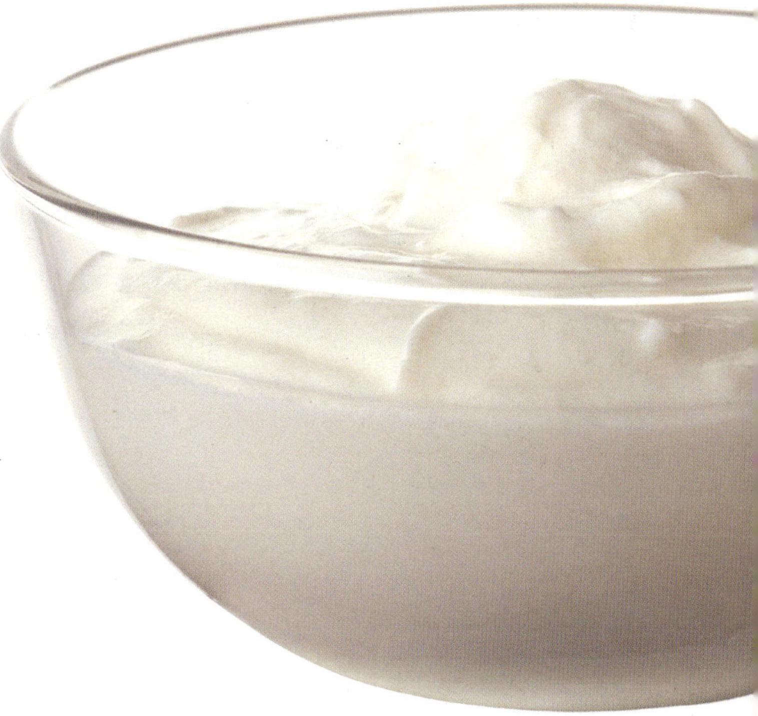

Joghurt unterstützt das Verdauungssystem. Wenn die natürliche Balance zwischen guten und schlechten Darmbakterien gestört ist, kann es zu Gärungsvorgängen, Blähungen, Verstopfung und Resorptionsproblemen kommen. Joghurt enthält den Lactobacillus bulgaricus, ein Milchsäurebakterium, das zur Wiederherstellung einer ausgeglichenen Darmflora beiträgt.

Die im Joghurt enthaltenen Milchsäurebakterien unterstützen die Synthetisierung von B-Vitaminen im Darm und fördern die Resorption von Nährstoffen, vor allem von Kalzium. Sie können sogar eine beginnende Infektion stoppen. Antibiotika zerstören sowohl gute als auch schlechte Darmbakterien. Deshalb sollte man während einer Antibiotikabehandlung möglichst viel Joghurt essen.

**Empfohlen für/bei:**

Verdauungssystem *S. 284*
Stress *S. 292*
Golonke *S. 304*

# Eier

★★★★

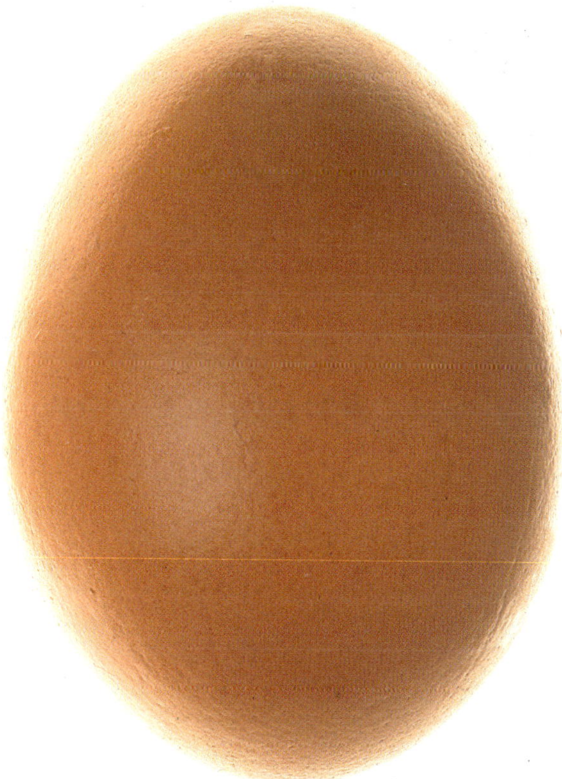

Öko-Eier sind frei von unerwünschten Chemikalien und haben weniger Cholesterin als Eier von Batteriehennen. Cholesterin aus Eiern beeinflusst nur bei ganz wenigen Menschen den Blutcholesterinspiegel. Eier sind leicht verdaulich und liefern Proteine, Zink, B-Vitamine und andere Nährstoffe.

**Empfohlen für/bei:**

Stress *S. 292*
Haut *S. 318*

# Butter

★★★★

Jahrelang wurde behauptet, Margarine sei gesünder als Butter, doch inzwischen hat sich das Blatt gewendet. In moderaten Mengen verzehrt, ist Butter der Gesundheit zuträglicher und außerdem schmackhafter als die meisten Margarinesorten, die häufig schädliche Trans-Fettsäuren enthalten – ungesättigte Fettsäuren, die die Entstehung von Arteriosklerose begünstigen. Butter besteht praktisch nur aus Fett, davon sind 60 Prozent gesättigte Fettsäuren. 100 g Butter enthalten etwa 740 Kilokalorien, aber auch die Vitamine A, D und E. Gesalzene Butter kann bis zu 1300 mg Salz pro 100 g enthalten; es empfiehlt sich daher, ungesalzene Butter zu kaufen. Herkömmliche Butter darf hierzulande lediglich mit Beta-Karotin gefärbt werden. Bei Öko-Butter ist keine Färbung erlaubt.

**Empfohlen für/bei:**

Erschöpfung *S. 298*
Gelenke *S. 304*
Haut *S. 318*

# Käse

★★★★

Seit Jahrtausenden essen Menschen Käse. Für die Römer war er ein so selbstverständlicher Bestandteil der täglichen Ernährung, dass jeder römische Legionär Anspruch auf eine Tagesration hatte.

Es ist besorgniserregend, dass viele Menschen aus Sorge um ihre Figur auf Käse verzichten, nur weil er Fett enthält. Käse ist eine wichtige Quelle für Kalzium, Eiweiß und die Vitamine A, B und D. Kalzium ist für den Aufbau und die Gesundheit von Knochen und Zähnen unentbehrlich. Auch Zink ist in Käse in einer leicht resorbierbaren Form enthalten – 100 g Käse decken ein Viertel des täglichen Bedarfs bei Erwachsenen. Bei Männern kann Zinkmangel zu Impotenz führen. Vor allem Kinder und Jugendliche sollten aufgrund ihres hohen Kalziumbedarfs viel Käse essen. In Deutschland und in der Schweiz ist der Käsekonsum in den letzten Jahren gestiegen.

Bei Migränepatienten kann das in Käse enthaltene biogene Amin Tyramin unter Umständen Anfälle auslösen. Wer an einer Kuhmilchallergie leidet, verträgt dagegen Ziegen- und Schafskäse häufig gut – es sei denn, es liegt gleichzeitig eine Schafs- oder Ziegenmilchallergie vor. Die meisten Ziegenkäsesorten sind von weicher Konsistenz und haben ein mildes Aroma. Spanischer Manchego, ein Hartkäse aus Schafsmilch, schmeckt vollmundig und mildwürzig. Französischer Roquefort, italienischer Pecorino und griechischer Feta gehören zu den Schafskäsen mit kräftigerem Geschmack.

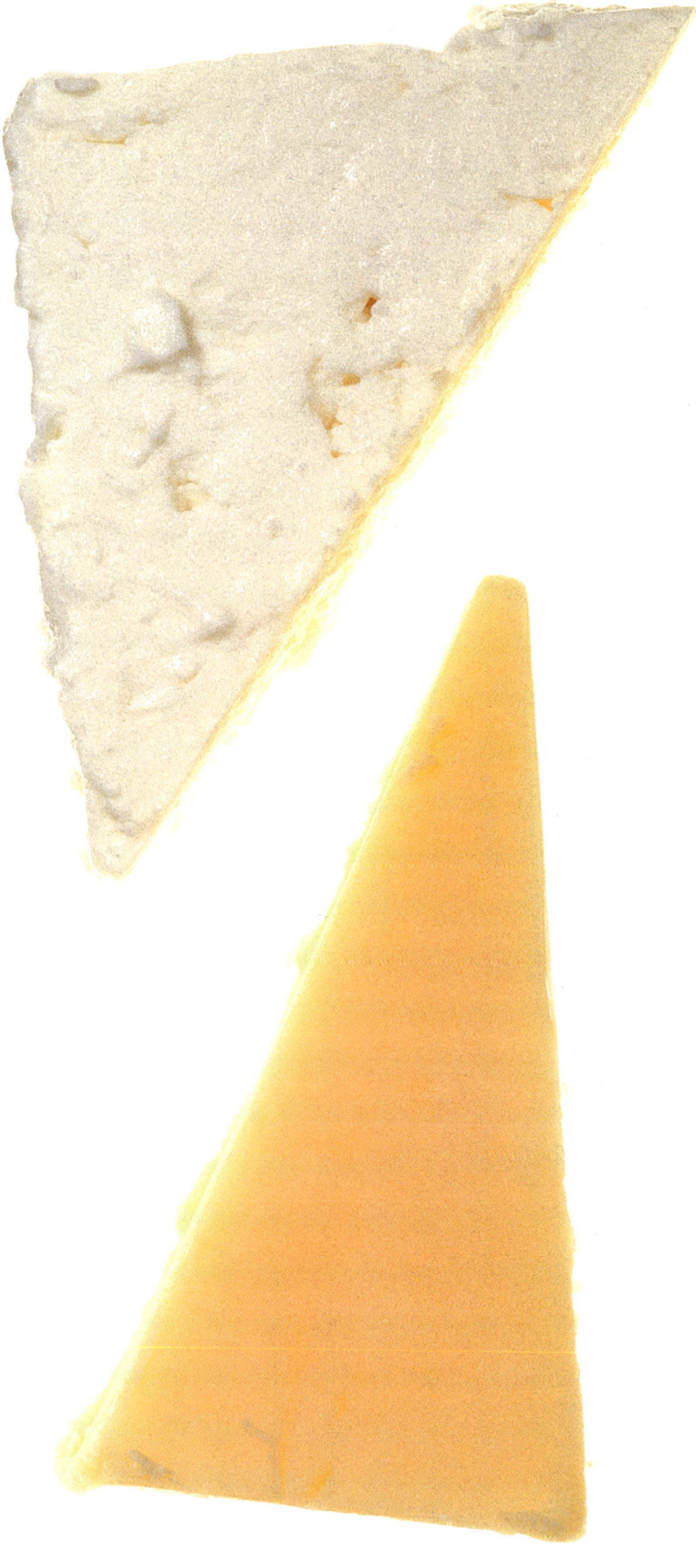

**Empfohlen bei:**

Erschöpfung *S. 298*
Stress *S. 292*

# Rind, Lamm

★★★★

Rind- und Lammfleisch sind gute Quellen für Eiweiß, Eisen, Zink und B-Vitamine. Fleisch von Tieren aus Freilandhaltung enthält konjugierte Linolsäure (CLA), eine Fettsäure, die vor Arterienverkalkung schützen und den Körperfettanteil reduzieren soll. Bio-Fleisch enthält viel weniger gesättigte Fettsäuren als Fleisch aus Massentierhaltung und keinerlei Rückstände von Hormonen, Antibiotika, Pestiziden und Insektiziden. Ein zu hoher Konsum von rotem Fleisch wird mit einem erhöhten Darmkrebsrisiko in Verbindung gebracht, aber drei Portionen pro Woche sind in Ordnung.

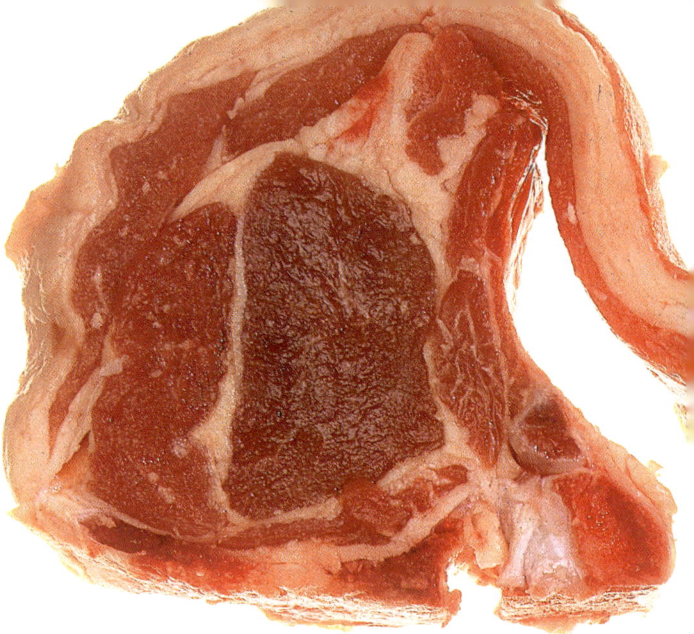

**Empfohlen bei:**
Erschöpfung *S. 298*

# Leber

★★★★

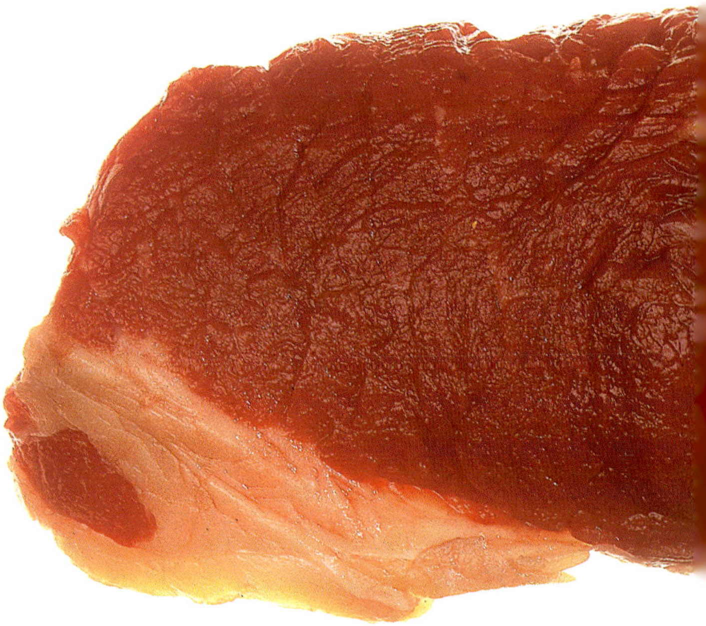

Leber enthält wertvolle essenzielle Nährstoffe, wird aber heutzutage viel zu wenig gegessen. Sie liefert Eisen und Zink in leicht resorbierbarer Form und mehr Vitamin A und $B_{12}$ als jede andere Nahrungsquelle. Eine Frau, die schwanger werden will, sollte allerdings keine Leber essen, denn eine zu hohe Vitamin-A-Zufuhr kann zu Missbildungen beim Ungeborenen führen. Eine durchschnittliche Portion Leber liefert die fünffache Menge der benötigten Vitamin-A-Tagesdosis.

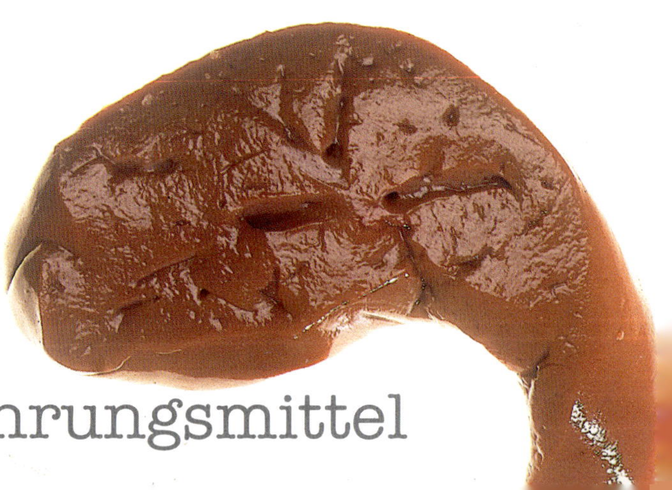

**Empfohlen bei:**
Stress *S. 292*
Erschöpfung *S. 298*

# Hähnchen

★★★★

Hähnchen vom Bio-Bauernhof schmecken nicht nur besser als Broiler aus der Massentierhaltung, sie sind auch um vieles gesünder. Ihr Fleisch enthält keinerlei Antibiotika oder Wachstumshormone. Es ist fettärmer als rotes Fleisch oder Fleisch von konventionell gezüchteten Masthähnchen und liefert mehr gesunde Omega-3-Fettsäuren als diese. Der größte Fettanteil steckt in der Haut, die sich leicht entfernen lässt.

Freilaufende Vögel bauen mehr Muskelmasse und damit mehr Eiweiß auf als eingesperrte. Darüber hinaus ist Hähnchenfleisch eine exzellente Quelle für B-Vitamine und liefert die Mineralstoffe Eisen und Zink in leicht resorbierbarer Form. Hühnersuppe stärkt bei Infektionskrankheiten nicht nur die Abwehrkräfte, sondern auch die Psyche.

**Empfohlen für / bei:**
Herz und Kreislauf *S. 278*
Stress *S. 292*

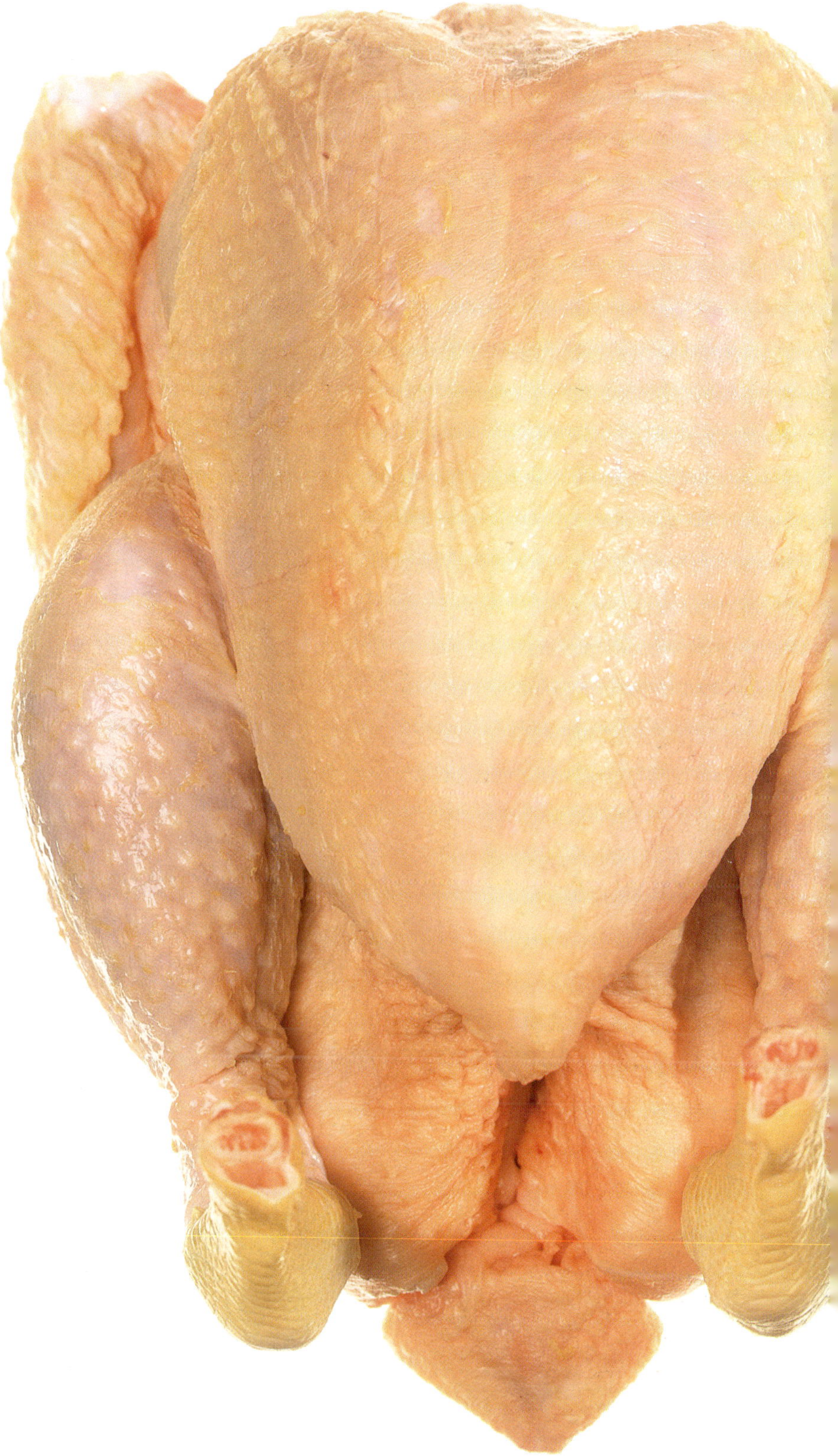

# Fetter Fisch

★★★★

Fetter Fisch ist eine der besten Quellen für Omega-3-Fettsäuren, die für die Gesundheit von größter Bedeutung sind.

Der britische Biochemiker Hugh Sinclair stellte fest, dass die Inuit, die sich vor allem von Walfleisch und Fisch ernährten (was wegen des hohen Gehalts an gesättigten Fettsäuren nach damaligem Kenntnisstand als herzschädlich galt), nur selten an Herz-Kreislauf-Erkrankungen litten. Um des Rätsels Lösung zu finden, setzte sich Sinclair selbst für 100 Tage auf »Waldiät«. Am Ende seines Selbstversuchs waren die Anzahl seiner Blutplättchen und sein Cholesterinspiegel gesunken. Er begann nun ebenso leicht zu bluten wie die Inuit. Irgendeine Substanz in der Nahrung musste sein Blut verdünnt haben. Schließlich stellte sich heraus, dass es sich bei dem geheimnisvollen Stoff um essenzielle Fettsäuren handelte. Besonders wichtig schienen die Omega-3-Fettsäuren zu sein.

Früher nahmen wir aufgrund einer anderen Ernährungsweise Omega-3- und Omega-6-Fettsäuren in einem relativ ausgewogenen Verhältnis zu uns. Diese Balance ging im letzten Jahrhundert verloren: Während der Konsum von Pflanzenölen und raffiniertem Getreide stieg, sank der Verzehr von fettem Fisch. Eine mangelhafte Versorgung mit Omega-3-Fettsäuren ist möglicherweise mitverantwortlich für die Zunahme depressiver Erkrankungen, Herzkrankheiten sowie für Verhaltensstörungen bei Jugendlichen und eine Reihe weiterer Krankheiten.

Einige Arten sind durch Überfischung der Meere inzwischen vom Aussterben bedroht. Darüber hinaus sind viele Fischarten stark mit Umweltgiften belastet und sollten aus diesem Grund nur selten auf dem Speiseplan stehen. Die gesündesten Fische gehören nicht zu dieser Gruppe: Heringe (u.a. Sprotten), Makrelen, Sardinen, Forellen (keine Zuchtforellen), Sardellen und Zuchtkarpfen können Sie bedenkenlos essen. Magere Seefische wie Kabeljau, Seezunge, Weißbarsch und Heilbutt stellen eine gute Proteinquelle dar, sind aber teilweise im Bestand gefährdet.

**Empfohlen für/bei:**

Herz und Kreislauf *S. 278*
Erschöpfung *S. 298*
Gelenke *S. 304*

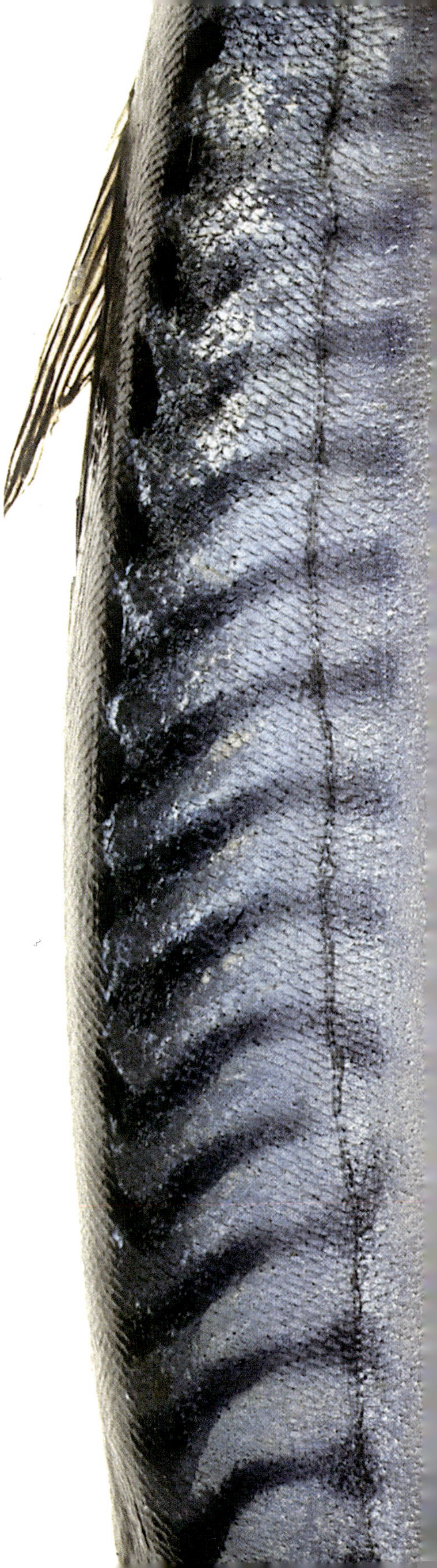

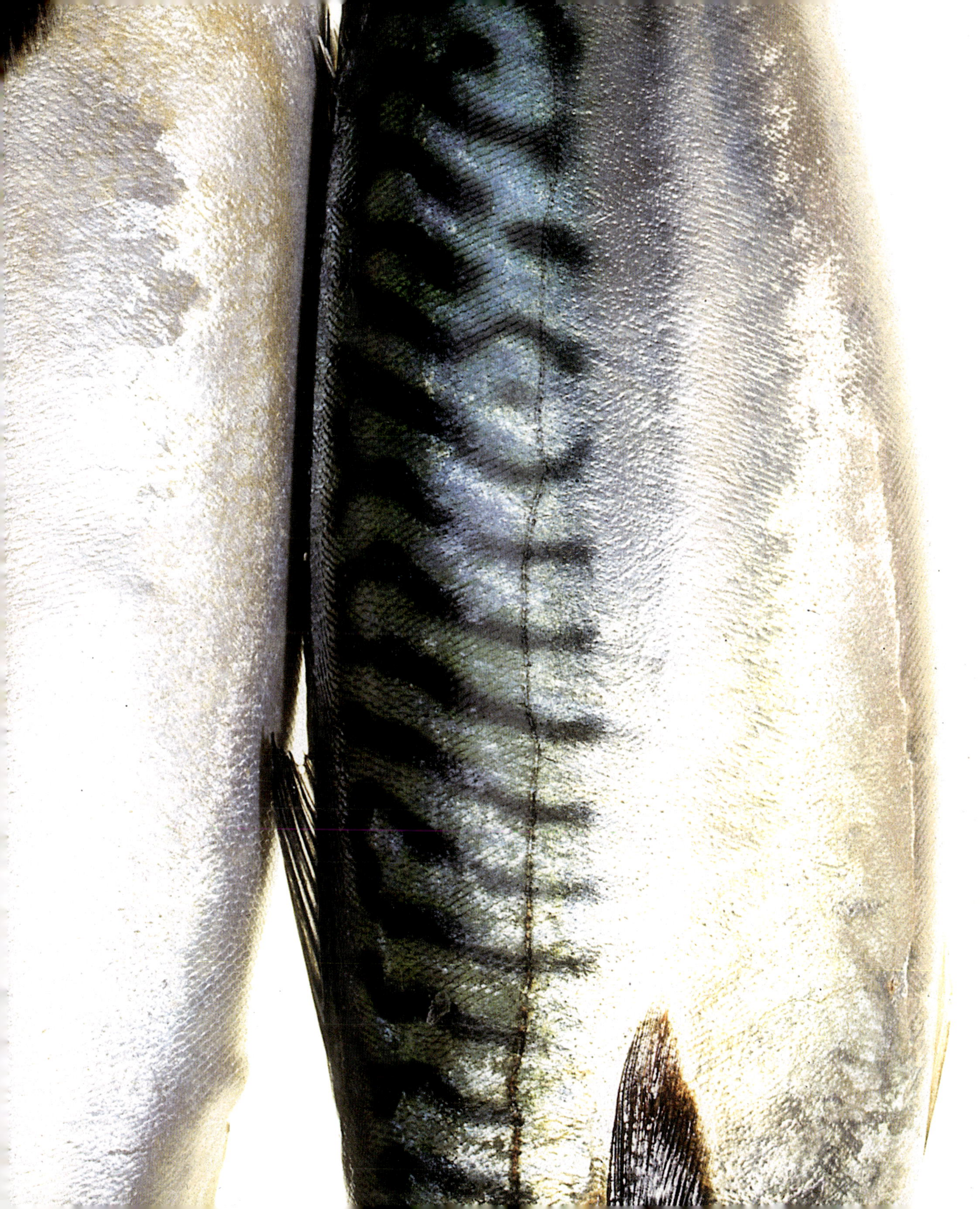

# Weichtiere

★★★★

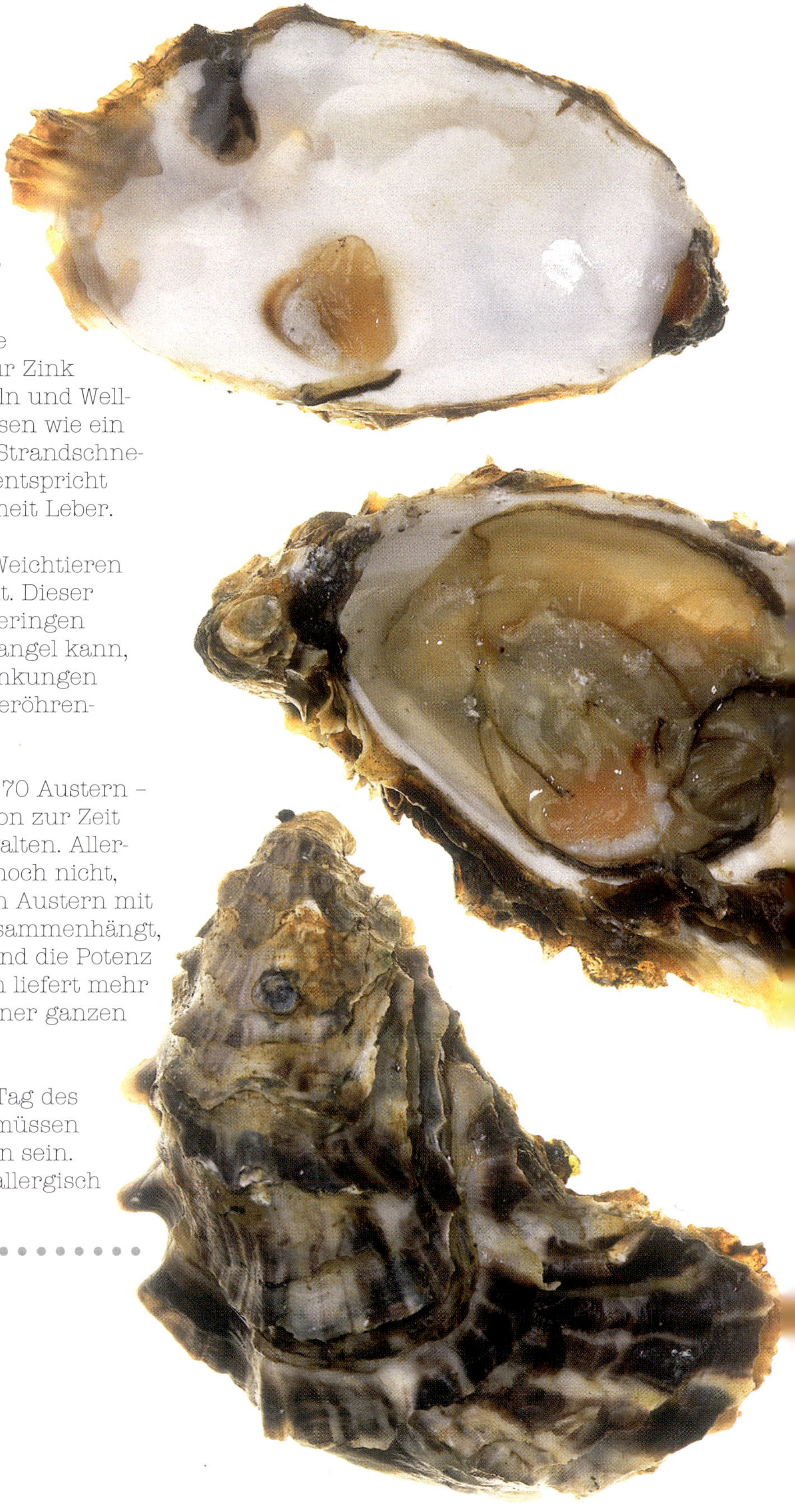

Zu den Weichtieren gehören u.a. Muscheln (z.B. Austern, Herzmuscheln, Venusmuscheln, Kammmuscheln) und Schnecken (z.B. Wellhornschnecken, Strandschnecken). Insbesondere Austern sind eine gute Quelle für Zink und enthalten, wie Herzmuscheln und Wellhornschnecken, genauso viel Eisen wie ein Filetsteak. Der Eisengehalt von Strandschnecken ist sogar noch höher und entspricht einer äquivalenten Gewichtseinheit Leber.

Was noch für den Verzehr von Weichtieren spricht, ist ihr hoher Selengehalt. Dieser Mineralstoff wird häufig in zu geringen Mengen aufgenommen. Selenmangel kann, so wird vermutet, zu Herzerkrankungen führen und das Risiko für Speiseröhren- und Prostatakrebs erhöhen.

Angeblich aß Casanova pro Tag 70 Austern – vermutlich deshalb, weil sie schon zur Zeit der Römer als Aphrodisiakum galten. Allerdings wussten die Römer wohl noch nicht, dass die anregende Wirkung von Austern mit ihrem hohen Gehalt an Zink zusammenhängt, das für die Spermaproduktion und die Potenz wichtig ist. Ein Dutzend Austern liefert mehr Zink, als der Körper während einer ganzen Woche braucht.

Weichtiere sollte man noch am Tag des Einkaufs verzehren. Muscheln müssen vor dem Kochen fest geschlossen sein. Ach-tung: Viele Menschen sind allergisch gegen Weichtiere.

**Empfohlen bei:**

Krebs *S. 264*
Stress *S. 292*
Erschöpfung *S. 298*

# Krustentiere

★★★★

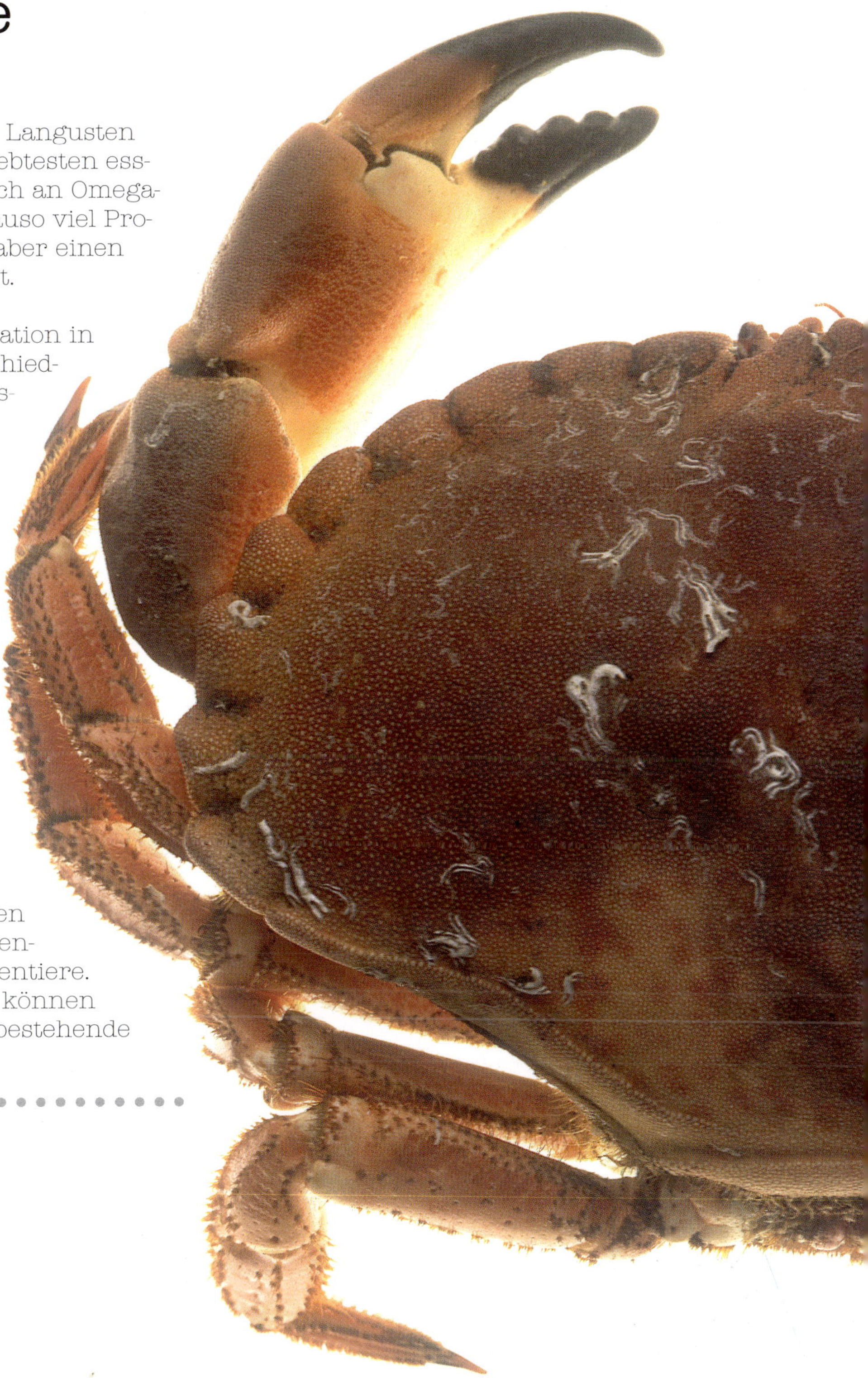

Krabben, Hummer, Garnelen, Langusten und Langostinos sind die beliebtesten essbaren Krebstiere. Sie sind reich an Omega-3-Fettsäuren und liefern genauso viel Protein wie weißer Fisch, haben aber einen wesentlich höheren Salzgehalt.

Über die Cholesterinkonzentration in Krustentieren gibt es unterschiedliche Ansichten, doch die meisten Experten raten nur dann vom Verzehr ab, wenn eine ererbte Neigung zu einem erhöhten Cholesterinspiegel vorliegt. Wer regelmäßig Krebse zu sich nimmt, erhöht sein Risiko für Herzerkrankungen in der Regel nicht.

Alle Krustentiere stellen eine hochwertige, nährstoffreiche Alternative zu Fleisch dar. Sie enthalten viel Selen und Tryptophan und sind eine außerordentliche gute Quelle für die Vitamine $B_{12}$ und D sowie für Eisen und Zink. Leider sind viele Menschen allergisch gegen Krustentiere. Aufgrund ihres Puringehalts können diese außerdem eine bereits bestehende Gicht verschlimmern.

**Empfohlen für/bei:**

Herz und Kreislauf *S. 278*

Stress *S. 292*

Erschöpfung *S. 298*

# Basilikum

★★★★

Basilikum ist ein Gewürzkraut, das in der Mittelmeerküche traditionell zu Tomaten gereicht oder mit anderen Zutaten zu grünem Pesto verarbeitet wird. Es wirkt sowohl tonisierend als auch beruhigend. Wenn flatternde Nerven Sie am Schlafen hindern, essen Sie zur Entspannung abends eine gute toskanische oder provenzalische Basilikumsuppe.

**Empfohlen für/bei:**
Verdauungssystem *S. 284*
Stress *S. 292*

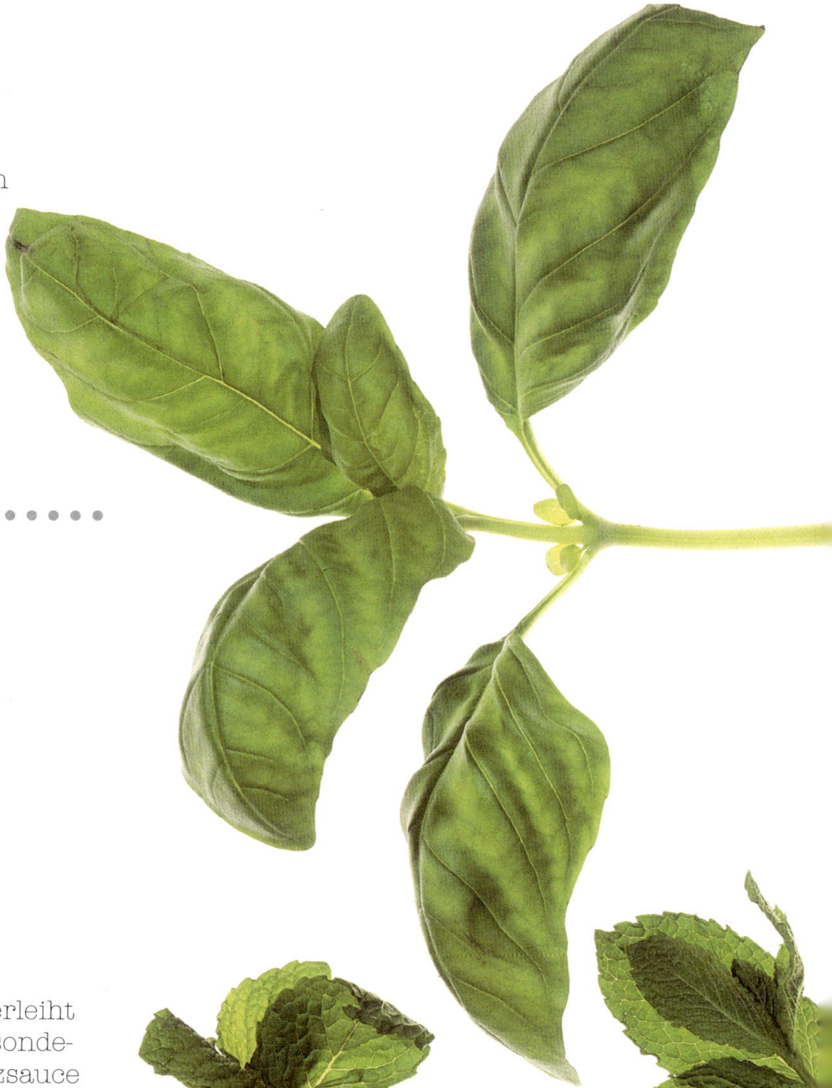

# Minze

★★★★

Minze gibt es in vielerlei Arten; oft verleiht sie leichten Sommergerichten ihr besonderes Aroma. Nachdem Lamm mit Minzsauce außerhalb Großbritanniens lange Zeit als kulinarische Sünde galt, hat man inzwischen entdeckt, auf welch wohltuende Weise Minze die Verdauung fördern kann. Zu diesem Zweck wird im Orient, insbesondere in Nordafrika, gerne Minztee gereicht. Da Minze außerdem leicht stimulierend auf Herz und Nerven wirkt, empfiehlt sie sich als Alternative zu Kaffee.

**Empfohlen für:**
Herz und Kreislauf *S. 278*
Verdauungssystem *S. 284*

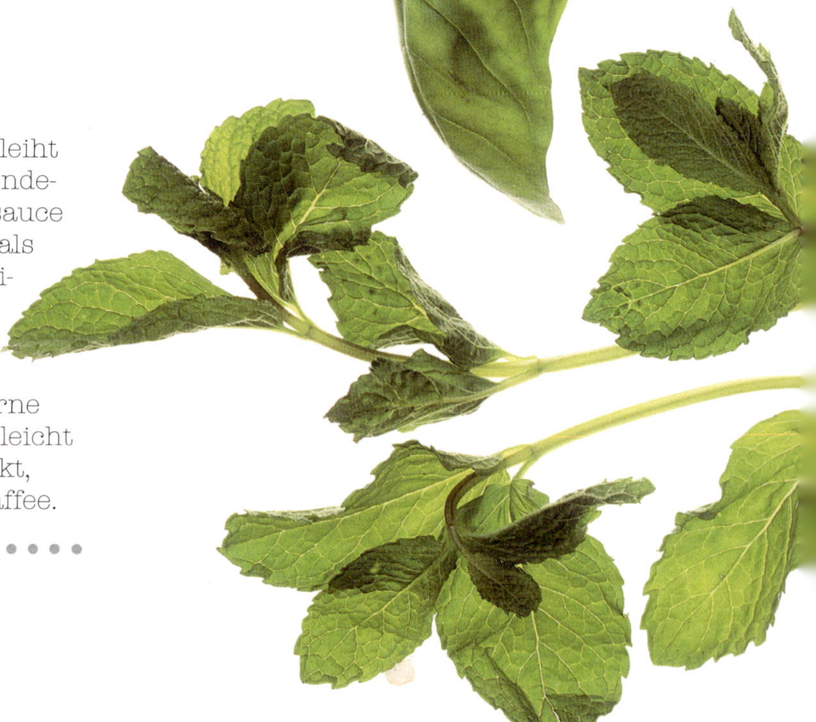

# Oregano

★★★★

Oregano verleiht Pizza ihren charakteristischen Geschmack. Getrocknet ist er fast genauso köstlich wie frisch. Krankheitskeime im Atemtrakt tötet er effektiv ab, gerade im Winter sollte man deshalb viel davon essen. Oregano hilft auch gegen Magen-Darm-Koliken.

**Empfohlen für:**
Verdauungssystem *S. 284*
Atmungsorgane *S. 312*

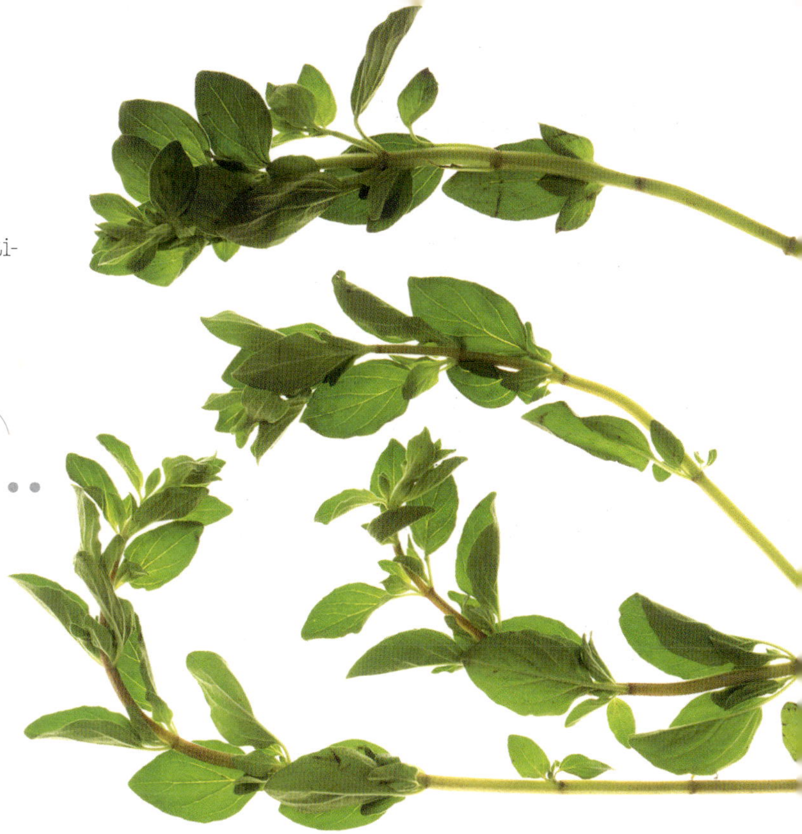

# Schnittlauch

★★★★

Schnittlauch gehört wie Knoblauch und Zwiebeln zu den Zwiebelgewächsen und hat mit diesen viele gesundheitsfördernde Eigenschaften gemeinsam. Er besitzt jedoch ein milderes Aroma und eignet sich beispielsweise zum Würzen köstlicher Saucen. Die malvenfarbenen Blüten sind ebenfalls essbar und sehen als Garnierung eines Sommersalats ausgesprochen hübsch aus.

**Empfohlen für/bei:**
Krebs *S. 264*
Herz und Kreislauf *S. 278*

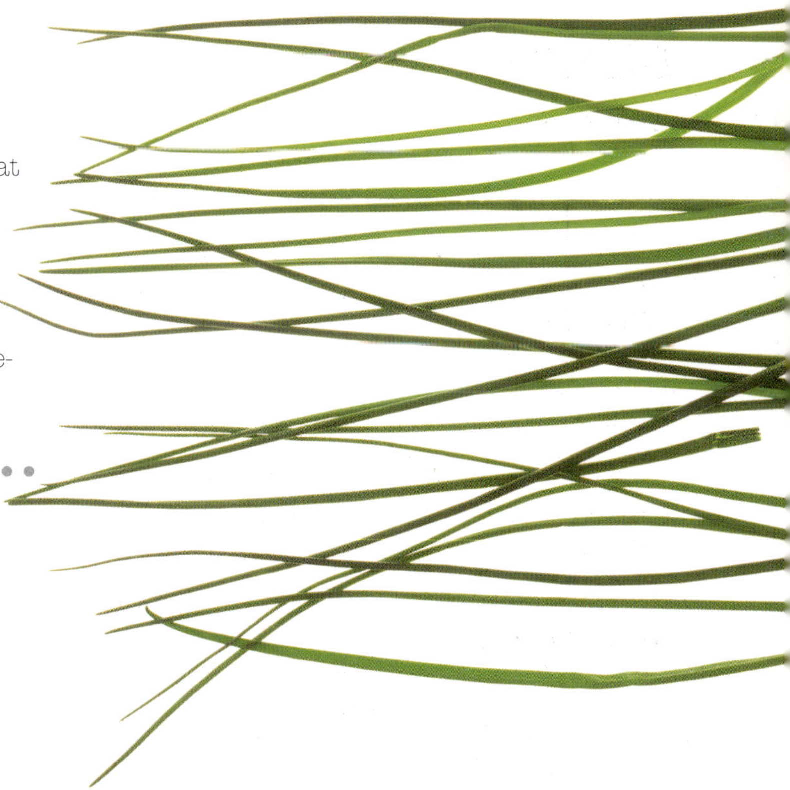

# Salbei

★★★★

Einen Gänsebraten mit Salbei und Zwiebeln zu füllen, ist wahre Küchenmedizin, denn Salbei fördert die Verdauung von reichhaltigem Essen. Italienische Köche geben immer ein Blatt Salbei in die Pfanne, wenn sie Wurst oder Schweinefleisch braten.

Salbei stimuliert das zentrale Nervensystem und regt den Appetit an. Das macht ihn zu einem Stärkungsmittel für Genesende und Menschen, die unter Stress oder nervöser Erschöpfung leiden. Dank seiner entzündungshemmenden Wirkung hilft er bei Atemwegserkrankungen. Aus Wein und Salbeiblättern lässt sich Salbeiwein zubereiten, der bei Erschöpfung oder nach überstandener Virusinfektion kräftigend wirkt.

In der Schwangerschaft und in der Stillzeit sollten Frauen keinen Salbei zu sich nehmen, denn dies kann zum Versiegen der Muttermilch führen. Auch als Heilkraut sollte man ihn nicht länger als eine Woche anwenden.

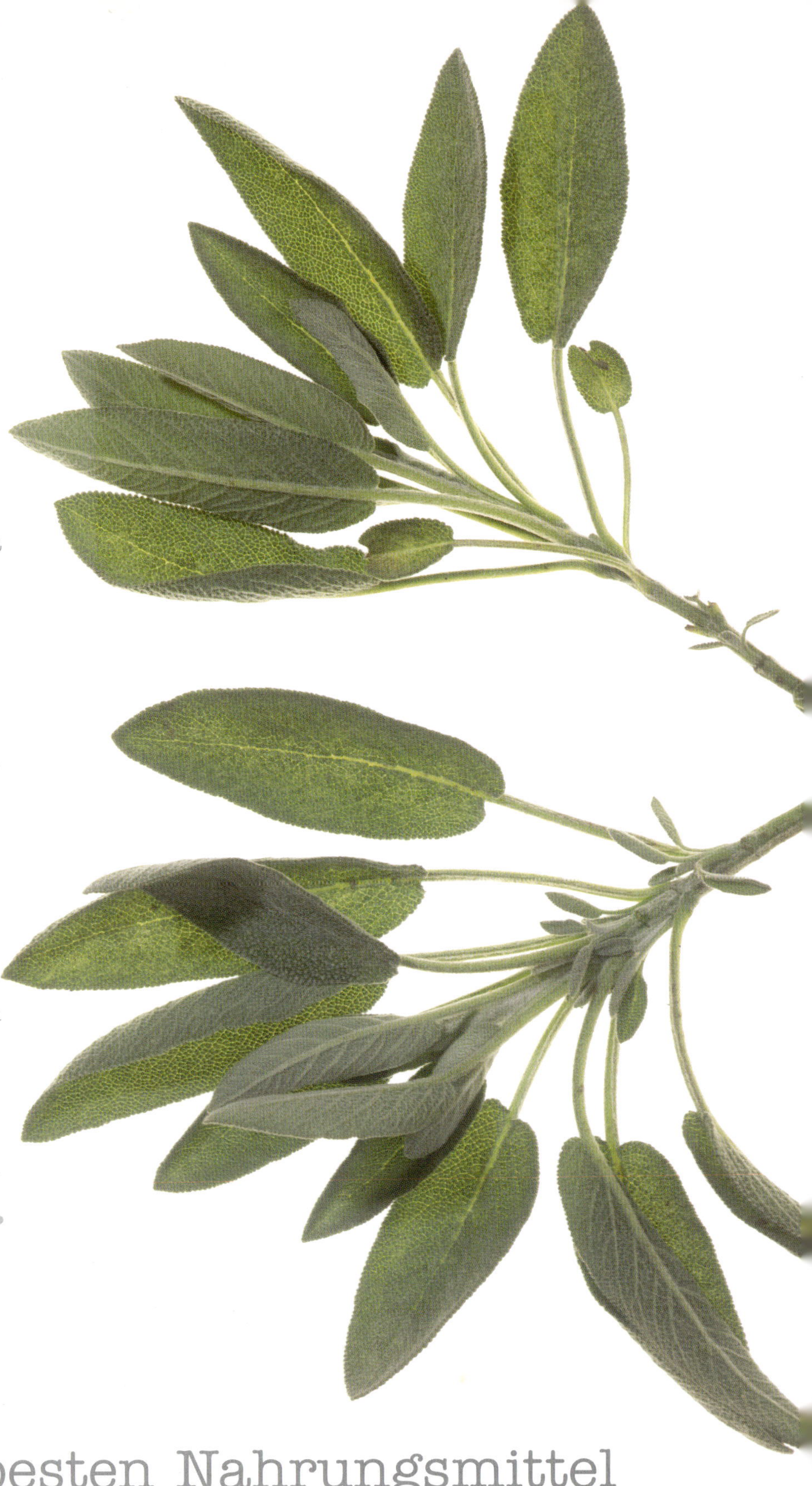

**Empfohlen für/bei:**
Verdauungssystem *S. 284*
Stress *S. 292*
Atmungsorgane *S. 312*

# Majoran

★★★★

Echter Majoran ist eine Variante des im Mittelmeerraum beheimateten wilden Majorans bzw. Oreganos (*S. 106*) und wird in vielen Ländern der gemäßigten Zone kultiviert. Sein Aroma ist etwas milder als das seiner wilden Verwandten. Im Mittelalter benutzte man Majoran zur Parfümierung von Räumen und als Bestandteil von Möbelpolitur.

Es dürfte kaum überraschen, dass Majoran und Oregano ähnliche Eigenschaften haben. Majoran wird besonders wegen der beruhigenden Eigenschaften seines ätherischen Öls geschätzt. Aus den Blättern lässt sich ein Tee zubereiten, der Erkältungskrankheiten und Bronchitis lindert. Fein gehackt dienen die frischen Blätter zum Würzen von Wurst, Suppen, Saucen und zum Aromatisieren von Salaten.

**Empfohlen für/bei:**
Verdauungssystem *S. 284*
Stress *S. 292*

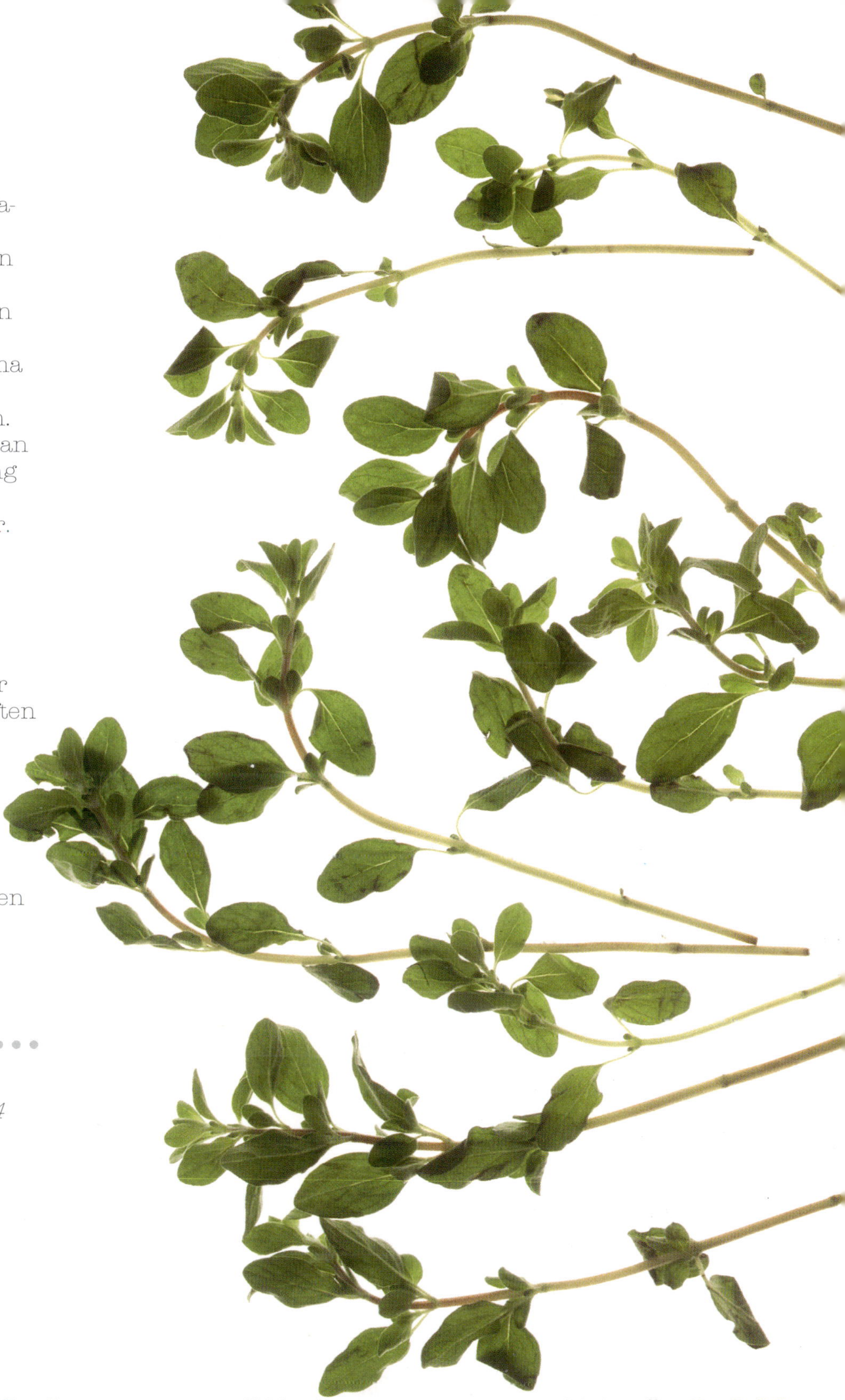

# Petersilie

★★★★

Petersilie enthält viel Vitamin A und C, Eisen, Kalzium und Kalium sowie Chlorophyll. Verwenden Sie sie frisch und gehen Sie verschwenderisch damit um.

Naturheilkundler schätzen Petersilie wegen ihrer harntreibenden Wirkung. Petersilientee ist ein altes Hausmittel zur Förderung der Verdauung: Petersilientee erhielten im Ersten Weltkrieg auch Soldaten, die an Nierenproblemen oder Ruhr litten. Petersilie stimuliert die Ausscheidung von Harnsäure und eignet sich daher zur Behandlung von rheumatischen Erkrankungen und Gicht.

Um in den Genuss der wertvollen Inhaltsstoffe zu kommen, fügen Sie frisch gepresstem Gemüsesaft frische Petersilie hinzu.

**Empfohlen für:**
Verdauungssystem *S. 284*
Gelenke *S. 304*
Harntrakt *S. 324*

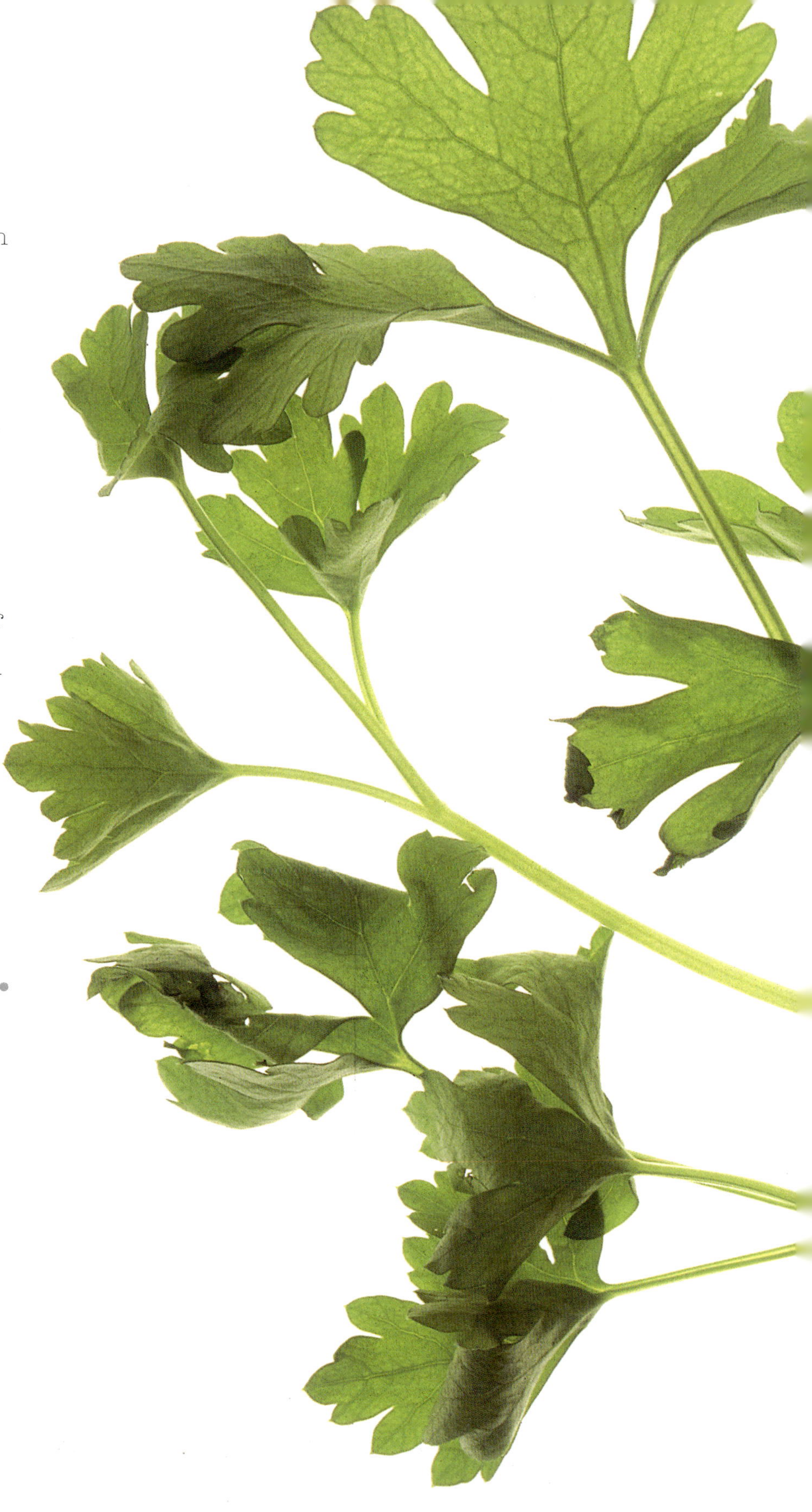

# Rosmarin

★★★★

Rosmarin stammt ursprünglich aus dem heißen, trockenen Mittelmeerraum und diente dort lange Zeit als Heil- und Würzkraut. Bei uns ist er hauptsächlich als Gewürz für mediterranen Lammbraten und Brathähnchen bekannt. Er stimuliert die Produktion von Gallenflüssigkeit und regt dadurch die Fettverdauung an. Rosmarintee wirkt kreislaufanregend und hilft gegen Blähungen. Rosmarinöl besitzt eine stark antiseptische Wirkung.

Rosmarinwein hilft in geringen Dosen gegen Erschöpfungszustände, z.B. schlechtes Gedächtnis, Überanstrengung und nervöse Spannungen.

**Empfohlen für/bei:**
Verdauungssystem *S. 284*
Stress *S. 292*

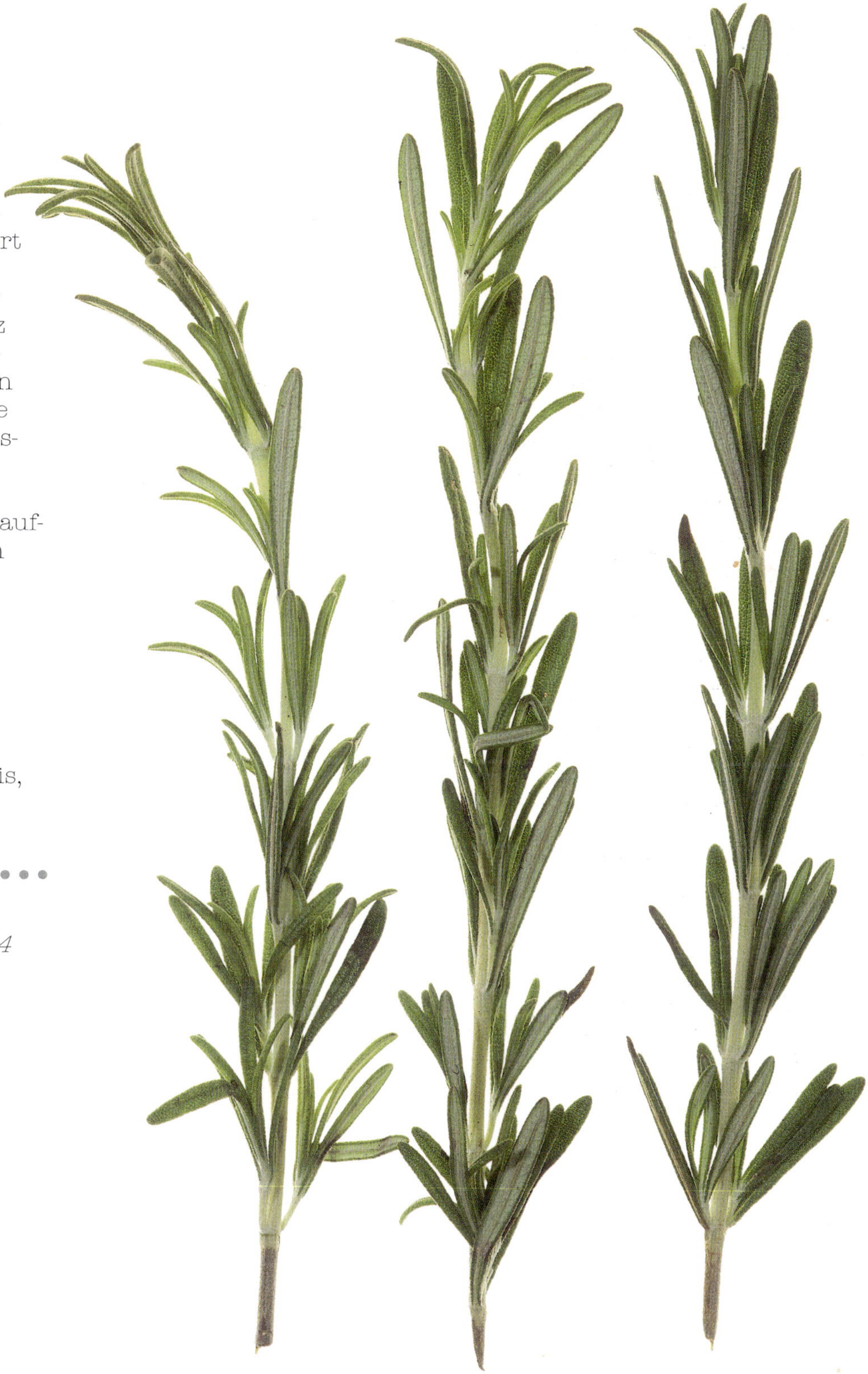

# Bohnenkraut

★★★★

Bohnenkraut gehört zu den ältesten bekannten Würzkräutern. Die Römer verwendeten es oft zur Aromatisierung von Saucen. Wie sein Name vermuten lässt, eignet sich dieses leicht pfeffrig schmeckende Kraut ausgezeichnet zum Würzen von Bohnengerichten. Es fördert die Verdauung, lindert Blähungen und wirkt antiseptisch auf den Darm. Probieren Sie es als Gewürz für Spalterbsen, Dicke Bohnen und Linsen.

**Empfohlen für:**
Verdauungssystem *S. 284*

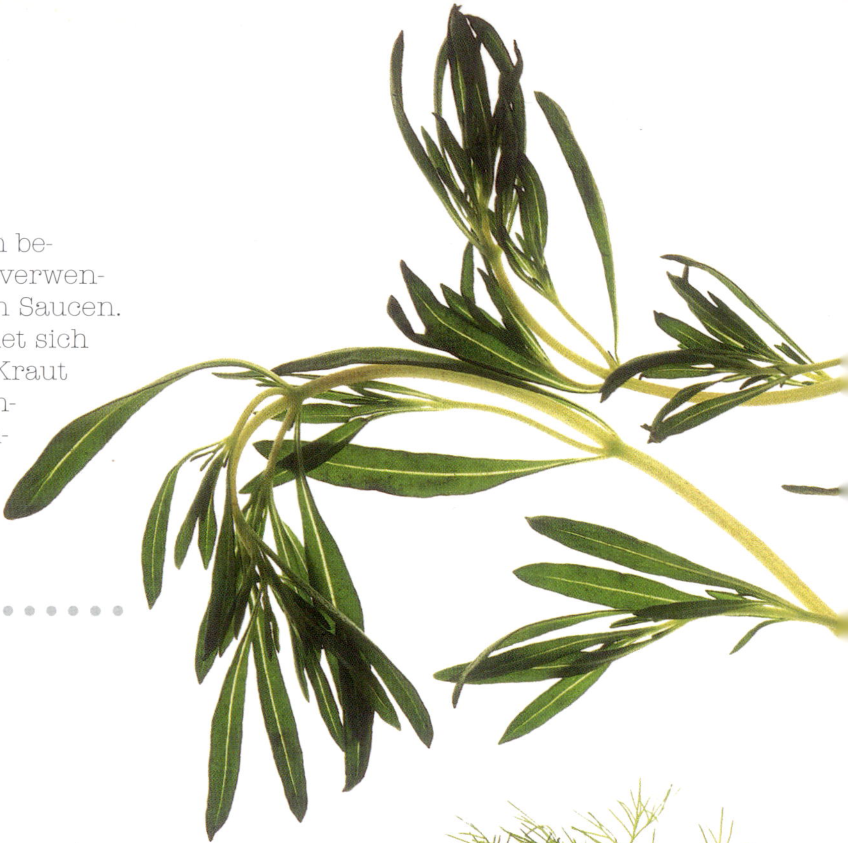

# Fenchel

★★★★

Das Kraut des Gewürzfenchels ist eine klassische Zutat des Fischsuds oder -fonds, der als Basis für viele Fischgerichte und -suppen dient. Gehackte Fenchelblätter eignen sich auch zum Würzen von Mayonnaise, die beispielsweise zu kaltem Fisch gereicht werden kann. Fenchel passt gut zu fettreichem Fisch, z. B. Makrelen. Fencheltee lindert Verdauungsprobleme, Blähungen, Völlegefühl und Magenverstimmungen.

**Empfohlen für:**
Verdauungssystem *S. 284*

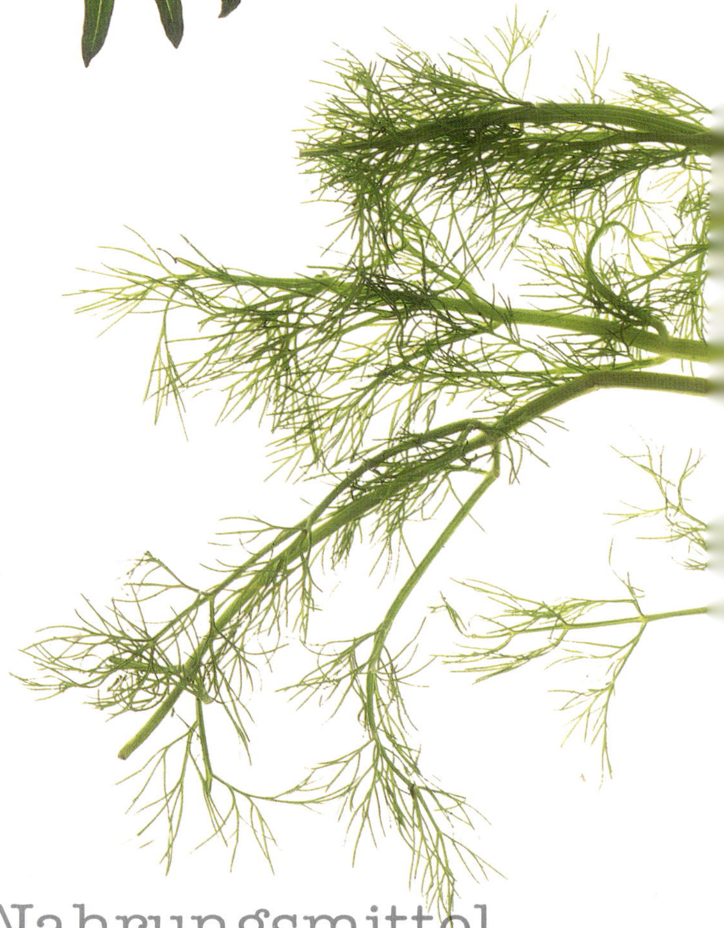

# Estragon

★★★★

Diese Beifußart zeichnet sich durch ein delikates, charakteristisches Aroma aus. Estragon wird häufig zum Würzen von Brathähnchen, Saucen, Omeletts oder als Zusatz für Weinessig verwendet. Getrocknet ist er allerdings nicht halb so aromatisch wie frisch. Estragon lindert Blähungen und hilft bei einem übersäuerten Magen. Estragon sollte jedoch nicht als Heilpflanze eingesetzt werden, weil er die erbgutschädigende Substanz Estragol enthält.

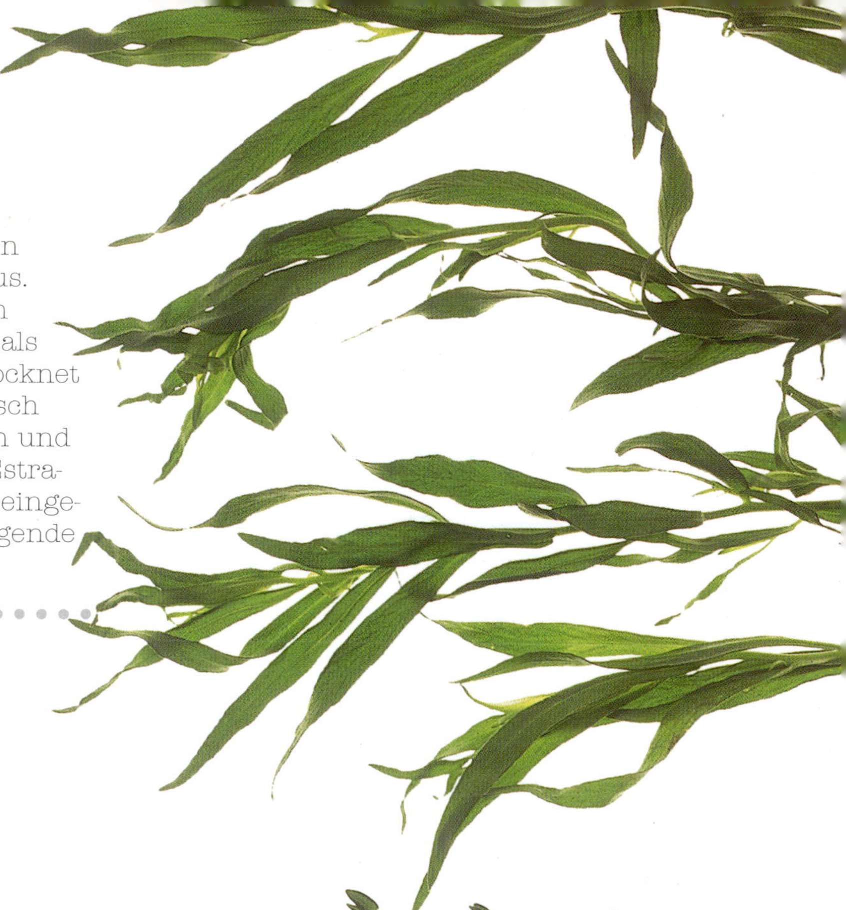

**Empfohlen für:**
Verdauungssystem *S. 284*

# Thymian

★★★★

Thymian gibt dem klassischen französischen Bouquet garni (ein Kräutersträußchen zum Verfeinern von Saucen, Suppen und Brühen) die kräftigste Aromanote. Ein Rinderschmorbraten oder ein Lammeintopf ohne dieses Würzkraut ist geradezu undenkbar. Die medizinischen Eigenschaften von Thymian sind ebenfalls beeindruckend. Seine ätherischen Öle wirken stark antiseptisch, töten Viren und Bakterien ab, kräftigen das Immunsystem, wirken stimmungsaufhellend und stärken die Nerven. Thymiantee hilft gegen Bronchitis.

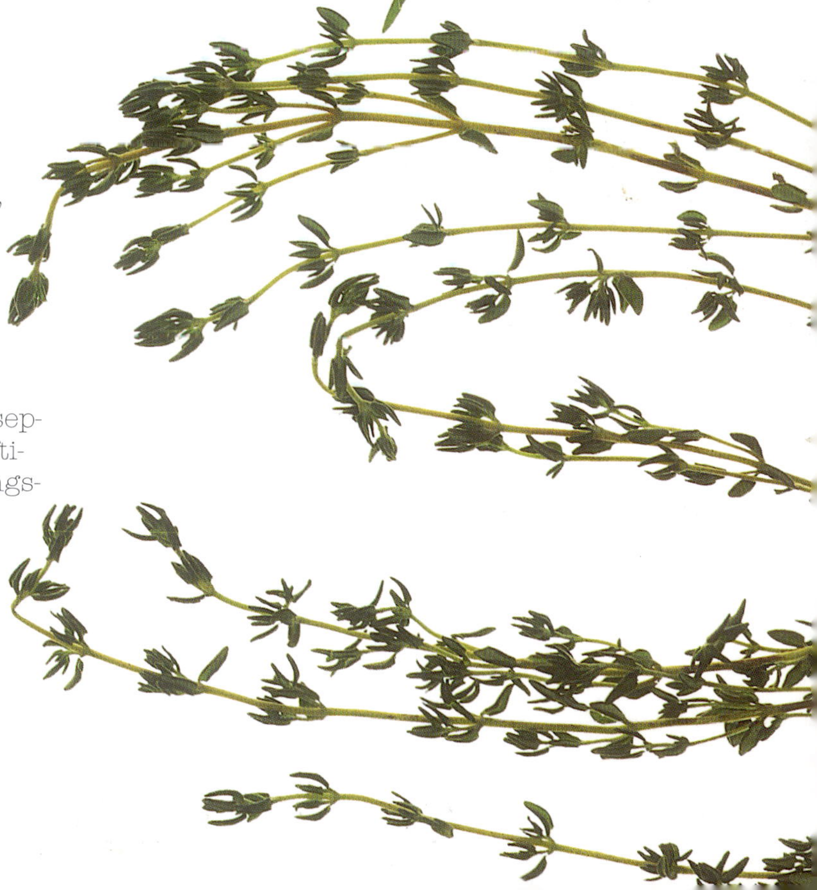

**Empfohlen für/bei:**
Stress *S. 292*
Atmungsorgane *S. 312*

# Dill

★★★★

Sowohl im alten Ägypten als auch in Griechenland schätzte man Dill wegen seiner medizinischen Eigenschaften und behandelte damit Magenbeschwerden und Verdauungsstörungen. Die fedrigen Blätter dienen zum Würzen von Salaten, Fischgerichten und eingelegten Gurken; die Samen werden manchmal zur Anregung der Verdauung nach einer reichhaltigen Mahlzeit gereicht. In Skandinavien ist Dill eines der bevorzugten Fischgewürze. Besonders gut schmeckt er zu frischem oder geräuchertem Lachs. Getrockneter Dill verleiht eher milden Käsesorten oder Salatdressings eine pikante Note.

Babys kommen mit Dill meist zum ersten Mal in Berührung, wenn sie Blähungen oder Magenkrämpfe haben, die mit Tee aus Dillsamen behandelt werden. Tatsächlich leitet sich der Name »Dill« vermutlich von dem altnordischen »dilla« – »beruhigen«, »beschwichtigen« – ab.

**Empfohlen für/bei:**
Verdauungssystem *S. 284*
Stress *S. 292*

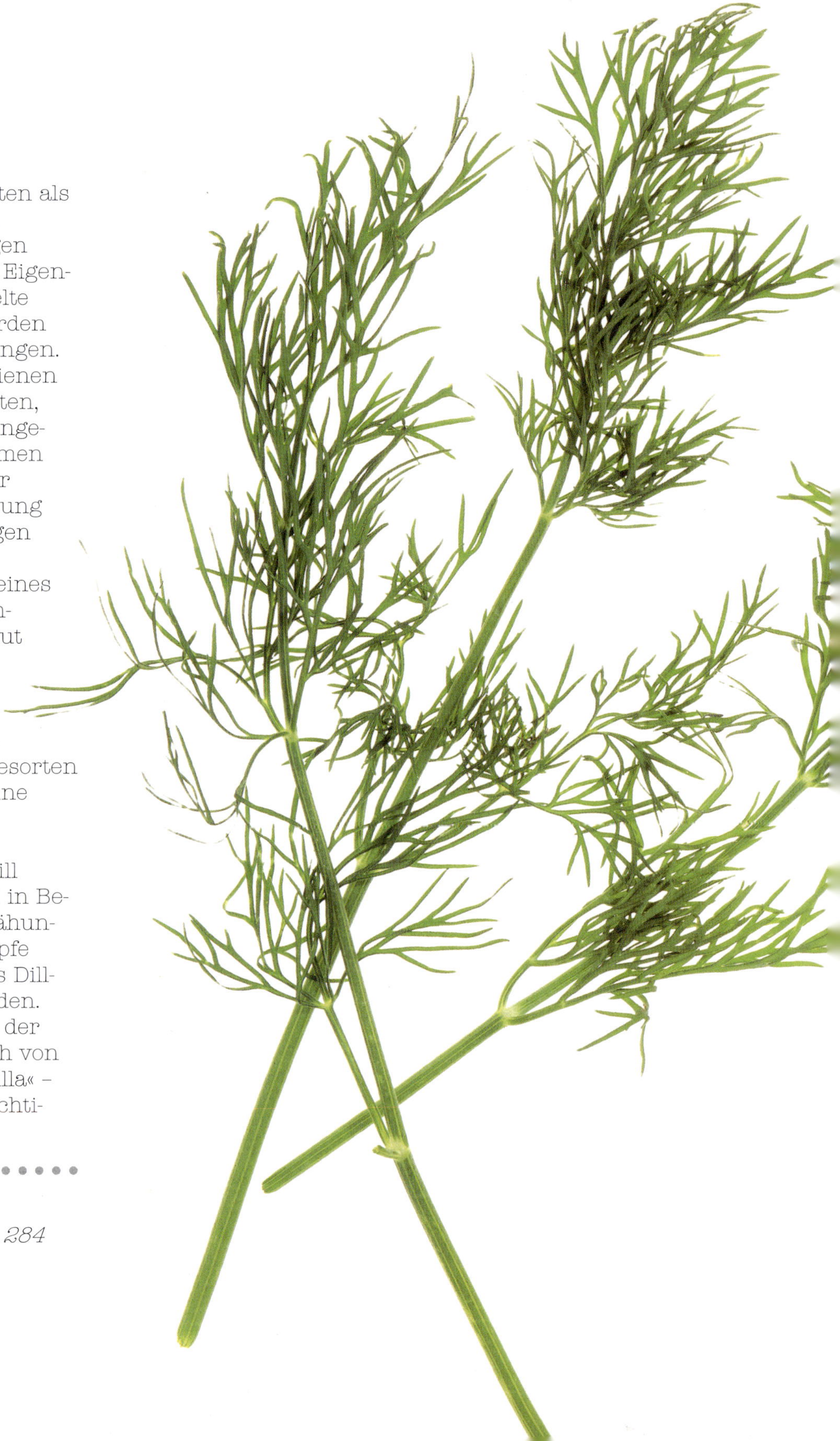

# Löwenzahn

★★★★

Der strenge Geschmack von Löwenzahn verweist auf seinen gesundheitlichen Nutzen: Die leberstärkenden Eigenschaften der darin enthaltenen Bitterstoffe sind seit langem bekannt. Löwenzahn wirkt harntreibend, appetitanregend, stimuliert die Verdauungsorgane und trägt zur Ausleitung von Harnsäure und überschüssigem Cholesterin bei. Er enthält genügend Kalium, um die mit dem Urin ausgeschiedenen Mengen zu kompensieren. Außerdem wirkt Löwenzahn blutreinigend und hilft gegen toxische oder entzündliche Erkrankungen der Haut und Gelenke.

Die Blätter sind reich an Vitamin A und C, Beta-Karotin und Chlorophyll und eine gute Quelle für Eisen. Mischen Sie junge Löwenzahnblätter – ältere schmecken zu bitter – unter grünen Mischsalat und genießen Sie ihre wohltuende Wirkung.

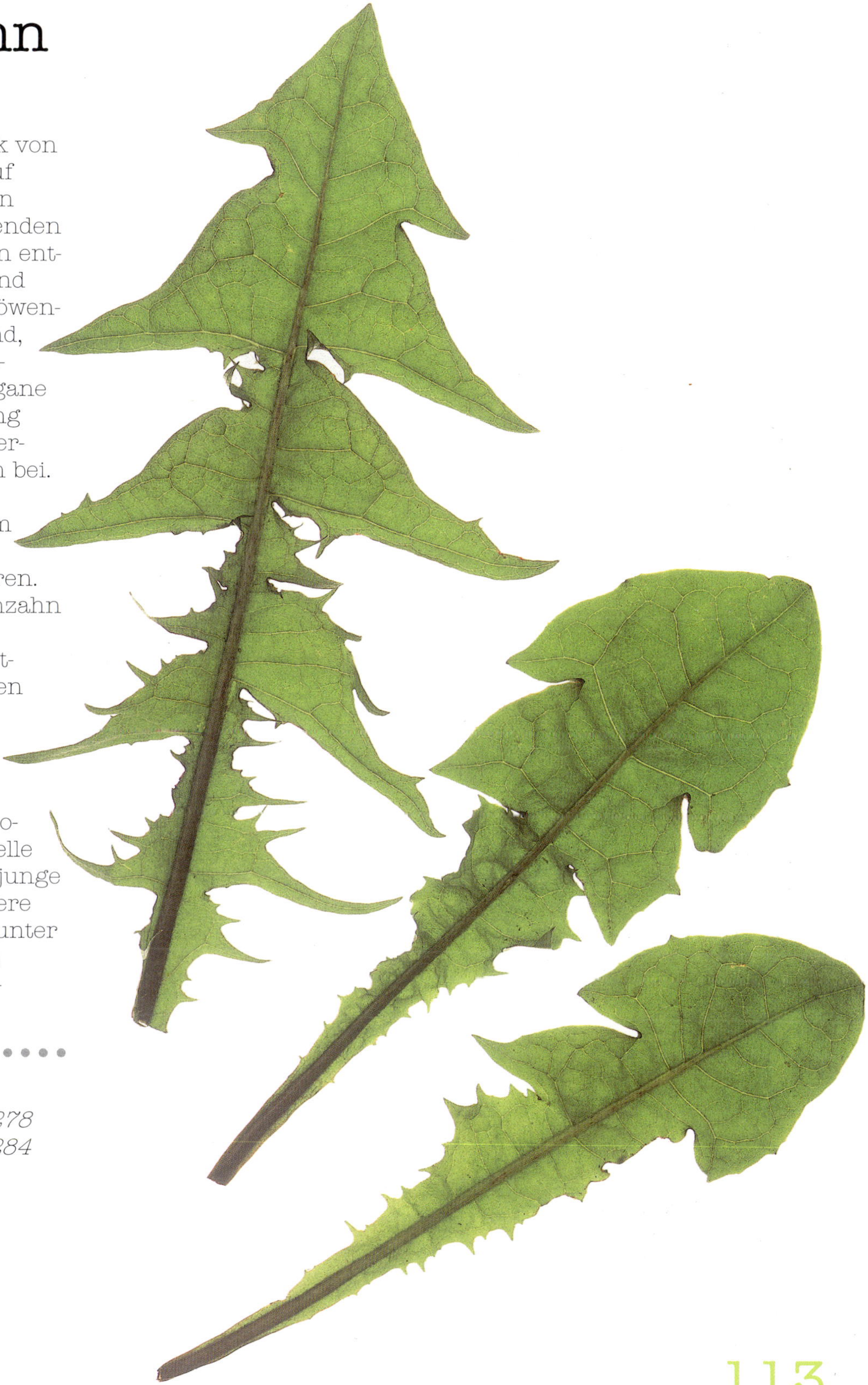

**Empfohlen für / bei:**

Herz und Kreislauf *S. 278*
Verdauungssystem *S. 284*
Erschöpfung *S. 298*
Gelenke *S. 304*
Harntrakt *S. 324*

# Lorbeerblätter

★★★★

Der charakteristische Geschmack von Lorbeerblättern verleiht einem Bouquet garni seine besondere Note. Lorbeerblätter werden wegen ihrer antiseptischen Eigenschaften und ihrer verdauungsfördernden Wirkung geschätzt. Sie schützen vor Blähungen und Krämpfen.

**Empfohlen für / bei:**
Verdauungssystem *S. 284*
Atmungsorgane *S. 312*

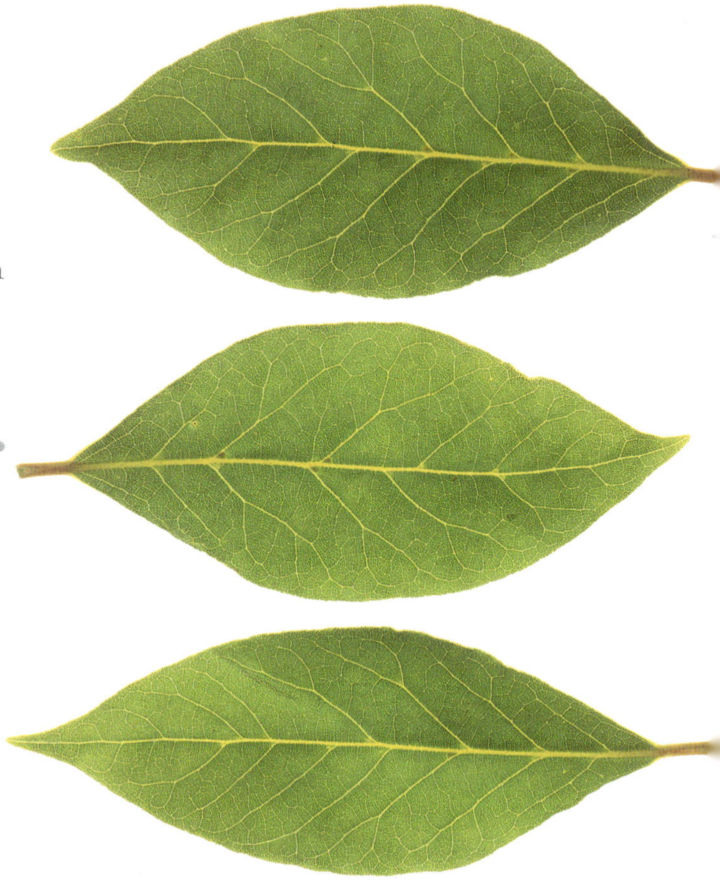

# Wacholderbeeren

★★★★

Die würzigen, bittersüßen Beerenzapfen des Wacholderstrauchs geben dem Gin seinen charakteristischen Geschmack und werden zum Würzen von Fleisch- und Kohlgerichten verwendet. In der Kräuterheilkunde werden sie als Diuretikum und zur Ausleitung überschüssiger Harnsäure eingesetzt. Sie helfen gegen Blähungen und Magenkrämpfe.

**Empfohlen für:**
Verdauungssystem *S. 284*
Harntrakt *S. 324*

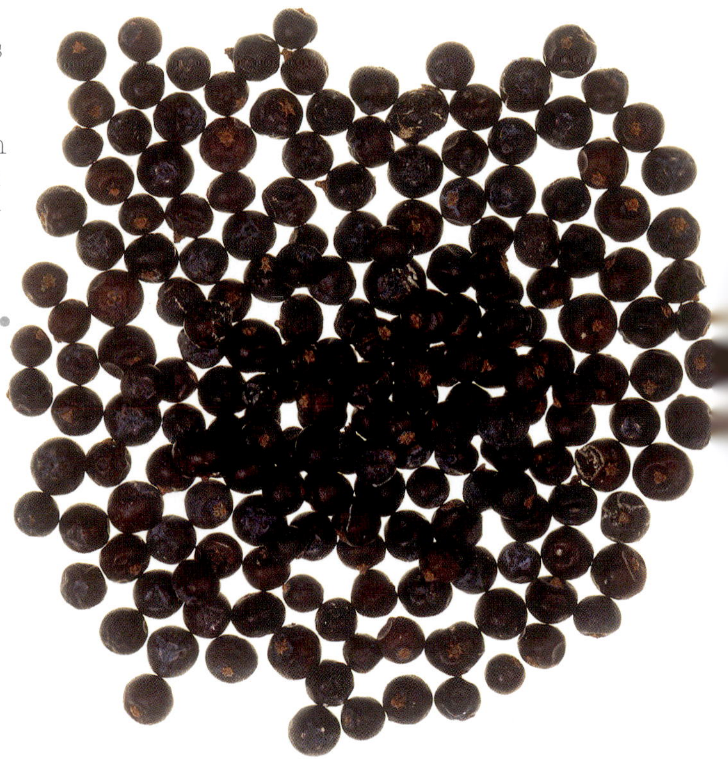

# Muskatnuss

★★★★

Die getrockneten Samen des Muskatnussbaums werden zum Würzen von Weihnachtsgebäck, Suppen und vielen anderen Gerichten verwendet. Muskatnuss wirkt appetitanregend und verdauungsfördernd. Gehen Sie sparsam damit um, denn in großen Mengen verzehrt verursacht Muskatnuss Vergiftungserscheinungen. Zu den Symptomen gehören u. a. Herzrasen und Halluzinationen.

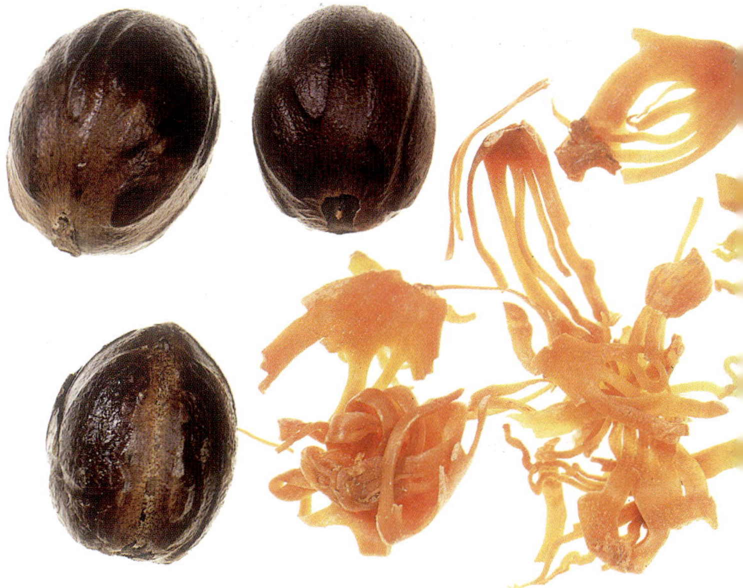

**Empfohlen für/bei:**
Verdauungssystem *S. 284*
Stress *S. 292*

# Zimt

★★★★

Dieses Gewürz verleiht Hackfleischgerichten und orientalischen Speisen ihr charakteristisches, delikates Aroma. In Nordeuropa dient es in der kalten Jahreszeit vor allem zur Aromatisierung von Gebäck, Pudding und Glühwein. Das in Zimt enthaltene ätherische Öl wirkt antiseptisch und tonisierend und hilft gegen die Erschöpfung, die Grippeerkrankungen oder andere Virusinfektionen so oft begleitet. Der preiswerte Cassia-Zimt enthält Cumarin, das zu Kopfschmerzen und Leberentzündungen führen kann. Verwenden Sie daher lieber den etwas teureren Ceylon-Zimt.

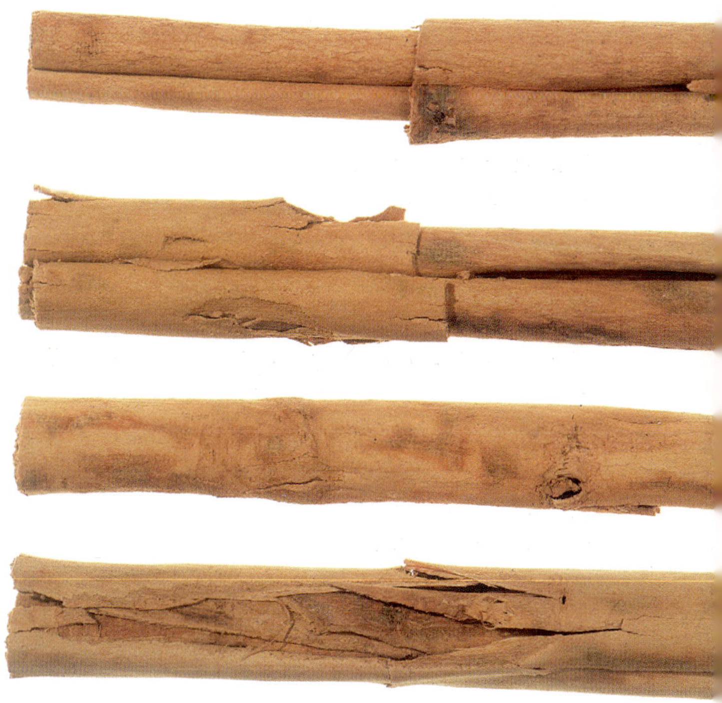

**Empfohlen für:**
Verdauungssystem *S. 284*
Atmungsorgane *S. 312*

# Peperoni

★★★★

Diese scharfen kleinen Früchte können frisch oder getrocknet – in Form von Chilipulver oder Cayennepfeffer – verwendet werden. Peperoni geben jedem Essen Pep. Kräuterheilkundige des 19. Jahrhunderts hatten noch unbegrenztes Vertrauen in die lebenserhaltenden und vitalisierenden Kräfte von Chili oder Cayennepfeffer. Ihren Patienten, die an Typhus oder Cholera litten, verabreichten sie das Pulver im Extremfall teelöffelweise. Inzwischen hat die Forschung bestätigt, dass Peperoni sich positiv auf das Herz-Kreislauf-System auswirken. Eine Messerspitze Chilipulver oder Cayennepfeffer, unter ein Heißgetränk gemischt, bringt eine träge Verdauung auf Touren. Wissenschaftler haben herausgefunden, dass bestimmte scharfe Würzmittel wie Senf, Meerrettich, Chili und Knoblauch sogenannte mukokinetische – schleimlösende – Substanzen enthalten, die das Abhusten des Schleims fördern. Außerdem wirken Peperoni schweißtreibend und regen die Durchblutung an.

**Empfohlen für:**

Herz und Kreislauf *S. 278*
Verdauungssystem *S. 284*
Atmungsorgane *S. 312*

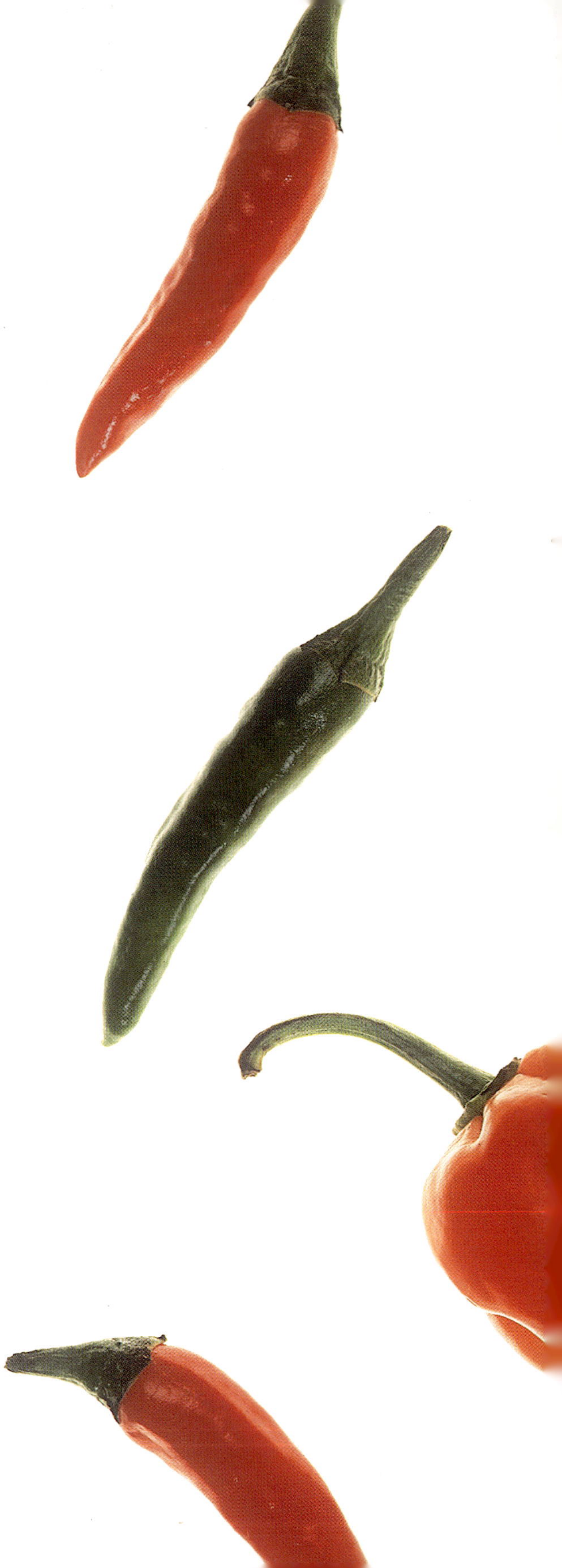

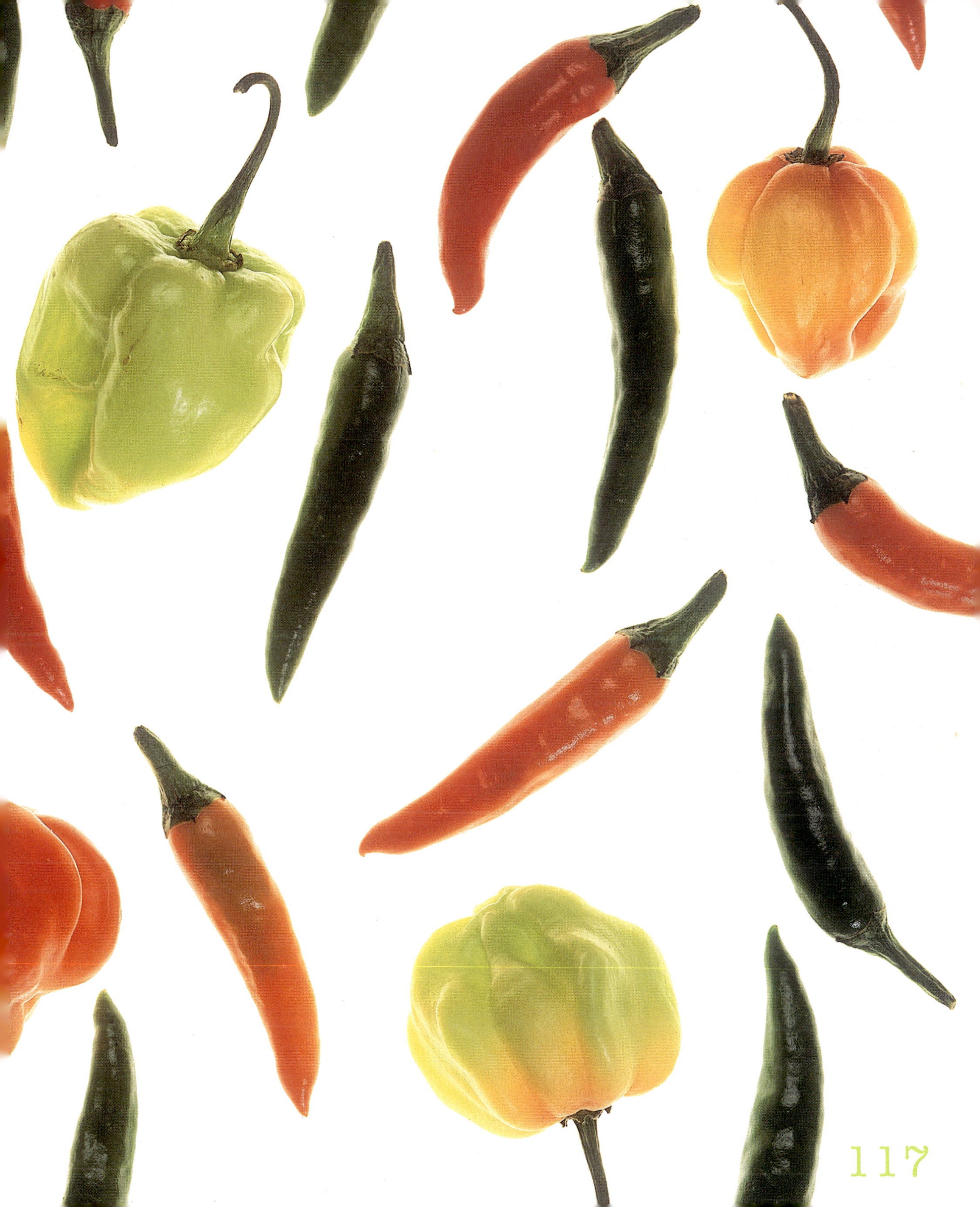

# Kümmel

★★★★

Kümmel gehört zu den ältesten Gewürzen. Er wurde in altägyptischen Grabstätten gefunden und wird in der Bibel erwähnt. Er ist sowohl in der europäischen als auch in der indischen Küche beliebt. Vor oder nach einer Mahlzeit ein paar Kümmelsamen zu knabbern, regt die Verdauung an und beugt Verdauungsbeschwerden vor. Besonders effektiv ist Kümmel bei Blähungen. Wie Dill enthält er eine Substanz namens Carvon, die krampflösend wirkt. Gerichte, die zu Gasansammlungen im Magen-Darm-Trakt führen können – z.B. Kohl- oder Bohnengerichte –, sollten daher mit Kümmelsamen gewürzt werden.

**Empfohlen für:**
Verdauungssystem *S. 284*

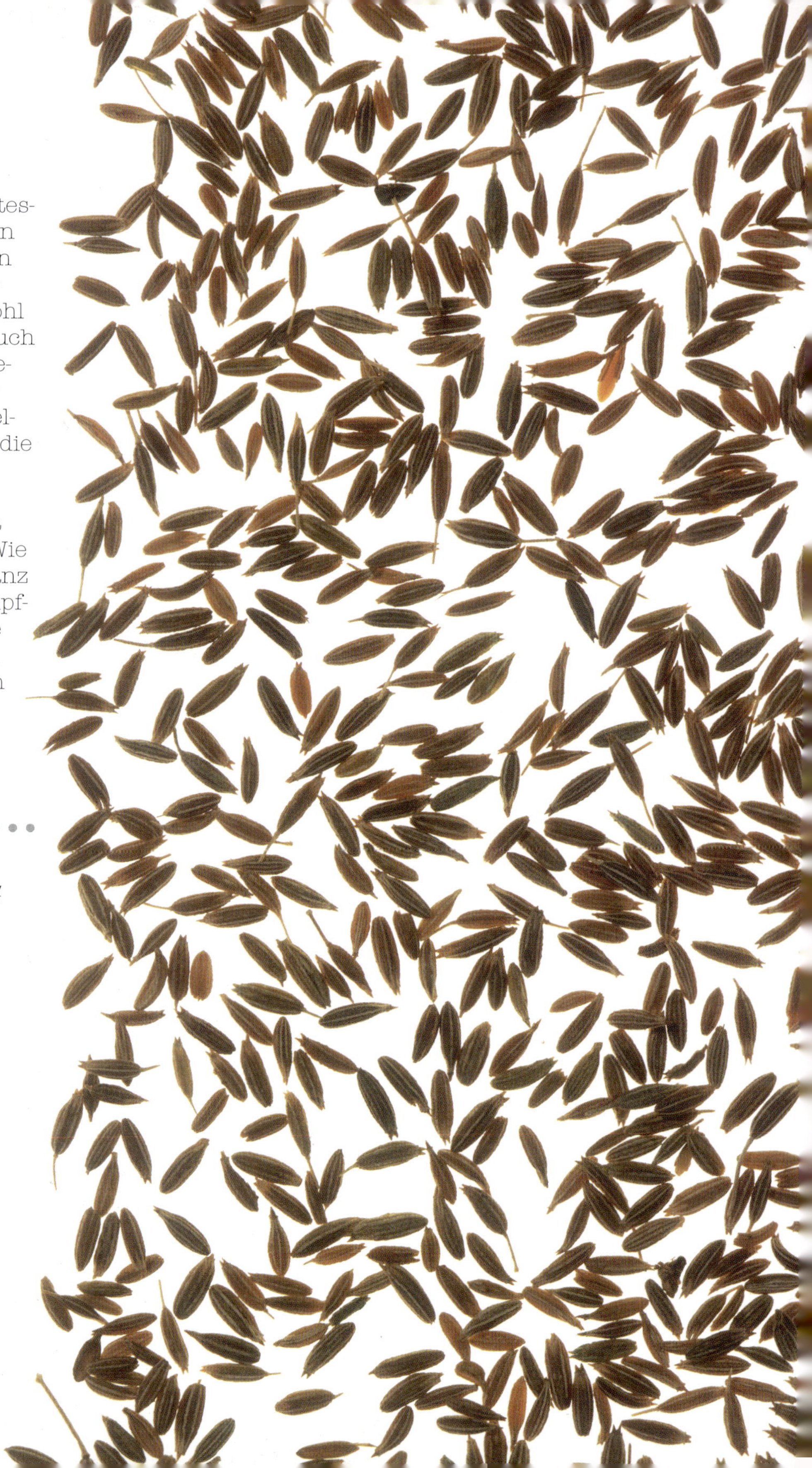

# Nelken

★★★★

Bei den nagelförmigen Gewürznelken handelt es sich um die getrockneten Blütenknospen des auf den Molukken beheimateten Gewürznelkenbaums. Händler brachten sie im frühen Mittelalter nach Europa. Seit Jahrhunderten dienen sie zur Aromatisierung von Nahrungsmitteln, zur Behandlung von Zahnschmerzen und zur Erfrischung des Atems.

Wie Zimt haben Gewürznelken eine stark antiseptische Wirkung und regen den Kreislauf an. Sie werden praktisch genauso verwendet wie Zimt und können Gerichten ganz oder gemahlen beigegeben werden. Kräutertee lässt sich mit ein oder zwei zerquetschten Nelken aufpeppen.

**Empfohlen für / bei:**
Verdauungssystem *S. 284*
Stress *S. 292*
Atmungsorgane *S. 312*

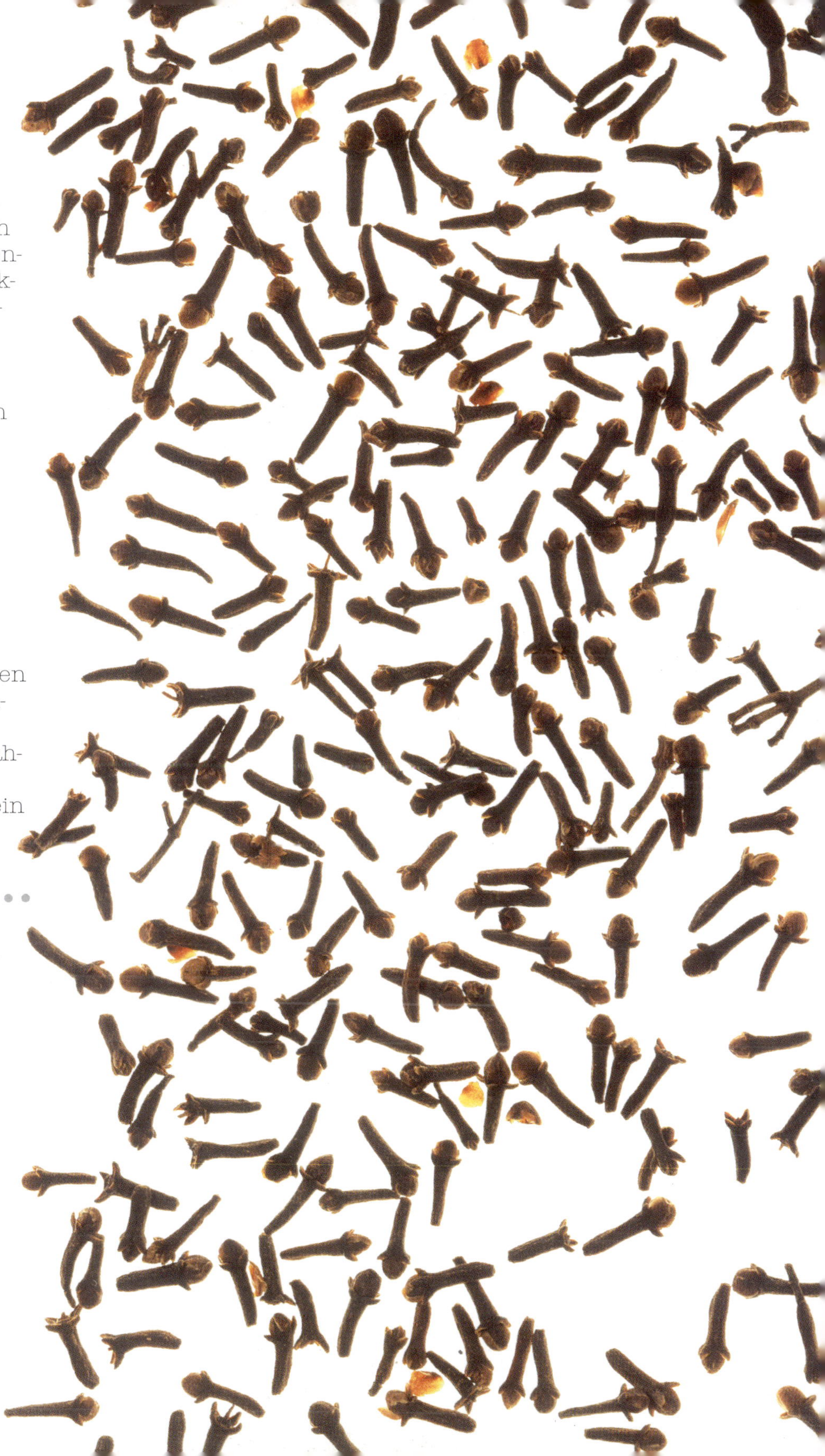

# Kreuzkümmel

★★★★

Die meisten assoziieren Kreuzkümmel – auch Cumin genannt – mit indischen Currys, doch das unvergleichliche Aroma erwärmter, zerquetschter Kreuzkümmelsamen ruft einem auch die Küche des Nahen Ostens in Erinnerung. Wie viele Kräuter und Gewürze hat Kreuzkümmel eine beruhigende Wirkung auf das Verdauungssystem und wird in Indien wahrscheinlich deshalb kühlenden Lassi-Getränken beigefügt.

Kreuzkümmel eignet sich besonders gut zum Würzen von Bohnen- oder reichhaltigen Bratengerichten, denn er schützt vor Blähungen und Koliken.

**Empfohlen für:**
Verdauungssystem *S. 284*

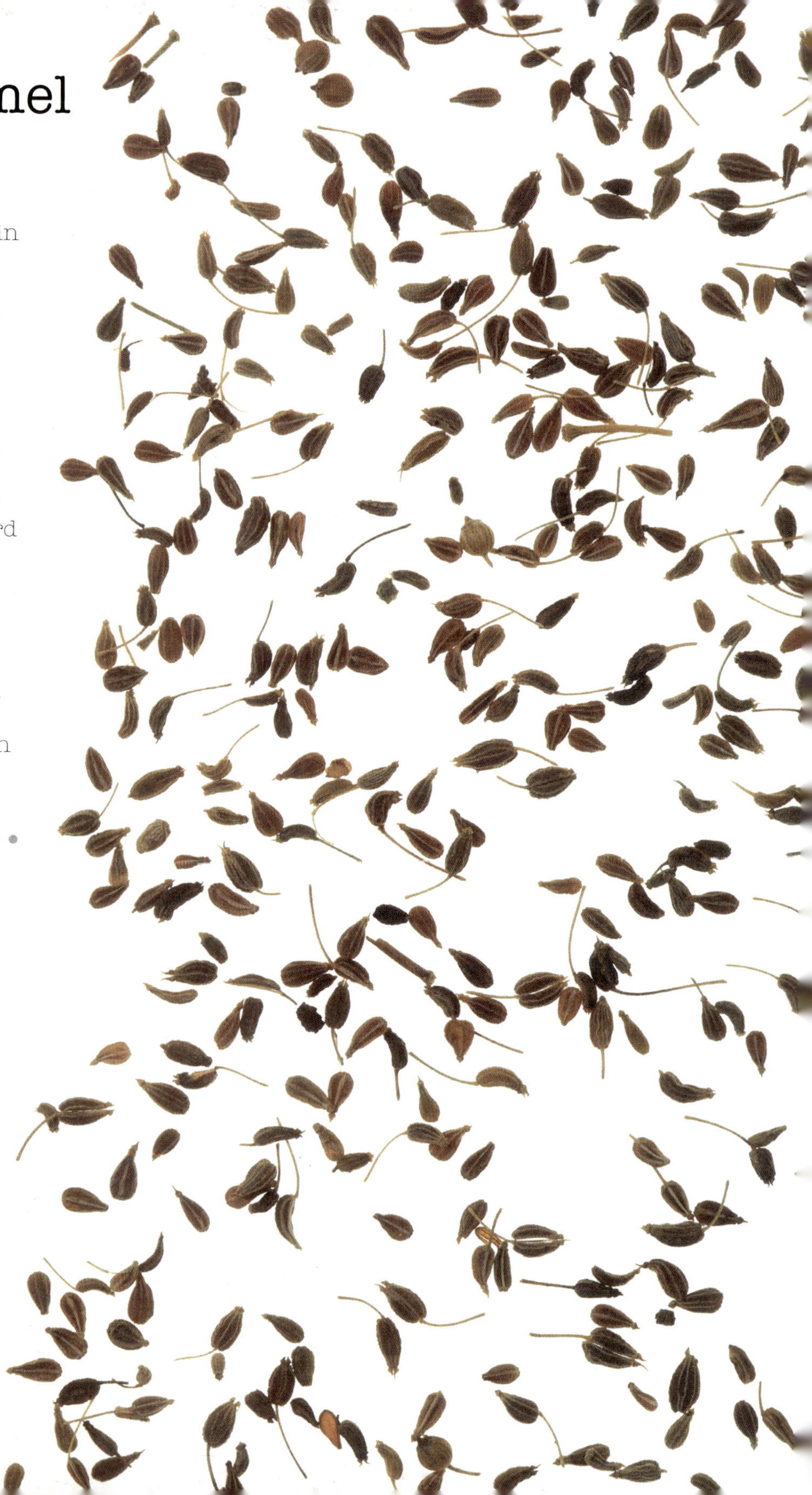

# Koriander

★★★★

Koriander taucht bereits in der altindischen Literatur und in der Bibel auf. In Europa wurde er von den Römern eingeführt, die ihn zum Konservieren von Fleisch verwendeten. Viele kennen Koriander vor allem als Bestandteil von Currypulver. In der Mittelmeerküche würzt man damit kalte Vorspeisen. Gemahlene Koriandersamen geben Fleisch- und Fischgerichten einen charakteristischen nordafrikanischen Geschmack. Wegen seiner kühlenden Eigenschaften dient dieses Gewürz zur Harmonisierung scharfer Speisen. Es wirkt appetitanregend und hilft gegen Verdauungsbeschwerden.

Gehackte Korianderblätter haben ein pikantes Aroma und eignen sich hervorragend als Zutat für einen schlichten grünen Salat. Genauso gut passen sie zu kaltem Hähnchenfleisch.

**Empfohlen für:**
Verdauungssystem *S. 284*

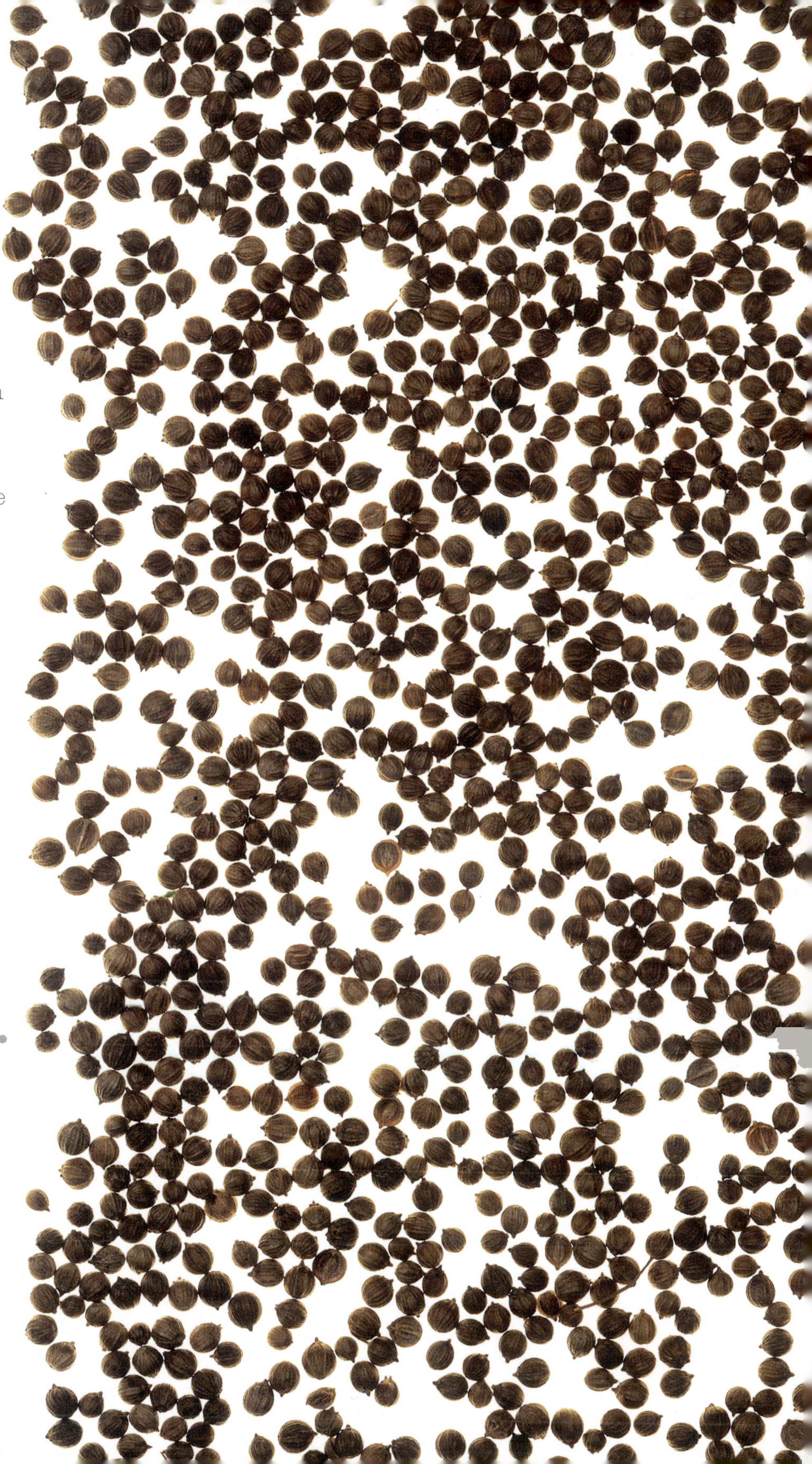

# Knoblauch

★★★★

Wie viele andere Würzpflanzen gelangte auch der Knoblauch durch die Römer nach Mitteleuropa. Römische Soldaten klemmten sich Knoblauchzehen zwischen die Zehen, um auf diese Weise Pilzinfektionen zu verhindern. Anfangs verwilderte die Pflanze höchstwahrscheinlich durch herabgefallene Knoblauchzehen, wurde dann aber schon bald durch gezielte Kultivierung in den Klöstern verbreitet.

Knoblauch ist nicht nur ein köstliches Gewürz, er hat auch viele gesundheitsfördernde Eigenschaften. Noch bis zum Ende des 19. Jahrhunderts galt er als die Heilpflanze schlechthin: Weltweit wurde keine andere Pflanze häufiger zu medizinischen Zwecken eingesetzt. Alle Arten von Krankheiten und Beschwerden, darunter Bronchitis, Asthma, Magenverstimmung und Gicht, lassen sich mit Knoblauch behandeln. Er tötet Viren, Bakterien und Pilze praktisch ohne Nebenwirkungen ab – nur bei sehr empfindlichen Menschen führt er zuweilen zu Darmirritationen.

Knoblauch hat eine gesundheitsfördernde Wirkung auf Herz und Kreislauf. Wie die Zwiebel, die ebenfalls zur Gattung Lauch gehört (*S. 66*), hat Knoblauch die Fähigkeit, das Blut zu verdünnen. Er enthält schwefelhaltige Substanzen, u. a. die Aminosäure Alliin, die zu Allicin umgewandelt wird und den Cholesterinspiegel senkt, indem sie die Produktion »schlechter« Blutfette in der Leber drosselt.

Im Rahmen einer Studie über die Wirkungsweise von Knoblauch wurde gesunden Probanden, die sich fettreich ernährten, Knoblauch verabreicht. Ihr Cholesterinspiegel sank in der Folge um bis zu 15 Prozent. In einer weiteren Studie erhielten Probanden mit einem hohen Cholesterinspiegel Knoblauchpräparate. Obwohl sie ihre Ernährung ansonsten nicht umstellten, sank ihr Cholsterinspiegel im Verlauf von vier Monaten um durchschnittlich 12 Prozent.

**Empfohlen für:**

Herz und Kreislauf *S. 278*
Verdauungssystem *S. 284*
Gelenke *S. 304*

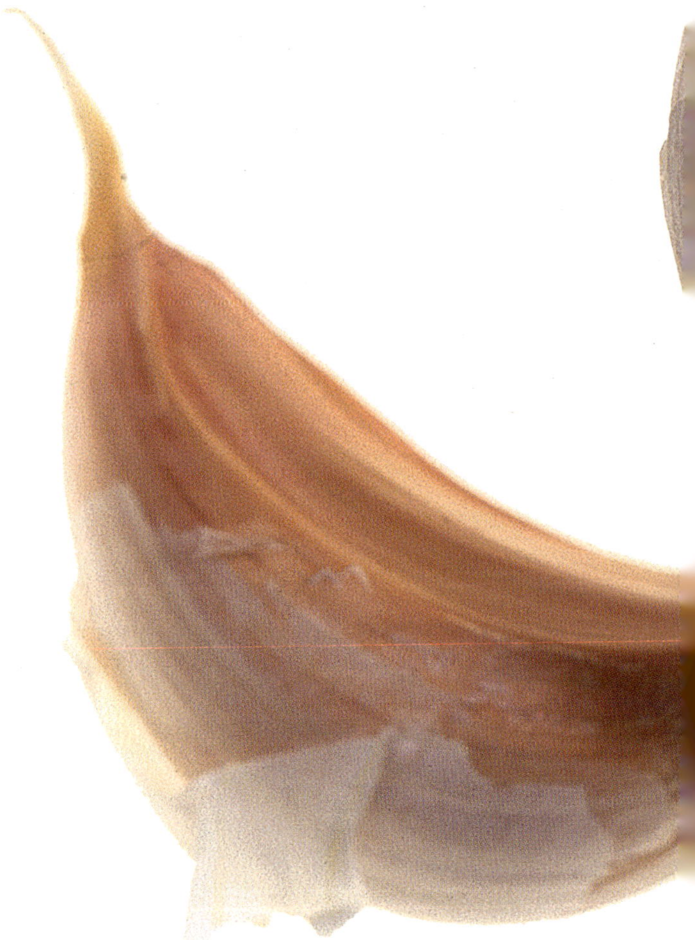

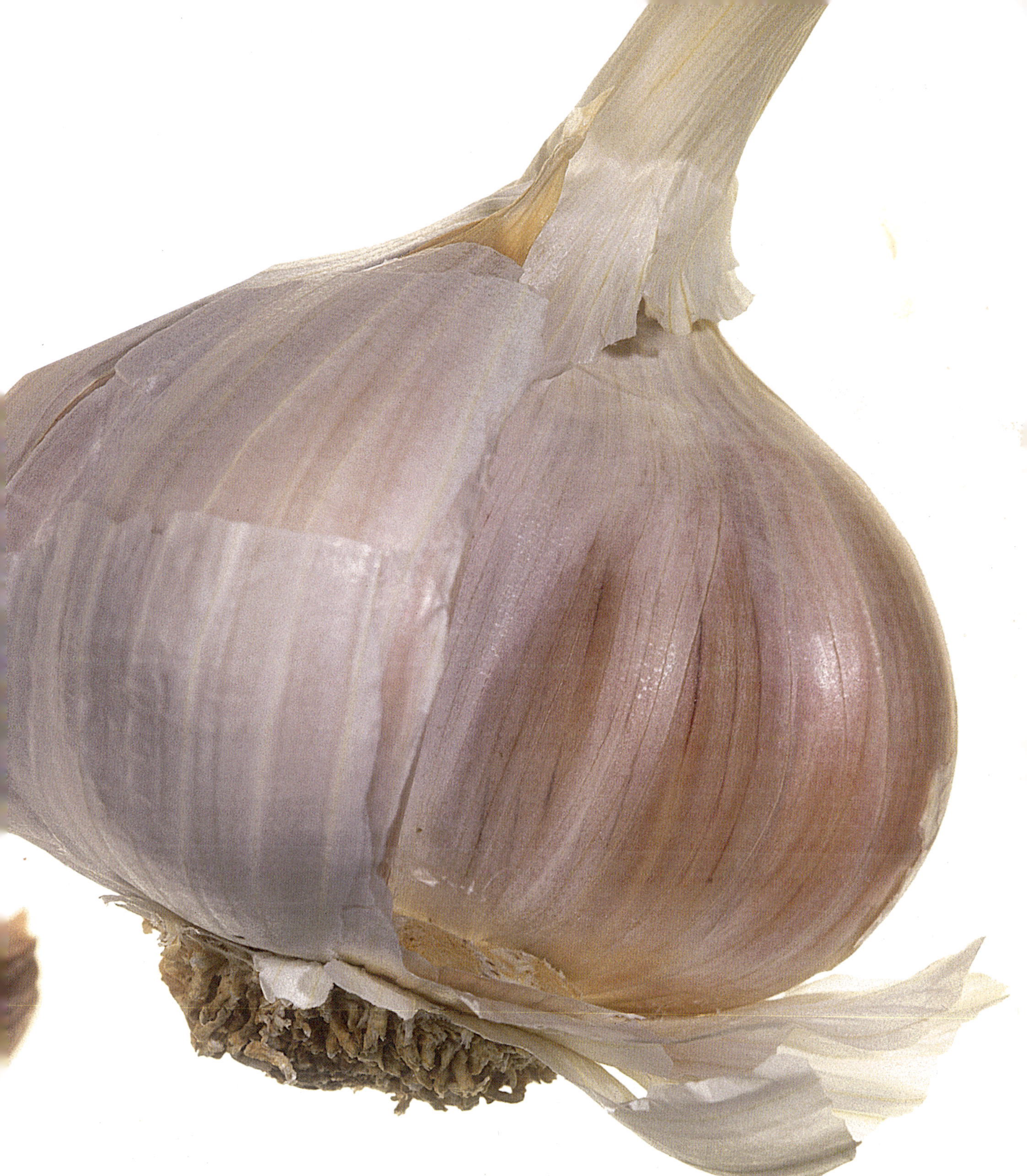

# Ingwer

★★★★

Ingwer, der knollige Wurzelstock einer südasiatischen Staude, hat einen leicht scharfen, säuerlichen Geschmack und wärmende, antiseptische Eigenschaften. Im Ostasien verwendet man ihn häufig bei der Zubereitung von Fleisch und Fisch. Im Westen war er bislang vor allem als Zutat für Süßspeisen beliebt, inzwischen wird er aber auch zum Würzen von Gemüsegerichten eingesetzt.

Nach Möglichkeit sollte man frischen Ingwer verwenden; getrockneter schmeckt im Vergleich dazu fade. Ingwer muss vor der Verarbeitung geschält werden. Er fördert die Verdauung und hilft gegen Übelkeit (jedoch nicht bei Schwangerschaftserbrechen). In klinischen Studien hat sich herausgestellt, dass er Reisekrankheit besser lindert als jedes herkömmliche Medikament. Außerdem ist er frei von Nebenwirkungen. Frischer Ingwer, der in mit Honig gesüßtes heißes Zitronenwasser gerieben wird, ist ein gutes Mittel gegen Erkältung und Fieber.

**Empfohlen für:**

Verdauungssystem *S. 284*
Gelenke *S. 304*

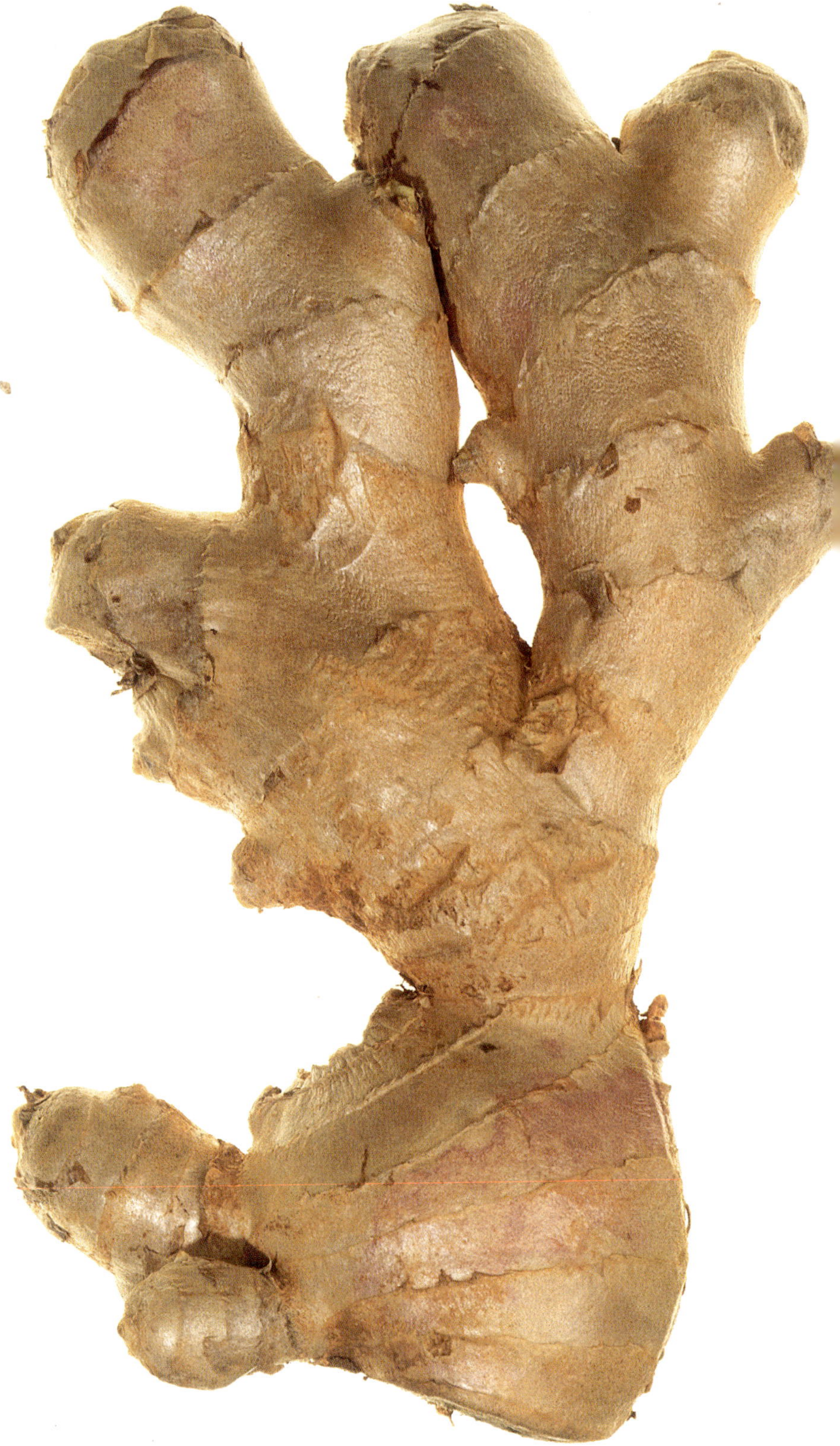

# Meerrettich

★★★★

Meerrettich, eine Staude aus der Familie der Kreuzblütler, wurde ursprünglich als Heilpflanze, später auch als Gewürz eingesetzt. Heutzutage kennt man ihn oft nur noch als geriebenes Fertigprodukt aus dem Glas, das zu Rinderbraten oder gegrilltem Fleisch gegessen wird. Dabei verdienen die Wurzeln eine variantenreichere Verwendung: Probieren Sie frisch geriebenen Meerrettich als Zutat für Salatdressings, Mayonnaise oder Hüttenkäse oder reichen Sie ihn, mit etwas Naturjoghurt vermischt, zu geräuchertem Fisch.

Meerrettich enthält viel Vitamin C. Er regt Kreislauf und Verdauung an und eignet sich besonders gut als Begleiter von schweren, üppigen Gerichten oder fettem Fisch. Darüber hinaus schützt er vor Infektionen und wirkt hustenlösend. Da das ätherische Öl, das dem Meerrettich sein Aroma verleiht, durch Hitze zerstört wird, sollte er warmen Gerichten erst nach dem Kochen beigefügt werden.

**Empfohlen für:**
Verdauungssystem *S. 284*

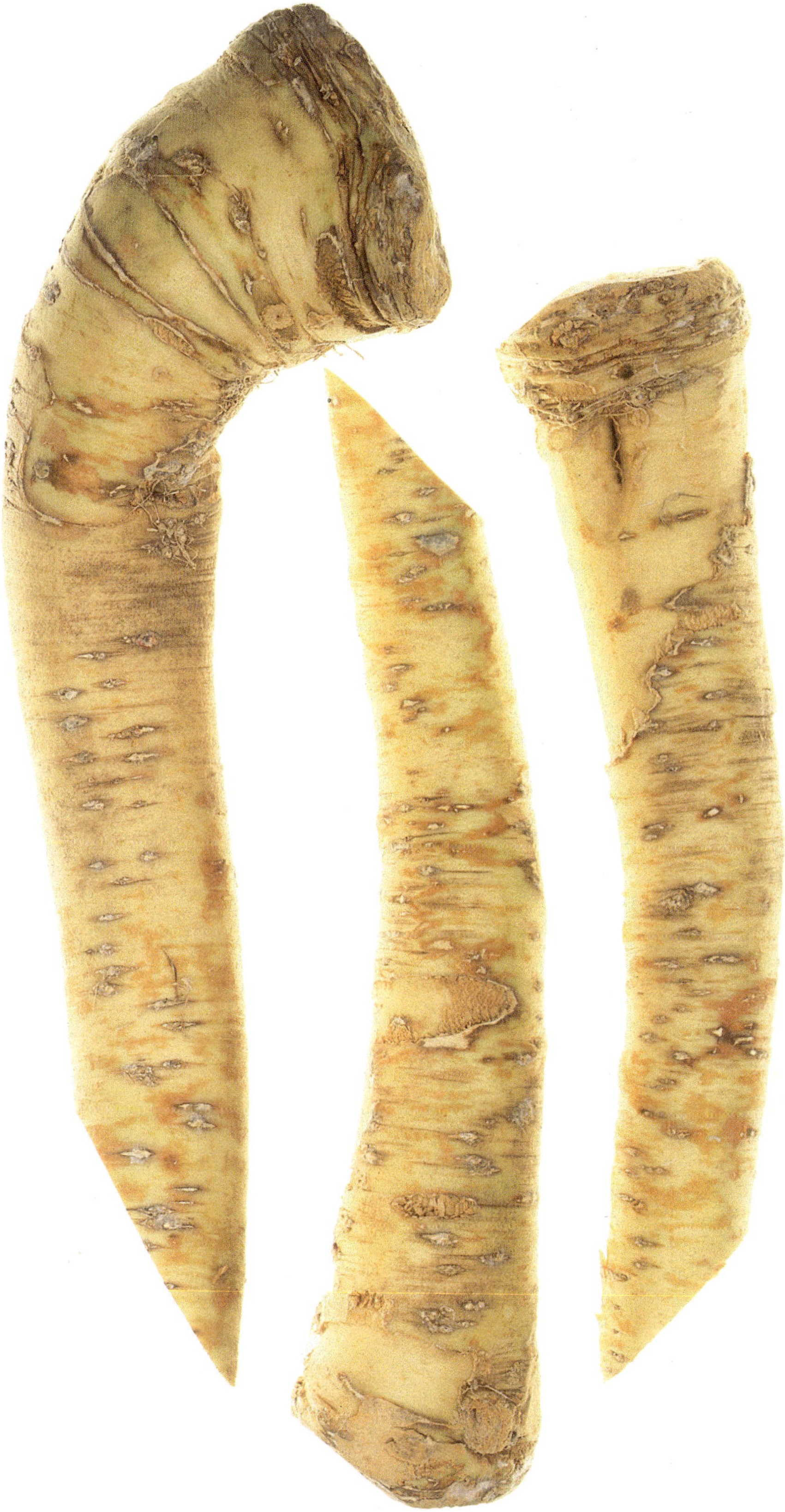

# Bierhefe

★★★★

Auch wenn sie in Reformhäusern keinen Kultstatus mehr genießt, ist Bierhefe als Quelle von B-Vitaminen unschlagbar. Sie unterstützt den Stoffwechsel von Kohlenhydraten, Proteinen und Fetten und stärkt Nerven und Immunsystem. Hefe enthält sehr viel Eisen, Zink, Mangan, Magnesium und Kalium; sie ist reich an Eiweiß und Chrom – ein Spurenelement, das erwiesenermaßen den Cholesterin- und den Blutzuckerspiegel senkt.

Bierhefe pur schmeckt nicht besonders gut, doch mit Milch, Joghurt oder Fruchtsaft und etwas Honig vermischt entfaltet sie einen angenehmen, nussigen Geschmack.

Wer an Gicht leidet, sollte Bierhefe wegen ihres hohen Puringehaltes meiden.

**Empfohlen für/bei:**
Herz und Kreislauf *S. 278*
Stress *S. 292*
Erschöpfung *S. 298*
Hautprobleme *S. 318*

# Öle

★★★★

**Olivenöl** Am hochwertigsten ist kaltgepresstes Olivenöl aus der ersten Pressung, das als »extra vergine« oder »nativ extra« bezeichnet wird. Von allen Speiseölen ist Olivenöl am besten verdaulich. Auch regt es die Gallenblase am stärksten an: Die Entleerung von Gallenflüssigkeit in den Darm unterstützt die Fettverdauung.

Schon zwei Esslöffel Olivenöl decken fast 90 Prozent des Tagesbedarfs an einfach ungesättigten Fettsäuren und fast 20 Prozent des täglichen Bedarfs an Vitamin E. Vitamin E gehört zu den Antioxidanzien und schützt die Zellen vor Beschädigungen. Olivenöl enthält viele einfach ungesättigte Fettsäuren, die den Spiegel des »guten« HDL-Cholesterins erhöhen und den des »schlechten« LDL-Cholesterins senken. In einer Studie stellte sich heraus, dass schon zwei Esslöffel Olivenöl pro Tag genügen, um den Cholesterinspiegel ohne weitere Ernährungsumstellung signifikant zu senken.

**Leinöl** Kaltgepresstes Leinöl ist eine hervorragende Quelle für Omega-3-Fettsäuren, vor allem für Alpha-Linolensäure (ALA). Manche halten Leinöl für ebenso gesund wie Fisch, da die Alpha-Linolensäure im Körper in Eicosapentaensäure (EPA) umgewandelt werden kann – eine vor allem in fettem Fisch enthaltene mehrfach ungesättigte Fettsäure. Doch nicht alle Menschen besitzen das dafür notwendige Enzym. Alpha-Linolensäure ist eine wichtige, ausgleichende Ergänzung zu den Omega-6-Fettsäuren, die wir mit der Nahrung aufnehmen. Leinöl wird ranzig, wenn es Wärme, Licht oder Luft ausgesetzt wird. Bewahren Sie es daher im Kühlschrank auf und verbrauchen Sie es vor dem Mindesthaltbarkeitsdatum. Es eignet sich nicht zum Braten oder Kochen, ist aber eine perfekte Zutat für Dressings, Saucen und Marinaden.

**Empfohlen für / bei:**

Krebs *S. 264*
Herz und Kreislauf *S. 278*

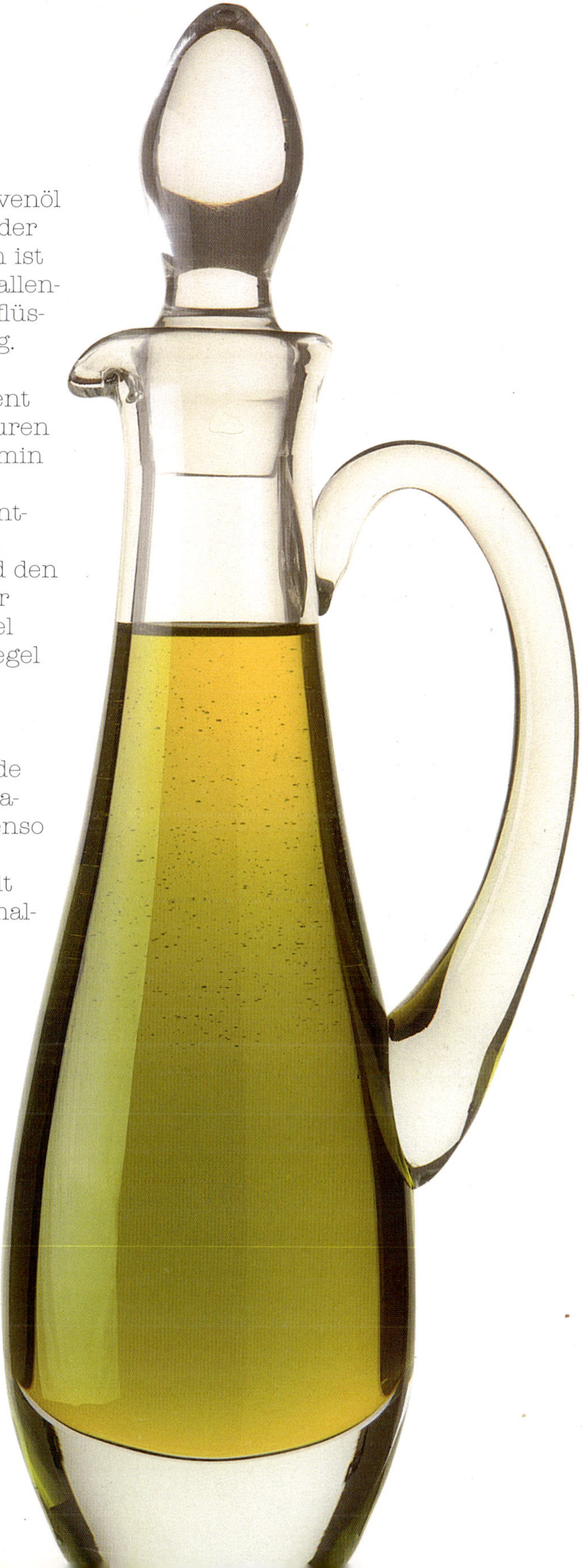

# Honig

★★★★

In der Vergangenheit war Honig ein wichtiger Energielieferant, der außerdem als Süßungs- und Konservierungsmittel diente.

In der Volksmedizin schätzt man Honig wegen seiner lindernden Wirkung bei Husten, Magenschmerzen, Magenverstimmung und Verletzungen. Manuka-Honig aus Neuseeland tötet den gefürchteten Methicillin-resistenten Staphylococcus aureus (MRSA), der häufig in Krankenhäusern nachgewiesen wird und lebensgefährliche Infektionen verursacht.

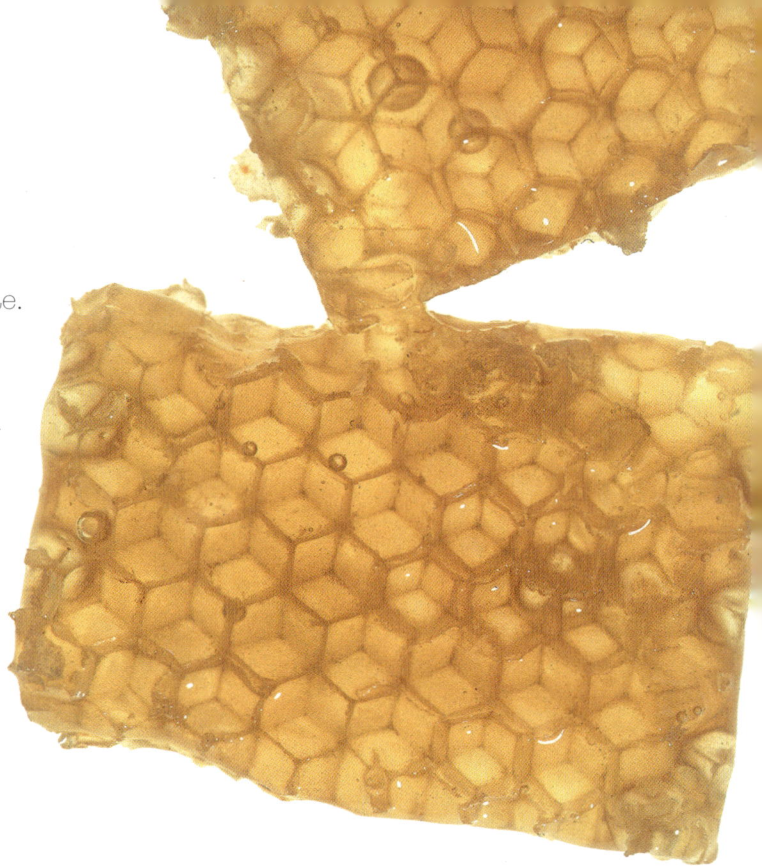

**Empfohlen für/bei:**
Verdauungssystem *S. 284*
Erschöpfung *S. 298*
Atmungsorgane S. 312

# Melasse

★★★★

Als Melasse bezeichnet man den Rückstand, der bei der Raffination von Zucker übrig bleibt. Rohe schwarze Melasse enthält mehr Kalzium als Milch, mehr Eisen als Eier – 3 mg pro Esslöffel – und sehr viel Kalium. Sie ist außerdem eine gute Quelle für viele B-Vitamine. Melasse hat ein recht kräftiges Aroma und sollte um der Zahngesundheit willen nicht pur konsumiert werden.

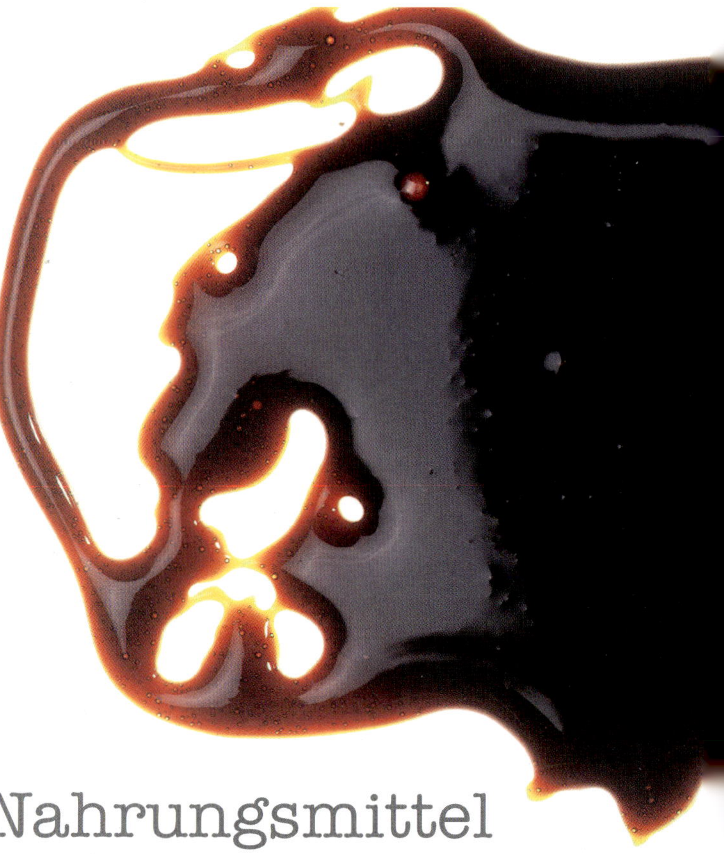

**Empfohlen für/bei:**
Stress *S. 292*
Erschöpfung *S. 298*
Gelenke *S. 304*

# Schokolade

★★★★

Als der Botaniker Carl von Linné nach einem Namen für den Kakaobaum suchte, entschied er sich für »Theobroma« – zu Deutsch »Götterspeise«. Dafür gab es einen guten Grund: Kakaobohnen enthalten das Alkaloid Theobromin, das im Gehirn die Freisetzung von Endorphinen anregt. Diese sogenannten Glückshormone erzeugen Gefühle des Wohlbehagens und wirken wie eine körpereigene Droge gegen depressive Verstimmungen. Schokolade enthält zudem Koffein, das Kreislauf und Verdauung ankurbelt.

Schokolade ist fettreich und enthält pro 100-Gramm-Tafel etwa 500 Kilokalorien. Dunkle Schokolade (mit mindestens 70 % Kakaoanteil) liefert aber auch Eisen, Magnesium, Proteine und Mineralstoffe sowie einige B-Vitamine. Um einen großen Schokoriegel zu verbrennen, muss man zwei Stunden in flottem Tempo walken, anderthalb Stunden Rad fahren oder eine Stunde ohne Pause schwimmen.

**Empfohlen bei:**
Stress *S. 292*

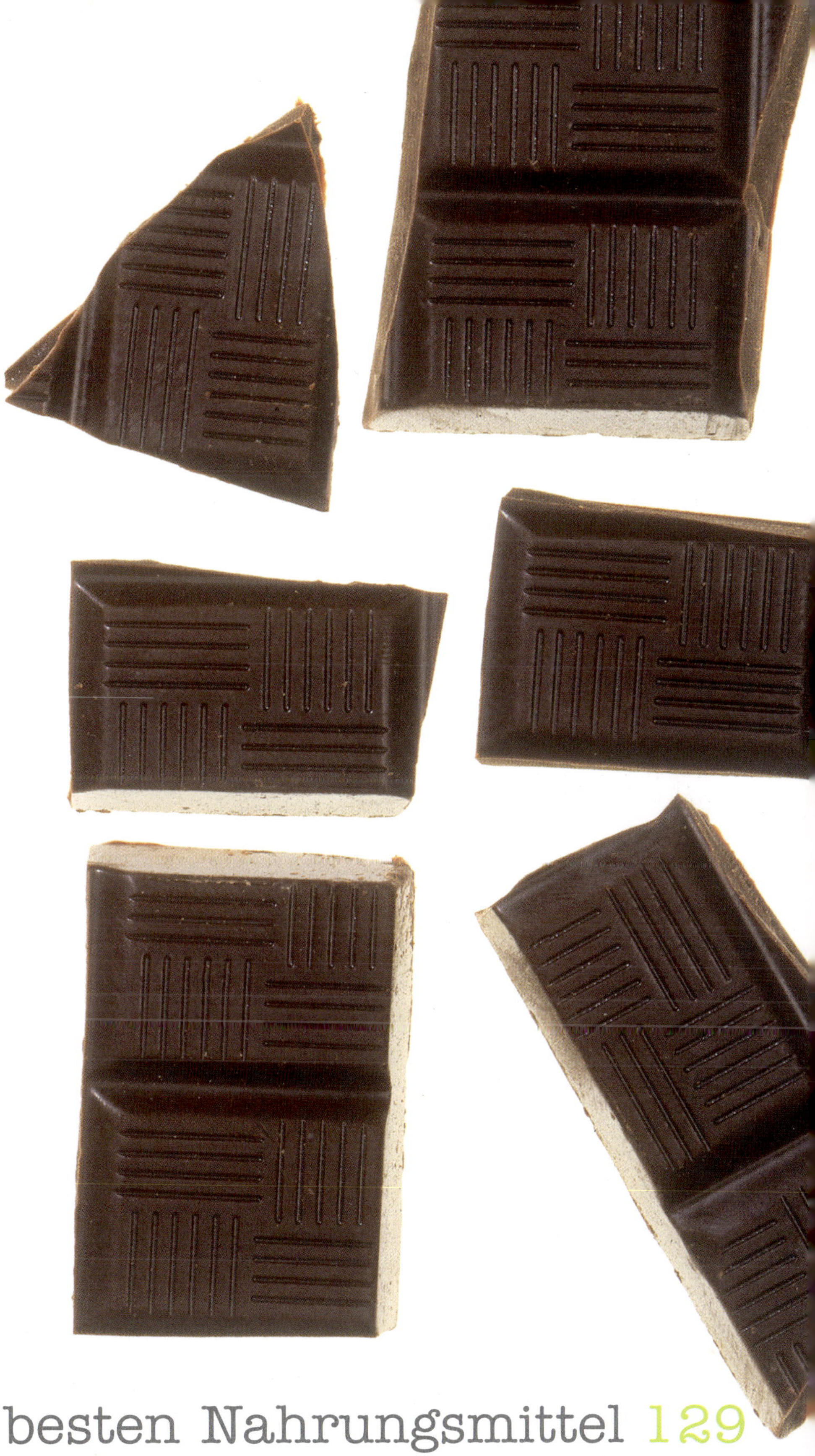

# Bier

★★★★

Bier gehört zu den besten Quellen für das Spurenelement Silizium, das für die Bildung von Knochen- und Bindegewebe benötigt wird. Ein Viertelliter pro Tag reicht bereits aus, um sich vor Osteoporose zu schützen.

Neuere Forschungen haben ergeben, dass der verwendete Hopfen eine gute Quelle für Phytoöstrogene darstellt, natürliche pflanzliche Hormone, die ebenfalls der Entstehung von Osteoporose vorbeugen. Wenn Sie Ihren Knochen etwas Gutes tun wollen, bestellen Sie doch beim nächsten Mittagessen im Bistro einen Imbiss aus Brot und Käse und ein Glas Bier. Die Kombination aus Kalzium (im Käse enthalten) und Phytoöstrogenen unterstützt den Aufbau von Knochensubstanz perfekt.

Bier enthält außerdem viel Vitamin $B_6$, Vitamin $B_{12}$ und Folsäure, von der gerade Frauen oft zu wenig zu sich nehmen. Darüber hinaus wirkt Hopfen als ein natürliches Antibiotikum und zerstört das Bakterium Helicobacter pylori, das Ursache der meisten Magengeschwüre ist. Dank seines hohen Kalium- und geringen Natriumgehalts ist Bier - natürlich in Maßen getrunken - auch gut für den Blutdruck.

**Empfohlen für:**

Herz und Kreislauf *S. 278*
Verdauungssystem *S. 284*

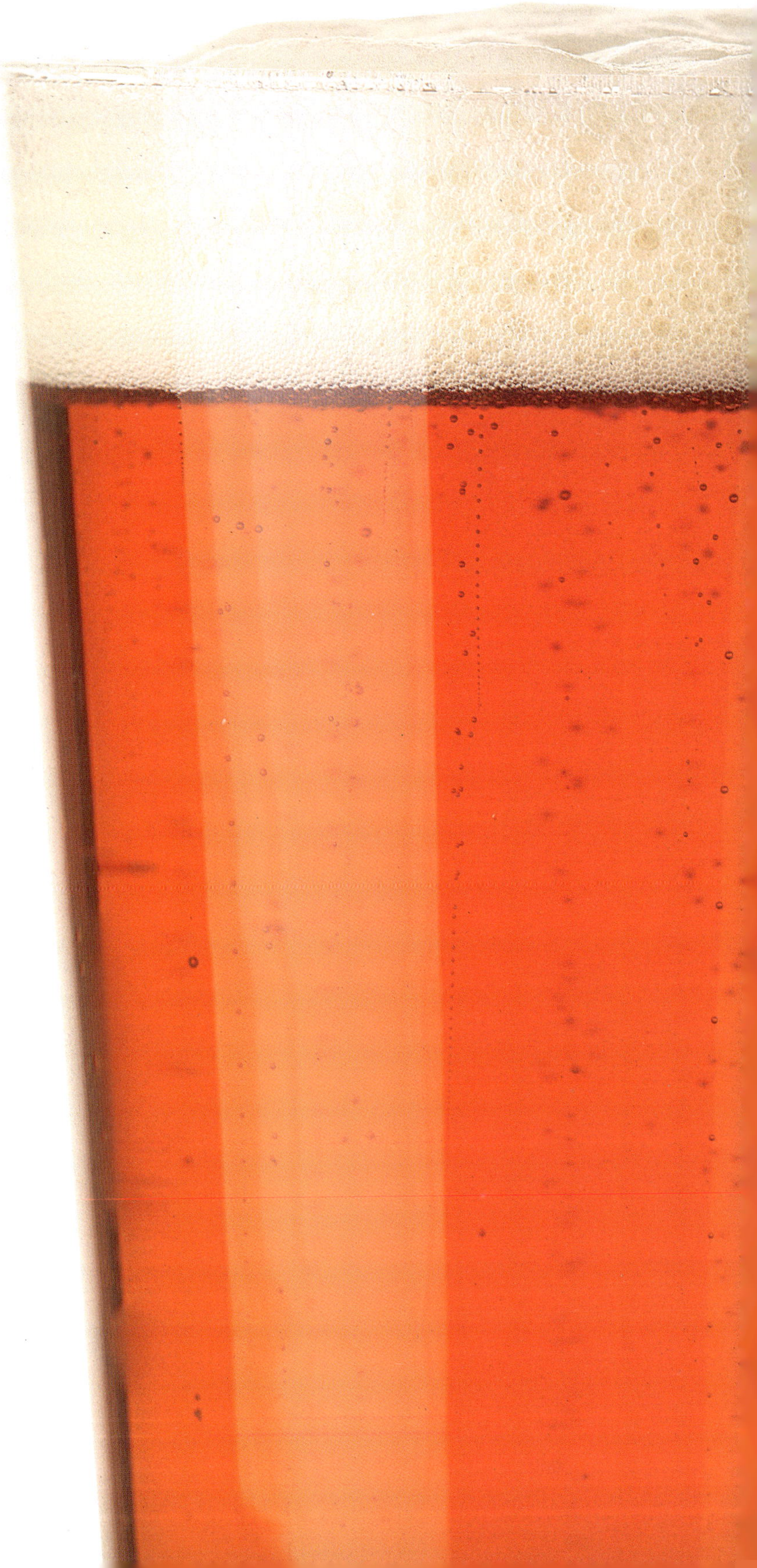

# Rotwein

★★★★

Fast überall auf der Welt stößt man mit Wein auf die Gesundheit an – »à votre santé«, »salud«, »skal«,»prosit« oder »le'chajim« – und tatsächlich hat insbesondere Rotwein positive Auswirkungen auf die Gesundheit. Dass er z.B. Herzkrankheiten vorbeugt, ist in den Mittelmeerländern seit langem bekannt. In Frankreich durchgeführte Studien zeigen, dass das Sterberisiko bei Menschen, die regelmäßig geringe Mengen Rotwein trinken, um 30 Prozent niedriger ist als bei Menschen, die sehr viel oder überhaupt keinen Rotwein trinken. Zum Teil sind dafür wohl die in roten Trauben enthaltenen Polyphenole verantwortlich, natürliche Antioxidanzien, die vor Herz-Kreislauf-Erkrankungen schützen.

Auch Weißwein, in moderaten Mengen konsumiert, ist gesundheitsfördernd. Amerikanische Wissenschaftler fanden heraus, dass Weißweintrinker die gesündesten Lungen haben. Möglicherweise ist dies ebenfalls auf natürliche Antioxidanzien zurückzuführen.

**Empfohlen für:**
Herz und Kreislauf *S. 278*
Atmungsorgane *S. 312*

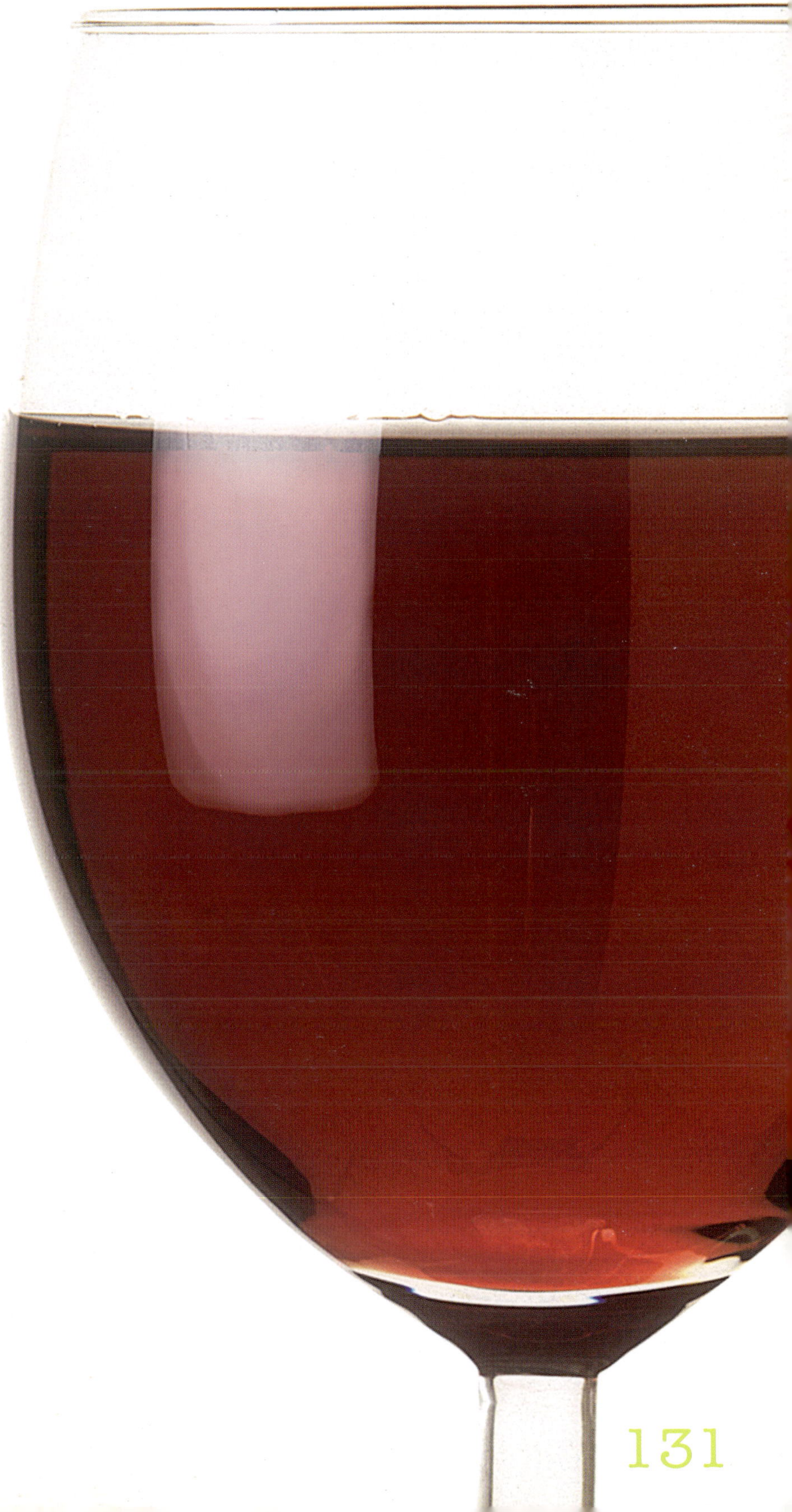

# Tee

★★★★

Ernährungsphysiologisch betrachtet, ist Tee von eher geringem Wert, denn er ist arm an Vitaminen und Mineralstoffen. Doch die Blätter des Teestrauchs enthalten Gerbstoffe (Tannine), die zum Beispiel Augenprobleme lindern können. Legt man sich bei brennenden, überanstrengten Augen aufgebrühte, in kaltes Wasser getauchte Teebeutel zehn Minuten lang auf die geschlossenen Lieder, verspürt man fast augenblicklich Erleichterung.

Was Tee besonders wertvoll macht, sind seine Flavonoide, natürliche Antioxidanzien, die schädliche freie Radikale neutralisieren und auf diese Weise Herz-Kreislauf-Erkrankungen und Krebs vorbeugen. Besonders flavonoidreich und daher auch besonders zu empfehlen ist grüner Tee. Zwei bis vier Tassen pro Tag bieten einen optimalen Schutz.

Tee kann sogar die Konzentrationsfähigkeit verbessern. Dafür verantwortlich ist nicht das Koffein, sondern offenbar ein anderer, bislang unbekannter Inhaltsstoff.

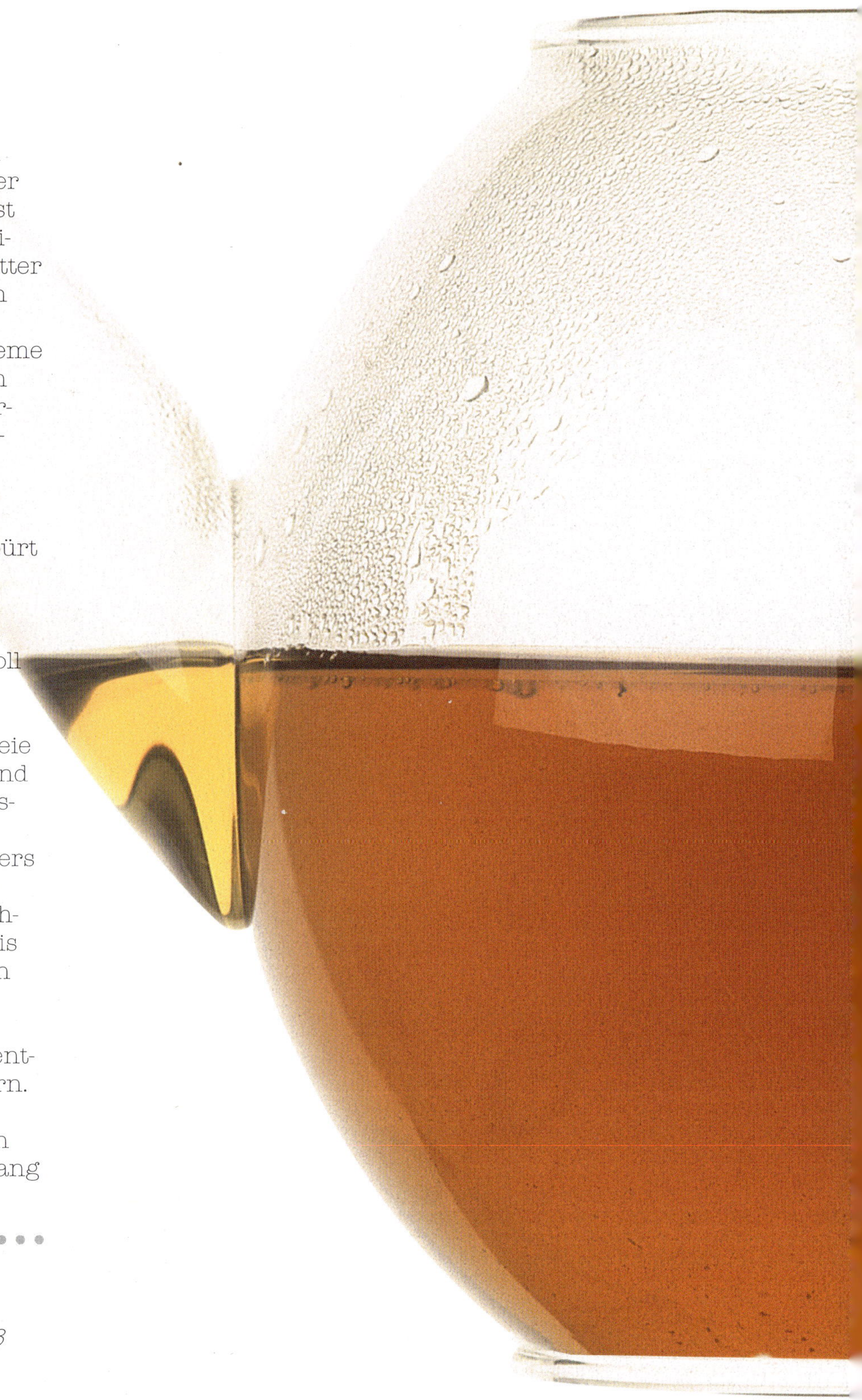

**Empfohlen für/bei:**

Krebs *S. 264*
Herz und Kreislauf *S. 278*

# Kaffee

★★★★

Kaffee gilt als der Koffeinlieferant schlechthin, doch auch Tee, Schokolade und Colagetränke enthalten Koffein. In kleinen Mengen steigert Koffein die Konzentrationsfähigkeit und hilft gegen Erschöpfung. Überraschenderweise kann Kaffee auch Asthmaanfällen vorbeugen. Er erhöht die Wirksamkeit von Schmerzmitteln und kann sogar Migräne lindern.

Allerdings erhöht unregelmäßiger Kaffeekonsum bei »Gelegenheitstrinkern« auch den Blutdruck: etwa drei Stunden lang um ungefähr 10 Prozent. Zu viel davon macht süchtig. Kaffee wird außerdem in Verbindung gebracht mit dem Prämenstruellen Syndrom (PMS), mit zyklusabhängiger Knötchenbildung in der Brust, geringer Fruchtbarkeit und geringem Geburtsgewicht von Babys.

Koffein verringert die Fähigkeit zur Resorption der Mineralstoffe Eisen und Zink; Schwangere und Vegetarier sollten ihren Kaffeekonsum einschränken. Überdies regt Kaffee die Produktion von Magensäure an, was zu Sodbrennen und Magenverstimmungen führen kann.

Eine gute Tasse Kaffee, ein Becher duftender Tee oder Trost spendender Kakao sind eine wahre Wohltat – übertreiben sollten Sie es dennoch nicht, damit Sie nicht koffeinsüchtig werden.

**Empfohlen für/bei:**

Erschöpfung *S. 298*
Atmungsorgane *S. 312*

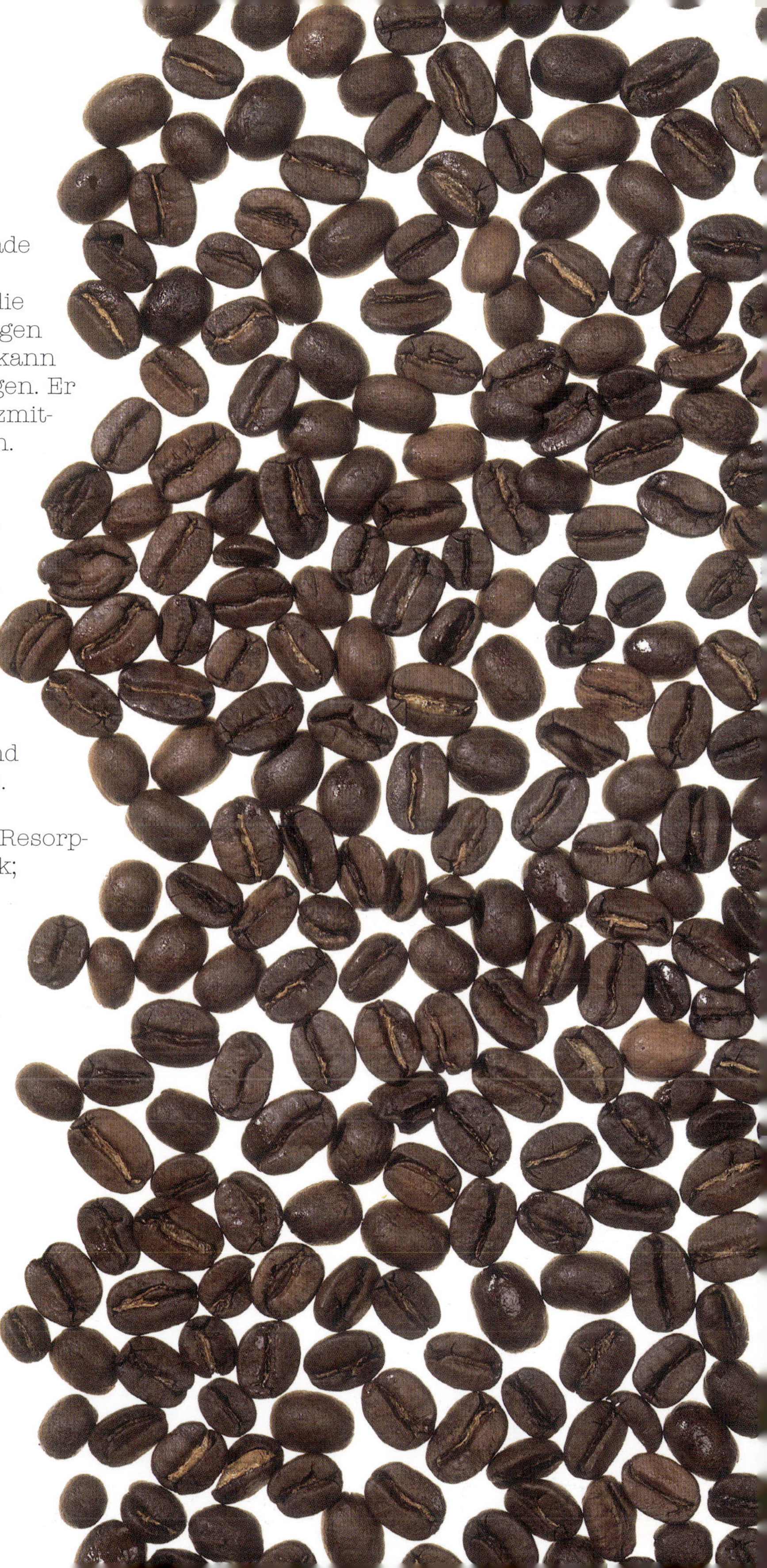

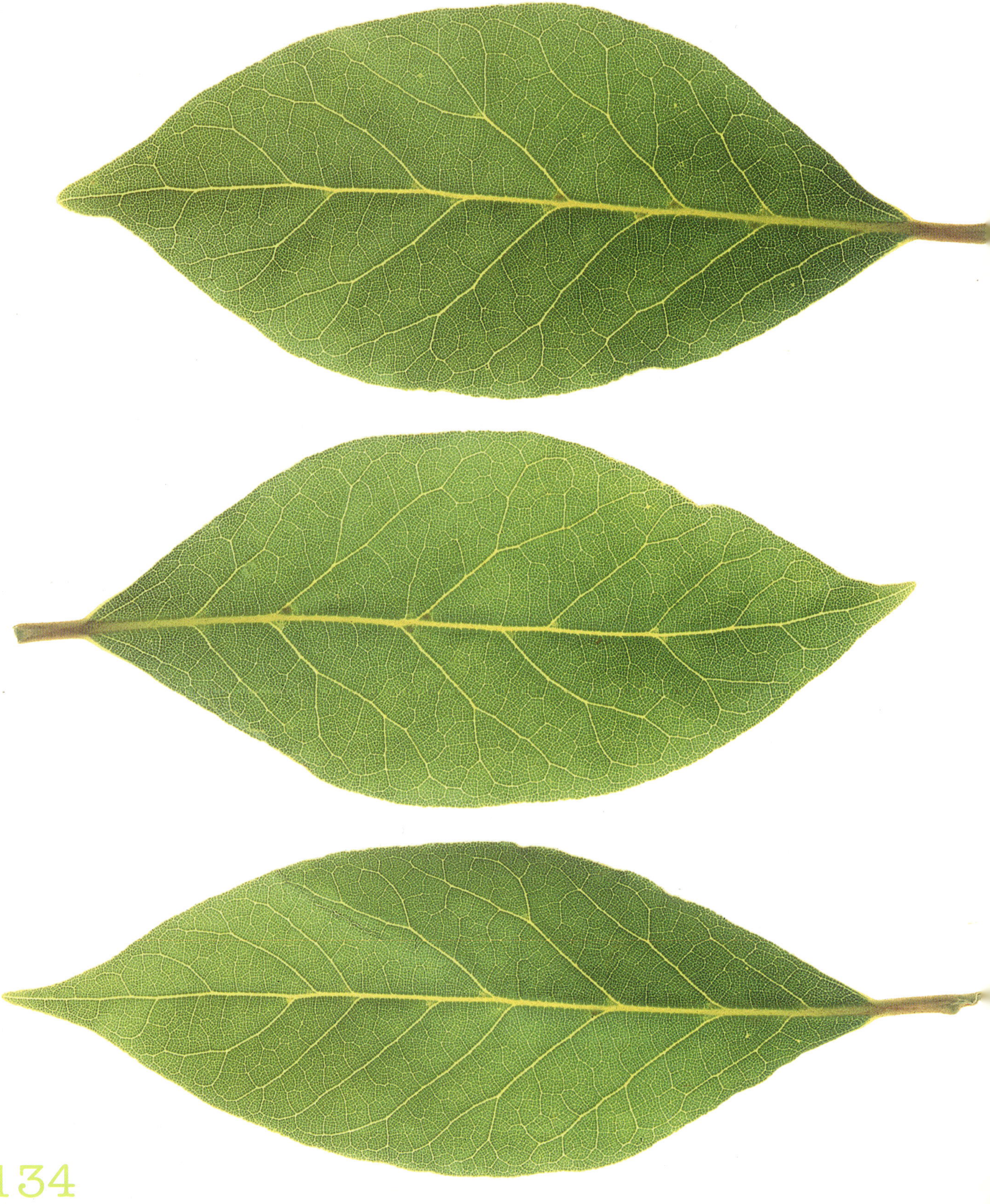

# Rezepte

- Suppen und Vorspeisen
- Eier und Nudeln
- Fisch und Meeresfrüchte
- Fleisch und Geflügel
- Getreide und Hülsenfrüchte
- Gemüse
- Snacks
- Salate
- Desserts
- Getränke
- Grundrezepte

★ ★ ★ **Suppe war wahrscheinlich** das Erste, was Menschen kochten, nachdem sie das Feuer entdeckt hatten. Ob leichte Bouillon oder herzhafter, sämiger Eintopf: Suppen eignen sich ebenso gut als schmackhafte Vorspeise oder Zwischenmahlzeit wie als nahrhaftes Hauptgericht.

# Suppen und Vorspeisen

- ★ Kürbissuppe
- ★ Zwiebelsuppe
- ★ Spanische Knoblauchsuppe
- ★ Borschtsch
- ★ Möhrensuppe
- ★ Topinambursuppe
- ★ Sellerie-Reis-Suppe
- ★ Lauchsuppe
- ★ Mais-Schellfisch-Eintopf
- ★ Haferflocken-Brokkoli-Eintopf
- ★ Brunnenkressesuppe
- ★ Lauch-Käse-Suppe
- ★ Weiße-Bohnen-Suppe
- ★ Stilton-Suppe
- ★ Frische Tomatensuppe
- ★ Kalte Gurken-Joghurt-Suppe
- ★ Gerstensuppe mit Gemüse
- ★ Möhren-Lauch-Suppe mit Ingwer
- ★ Florida-Cocktail
- ★ Artischocken mit Vinaigrette-Dip
- ★ Avocado-Birnen-Salat mit Walnüssen
- ★ Grün-weiße Pâté
- ★ Spargel mit Zitrone
- ★ Klassische Crudités
- ★ Rote Bete mit Béchamelsauce
- ★ Birnen-Sellerie-Salat mit Mandeln
- ★ Marinierte Champignons
- ★ Hummus

# Kürbissuppe Für 4 Personen

VERDAUUNG *S. 284* ATMUNGSORGANE *S. 312* HAUT *S. 318*

750 g Kürbis
1 TL Olivenöl
1 große Zwiebel, in Ringen
1 Knoblauchzehe, gehackt
1 Lorbeerblatt
750 ml Gemüsefond (*S. 261*)
2 Möhren, gerieben
2 EL Petersilie, gehackt
Vollkorn-Knoblauch-Croûtons (*S. 254*)

Kürbis schälen, in Schnitze teilen und Kerne entfernen. Kürbisstücke in eine ofenfeste Form geben und 30 Minuten bei 140 °C backen. Die entstandene Flüssigkeit in eine Schüssel gießen. Die Kürbisschale entfernen. Öl in einer Pfanne mit schwerem Boden erhitzen. Zwiebel, Knoblauch und Lorbeerblatt ein paar Minuten lang bei geringer Hitze darin dünsten. Gemüsefond, Kürbis und Kürbiswasser hinzufügen. Die Suppe 30 Minuten lang köcheln lassen. Möhren und Petersilie dazugeben, abschmecken und mit den Croûtons servieren.

# Zwiebelsuppe Für 4 Personen

HERZ/KREISLAUF *S. 278* ATMUNGSORGANE *S. 312* HARNTRAKT *S. 324*

2 große Zwiebeln
1 EL Öl
900 ml Gemüsefond (*S. 261*)
frischer Thymian
schwarzer Pfeffer, frisch gemahlen
½ TL Hefeextrakt
4 Scheiben Vollkornbrot
125 g Cheddar, gerieben

Zwiebeln schälen und in Ringe schneiden. Das Öl in einem Topf mit schwerem Boden erhitzen und die Zwiebeln darin glasig dünsten. Gemüsefond, Thymian, Pfeffer und Hefeextrakt zufügen. Die Suppe zum Kochen bringen, 15–20 Minuten köcheln lassen. In feuerfeste Suppentassen gießen. Auf jede Tasse 1 Scheibe Brot legen und mit Käse bestreuen. Die Suppe unter dem Backofengrill überbacken, bis der Käse geschmolzen ist.

# Spanische Knoblauchsuppe Für 4 Personen

KREBS *S. 264* HERZ/KREISLAUF *S. 278* GELENKE *S. 304* ATMUNGSORGANE *S. 312*

175 g Mandeln
4 große Knoblauchzehen
1 dicke Scheibe Weißbrot, in Wasser eingeweicht und ausgedrückt
100 ml Olivenöl
100 ml Eiswasser
etwas Zitronensaft
ein paar Muskattrauben, geschält (falls erhältlich)

Frische Mandeln 10 Minuten lang in lauwarmem Wasser einweichen und häuten. In der Küchenmaschine mahlen. Knoblauch und Brot hinzufügen und mit den Mandeln zu einem weichen Brei verkneten. Dabei – wie bei der Zubereitung von Mayonnaise – tröpfchenweise Olivenöl zugeben. Eiswasser unterrühren, bis die Suppe eine sämige Konsistenz hat. Zitronensaft zugießen und die Suppe mit Salz abschmecken.

Traditionell wird diese Suppe mit ein paar geschälten Muskattrauben garniert.

# Borschtsch Für 4 Personen

KREBS *S. 264* ERSCHÖPFUNG *S. 298*

500 g Rote Bete
30 g Butter
1 EL Olivenöl
1 Zwiebel, in Ringen
2 Möhren, in Scheiben
2 Staudensellerie und 1 Fenchelknolle, zerkleinert
1,2 l Gemüsefond (*S. 261*)
1 TL frischer Thymian
1 EL frische Petersilie
1 Lorbeerblatt
Salz, Pfeffer
Saft einer ganzen Zitrone
1–2 EL Naturjoghurt
Vollkorn-Croûtons (*S. 254*)

Rote Bete schälen und mit einem Gemüsehobel in dünne Streifen schneiden. Butter und Öl in einem Topf mit schwerem Boden erhitzen. Zwiebel darin andünsten. Rote Bete, Möhren, Sellerie und Fenchel zufügen. Das Gemüse einige Minuten lang bei sehr niedriger Hitze sautieren, dann den Gemüsefond und die Kräuter zugeben. Die Suppe aufkochen und bei reduzierter Hitze weiterköcheln lassen, bis das Gemüse weich ist – das dauert etwa 30 Minuten.

Die Suppe durch ein Sieb gießen, das Gemüse im Mixer pürieren und zurück in die Suppe geben. Den Zitronensaft hinzufügen und die Suppe abschmecken. Mit Naturjoghurt und Vollkorn-Croûtons garniert servieren.

## Möhrensuppe

Für 4 Personen ▶

**HERZ/KREISLAUF** *S. 278* **ATMUNGSORGANE** *S. 312* **HAUT** *S. 318*

375 g Möhren
1 kleine Zwiebel
1 EL Olivenöl
600 ml Gemüsefond (*S. 261*)
Saft von 3 Orangen
abgeriebene Schale einer unbehandelten Orange
1 Zweig frische Minze
150 g Naturjoghurt

Möhren schälen und raspeln. Zwiebel schälen und hacken. Das Öl in einem Topf mit schwerem Boden erhitzen. Möhren und Zwiebel darin bei kleiner Hitze dünsten, bis die Möhren weich sind. Gemüsefond zugießen, Minze beigeben. 20 Minuten lang köcheln lassen. Das Gemüse pürieren, Orangensaft hinzufügen. Die Suppe würzen und heiß oder abgekühlt mit Joghurt und der Orangenschale garniert servieren.

## Topinambursuppe

Für 4 Personen

**GELENKE** *S. 304* **HAUT** *S. 318* **HERZ/KREISLAUF** *S. 278* **ERSCHÖPFUNG** *S. 298*

1 EL Pflanzenöl
500 g Topinambur, in Scheiben
1 mittelgroße Zwiebel, fein gehackt
900 ml Gemüsefond (*S. 261*)
1 kleines Bund Brunnenkresse, geputzt
Vollkorn-Knoblauch-Croûtons (*S. 254*)
2 EL frische Petersilie, fein gehackt
Sahne nach Wunsch

Das Öl in einem Topf erhitzen und Topinambur und Zwiebel darin andünsten, bis die Zwiebelstücke glasig sind. Den Gemüsefond zugießen und die Suppe köcheln lassen, bis die Topinamburstücke weich sind. Die Brunnenkresse zugeben, das Gemüse mit einem Stabmixer pürieren und sehr heiß mit Vollkorn-Knoblauch-Croûtons und gehackter Petersilie garniert servieren. Nach Bedarf mit Sahne verfeinern.

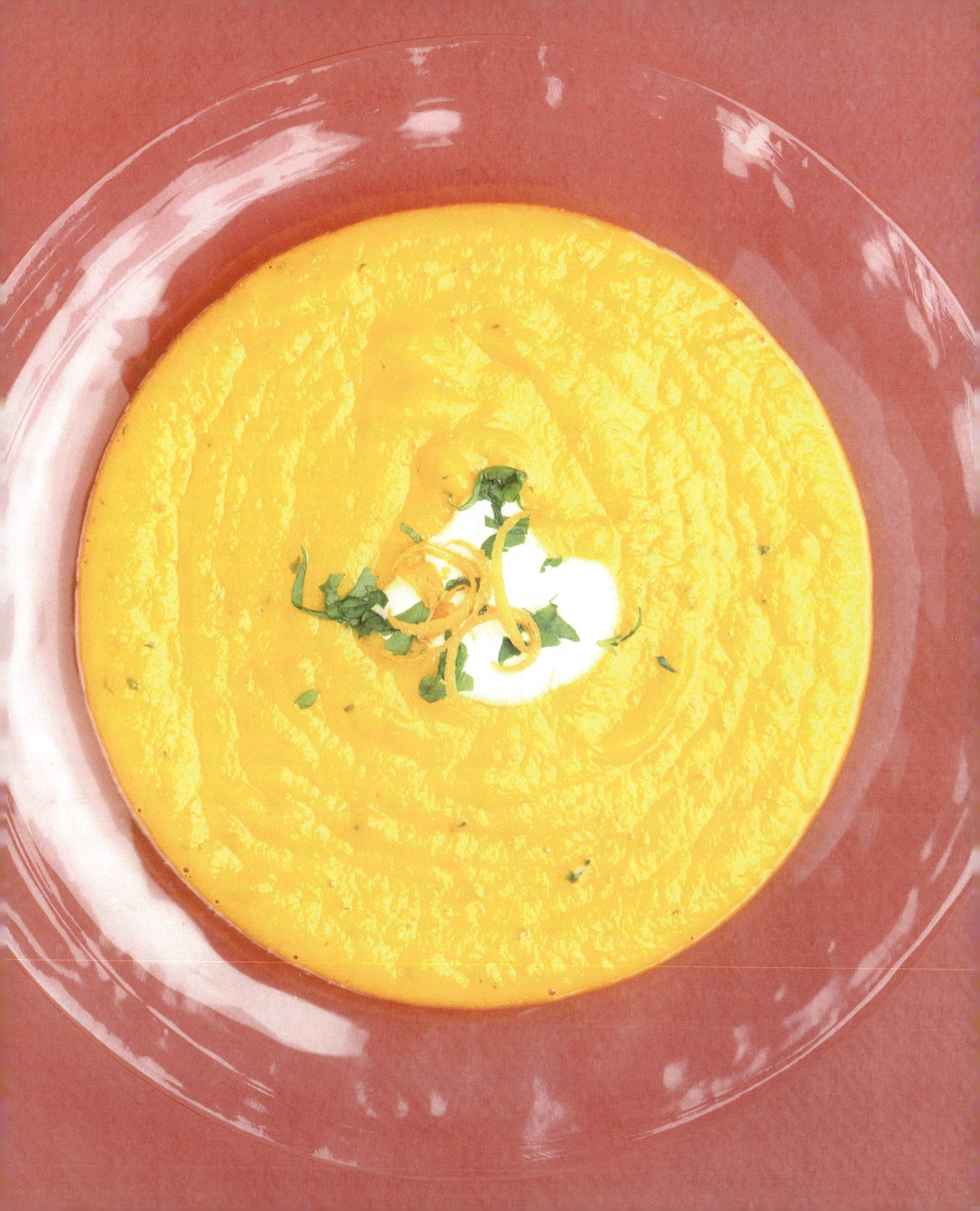

# Sellerie-Reis-Suppe Für 4 Personen

KREBS *S. 264* VERDAUUNG *S. 284* ERSCHÖPFUNG *S. 298* GELENKE *S. 304*
HARNTRAKT *S. 324*

1 l Gemüsefond (*S. 261*)
4 Stangen Staudensellerie, gewürfelt
2 EL Olivenöl
1 mittelgroße Zwiebel, fein gehackt
30 g Naturreis, gewaschen und abgetropft
Salz, Pfeffer
1 EL frische Petersilie, gehackt

Den Gemüsefond in einen Topf gießen, Selleriewürfel hinzugeben und alles zum Kochen bringen. Die Suppe auf kleiner Flamme köcheln lassen, bis der Sellerie weich ist. Den Gemüsefond abgießen und beiseitestellen. Den Sellerie in der Küchenmaschine oder im Mixer pürieren. In einem anderen Topf Öl erhitzen und Zwiebel darin glasig dünsten. Reis zugeben und unterrühren. Selleriepüree und Gemüsefond beifügen. Die Suppe mit Salz und Pfeffer würzen, abschmecken, aufkochen und etwa 35 Minuten sieden lassen, bis der Reis gar ist. Mit Petersilie garniert servieren.

# Lauchsuppe Für 4 Personen

KREBS *S. 264* HERZ/KREISLAUF *S. 278* GELENKE *S. 304* HAUT *S. 318*
ATMUNGSORGANE *S. 312*

1 dicke Stange Lauch, in Ringen
1 Bund Suppengrün
1 Sellerieknolle, in Scheiben geschnitten
1 l Wasser
1 große Zwiebel, in Ringen
1 Bund Brunnenkresse
1 Bund Petersilie
1 EL Olivenöl
Salz, Pfeffer
Vollkorn-Knoblauch-Croûtons (*S. 254*)

Das Wasser in einem großen Topf zum Kochen bringen. Die grünen Bestandteile des Lauchs und das Suppengrün zufügen und 30 Minuten lang köcheln lassen. Lauch und Suppengrün aus der Brühe fischen und wegwerfen. In einem anderen Topf das Öl erhitzen und die weißen Teile des Lauchs und die Zwiebel darin glasig dünsten. Sellerie und Brühe zugeben, mit Salz und Pfeffer abschmecken und 30 Minuten bei niedriger Hitze köcheln lassen. Brunnenkresse und Petersilie zugeben und alles pürieren. Die Suppe mit Vollkorn-Knoblauch-Croûtons servieren.

# Mais-Schellfisch-Eintopf
Für 4 Personen

HERZ/KREISLAUF *S. 278* VERDAUUNG *S. 284*

2 EL Raps- oder Maiskeimöl
90 g Schinkenspeck in Streifen
1 Zwiebel, gehackt
1 Lorbeerblatt
1 Zweig frischer Thymian
2 mittelgroße Kartoffeln
375 g Mais aus der Dose, abgetropft
300 ml Milch
300 ml Buttermilch
150 ml Wasser
250 g geräucherter Schellfisch, gehäutet, entgrätet und in 2,5 cm große Würfel geschnitten
1 EL frischer Schnittlauch, gehackt
Salz, Pfeffer

Die Kartoffeln schälen, waschen und möglichst klein würfeln, damit sie schneller gar werden. Idealerweise zerfallen sie und verleihen der Suppe eine sämige Konsistenz.

Das Öl in einem Topf erhitzen, den Schinkenspeck darin knusprig braten und beiseitelegen. Die Zwiebel glasig dünsten, Lorbeerblatt, Thymian, Kartoffeln, Mais, Milch, Buttermilch und Wasser hinzufügen. Alles 10 Minuten lang köcheln lassen, Fisch und Schnittlauch zugeben und bei kleiner Hitze 5 Minuten mitgaren lassen. Den Eintopf mit Salz und Pfeffer abschmecken, in Schalen füllen und mit dem Speck garniert servieren.

# Haferflocken-Brokkoli-Eintopf
Für 4 Personen

KREBS *S. 264* HERZ/KREISLAUF *S. 278*

1 EL Olivenöl
6 Frühlingszwiebeln, gehackt
500 g Brokkoliröschen
60 g Haferflocken
1 l Milch (1,5 % Fett) und Gemüsefond (S. 261)
Pfeffer, frisch gemahlen
Muskatnuss, frisch gemahlen
1 EL Sahne
1 EL frischer Schnittlauch, gehackt

Das Öl in einem beschichteten Topf erhitzen und die Zwiebeln darin glasig dünsten. Brokkoli zufügen und unter Rühren ein paar Minuten mitdünsten. Haferflocken in den Topf geben und 1–2 Minuten mitgaren. Nach und nach Milch und Gemüsefond zugießen und unterrühren. Den Eintopf zugedeckt 10 Minuten auf kleiner Flamme köcheln lassen, mit Pfeffer und Muskatnuss abschmecken. Kurz vor dem Servieren die Sahne unterrühren und die Suppe mit gehacktem Schnittlauch bestreuen.

# Brunnenkressesuppe Für 4 Personen

KREBS *S. 264* ERSCHÖPFUNG *S. 298* ATMUNGSORGANE *S. 312* HARNTRAKT *S. 324*

1 EL Olivenöl
1 mittelgroße Zwiebel, fein gehackt
2 Knoblauchzehen, fein gehackt
1 TL Currypulver
3 Bund Brunnenkresse, mit Stielen
900 ml Gemüsefond (*S. 261*)
Salz
schwarzer Pfeffer, frisch gemahlen
1 kleine Packung Frischkäse

Das Öl in einem Topf erhitzen, die Zwiebel darin glasig dünsten, den Knoblauch zufügen und 1 Minute lang mitdünsten. Currypulver hinzugeben und unter kräftigem Rühren 1 Minute lang köcheln lassen. Hitze reduzieren, Brunnenkresse in den Topf geben und 2 Minuten rühren, bis sie zusammenfällt. Den Gemüsefond zugießen, die Suppe mit Salz und Pfeffer abschmecken, 10 Minuten weiterköcheln lassen, pürieren und jeweils mit einem Klecks Frischkäse heiß servieren. Gekühlt eignet sich diese Suppe hervorragend als Vorspeise zu einem Sommermenü.

# Lauch-Käse-Suppe Für 4 Personen

HERZ/KREISLAUF *S. 278* VERDAUUNG *S. 284* ATMUNGSORGANE *S. 312* HARNTRAKT *S. 324*

500 g Lauch
30 g Butter
30 g Vollkornmehl
400 ml Hühnerbrühe
300 ml Milch
90 g Frischkäse (evtl. mit Kräutern)
1 EL frischer Dill, fein gehackt
Salz, Peffer

Lauch waschen und in feine Ringe schneiden. Die Butter in einem Topf erhitzen und den Lauch darin weich dünsten. Das Mehl einrühren und ein paar Minuten mitdünsten. Hühnerbrühe und Milch zufügen. Die Suppe zugedeckt etwa 15 Minuten köcheln lassen und pürieren. Den Käse unterziehen und schmelzen lassen. Dill einrühren, die Suppe mit Salz und Pfeffer abschmecken und sofort servieren.

# Weiße-Bohnen-Suppe Für 4 Personen

HERZ/KREISLAUF *S. 278* ERSCHÖPFUNG *S. 298*

8 EL natives Olivenöl
1–2 Knoblauchzehen, gehackt
1,2 kg Cannellini-Bohnen aus der Dose, abgespült und abgetropft
Salz
schwarzer Pfeffer, frisch gemahlen
250 ml Rinderkraftbrühe
2 EL frische Petersilie, fein gehackt

Die Suppe ist so sämig, dass sie auch als Beilage geeignet ist. Bei Bedarf lässt sie sich mit zusätzlicher Brühe oder Wasser verdünnen.

Den Knoblauch bei mittlerer Hitze im Öl bräunen. Die Bohnen zufügen und mit Salz und Pfeffer würzen. Das Gemüse zugedeckt 5–6 Minuten auf kleiner Flamme köcheln lassen.

Eine Tasse Bohnen abschöpfen, pürieren und wieder zurück in den Topf geben. Die Rinderkraftbrühe zugießen und die Suppe weitere 5–6 Minuten köcheln lassen, abschmecken und eventuell nachwürzen. Petersilie unterrühren und die Suppe heiß servieren.

# Stilton-Suppe Für 4 Personen

ERSCHÖPFUNG *S. 298*

1 EL Olivenöl
1 große Zwiebel, fein gehackt
2 Stangen Staudensellerie, fein gehackt
3–4 kleine Kartoffeln, geschält und gewürfelt
900 ml Wasser
150 ml Weißwein
250 g Stilton (würziger Blauschimmelkäse)
150 g Sahne
1 EL frische Petersilie, fein gehackt

Das Öl in einem großen Topf erhitzen, Zwiebel und Sellerie zufügen und dünsten, bis sie weich zu werden beginnen. Kartoffeln, Wasser und Wein zugeben und das Gemüse etwa 15 Minuten garen. Den Käse in die Suppe bröckeln und schmelzen lassen. Die Sahne unterrühren, die Suppe noch einmal erhitzen und mit Petersilie garniert servieren. Nicht salzen – der Käse verleiht der Suppe ihre charakteristische Würze.

## Frische Tomatensuppe Für 4 Personen

KREBS *S. 264* HERZ/KREISLAUF *S. 278* ATMUNGSORGANE *S. 312* HAUT *S. 318*

1 mittelgroße Zwiebel, fein gehackt
2–3 Knoblauchzehen, gehackt
3 EL Olivenöl
750 g Tomaten, geschält und geviertelt
900 ml Gemüsefond (*S. 261*)
2–3 dicke Scheiben altbackenes Vollkornbrot ohne Rinde
Salz, Pfeffer
1 EL Pesto aus dem Glas

Diese Suppe eignet sich vor allem als Sommergericht, wenn überall reife, aromatische Tomaten erhältlich sind.

Zwiebel und Knoblauch im Olivenöl glasig dünsten. Tomaten zufügen und bei mittlerer Hitze garen, bis sie zerfallen. Den Gemüsefond angießen und die Suppe 4–5 Minuten kochen. Das Brot in die Suppe bröckeln und 2–3 Minuten mitkochen. Die Suppe mit Salz und Pfeffer abschmecken und lauwarm mit Pesto servieren.

## Kalte Gurken-Joghurt-Suppe Für 4 Personen

VERDAUUNG *S. 284* ERSCHÖPFUNG *S. 298* HAUT *S. 318* HARNTRAKT *S. 324*

1 mittelgroße Salatgurke
Salz, Pfeffer
300 g Naturjoghurt
1 Knoblauchzehe, fein gehackt
1 TL Weißweinessig
1 EL frischer Dill, gehackt
2 TL Olivenöl
1 TL Zitronensaft

Die Gurke schälen, in hauchdünne Scheiben schneiden und mit etwas Salz besprenkelt in einem Sieb abtropfen lassen. Die Gurkenscheiben nach 10 Minuten abspülen und zusammen mit dem Joghurt, Knoblauch, Weinessig und Dill im Mixer pürieren. Die Suppe mit Salz und Pfeffer abschmecken und kühl stellen. Mit Olivenöl und Zitronensaft beträufelt servieren.

# Gerstensuppe mit Gemüse Für 4 Personen

KREBS *S. 264* HERZ/KREISLAUF *S. 278* VERDAUUNG *S. 284* GELENKE *S. 304*
ATMUNGSORGANE *S. 312* HAUT *S. 318* STRESS *S. 292* HARNTRAKT *S. 324*

3 Stangen Staudensellerie
2 große Möhren
3–4 Wirsingblätter, in feinen Streifen
1 große Stange Lauch
1 kleine weiße Rübe
2 große Zwiebeln
1 EL Olivenöl
1 Lorbeerblatt
2 EL Nacktgerste, gewaschen
1 l Gemüsefond (*S. 261*)
schwarzer Pfeffer
1 EL frische Petersilie, gehackt

Gemüse – einschließlich des Selleriegrüns – waschen und klein schneiden. 1 Zwiebel, etwas Sellerie und Lauch sehr fein schneiden und in einem großen Topf mit Öl andünsten. Restliches Gemüse, Lorbeerblatt und Gerstenkörner zufügen. Den Fond zugießen, die Suppe mit schwarzem Pfeffer würzen und unter stetigem Rühren zum Kochen bringen. Die Suppe zugedeckt etwa 45 Minuten auf kleiner Flamme köcheln lassen. Mit frischer Petersilie bestreut servieren.

# Möhren-Lauch-Suppe mit Ingwer Für 4 Personen

KREBS *S. 264* STRESS S. *292* HERZ/KREISLAUF *S. 278* HAUT *S. 318*
ATMUNGSORGANE *S. 312*

2 große Stangen Lauch
2 große Möhren
1 EL Olivenöl
1 Stück frischer Ingwer (etwa 2,5 cm), geschält
900 ml Gemüsefond (*S. 261*)
1 Lorbeerblatt
2 EL Sahne, geschlagen
1 EL Korianderblätter, gehackt

Den Lauch waschen und in dünne Ringe schneiden – einen Teil des Grüns mitverwerten. Die Möhren schälen und in dünne Scheiben schneiden. Das Öl erhitzen und den Lauch darin andünsten. Die Ränder dürfen nicht braun werden. Die Möhren dazugeben, umrühren, den Ingwer reiben und zum Gemüse geben, Gemüsefond und Lorbeerblatt zufügen. Die Suppe zum Kochen bringen und 30 Minuten sieden lassen. Das Lorbeerblatt herausnehmen. Die Suppe pürieren und nochmals erhitzen. Jede Portion mit Sahne und frischem Koriander garnieren.

# Florida-Cocktail Für 4 Personen

HERZ/KREISLAUF *S. 278* VERDAUUNG *S. 284* ERSCHÖPFUNG *S. 298* ATMUNGSORGANE *S.312*

1 Orange
1 rosa Grapefruit
2 Kiwis
1 kleiner Stängel weiße Trauben
Saft einer großen Saftorange
Saft einer halben Zitrone
1 Zweig Minze

Orange, Grapefruit und Kiwis schälen. Trauben waschen, halbieren und entkernen. Orangen und Grapefruit in Spalten teilen und auf 4 Dessertschalen verteilen. Die Kiwis in Spalten schneiden und mit den Trauben auf dem Orangen-Grapefruit-Bett verteilen. Das Obst mit Orangen- und Zitronensaft begießen und mit Minzeblättern garniert servieren.

# Artischocken mit Vinaigrette-Dip Für 4 Personen

HERZ/KREISLAUF *S. 278* VERDAUUNG *S. 284* GELENKE *S. 304* HAUT *S. 318*

4 mittelgroße Artischocken
Saft einer halben Zitrone
4 EL Olivenöl
1 EL Estragonessig
schwarzer Pfeffer
4 Frühlingszwiebeln, fein gehackt
1 Prise getrocknete gemischte Kräuter
1 Knoblauchzehe, fein gehackt

Die Artischocken 30 Minuten lang mit der Blütenspitze nach unten in kaltes Wasser legen. Das Wasser weggießen. Artischockenstiele knapp unterhalb des Blütenkopfes abschneiden (bei jungen Artischocken dranlassen). Artischocken in einen Topf mit kochendem Zitronenwasser geben und garen. Sie sind gar, wenn sich der Boden mühelos einstechen lässt. Die Blütenköpfe umdrehen. Öl, Essig und restliche Zutaten zu einer Vinaigrette verrühren. Die Artischocken abkühlen lassen. Mit der Vinaigrette servieren.

Hinweis: Diese Vorspeise wird mit den Fingern gegessen. Den Blütenkopf von außen nach innen entblättern, die Blätter mit dem fleischigen Ende in die Vinaigrette tauchen und am Blattansatz auslutschen. Kleinere Blätter aus der Blütenmitte kann man vollständig essen. Die unter den Blättern liegenden Härchen sind nicht zum Verzehr geeignet; man kann sie mit einem Teelöffel ausschaben. Der graugrüne Boden gilt als Delikatesse.

# Avocado-Birnen-Salat mit Walnüssen

Für 4 Personen

**ERSCHÖPFUNG** *S. 298* **STRESS** *S. 292* **HAUT** *S. 318*

1 Bund Brunnenkresse
2 Avocados, geschält und entkernt
2 feste, reife Birnen ohne Kerngehäuse, in Spalten
Saft einer halben Zitrone
60 g Walnusskerne
2 EL Walnussöl
Salz, Pfeffer

Brunnenkresse putzen, waschen, abtropfen lassen und auf 4 Teller verteilen. Avocadoscheiben und Birnenspalten abwechselnd auf das Brunnenkressebett schichten. Mit etwas Zitronensaft beträufeln, damit sich das Fruchtfleisch nicht verfärbt. Die Walnüsse darüberstreuen. Öl, den restlichen Zitronensaft, Salz und Pfeffer zu einer Vinaigrette verrühren und über den Salat gießen.

# Grün-weiße Pâté

Für 4 Personen

**GELENKE** *S. 304*

1 EL Pflanzenöl
250 g Lauch, in Ringen
Saft einer Zitrone
250 g Knollensellerie, geschält und gewürfelt
250 g frischer oder tiefgefrorener Spinat
Salz
Pfeffer, frisch gemahlen
2 EL frischer Schnittlauch, gehackt
½ TL Muskatnuss, gemahlen
250 g fettarmer Weichkäse
1 Päckchen Gelatinepulver
Feldsalat und Radicchio zum Garnieren

Eine 600-ml-Kastenform einfetten, mit Backpapier auslegen. Das Öl erhitzen. Den Lauch 5 Minuten darin andünsten, auf Küchenpapier abtropfen lassen, im Mixer pürieren und abkühlen lassen. Den Sellerie in einen Topf mit kochendem Zitronenwasser geben, etwa 5 Minuten garen, abtropfen lassen, pürieren und abkühlen lassen. Frischen Spinat putzen, waschen und ausdrücken, gefrorenen Spinat in einem Topf bei kleiner Hitze auftauen, abtropfen lassen, ausdrücken und abkühlen lassen. Die Pürees mit Salz und frisch gemahlenem schwarzem Pfeffer würzen. Das Lauchpüree mit Schnittlauch, den Spinat mit Muskatnuss verfeinern. Den Käse dritteln, portionsweise unter die Pürees rühren. Die Gelatine in 3 EL Wasser quellen lassen, erwärmen und jeweils 1 EL mit den Pürees verrühren. Lauchpüree, Selleriepüree und Spinat übereinander in die Form schichten. Die Pâté mindestens 30 Minuten lang kalt stellen, auf eine Servierplatte stürzen und mit den Salatblättern garnieren. Mit heißem Toast servieren.

## Spargel mit Zitrone Für 4 Personen ▶

VERDAUUNG *S. 284* HARNTRAKT *S. 324*

500 g grüner Spargel
3 EL natives Olivenöl
Saft einer großen Zitrone
schwarzer Pfeffer

Spargel waschen und Endstücke abschneiden. (»Abfälle« für eine Spargelsuppe aufbewahren.) Den Spargel in kochendes Wasser legen und garen. Er ist fertig, wenn sich der untere Teil mit einem Messer mühelos einstechen lässt. Den Spargel aus dem Topf nehmen (das Wasser nicht wegschütten!) und zum Abkühlen beiseitestellen. Öl, Zitronensaft und Pfeffer zu einer Vinaigrette verrühren, über den Spargel träufeln, servieren und nach Belieben mit geriebener Zitronenschale bestreuen.

Hinweis: Wer zusätzlich eine Spargelsuppe zubereiten möchte, gibt die sauberen Endstücke zusammen mit 2–3 kleinen, geschälten Kartoffeln und 1 Spargelstange ins Kochwasser. Die Suppe zum Kochen bringen und sieden lassen, bis die Kartoffeln gar sind. Die Schalen herausnehmen, den Rest pürieren und je nach Geschmack mit Pfeffer und Salz würzen.

## Klassische Crudités Für 4 Personen

KREBS *S. 264* VERDAUUNG *S. 284* ERSCHÖPFUNG *S. 298* ATMUNGSORGANE *S. 312*
HAUT *S. 318*

6–10 Radieschen, gewaschen
2 Möhren, geschält
4–6 junge Rote Beten
2–3 Stangen Staudensellerie
Saft einer halben Zitrone
1 EL Olivenöl
1 EL frische Petersilie, gehackt

Ein klassischer Rohkostteller besteht aus frischen Radieschen, geriebenen Möhren, geraspelter Rote Bete und Stücken von knackigem Staudensellerie (natürlich alle gewaschen). Die Crudités mit einem Dressing aus Zitronensaft und Olivenöl anrichten und mit frischer Petersilie garnieren.

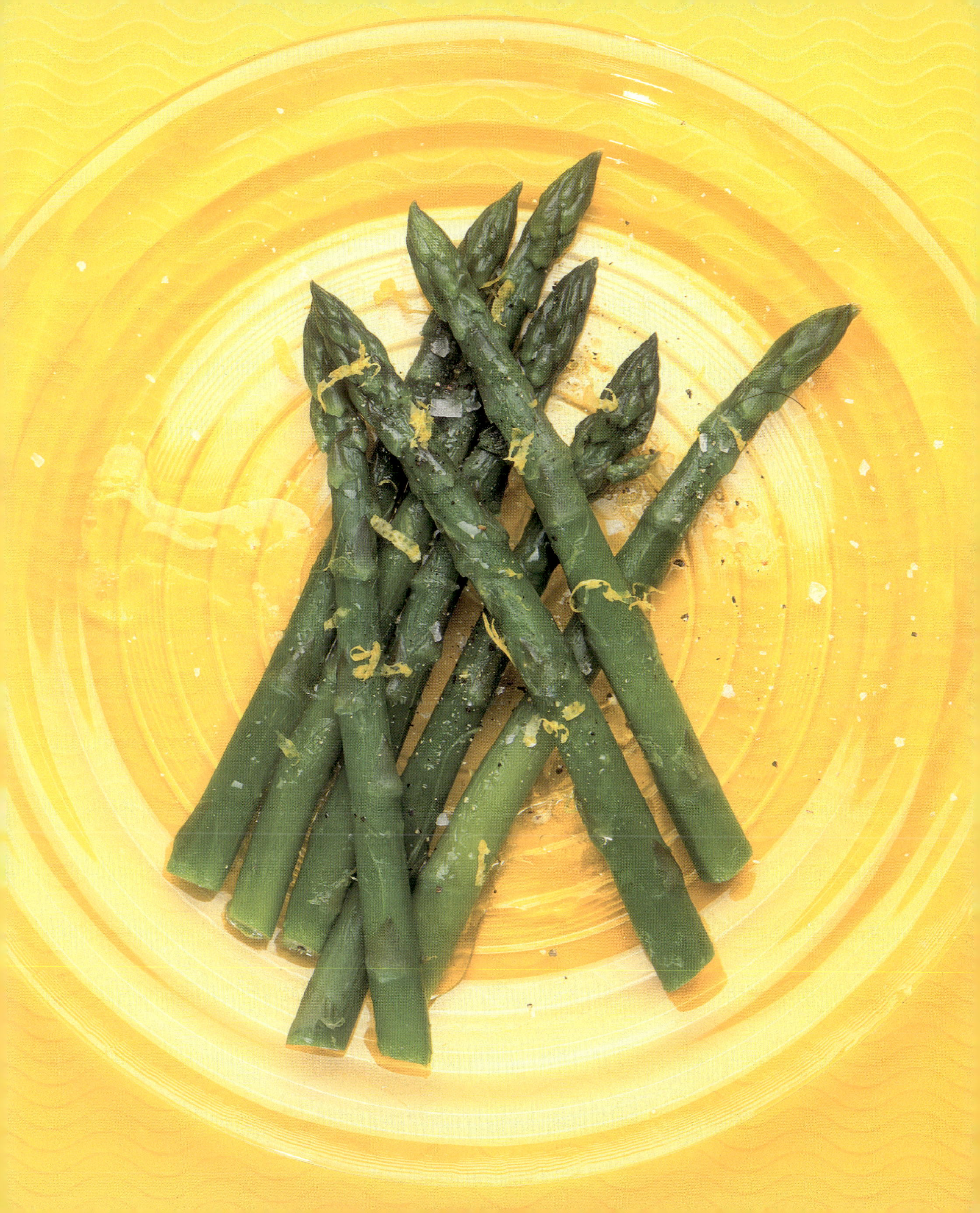

# Rote Bete mit Béchamelsauce Für 4 Personen

**KREBS** *S. 264* **HERZ/KREISLAUF** *S. 278* **ERSCHÖPFUNG** *S. 298*

12 kleine Rote Beten, roh
2 EL Apfelessig
30 g Butter
1 gehäufter EL Mehl
1 Prise weißer Pfeffer
1 Prise Muskatnuss
600 ml Milch

Die Roten Beten waschen und anschließend putzen. Blattansätze und Wurzeln nicht vollständig abschneiden. Rote Beten in einen Topf geben, mit Wasser bedecken, Apfelessig zugeben und das Gemüse 30 Minuten lang darin garen. Die Sauce zubereiten: Die Butter in einem Topf mit schwerem Boden schmelzen, bis sie schaumig wird; darauf achten, dass sie nicht bräunt. Das Mehl mit einem Holzlöffel zügig unterrühren. Die Mehlschwitze mit weißem Pfeffer und Muskatnuss würzen. Wenn sie zu schäumen beginnt, nach und nach heiße Milch zugießen und bei niedriger Hitze kontinuierlich weiterrühren, damit sich keine Klümpchen bilden. Die Sauce aufkochen lassen und weiterrühren, bis sie eindickt, vom Herd nehmen und zugedeckt beiseitestellen. Die Roten Beten trocken tupfen und schälen. Auf weißen Tellern verteilen, mit der Béchamelsauce übergießen und sofort servieren.

# Birnen-Sellerie-Salat mit Mandeln Für 4 Personen

**ERSCHÖPFUNG** *S. 298* **GELENKE** *S. 304* **HAUT** *S. 318*

4 Stangen Staudensellerie
500 g Birnen
1 EL Zitronensaft
90 g Salatgurke, geschält und klein geschnitten
60 g gemahlene Mandeln
1 EL Olivenöl
ein paar Walnusskerne
Kopfsalatblätter

Den Sellerie putzen und in Stücke schneiden. Die Blätter hacken und zur Seite legen. Birnen schälen, entkernen und klein schneiden. Zitronensaft, Gurke und gemahlene Mandeln in einem Mixer gut miteinander vermengen. Das Öl tröpfchenweise unterrühren. Sellerie und Birnen vermischen und in das Dressing geben. Eine Salatschüssel mit Kopfsalatblättern auskleiden, die Birnen-Sellerie-Mischung hineingeben und mit Walnüssen und gehackten Sellerieblättern garniert servieren.

# Marinierte Champignons Für 4 Personen

KREBS *S. 264* STRESS *S. 292*

2 EL Olivenöl
1 Zwiebel, in Ringen
3 Knoblauchzehen, zerdrückt
300 ml Rotwein
2 EL Zitronensaft
1 TL flüssiger Honig
1 Prise schwarzer Pfeffer
½ TL Koriander, gemahlen
2 große Tomaten, geschält und gehackt
375 g junge Champignons
1 EL frische Petersilie

Das Olivenöl in einem großen Topf mit schwerem Boden erhitzen und die Zwiebel darin glasig dünsten. Den Knoblauch zufügen und 2 Minuten mitgaren. Rotwein, Zitronensaft, Honig, Pfeffer, Koriander und Tomaten in den Topf geben. Die Mischung zum Kochen bringen und 5 Minuten köcheln lassen. Die Pilze hinzugeben und weich dünsten. Alles in eine Schüssel füllen und im Kühlschrank etwa 4 Stunden lang oder über Nacht marinieren. Mit gehackter Petersilie garniert servieren.

# Hummus Für 4 Personen

KREBS *S. 264* VERDAUUNG *S. 284* ERSCHÖPFUNG *S. 298* HAUT *S. 318*

125 g Kichererbsen
Saft von 2 Zitronen
3 EL Tahin (Sesampaste)
2 Knoblauchzehen, zerdrückt
Meersalz
2 EL natives Olivenöl
1 Prise Paprikapulver

Die Kichererbsen waschen, in einer großen Schüssel mit Wasser über Nacht oder 6–8 Stunden vor dem Weiterverarbeiten einweichen. Abtropfen lassen, in einem großen Topf mit frischem Wasser zum Kochen bringen und etwa 60 Minuten köcheln lassen. Die Kichererbsen abgießen (das Kochwasser auffangen) und mit etwas Kochflüssigkeit im Mixer pürieren. Nach und nach mehr Flüssigkeit zugeben, bis sich eine dicke Paste gebildet hat. Zitronensaft, Sesampaste und Knoblauch unterrühren. Den Dip mit Meersalz würzen und zugedeckt kalt stellen. Mit etwas Olivenöl beträufelt und mit Paprikapulver bestaubt servieren. Dazu heißes Pittabrot, schwarze und grüne Oliven sowie Radieschen reichen.

★ ★ ★ **Was Garzeiten, Rezeptvarianten und Nährstoffwert angeht,** sind Eier und Nudeln einsame Spitze.

# Eier und Nudeln

- ★ Tomaten-Kräuter-Omelett
- ★ Omelett mit Räucherschellfisch
- ★ Thunfisch-Fenchel-Pasta
- ★ Rot-gelbes Rührei
- ★ Eier Mornay
- ★ Pasta mit Thunfisch
- ★ Eier mit Thunfischmayonnaise
- ★ Nudeln mit Pesto und Gemüse
- ★ Tagliatelle mit Artischocken
- ★ Spaghetti »aglio e olio«
- ★ Warmer grüner Nudelsalat
- ★ Muschelnudeln mit Brokkoli
- ★ Hackfleischbällchen mit Tomatensauce

## Tomaten-Kräuter-Omelett Für 1 Person ▶

VERDAUUNG *S. 284* ERSCHÖPFUNG *S. 298* ATMUNGSORGANE *S. 312*

1 mittelgroße Tomate
3 Bio-Eier
2 EL frische Kräuter, gehackt (Petersilie, Schnittlauch, Kerbel)
Salz, Pfeffer
1 EL Olivenöl

Die angegebenen Mengen ergeben ein großes Omelett. Wenn 2 Personen mitessen, können die angegebenen Mengen verdoppelt werden – ausgenommen die Eier: 5 genügen.

Die Tomate ein paar Minuten lang in kochendes Wasser legen, enthäuten und klein schneiden. Eier in einer Schüssel verquirlen, die Tomate und den größten Teil der Kräuter zufügen und die Eiermasse mit Salz und Pfeffer würzen. Einen Teller vorwärmen und bereitstellen. Das Öl erhitzen, die Eiermischung hineingeben und immer wieder mit einer Gabel einstechen, damit flüssige Eimasse nach unten fließen kann. Das Omelett stocken lassen – das dauert kaum 1 Minute. Es sollte auf der Oberseite noch feucht sein. Das Omelett auf den vorgewärmten Teller gleiten lassen, mit den restlichen Kräutern garnieren und sofort servieren.

## Omelett mit Räucherschellfisch Für 2 Personen

HERZ/KREISLAUF *S. 278* ERSCHÖPFUNG *S. 298*

175 g geräucherter Schellfisch
150 ml Milch
4 Bio-Eier
schwarzer Pfeffer, frisch gemahlen
1 EL Butter

Den Schellfisch 2–3 Minuten in Milch kochen, die Milch abgießen und beiseitestellen. Den Fisch enthäuten und entgräten, sein Fleisch zerbröckeln und warm stellen. Die Eier mit 2 Esslöffeln Fisch-Milch verquirlen und mit etwas Pfeffer würzen. Nicht salzen! In einer beschichteten Pfanne die Butter schmelzen, die Eiermasse zugeben und die Hitze reduzieren. Kurz bevor die Eier stocken, die Fischstücke unterrühren. Das Omelett mit heißem Weizenvollkorntoast servieren.

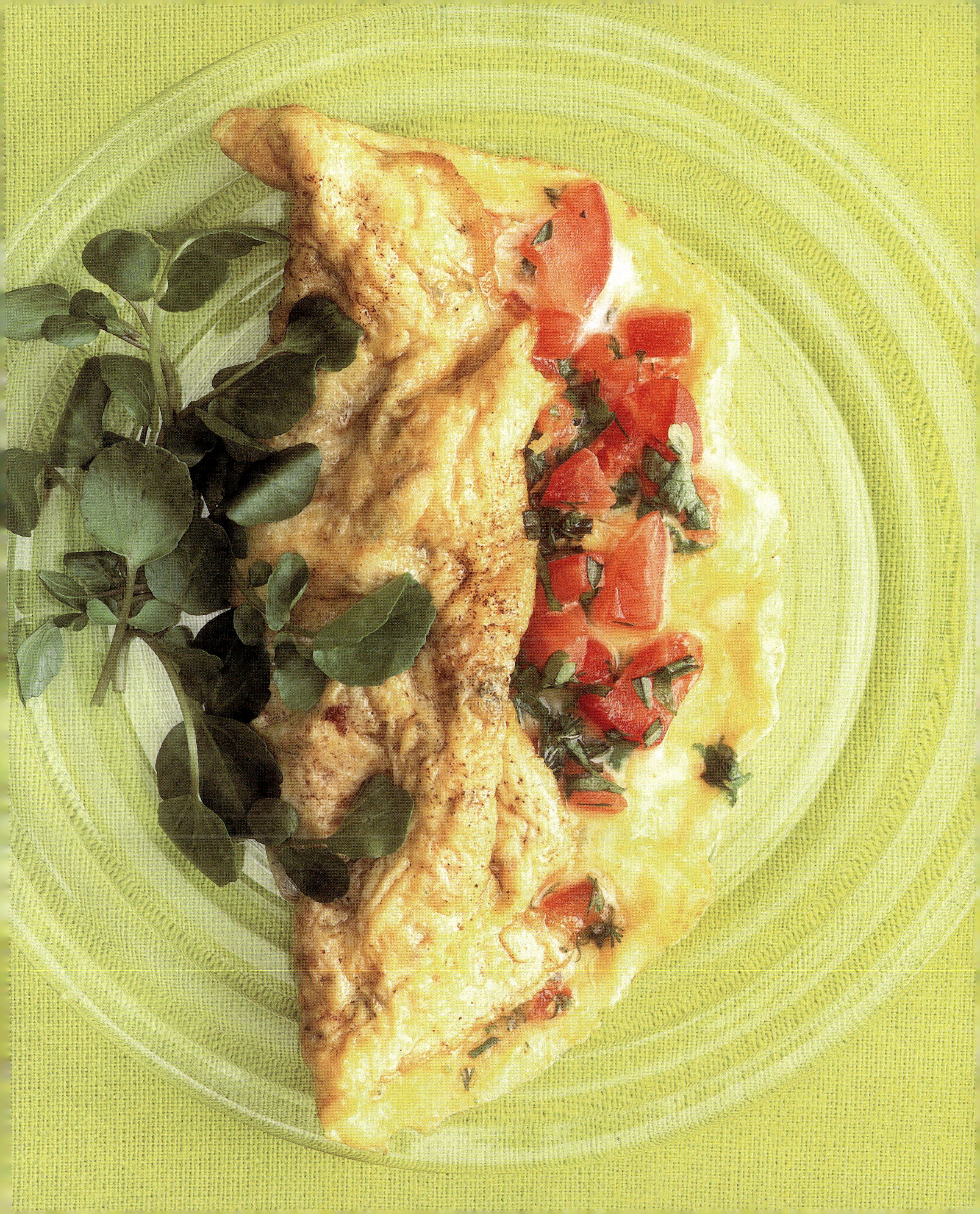

# Thunfisch-Fenchel-Pasta Für 4 Personen

**HERZ/KREISLAUF** *S. 278* **ERSCHÖPFUNG** *S. 298* **GELENKE** *S. 304* **HAUT** *S. 318* **HARNTRAKT** *S. 324*

200 g Thunfisch in Öl
1 große Fenchelknolle
1 EL Olivenöl
2 Knoblauchzehen, gehackt
125 ml Gemüsefond (*S. 261*)
375 g Spaghettini

Den Thunfisch abspülen. Fenchel putzen, in Stücke schneiden und mit dem größten Teil des Grüns in der Küchenmaschine zerkleinern. Das Öl in einem Topf erhitzen, Knoblauch und Fenchel zugeben und sanft dünsten, bis der Fenchel gar ist. Den Thunfisch hineinbröckeln, den Gemüsefond zufügen und alles erhitzen. In der Zwischenzeit die Spaghettini in reichlich Wasser *al dente* kochen. Die Nudeln abgießen, mit der Sauce vermengen und servieren.

# Rot-gelbes Rührei Für 2 Personen

**ERSCHÖPFUNG** *S. 298* **HARNTRAKT** *S. 324*

1 große rote Paprikaschote
1 große gelbe Paprikaschote
1 mittelgroße Zwiebel
3–4 reife Tomaten
60 g Butter
6 Bio-Eier
Salz
schwarzer Pfeffer, frisch gemahlen
1 EL frische Petersilie, gehackt

Paprikaschoten halbieren, von Trennwänden und Samen befreien und in breite Streifen schneiden. Die Zwiebel fein hacken, Tomaten schälen und klein schneiden. In einer beschichteten Pfanne die Butter erhitzen, Paprika und Zwiebel hineingeben und bei schwacher Hitze etwa 10 Minuten zugedeckt dünsten. Die Tomaten unterrühren und 5 Minuten mitdünsten. Die Eier verquirlen, mit Salz, Pfeffer und Petersilie würzen und mit in die Pfanne geben. Rühren, bis die Eimasse stockt, und sofort servieren.

## Eier Mornay Für 4 Personen

ERSCHÖPFUNG *S. 298* HARNTRAKT *S. 324*

Sauce Mornay (*S. 260*)
1 EL Butter
4 Bio-Eier
1 EL Cheddar oder anderer würziger Käse, gerieben

Die Sauce Mornay zubereiten. Den Backofen auf 190 °C vorheizen. Eine feuerfeste Auflaufform einbuttern, die Eier vorsichtig darin aufschlagen und mit der Sauce übergießen. Mit Käse bestreuen und im Ofen 5 Minuten backen.

## Pasta mit Thunfisch Für 4 Personen

HERZ/KREISLAUF *S. 278* GELENKE *S. 304*

Tomatensauce (*S. 255*)
200 g Thunfisch in Öl
8–10 schwarze Oliven, entsteint
Salz, Pfeffer
250 g Nudeln

Die Tomatensauce zubereiten. Den Thunfisch abspülen und mit den Oliven zur Tomatensauce geben. Die Sauce mit Salz und Pfeffer abschmecken und erhitzen. In der Zwischenzeit die Nudeln *al dente* kochen. Das Wasser abgießen, die Nudeln mit der Sauce vermischen und servie-

## Eier mit Thunfischmayonnaise Für 4 Personen

HERZ/KREISLAUF *S. 278* ERSCHÖPFUNG *S. 298*

4 Bio-Eier
200 g Thunfisch in Öl
6 EL Mayonnaise
1 kleine Zwiebel, fein gehackt
2 EL frische Petersilie, gehackt
Salz, Pfeffer

Dieses Gericht eignet sich als nahrhafte Vorspeise ebenso wie als leichtes Hauptgericht. Wenn Sie es als Hauptgang servieren, können Sie mehr Eier verwenden.

Die Eier hart kochen, schälen, halbieren und mit der Schnittfläche nach unten in eine Salatschüssel legen. Den Thunfisch abspülen, zerbröckeln und mit der Mayonnaise vermengen. Zwiebel und 1 EL Petersilie unterrühren. Die Mayonnaise mit Salz und Pfeffer würzen, über die Eier löffeln. Mit der restlichen Petersilie garnieren.

## Nudeln mit Pesto und Gemüse Für 4 Personen ▶

HERZ/KREISLAUF *S. 278* VERDAUUNG *S. 284* STRESS *S. 292* ERSCHÖPFUNG *S. 298*

1 TL Salz
300 g Spaghetti
60 g Buschbohnen, in Stücken
60 g neue Kartoffeln, geschält und fein gewürfelt
60 g Zucchini, in Würfeln
2–3 EL Pesto
ein paar frische Basilikumblätter
Parmesan, gehobelt

Sie können Pesto aus dem Glas verwenden.

Spaghetti und Gemüse in einen großen Topf kochendes Salzwasser geben und kochen lassen, bis die Nudeln al dente sind. Das Gemüse müsste dann ebenfalls gar sein. Kurz vor dem Abgießen einen Esslöffel Kochwasser mit dem Pesto verrühren. Das restliche Wasser abgießen, Nudeln und Gemüse in eine vorgewärmte Schüssel geben und das Pesto unterrühren. Die Pasta mit den Basilikumblättern garniert servieren und nach Wunsch mit Parmesan verfeinern.

## Tagliatelle mit Artischocken Für 4 Personen

KREBS *S. 264* VERDAUUNG *S. 284* ERSCHÖPFUNG *S. 298* HAUT *S. 318*
HARNTRAKT *S. 324*

2 EL Butter
1 mittelgroße Zwiebel, fein gehackt
1 EL Mehl
1 Glas trockener Weißwein
1 Dose (425 g) Artischockenherzen, geviertelt
2 EL frische Petersilie, gehackt
2 gehäufte EL Parmesan, gerieben
500 g Tagliatelle oder andere Nudeln

Traditionell wird dieses Gericht mit frischen Artischocken zubereitet, doch mit Artischockenherzen aus der Dose schmeckt es ebenso gut.

In einem Topf die Butter erhitzen und die Zwiebel darin glasig dünsten. Mehl zufügen und 1–2 Minuten lang rühren. Tropfenweise Wein zugeben. Weiterrühren, bis eine sämige Sauce entsteht. Artischockenherzen und Petersilie in die Sauce geben. Die Mischung zugedeckt auf kleiner Flamme etwa 5 Minuten durcherhitzen. 1 Esslöffel Parmesan unterrühren und die Sauce warm stellen. Die Tagliatelle *al dente* kochen, in eine große vorgewärmte Schüssel geben und mit der Artischockensauce vermengen. Mit dem restlichen Parmesan bestreut servieren.

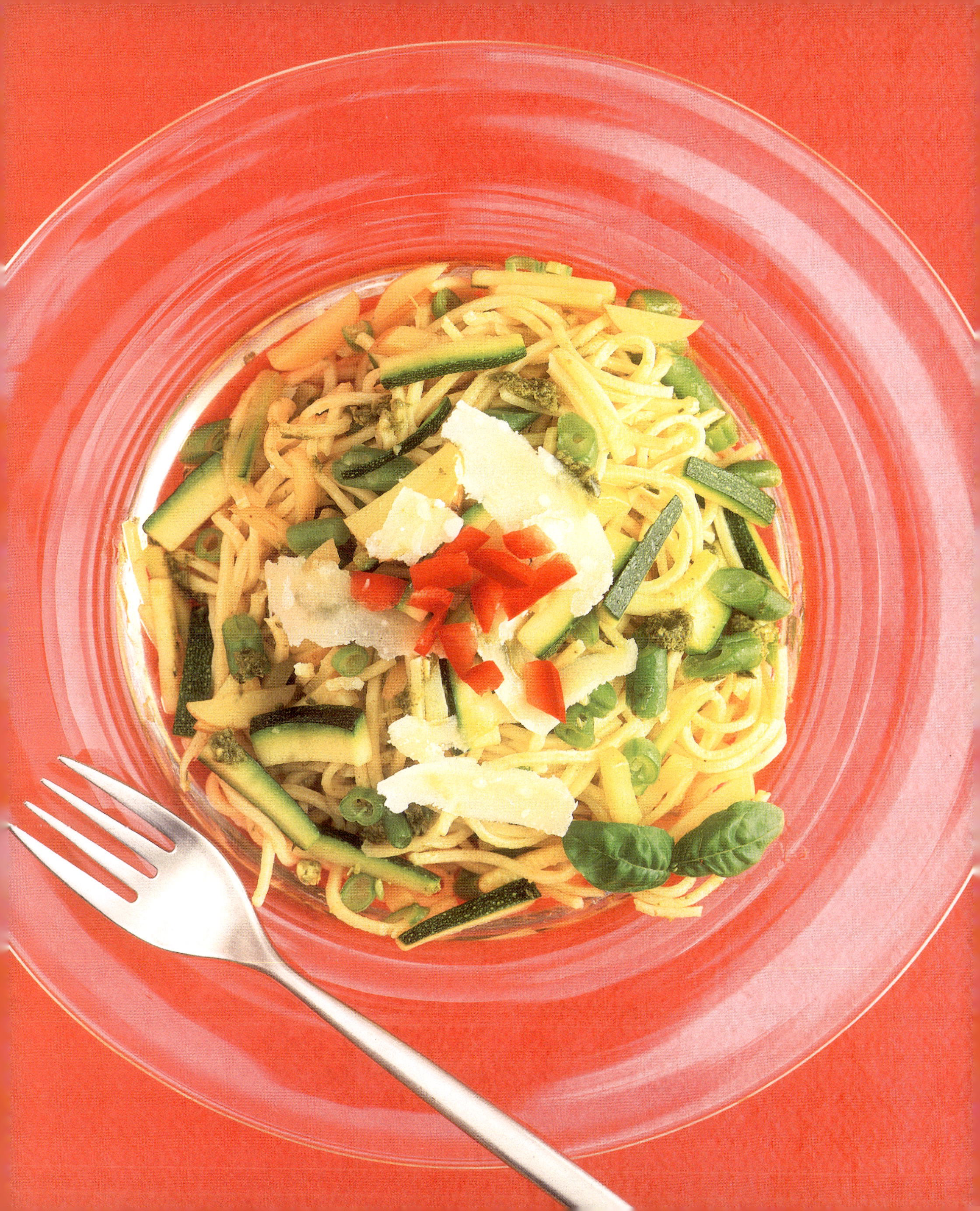

# Spaghetti »aglio e olio« Für 4 Personen

HERZ/KREISLAUF *S. 278* GELENKE *S. 304* HARNTRAKT *S. 324* ERSCHÖPFUNG *S. 298*

4 EL natives Olivenöl
3 Knoblauchzehen, gehackt
½ getrocknete Chilischote (ca. ½ TL), fein gehackt
1 Prise Salz
500 g Spaghetti oder Spaghettini
2 gehäufte EL Petersilie, gehackt

Das Olivenöl in einer kleinen Pfanne erhitzen. Knoblauch und Chili darin dünsten, bis der Knoblauch zu bräunen beginnt. Hitze herunterdrehen und etwas Salz zugeben. Eine große Servierschüssel warm stellen. Die Nudeln *al dente* kochen, in die Servierschüssel geben, mit dem Knoblauchöl vermengen und mit Petersilie bestreuen. Die Pasta kurz schwenken und sofort servieren.

# Warmer grüner Nudelsalat Für 4 Personen

KREBS *S. 264* HERZ/KREISLAUF *S. 278* GELENKE *S. 304* ATMUNGSORGANE *S. 312* HAUT *S. 318*

2 junge, zarte Zucchini
4 Frühlingszwiebeln
250 g grüne Fusilli oder andere grüne Nudeln
eine Handvoll Zuckerschoten
3–5 kleine Kolben Zuckermais
2 EL frische Petersilie, gehackt
3 EL natives Olivenöl
Saft einer großen Zitrone
Gewürze zum Abschmecken
Eichblattsalat

Zucchini waschen und grob raspeln. Frühlingszwiebeln putzen und grob hacken. Nudeln bissfest kochen, in einem Sieb abtropfen lassen und zurück in den Topf geben. Olivenöl, Zitronensaft, Zucchini, Frühlingszwiebeln, Zuckererbsen und Zuckermais zufügen und vorsichtig unterheben. Die Mischung in eine mit Eichblattsalatblättern ausgelegte Schüssel geben, mit gehackter Petersilie bestreuen und sofort servieren.

# Muschelnudeln mit Brokkoli Für 4 Personen

**KREBS** *S. 264* **HERZ/KREISLAUF** *S. 278* **ATMUNGSORGANE** *S. 312* **HAUT** *S. 318*

375 g frischer Brokkoli
4 EL Olivenöl
etwas Sardellenpaste
1 große Prise Chilipulver – oder eine kleine frische Chilischote, ohne Samen
schwarzer Pfeffer, frisch gemahlen
375 g Muschelnudeln oder andere Nudeln
1 nussgroßes Stück Butter
3 EL Parmesan, gerieben

Den Brokkoli waschen, in Röschen teilen, in kochendem Wasser 5–6 Minuten garen und das Wasser abgießen. Das Öl in einer großen Pfanne erhitzen, die Sardellenpaste und das Chilipulver einrühren, den Brokkoli zugeben, mit Pfeffer bestreuen, 5 Minuten dünsten und warm stellen. Die Nudeln *al dente* kochen, in einem Sieb abtropfen lassen und zurück in den Topf geben. Butter und Käse zufügen und unterziehen. Die Nudeln in eine vorgewärmte Schüssel geben, mit dem Gemüse vermengen und servieren.

# Hackfleischbällchen mit Tomatensauce

Für 4 Personen

**KREBS** *S. 264* **ERSCHÖPFUNG** *S. 298*

500 g Rinderhackfleisch
3 Knoblauchzehen, gehackt
1 EL frische Minze, gehackt
1 EL frische Petersilie, gehackt
Salz, schwarzer Pfeffer
1 Ei
2 EL Olivenöl
500 g Spaghetti
Tomatensauce (*S. 256*)

Hackfleisch, Knoblauch, Kräuter, Salz und Pfeffer vermischen. Das Ei zugeben und mit den Händen gleichmäßig unterkneten. Hackfleischbällchen in der Größe von Tischtennisbällen formen. Das Öl in einer Bratpfanne erhitzen und die Fleischbällchen bei kleiner bis mittlerer Hitze 7–10 Minuten braten, mit der Tomatensauce übergießen und mit *al dente* gekochten Spaghetti servieren.

★ ★ ★ **Fisch ist gut fürs Gehirn,** heißt es im Volksmund – wie recht er hat! Weißer Fisch, fetter Fisch, Fisch mit rosafarbenem Fleisch, kleine Fische, große Fische, Krustentiere – je mehr Sie davon essen, desto gesünder ernähren Sie sich.

# Fisch und Meeresfrüchte

# Makrelen-Burger Für 4 Personen

**HERZ/KREISLAUF** *S. 278* **ERSCHÖPFUNG** *S. 298* **GELENKE** *S. 304* **HARNTRAKT** *S. 324*

250 g Makrele, gekocht
175 g Kartoffelpüree
30 g Butter
2–3 Frühlingszwiebeln, gehackt
1 EL frische Petersilie, gehackt
1 EL Milch oder Gemüsefond (*S. 261*)
1 EL Paniermehl
2 EL Pflanzenöl
Brunnenkresse und Tomaten zum Garnieren

Die Makrelen häuten, entgräten, ihr Fleisch zerbröckeln und mit Kartoffelpüree und geschmolzener Butter vermischen. Die Frühlingszwiebeln zufügen. Wenn die Mischung sehr steif ist, etwas Milch oder Fond zufügen. Burger formen und mindestens 30 Minuten lang kalt stellen.

Die Burger in Paniermehl wälzen und auf beiden Seiten goldbraun braten. Auf Küchenpapier abtropfen lassen und mit Brunnenkresse und Tomatenscheiben garniert servieren. Makrelen-Burger schmecken auch kalt auf mit Kresse und Gurkenscheiben belegten Vollkornbrötchen.

# Schellfisch-Brokkoli-Gratin Für 4 Personen

**HERZ/KREISLAUF** *S. 278* **VERDAUUNG** *S. 284* **GELENKE** *S. 304* **ERSCHÖPFUNG** *S. 298*

500 g Brokkoli
30 g Butter
30 g Mehl
450 ml Milch
125 g Cheddar, gerieben
Salz, Pfeffer
750 g Schellfischfilets, gehäutet

Den Backofen auf 180 °C vorheizen. Den Brokkoli dämpfen, bis er fast weich ist. In einem anderen Topf die Butter schmelzen und mit dem Mehl verrühren. Die heiße Milch unterrühren und die Sauce aufkochen. Die Hälfte vom Käse beifügen, mit Salz und Pfeffer würzen. Eine feuerfeste Auflaufform buttern, den Brokkoli hineingeben, die Schellfischfilets darauflegen, mit der Käsesauce übergießen und mit dem restlichen Käse bestreuen. Den Auflauf 30–40 Minuten im Ofen backen, bis die Oberfläche goldbraun ist und Blasen wirft.

## Gegrillte Gambas mit Knoblauch Für 4 Personen

KREBS *S. 264* HERZ/KREISLAUF *S. 278* STRESS *S. 292* ATMUNGSORGANE *S. 312* HAUT *S. 318*

16–20 Riesengarnelen oder Gambas (am besten frische; tiefgefrorene auftauen und sorgfältig trocken tupfen)
3–4 große Knoblauchzehen
2 EL Olivenöl
Kopfsalatblätter zum Garnieren
Zitronenspalten

Frische Garnelen waschen und trocken tupfen. Den Knoblauch sehr fein hacken, in eine kleine Schüssel geben und mit dem Olivenöl verrühren. Die Garnelen mehrere Stunden darin marinieren. Den Backofengrill einschalten. Die Garnelen mit der Marinade bestreichen, bei sehr hoher Temperatur grillen, bis die Schalen fast verbrannt sind, und auf einem Bett aus Kopfsalatblättern mit Zitronenspalten servieren.

## Lachs mit grüner Sauce Für 2 Personen

KREBS *S. 264* HERZ/KREISLAUF *S. 278* ATMUNGSORGANE *S. 312*

2 frische Lachssteaks à 150 g
½ dicke Scheibe Weizenvollkornbrot ohne Rinde
2 EL Zitronensaft
1 Knoblauchzehe, fein gehackt
2 EL Pinienkerne
2 EL frische Petersilie, fein gehackt
2 EL frisches Basilikum, fein gehackt
Eigelb eines hart gekochten Eis, zerdrückt
175 ml natives Olivenöl
1 Zweig frische Petersilie zum Garnieren

Für die Sauce: Das Brot 10 Minuten in Zitronensaft einweichen und in einer Rührschüssel zerdrücken. Knoblauch, Pinienkerne, Petersilie, Basilikum und Eigelb zugeben und mit dem Brot vermengen. Das Öl unter stetigem Rühren tropfenweise zugeben. Die Sauce mindestens 60 Minuten ruhen lassen, damit die Aromen sich entfalten können. Kurz vor dem Essen die Lachssteaks auf beiden Seiten mit etwas Olivenöl bestreichen und grillen, bis sich auf beiden Seiten eine Kruste bildet und die Ecken sich allmählich braun färben. Die Steaks auf vorgewärmte Teller legen und mit Sauce umgießen (nicht übergießen). Das Gericht mit Petersilie garniert und mit neuen Pellkartoffeln als Beilage servieren.

## Sardinen mit Senfsauce Für 4 Personen

KREBS *S. 264* HERZ/KREISLAUF *S. 278* STRESS *S. 292* GELENKE *S. 304* HAUT *S. 318*

- 12–16 Sardinen
- 1 EL Olivenöl
- 150 g Naturjoghurt
- 1 EL frische Petersilie, fein gehackt
- 1 EL Dijon-Senf
- 1 Zitrone, geviertelt

Sardinen ausnehmen, gründlich waschen, trocken tupfen, mit Öl einpinseln und auf jeder Seite unter dem sehr heißen Grill etwa 1 Minute grillen. Joghurt, Petersilie und Senf verrühren. Die Sardinen mit dieser Sauce und jeweils einem Zitronenviertel servieren.

## Wolfsbarsch mit Kräutersauce Für 4 Personen

KREBS *S. 264* ERSCHÖPFUNG *S. 298* ATMUNGSORGANE *S. 312* HAUT *S. 318*
HARNTRAKT *S. 324*

- 2 mittelgroße Zwiebeln, fein gehackt
- 1 EL gemischte Kräuter (Fenchel, Petersilie, Estragon), fein gehackt
- 75 ml Wasser
- 75 ml trockener Weißwein
- 1 kg Wolfsbarsch, gewaschen und trocken getupft
- 1 EL Olivenöl
- 1 Zitrone
- 30 g Butter
- Salz, Pfeffer

Zwiebeln und Kräuter mit Wasser und Wein verrühren. Die Zitrone in dünne Scheiben schneiden und die Kerne entfernen. Den Fisch in eine ovale Backform legen, mit Olivenöl beträufeln und mit der Wein-Kräuter-Mischung übergießen. Zitronenscheiben und Butterflöckchen darauf verteilen und das Ganze mit Salz und Pfeffer würzen. Den Fisch im Backofen bei 230 °C 25–30 Minuten backen. Währenddessen immer wieder mit Flüssigkeit beträufeln.

# Heringe Müllerin Für 4 Personen

**KREBS** *S. 278* **STRESS** *S. 292* **GELENKE** *S. 304* **HAUT** *S. 318*

- 4 frische Heringe, geschuppt und ausgenommen
- 60 g Vollkornmehl
- schwarzer Pfeffer, frisch gemahlen
- 2 EL Maiskeim- oder Rapsöl
- 1 Zitrone, geviertelt
- 2 EL frische Petersilie, gehackt

Heringe waschen und trocken tupfen. Das Mehl auf einen Teller geben und mit etwas schwarzem Pfeffer würzen. Die Heringe im Mehl wälzen, bis sie vollständig damit bedeckt sind. Das Öl in einer großen Bratpfanne bis zum Rauchpunkt erhitzen und die Heringe darin auf jeder Seite 3–4 Minuten goldbraun braten. Die Heringe mit Petersilie und je einem Zitronenviertel garniert sofort servieren.

# Garnelen-Brokkoli-Pfanne mit Lauch

Für 2 Personen

**KREBS** *S. 264* **HERZ/KREISLAUF** *S. 278*

- 2 EL Soja- oder Erdnussöl
- 1 Knoblauchzehe, zerdrückt
- 125 g Brokkoliröschen
- 1 Stange Lauch, in schmalen Ringen
- 1 EL dunkle Sojasauce
- 4 EL Gemüsefond (*S. 261*)
- 1 Tomate, in Stücken
- 1 EL Mehl
- 125 g Garnelen, gekocht
- 1 Möhre, geschält und in dünne Stifte geschnitten
- 1 Stück frischer Ingwer, geschält und in dünne Stifte geschnitten
- 90 g frische Brunnenkresse

Das Öl in einer großen Bratpfanne oder im Wok erhitzen und den Knoblauch kurz darin anbraten. Den Brokkoli zufügen und 2 Minuten mitbraten, dann den Lauch zugeben und unter stetigem Rühren 1 Minute lang garen. Sojasauce, Gemüsefond und Tomate unterrühren. Das Mehl mit 2 Esslöffeln Wasser verquirlen und unterrühren. Die Mischung kurz aufkochen lassen, damit die Sauce andickt. Garnelen, Möhren und Ingwer zufügen und bei starker Hitze etwa 1 Minute lang garen. Die Brunnenkresse unterrühren und das Gericht sofort servieren.

Für dieses Gericht können Sie jedes grüne Gemüse verwenden.

# Pfeffrige Fischfilets mit Vinaigrette

Für 4 Personen ▶

HERZ/KREISLAUF *S. 278* VERDAUUNG *S. 284* ATMUNGSORGANE *S. 312*

1 gehäufter EL Pfefferkörner
1 gehäufter EL Mehl, mit etwas Salz vermischt
2 Fischfilets à ca. 200 g
1 EL Olivenöl

Für die Vinaigrette:
1 Knoblauchzehe, zerdrückt
2 TL grobkörniger Senf
Schale und Saft von 2 unbehandelten Limetten
4 EL Olivenöl
Salz
schwarzer Pfeffer, frisch gemahlen
Koriandergrün, gehackt

Die Pfefferkörner im Mörser zerstoßen und mit dem Mehl vermengen. Die Fischfilets enthäuten, trocken tupfen und in der Pfeffer-Mehl-Mischung wälzen. Die Panade auf beiden Seiten gut andrücken und die Fische beiseitestellen. Knoblauch, Senf, abgeriebene Limettenschale und -saft, 4 Esslöffel Öl, Salz, Pfeffer und Koriander in einer Schüssel zu einer Vinaigrette verrühren.

1 Esslöffel Olivenöl in einer großen Bratpfanne erhitzen. Die Fischfilets bei starker Hitze auf jeder Seite 3 Minuten knusprig goldbraun braten. Die Vinaigrette zugießen und ein paar Minuten lang einkochen lassen. Das Gericht sofort servieren.

# Provenzalischer Backfisch

Für 2 Personen

VERDAUUNG *S. 284* ERSCHÖPFUNG *S. 298* ATMUNGSORGANE *S. 312*

750 g Fischfilets, enthäutet
2 EL trockener Weißwein
Saft einer Zitrone
1 EL Öl
1 mittelgroße Zwiebel
2 Knoblauchzehen
1 Dose (425 g) Tomaten, in Stücken
Kräuter, Salz, Pfeffer
1 EL frische Petersilie, gehackt

Den Fisch in eine flache Kasserolle legen, mit Weißwein und Zitronensaft übergießen. Zwiebel und Knoblauchzehen fein hacken, in heißem Öl glasig dünsten. Den Fisch aus der Marinade nehmen, abtropfen lassen. Die Marinade zur Zwiebel und dem Knoblauch geben, einkochen lassen und mit Tomaten, Kräutern, Salz und Pfeffer verfeinern. Die Kasserolle auswischen und leicht einölen, die Fischfilets hineinlegen, mit der Sauce übergießen und bei 200 °C 20 Minuten lang backen. Mit Petersilie bestreuen.

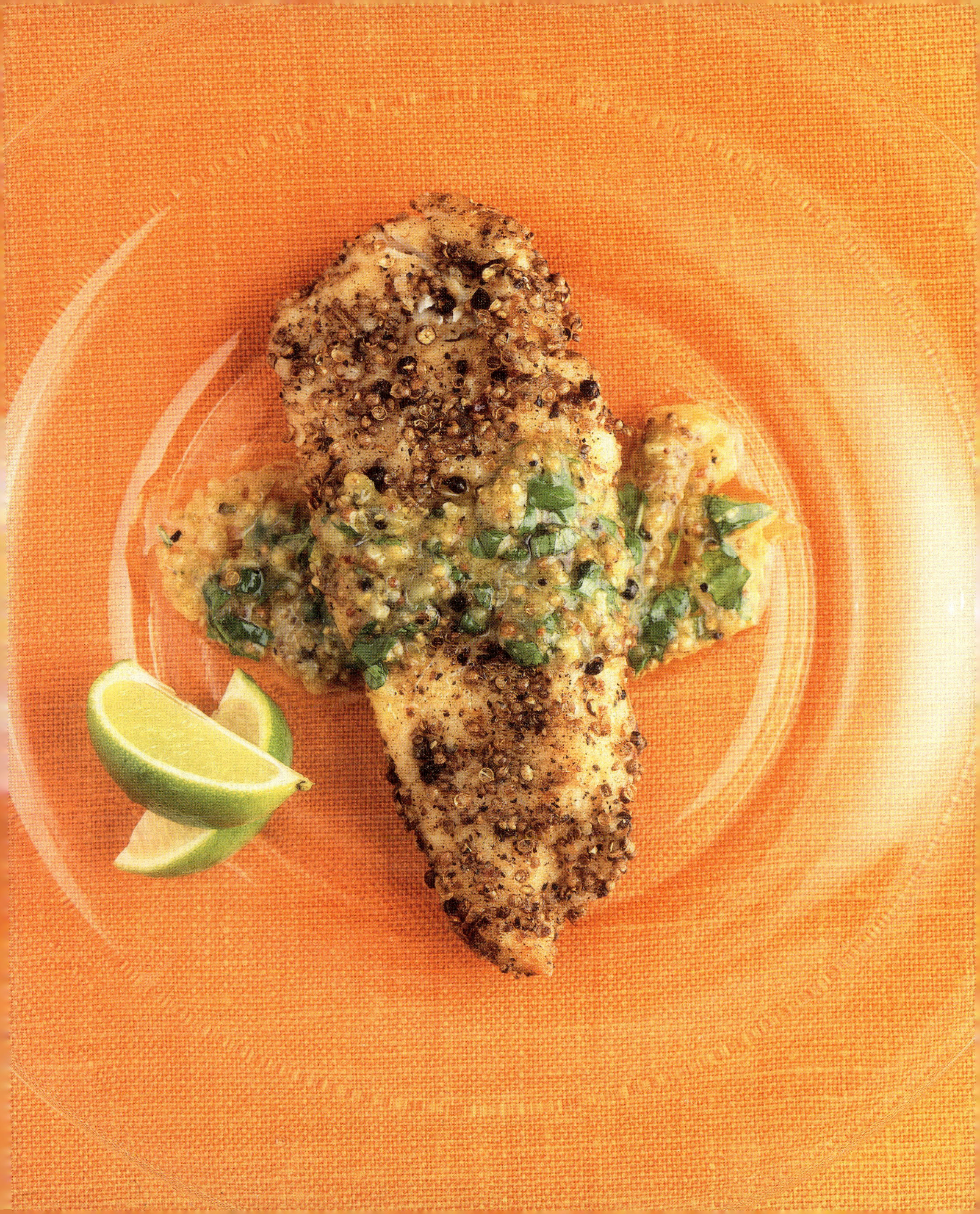

# Lachspäckchen Für 4 Personen

HERZ/KREISLAUF *S. 278* STRESS *S. 292* GELENKE *S. 304* HAUT *S. 318*

- 4 Lachssteaks oder -filets
- 2 EL Olivenöl
- 3 EL frischer Estragon, gehackt
- 2 EL frische glattblättrige Petersilie, gehackt
- 1 EL Kapern, gehackt
- 1 kleine Dose Sardellenfilets, abgespült, gehackt
- Salz
- schwarzer Pfeffer, frisch gemahlen
- Saft einer Zitrone

Zum Einpacken des Fischs können Sie statt Butterbrotpapier auch Alufolie nehmen, diese muss aber vor dem Servieren entfernt werden, was einen Teil des Effekts zunichte macht.

Den Backofen auf 200 °C vorheizen. Aus Butterbrotpapier 4 Quadrate zuschneiden. Sie müssen so groß sein, dass sich der Fisch bequem darin einpacken lässt. Das Butterbrotpapier leicht mit Öl bepinseln, den Fisch in die Mitte legen und mit Kräutern, Kapern, Sardellen, Salz, Pfeffer, ausgepresstem Zitronensaft und etwas Olivenöl verfeinern. Das Papier um den Fisch falten und sicher verschließen – am besten zusammenklammern –, die Fischpäckchen auf ein Backblech legen und, je nach Dicke der Filets, 15–20 Minuten backen.

# Fernöstliche Fischpfanne Für 4 Personen

HERZ/KREISLAUF *S. 278* STRESS *S. 292* HAUT *S. 318*

- 750 g festfleischiger Fisch
- 5 EL Erdnussöl
- 1 kleine Zwiebel, fein gehackt
- 4–6 Frühlingszwiebeln, fein gehackt
- 1 EL frischer Ingwer, gerieben
- je 2 EL helle und dunkle Sojasauce
- 2 TL Zucker
- 1 Prise Salz
- 125 ml Gemüsefond (*S. 261*)

Den Fisch abwaschen, trocken tupfen und in große Stücke schneiden. Das Öl in einer Pfanne erhitzen und den Fisch darin bräunen, herausnehmen und auf Küchenpapier abtropfen lassen. Das Öl bis auf einen kleinen Rest weggießen. Zwiebel und Frühlingszwiebeln 1 Minute lang anbraten, Ingwer, Sojasaucen, Zucker, Salz und Fond in die Pfanne geben. Zum Kochen bringen. Hitze reduzieren, die Fischstücke in die Sauce legen und zugedeckt 5 Minuten köcheln lassen. Den Fisch in eine Servierschüssel füllen und mit Sauce übergießen. Weißen Reis dazu reichen.

# Gegrillte Seebarbe Für 2 Personen

HERZ/KREISLAUF *S. 278* STRESS *S. 292* GELENKE *S. 304* HAUT *S. 318*

1 Kopf Radicchio
2 Seebarben, geschuppt und ausgenommen
100 ml Olivenöl
2 Knoblauchzehen, gehackt
1 TL frischer Thymian oder Oregano, gehackt, oder 1 Prise getrocknete Kräuter der Provence

Den Radicchio vierteln und den Strunk herausschneiden. Die Seebarben unter dem Grill auf jeder Seite etwa 3 Minuten grillen. Öl, Knoblauch und Kräuter verrühren und die gegrillten Seebarben zum Abkühlen in die Marinade legen. Die Radicchiostücke mit etwas Marinade bestreichen und grillen, bis die Blätter welk werden und zu bräunen beginnen. Die Seebarben auf dem Radicchio angerichtet servieren.

# Marinierter Fisch Für 4 Personen

KREBS *S. 264* HERZ/KREISLAUF *S. 278* STRESS *S. 292*

2–3 reife Tomaten, in sehr kleinen Stücken
eine Handvoll frischer Dill oder frische Petersilie oder Fenchelgrün, fein gehackt
1 kleine Zwiebel, fein gehackt
Salz
schwarzer Pfeffer, frisch gemahlen
3 EL Olivenöl
4 Fischfilets (gefrorene Filets vorher auftauen)

Den Backofen auf 200 °C vorheizen. Tomaten, Kräuter, Zwiebel, Salz, Pfeffer und Öl in einer großen, flachen Schüssel verrühren und die Fischfilets 15 Minuten lang darin marinieren, herausnehmen und beiseitestellen.

Aus Alufolie 4 Rechtecke zuschneiden. Sie müssen so groß sein, dass sich je 1 Filet darin einpacken lässt. In die Mitte der Folie jeweils 1 kleinen Löffel Marinade geben. Ein Filet darauflegen und mit Marinade übergießen. Die Folie zusammenfalten, die Enden verdrehen und die Fischfilets im Backofen 15 Minuten backen.

## Garnelen mit Tomatencurry

Für 4 Personen ▶

KREBS *S. 264* HERZ/KREISLAUF *S. 278*

1 mittelgroße Zwiebel, gehackt
1 Dose (425 g) Tomaten
1 Knoblauchzehe, gehackt
2 EL Koriandergrün, gehackt
3 EL Tiefkühlerbsen
½ Würfel Gemüsebrühe
1 TL Kreuzkümmel, gemahlen
1 TL Koriander, gemahlen
1 Klecks Tomatenmark
Salz
1 TL Garam Masala
2 EL Currypulver
1 rote Chilischote, entkernt und gehackt
375 g Garnelen, gekocht und geschält (tiefgefrorene Garnelen im Kühlschrank auftauen)
150 g Sahne

Zwiebel, Tomaten (mit Saft), Knoblauch, die Hälfte des Koriandergrüns, Erbsen und Brühwürfel in einen Topf geben und etwa 5 Minuten köcheln lassen.

Gemahlenen Kreuzkümmel und Koriander, Tomatenmark und Salz mit etwas Wasser verrühren und mit Garam Masala, Currypulver und Chili würzen. Diese Mischung zu der Tomatensauce geben und etwa 5 Minuten mitköcheln lassen.

Die Garnelen in die Sauce geben und 3 Minuten mitgaren – nicht länger, damit sie nicht zäh werden. Hitze reduzieren und Sahne unterziehen, den Rest des Koriandergrüns einstreuen und das Curry sofort mit gekochtem Reis servieren. Wer es etwas gehaltvoller möchte, kann zusätzlich eine Dose Zuckermais in die Tomatensauce geben.

## Sesam-Kabeljau mit Spinat

Für 2 Personen

KREBS *S. 264* HERZ/KREISLAUF *S. 278* VERDAUUNG *S. 284* ERSCHÖPFUNG *S. 298*
HARNTRAKT *P.324*

2 Kabeljaufilets
Salz, Pfeffer
1 Ei, verquirlt
60 g Sesamsamen
1 Klecks Butter
250 g junger Spinat
1 Prise Muskatnuss
2 EL Crème fraîche

Den Ofen auf 175 °C vorheizen. Den Fisch mit Salz und Pfeffer würzen, mit dem Ei einpinseln, im Sesam wälzen und auf ein mit Backpapier ausgelegtes Backblech legen. 20 Minuten backen. Die Butter schmelzen. Den Spinat darin zusammenfallen lassen, mit Salz, Pfeffer und Muskatnuss würzen und mit Crème fraîche verfeinern. Die Kabeljaufilets auf dem Gemüse anrichten.

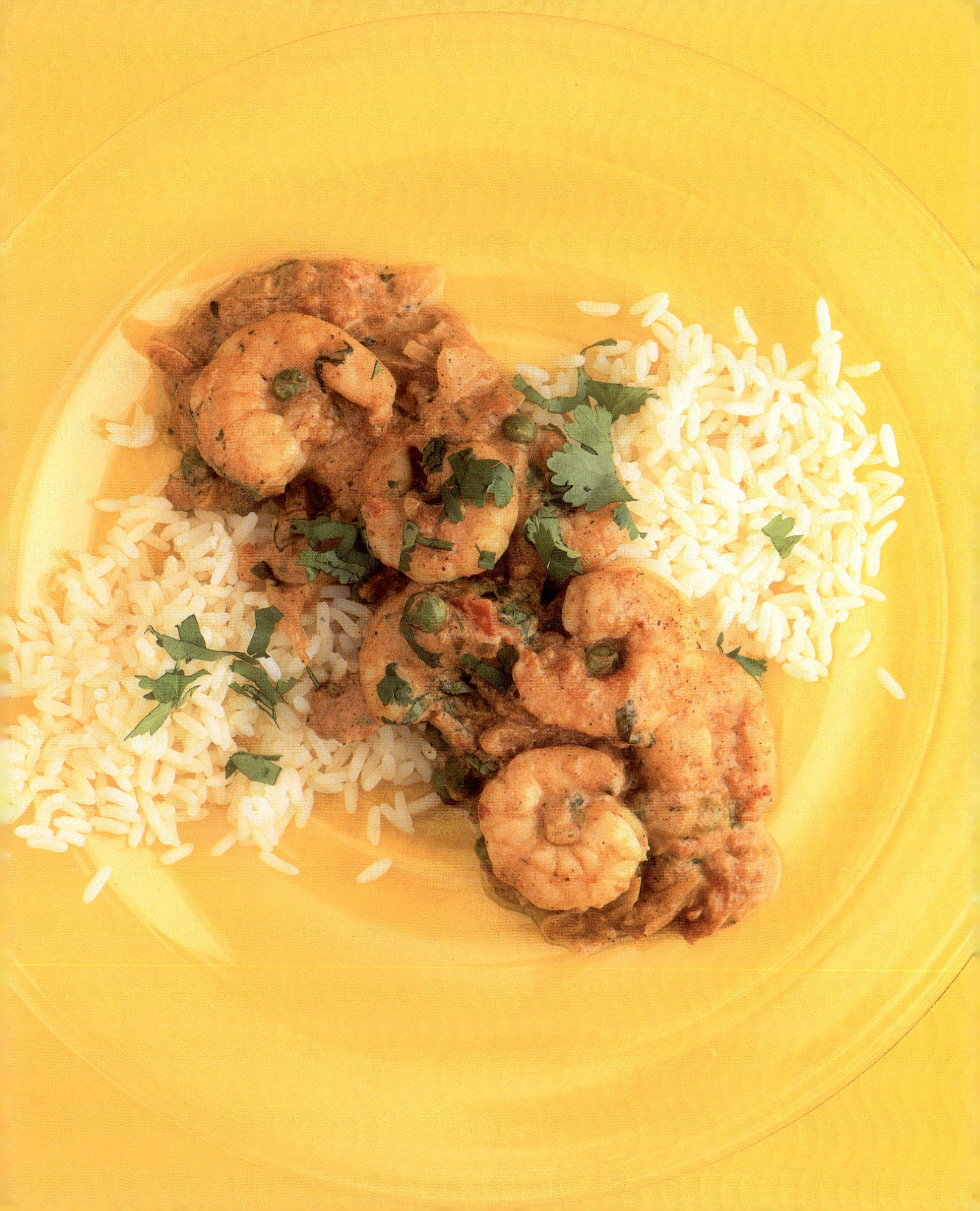

★ ★ ★ **Fleisch ist die teuerste,** aber auch die schmackhafteste Proteinquelle – behaupten zumindest die meisten Nichtvegetarier. Doch sollte man es mit dem Fleischkonsum nicht übertreiben und immer auf gute Qualität achten. Am besten kauft man Bio-Fleisch.

# Fleisch und Geflügel

- ★ Herzhafter Rindereintopf
- ★ Rinder-Carpaccio
- ★ Leber auf italienische Art
- ★ Lammhackbällchen mit Pinienkernen
- ★ Lamm-Burger
- ★ Lammeintopf mit Ingwer
- ★ Teufelshähnchen
- ★ Pikante Hähnchenflügel
- ★ Knoblauchhähnchen
- ★ Indisches Hähnchen
- ★ Tandoori-Hähnchen
- ★ Zitronenhähnchen
- ★ Warmer Hühnerleber-salat
- ★ Beduinenhähnchen
- ★ Rosmarinhähnchen
- ★ Knoblauchperlhuhn mit Möhren
- ★ Entenbrust à l'orange
- ★ Entenbrust in Pfeffersauce

# Herzhafter Rindereintopf Für 4 Personen

STRESS *S. 292* ERSCHÖPFUNG *S. 298* ATMUNGSORGANE *S. 312*

1 große Zwiebel
1 EL Olivenöl
2 Knoblauchzehen
500 g Rumpsteak, gewürfelt
2 EL Weizenvollkornmehl
150 ml Rotwein
600 ml Gemüsefond (*S. 261*)
2 große Möhren, in Scheiben
1 große Stange Lauch, in Stücken
1 Stange Staudensellerie, in dicken Scheiben
1 Pastinake, in dicken Scheiben
1 Lorbeerblatt
6 Pfefferkörner
1 Zweig frischer Thymian

Die Zwiebel schälen und halbieren. Eine Hälfte fein hacken, die andere in Ringe schneiden. Den Knoblauch fein hacken und die Fleischstücke in Mehl wälzen, sodass sie auf allen Seiten überzogen sind. Das Öl in einem Topf mit schwerem Boden erhitzen, Zwiebel und Knoblauch darin andünsten, bis die Zwiebel glasig ist. Die Fleischstücke zugeben und bei starker Hitze unter stetigem Rühren von allen Seiten gut anbraten. Hitze reduzieren, den Wein zugießen, aufkochen und ein paar Minuten lang sprudelnd kochen lassen. Den Fond sowie sämtliches Gemüse und alle Gewürze in den Topf geben. Den Eintopf zugedeckt bei schwacher Hitze unter gelegentlichem Rühren etwa 90 Minuten köcheln lassen. Wenn die Flüssigkeit zu sehr einkocht, Gemüsefond oder kochendes Wasser nachgießen.

# Rinder-Carpaccio Für 4 Personen

ERSCHÖPFUN *S. 298* ATMUNGSORGANE *S. 312*

300 g Rinderfilet (vom Metzger in hauchdünne Scheiben schneiden lassen)
1 kleines Bund Rucola oder Brunnenkresse
etwas Selleriegrün
4 EL Parmesan, frisch gerieben
4 TL natives Olivenöl
schwarzer Pfeffer, frisch gemahlen

Die Filetscheiben zwischen 2 Schichten Frischhaltefolie so dünn wie möglich klopfen, auf 4 Tellern anrichten, mit Rucola oder Brunnenkresse und Sellerieblättern garnieren und mit geriebenem Parmesan bestreuen. Pro Teller 1 Teelöffel Olivenöl und reichlich frisch gemahlenen Pfeffer über das Carpaccio verteilen. Mit Vollkornbrot servieren.

Hinweis: Fleisch von schlechter Qualität, verdorbener Parmesan oder minderwertiges Öl können das ganze Carpaccio ruinieren.

# Leber auf italienische Art Für 2 Personen

STRESS *S. 292* ERSCHÖPFUNG *S. 298*

5 EL Maiskeim- oder Rapsöl
30 g Butter
1 Zwiebel, grob gehackt
2 Scheiben Speck, längs halbiert
375 g Kalbsleber, in dünnen Scheiben
Salz, Pfeffer
3 EL trockener Sherry
1 Handvoll frische Petersilie, gehackt

Öl und Butter zusammen bis zum Rauchpunkt erhitzen und die Zwiebelwürfel darin dünsten, bis sie zu bräunen beginnen, dann herausnehmen. Speck in die Pfanne geben und brutzeln, bis er zu bräunen beginnt, herausnehmen und beiseitestellen. Die Leber salzen und pfeffern und auf jeder Seite bei starker Hitze 1 Minute lang scharf anbraten. Zwiebeln und Speck zurück in die Pfanne geben, den Sherry zugießen und zum Kochen bringen. Alles noch etwa 4–5 Minuten köcheln, bis die Leber gar und die Sauce etwas eingedickt ist. Petersilie unterrühren und sofort servieren.

# Lammhackbällchen mit Pinienkernen

Für 4 Personen

ERSCHÖPFUNG *S. 298*

1 Zwiebel
60 g Pinienkerne
500 g Lammhack
1 EL frische Minze, gehackt
1 Ei, verquirlt

Den Backofengrill auf höchster Stufe vorheizen. Zwiebel und Pinienkerne im Mixer fein hacken. Lammhackfleisch, Minze und Ei hinzugeben und alles zu einer weichen Masse verkneten. Walnussgroße Bällchen oder kleine Würstchen formen und auf Kebabspieße stecken. Die Spieße auf jeder Seite 2 Minuten grillen und mit Vollkornfladenbrot, Zitronenspalten und einem gemischten grünen Salat (Rucola, Brunnenkresse und Romanasalat) servieren.

# Lamm-Burger Für 4 Personen ▶

STRESS *S. 292* ERSCHÖPFUNG *S. 298* ATMUNGSORGANE *S. 312*

1 Scheibe Vollkornbrot ohne Rinde
500 g Lammhack
1 große Zwiebel, fein gehackt
1 Ei
1 große Prise getrockneter Oregano
1 große Prise getrockneter Thymian
1 EL frische Petersilie, gehackt
1 EL frische Minze, gehackt
Salz
schwarzer Pfeffer, frisch gemahlen

Wer auf höchste Qualität Wert legt, lässt sich vom Metzger die benötigte Menge Lammfilet durch den Fleischwolf drehen. Das Brot in Wasser einweichen und ausdrücken. Wer eine Küchenmaschine besitzt, kann alle Zutaten auf einmal hineingeben und miteinander vermischen. Von Hand ist es aber genauso einfach. Das Ei verquirlen. Brot, Lammhack, Zwiebel, Ei und Kräuter in eine Schüssel geben, mit Salz und Pfeffer würzen und durchkneten. 2–3 Stunden ruhen lassen, damit sich das Aroma besser entfaltet. Im Kühlschrank lässt sich das Fleisch in einer mit Frischhaltefolie bedeckten Schüssel einen Tag lang aufbewahren.

Backofengrill auf die höchste Stufe stellen, Burger aus der Fleischmasse formen und auf einem eingeölten Grillrost auf jeder Seite 3–4 Minuten grillen. Mit Tomatensauce (*S. 255*) servieren.

# Lammpfanne mit Ingwer Für 4 Personen

STRESS *S. 292* ERSCHÖPFUNG *S. 298* ATMUNGSORGANE *S. 312*

375 g mageres Lammfleisch
2 TL trockener Sherry
4 TL Sojasauce
½ TL Sesamöl
2 TL Olivenöl
1 Stange Lauch, in Ringen
1 Frühlingszwiebel, gehackt
2 Knoblauchzehen, in dünnen Scheiben
2,5 cm frischer Ingwer, geschält und gerieben

Das Lammfleisch von Fett befreien, in Streifen schneiden und in einer Mischung aus Sherry, Sojasauce und Sesamöl 30 Minuten lang marinieren. Abtropfen lassen; die Marinade aufbewahren. Eine Bratpfanne erhitzen. Zuerst das Olivenöl, dann das Lammfleisch mit etwas Marinade hineingeben. Fleisch 3 Minuten unter Rühren bei starker Hitze anbraten. Lauch zugeben und 2 Minuten mitgaren, Frühlingszwiebel, Knoblauch und Ingwer zufügen, alles weitere 3 Minuten unter Rühren garen und servieren.

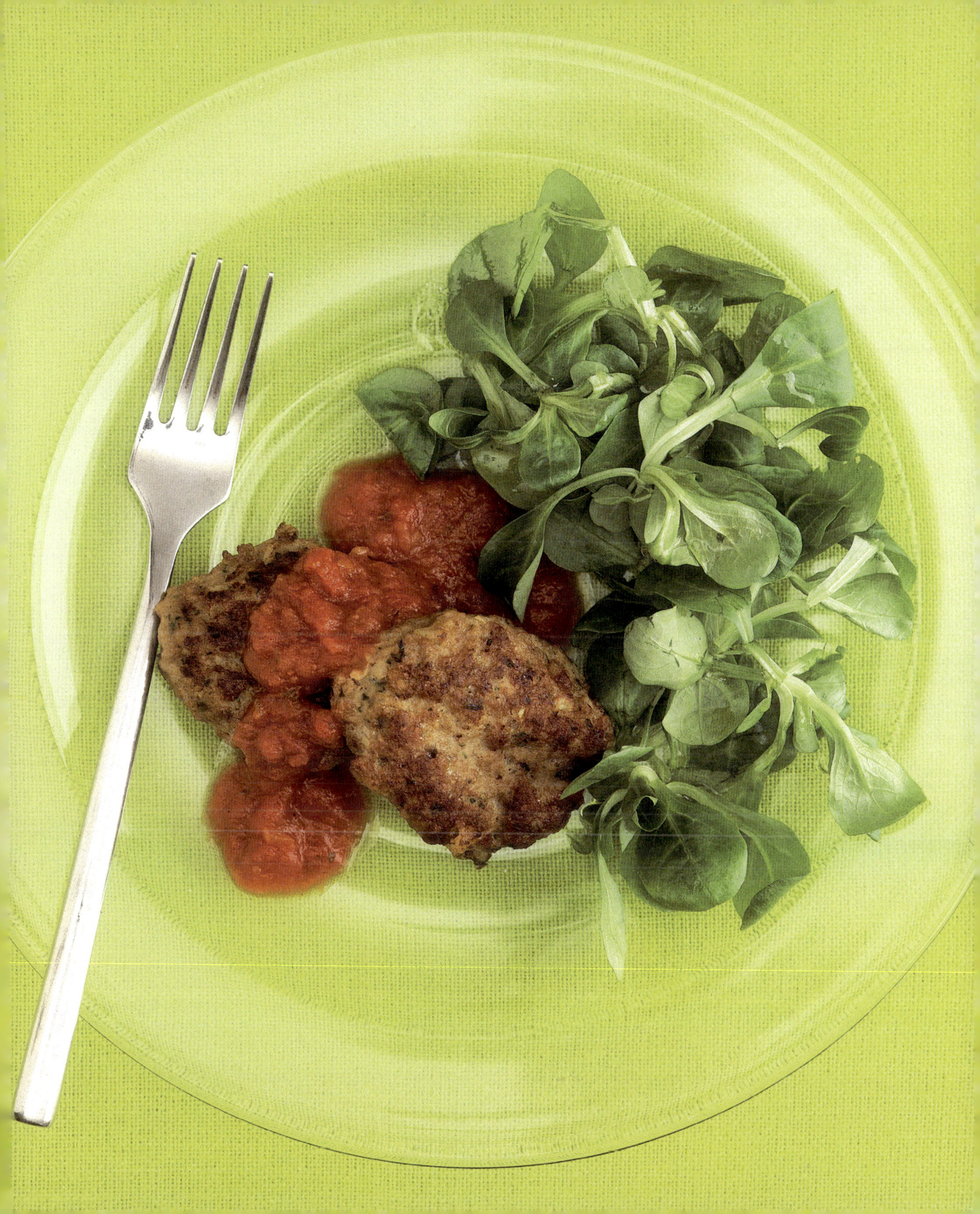

# Teufelshähnchen Für 4 Personen

**HERZ/KREISLAUF** *S. 278* **VERDAUUNG** *S. 284* **ERSCHÖPFUNG** *S. 298*
**ATMUNGSORGANE** *S. 312*

8 Hähnchenunterschenkel – 2 pro Person
2 Knoblauchzehen, zerdrückt
5 EL Dijon-Senf
2 EL Olivenöl
2 TL Cayennepfeffer
1 Stück frischer Ingwer (ca. 5 cm), geschält und gerieben
1 TL brauner Zucker
1–2 Spritzer Worcestersauce
Salz, Pfeffer

Viele glauben, scharfe Gewürze wie Senf und Cayennepfeffer gäben einem durcheinandergeratenen Verdauungssystem den Rest. Doch das Gegenteil ist der Fall – vorausgesetzt, Sie übertreiben es nicht: Scharfe Gewürze sind gut für den Darm und stimulieren das Verdauungssystem.

Die Hähnchenschenkel an mehreren Stellen tief einschneiden. Knoblauch mit Senf, Öl, Cayennepfeffer, Ingwer, Zucker und Worcestersauce mischen, die Mischung salzen und pfeffern und die Schenkel von allen Seiten gleichmäßig und großzügig damit einreiben. Das Fleisch mindestens 12 Stunden kalt stellen und früh genug aus dem Kühlschrank nehmen, dass es vor dem Garen Raumtemperatur erreicht hat.

Den Backofengrill auf höchster Stufe vorheizen, dann die Hitze reduzieren und die Hähnchenschenkel 30–40 Minuten grillen, bis sie goldbraun sind. Die Schenkel dabei immer wieder wenden und mit Bratensaft beträufeln. Die Hitze wieder steigern und das Fleisch unter gelegentlichem Wenden weitere 3–4 Minuten grillen, sodass die Haut schön knusprig wird. Mit einem pikant angemachten grünen Salat heiß oder kalt servieren.

Statt der Hähnchenunterschenkel können Sie auch welche vom Truthahn nehmen – in diesem Fall reicht einer pro Person. Die Garzeit verlängert sich auf etwa 90 Minuten.

# Pikante Hähnchenflügel Für 4 Personen

HERZ/KREISLAUF *S. 278* VERDAUUNG *S. 284* ATMUNGSORGANE *S. 312*

750 g Hähnchenflügel
ohne Spitzen
8 EL Tomatenketchup
3 EL Worcestersauce
1 EL flüssiger Honig
3 TL Paprikapulver
3 TL Senfpulver
1 TL Kurkuma
Salz
schwarzer Pfeffer,
frisch gemahlen

Die Hähnchenflügel in eine flache Schüssel legen. Alle anderen Zutaten vermengen und bis auf ein paar Esslöffel über das Fleisch gießen. Die Flügel 15 Minuten unter gelegentlichem Wenden marinieren.

Den Backofengrill vorheizen und den Grillrost mit Alufolie belegen. Die Hähnchenflügel aus der Marinade nehmen, 10–12 Minuten grillen, dabei 2–3-mal umdrehen und mit der zurückbehaltenen Marinade bestreichen.

# Knoblauchhähnchen Für 4 Personen

HERZ/KREISLAUF *S. 278* STRESS *S. 292* ATMUNGSORGANE *S. 312*

3 EL natives Olivenöl
15 g Butter
4 Hähnchenschenkel
Salz
reichlich schwarzer Pfeffer,
frisch gemahlen
mindestens 10 große
Knoblauchzehen – ganz
Mutige nehmen bis zu 30
300 ml trockener Weißwein
1 EL frische Petersilie,
gehackt

Öl und Butter in einer großen, hochwandigen Pfanne erhitzen. Die Hähnchenschenkel mit Salz und Pfeffer würzen und darin auf jeder Seite etwa 8–10 Minuten gleichmäßig bräunen. Hitze reduzieren, die ungeschälten Knoblauchzehen unter die Hähnchenschenkel auf den Pfannenboden legen und 10 Minuten garen. Die Pfanne regelmäßig schwenken, damit die Knoblauchzehen von allen Seiten anbraten. Den Wein zufügen und die Knoblauchzehen mit einem Holzlöffel vom Pfannenboden lösen. Nach weiteren 8–10 Minuten sollten die Hähnchenschenkel durchgegart sein.

Den gerösteten Knoblauch um die Schenkel herumlegen und mit Petersilie bestreuen. Mit Weißbrot und dem restlichen Weißwein servieren.

# Indisches Hähnchen Für 4 Personen

HERZ/KREISLAUF *S. 278* STRESS *S. 292* ATMUNGSORGANE *S. 312*

3 EL Erdnuss- oder Sojaöl
1 TL Kreuzkümmel
3 Knoblauchzehen, gehackt
1 Stück frischer Ingwer (ca. 2,5 cm), geschält und gerieben
1 TL Kurkuma
4 TL milde Currypaste
750 g Hähnchenbrust ohne Haut, gewürfelt
2 frische grüne Chilischoten, entkernt, in dünnen Scheiben
1 mittelgroße rote Paprika, entkernt, in 2,5 cm großen Würfeln
10 Kirschtomaten, halbiert
100 ml Kokosmilch aus der Dose
1 gestrichener EL Garam Masala
1 EL frische Petersilie oder Koriandergrün, gehackt
375 g Reis

Das Öl in einem Wok oder in einer großen Bratpfanne erhitzen. Zunächst Kreuzkümmel einrühren, dann Knoblauch zufügen und eine halbe Minute rühren. Ingwer zugeben und nochmals ½ Minute rühren. Kurkuma, 1 Esslöffel Wasser und die Currypaste zufügen.

Die Hähnchenbrüste in die Gewürzmischung geben und 2 Minuten lang unter stetigem Rühren anbraten. Chili, Paprika und Tomaten unterrühren und etwa 10 Minuten mitgaren. Nach und nach die Kokosmilch zugießen. Garam Masala und Koriander oder Petersilie beigeben. Das Gericht unter Rühren 5 Minuten köcheln lassen und, sobald das Hähnchenfleisch durchgegart ist, mit dem gekochten Reis servieren.

# Tandoori-Hähnchen Für 4 Personen

**HERZ/KREISLAUF** *S. 278* **VERDAUUNG** *S. 284* **ATMUNGSORGANE** *S. 312* **HAUT** *S. 318*

1 Hähnchen, geviertelt und enthäutet
2 EL Zitronensaft
2 Knoblauchzehen, zerdrückt
1 grüne Chilischote, entkernt, in Streifen geschnitten
1 Stück frischer Ingwer, geschält und gehackt
4 EL fettarmer Naturjoghurt
1 EL Kreuzkümmel, gemahlen
1 EL Garam Masala
1 EL Paprikapulver
2 EL Erdnuss- oder Sojaöl
1 rote Paprikaschote
Eisbergsalat, gehobelt
1 Zitrone, geviertelt

Die Hähnchenteile mit einer Gabel einstechen, in eine feuerfeste Form legen, mit Zitronensaft bestreichen. Zugedeckt 30 Minuten ruhen lassen. Knoblauch, Chili, Ingwer und 1 Esslöffel Wasser im Mixer verquirlen. Den Joghurt unterrühren, Kreuzkümmel, Garam Masala, Paprikapulver und Öl zugeben. Die Hähnchenteile mit der Mischung übergießen und zugedeckt an einem kühlen Ort mindestens 4 Stunden, am besten über Nacht im Kühlschrank, marinieren. Gelegentlich wenden.

Den Ofen auf 170 °C vorheizen und die Hähnchenteile in der Form etwa 60 Minuten backen. Von Zeit zu Zeit Marinierflüssigkeit darüberlöffeln und das Fleisch nach 30 Minuten umdrehen. Auf einem Bett aus Paprikaringen und Eisbergsalat mit Zitronenvierteln servieren.

# Zitronenhähnchen Für 4 Personen

**HERZ/KREISLAUF** *S. 278* **ERSCHÖPFUNG** *S. 298* **ATMUNGSORGANE** *S. 312* **HAUT** *S. 318*

4 Hähnchenbrustfilets
2 Zucchini, längs in dünne Streifen geschnitten
1 rote Paprikaschote, entkernt und in Streifen geschnitten
2 Knoblauchzehen, zerdrückt
1 Zweig frischer Rosmarin
150 ml trockener Weißwein
300 ml Gemüsefond (*S. 261*)
Saft von 2 Zitronen
schwarzer Pfeffer

Hähnchenbrustfilets enthäuten, mit einem feuchten Tuch abreiben und in eine feuerfeste Form legen. Zucchini-, Paprikastreifen und Knoblauch darauf verteilen, und jede Hähnchenbrust mit ein paar Rosmarinnadeln garnieren. Weißwein, Gemüsefond und Zitronensaft zugießen und die Filets zugedeckt bei 175 °C 30 Minuten lang backen. Mit schwarzem Pfeffer würzen und servieren.

# Warmer Hühnerlebersalat Für 4 Personen

HERZ/KREISLAUF *S. 278* ATMUNGSORGANE *S. 312* HAUT *S. 318*

750 g Hühnerlebern (am besten vom Bio-Metzger)
4 EL Walnussöl
1½ EL Rotweinessig
4 Knoblauchzehen, fein gehackt
Pfeffer, Salz
1 kleiner Kopf Radicchio
1 Bund Brunnenkresse
1 Chicoree
50 g Butter

Die Lebern waschen und trocken tupfen. 4 Teller im Backofen vorwärmen. Aus Öl, Essig, Knoblauch, Pfeffer und Salz ein Salatdressing anrühren. Den Salat waschen und trocken schleudern. Radicchio beiseitestellen, Brunnenkresse teilen, Chicoree in Blätter zerlegen. In einer beschichteten Pfanne die Butter schmelzen, die Lebern etwa 5 Minuten braten und die Pfanne vom Herd nehmen. Radicchio, Brunnenkresse und Chicoreeblätter auf den vorgewärmten Tellern anrichten. Die Lebern auf dem Salat verteilen und mit Dressing übergießen. Sofort servieren.

# Beduinenhähnchen Für 4 Personen ▶

HERZ/KREISLAUF *S. 278* ERSCHÖPFUNG *S. 298* ATMUNGSORGANE *S. 312* HARNTRAKT *S. 324*

1 TL Öl
1 kleine Zwiebel, fein gehackt
60 g gekochte Gerste (*S. 257*)
1 kleiner Apfel, gewürfelt
4 frische Datteln, entsteint und gehackt
30 g Rosinen, gewaschen
1 TL Mandeln, gehackt
½ TL Orient-Würzmischung
½ TL Zimt
1 Hähnchen (ca. 1,5 kg)
Salz, Pfeffer
Saft einer halben Zitrone
1 Zitrone, geviertelt

Öl erhitzen, Zwiebel darin glasig dünsten und mit allen weiteren Zutaten für die Füllung und den Gewürzen in einer Schüssel verrühren. Das Hähnchen mit der Mischung füllen, zubinden, in eine Bratpfanne legen und großzügig mit Pfeffer, Salz und einem Spritzer Zitronensaft würzen. Den Ofen auf 220 °C vorheizen. Das Hähnchen 10 Minuten bei dieser Hitze, dann 75 Minuten bei 190 °C backen. Es ist gar, wenn bei einem Stich in den Oberschenkel klarer Saft austritt.

Das Hähnchen mit grünem Salat als Beilage und Zitronenvierteln servieren. Das Salatdressing aus Zitronensaft und Öl anrühren.

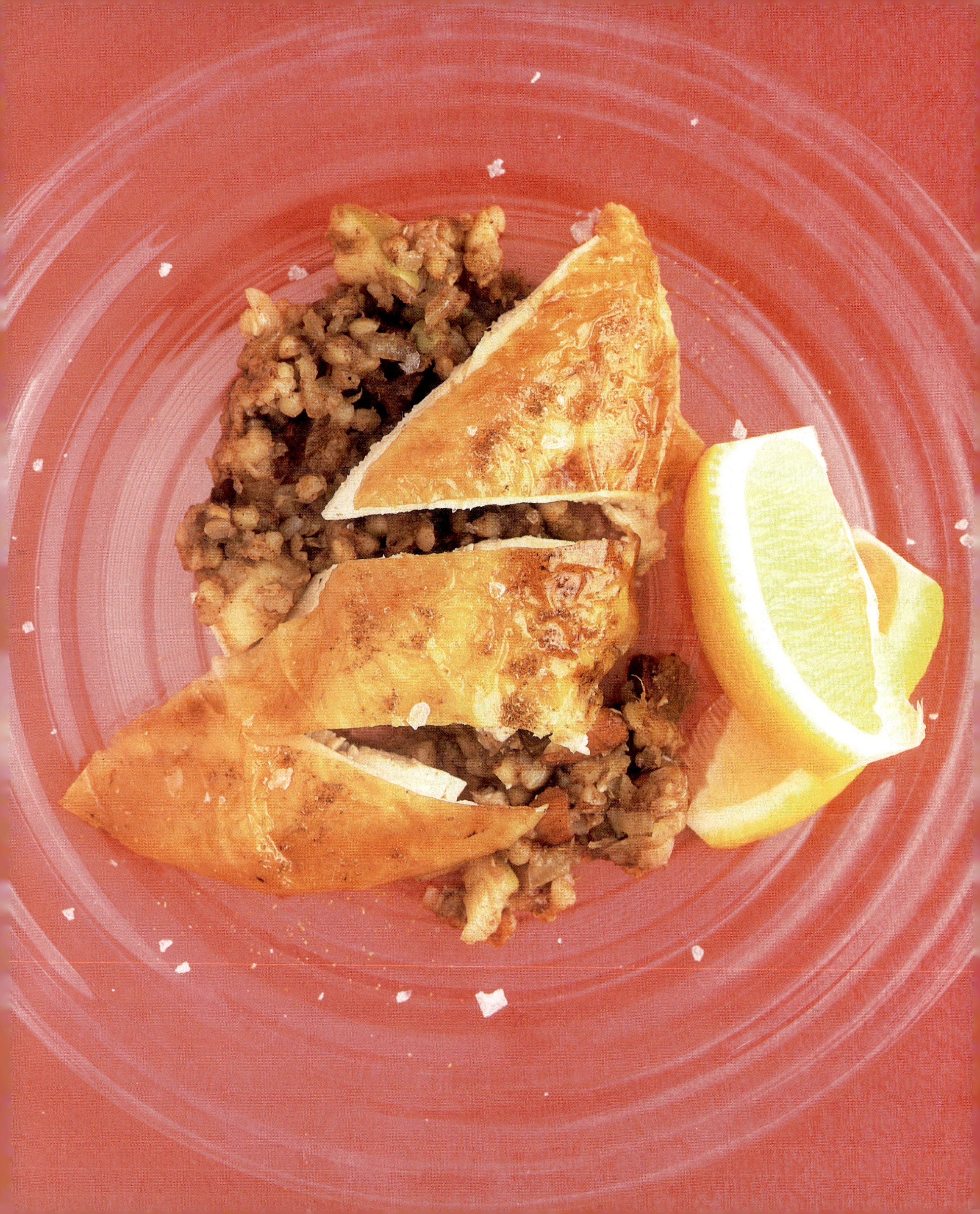

# Rosmarinhähnchen Für 4 Personen

**KREBS** *S. 264* **HERZ/KREISLAUF** *S. 278* **VERDAUUNG** *S. 284* **STRESS** *S. 292*
**GELENKE** *S. 304*

1 Hähnchen (am besten vom Bio-Metzger, ca. 1,5 kg)
ein paar Zweige frischer Rosmarin
1 EL Butter
1 EL Olivenöl
2 EL Weißwein oder Gemüsefond (*S. 261*)
Salz
schwarzer Pfeffer, frisch gemahlen

Das Hähnchen waschen, trocken tupfen und mit den Rosmarinzweigen füllen. Einen Rosmarinzweig beiseitelegen und beim Zubinden in den Knoten stecken. Treffen Sie diese Vorbereitungen bereits ein paar Stunden vor dem Kochen.

Den Ofen auf 200 °C vorheizen. Butter und Öl in einem Bräter oder einer Kasserolle schmelzen und das Hähnchen von allen Seiten kräftig darin anbraten, anschließend in den Ofen stellen. Das Fleisch mit Gemüsefond oder Wein übergießen und während des Garens von Zeit zu Zeit mit Bratensaft beträufeln. Wenn die Flüssigkeit zur Neige geht, Wein oder Fond nachgießen. Das Hähnchen etwa 60 Minuten braten und kurz vor dem Ende der Garzeit mit etwas Salz und Pfeffer würzen. Es ist gar, wenn bei einem Stich in den Oberschenkel klare Flüssigkeit austritt.

# Knoblauchperlhuhn mit Möhren Für 4 Personen

**HERZ/KREISLAUF** *S. 278* **ERSCHÖPFUNG** *S. 298* **ATMUNGSORGANE** *S. 312*

1 Knoblauchknolle, Zehen geschält
1 Perlhuhn (ca. 1–1,5 kg)
½ Zitrone
1 Zweig Thymian
1 EL Olivenöl
2 Möhren, geschält, in Scheiben geschnitten
1 Zwiebel, in Ringen
Pfeffer

2 Knoblauchzehen in Stücke schneiden und dem Perlhuhn unter die Haut schieben. Das Huhn mit Zitronensaft einreiben, mit Thymian füllen, lose in Frischhaltefolie einwickeln und kühl stellen. Den Ofen auf 180 °C vorheizen. Das Öl in einem Bräter erhitzen und das Perlhuhn von allen Seiten darin anbraten, dann auf den Rücken drehen. Möhren, Zwiebel, restliche Knoblauchzehen und Pfeffer zugeben. Das Huhn zugedeckt etwa 40 Minuten im Ofen braten. Mit Rotkohl (*S. 200*) servieren.

# Entenbrust à l'orange Für 2 Personen

ERSCHÖPFUNG *S. 298*

2 Entenbrüste mit Haut
Saft von 2 Orangen
Schale einer halben unbehandelten Orange, in feinen Streifen
1–2 EL klarer Honig
Salz
schwarzer Pfeffer, frisch gemahlen

Eine große Bratpfanne erhitzen (nicht einfetten!). Die Entenhaut mit einer Gabel einstechen, die Entenbrust mit der Haut nach unten in die heiße Pfanne legen und zugedeckt 6 Minuten braten, bis die Haut knusprig ist. Das ausgetretene Fett weggießen. Die Entenbrüste wenden und weitere 2 Minuten braten. Das Fleisch sollte noch rosa sein. (Wenn die Fleischstücke groß sind, verlängert sich die Garzeit.) Orangensaft, Orangenschale und Honig in die Pfanne geben und die Temperatur erhöhen. Die Sauce mit Salz und Pfeffer würzen und etwas einkochen lassen. Die Entenbrüste auf 2 Teller legen, mit Sauce übergießen und mit knackigem Gemüse – zum Beispiel Zuckerschoten oder Buschbohnen – servieren.

# Entenbrust in Pfeffersauce Für 4 Personen

ERSCHÖPFUNG *S. 298*

1 EL Butter
4 Entenbrüste
1 mittelgroße Zwiebel, sehr fein gehackt
1 EL grüne Pfefferkörner
Salz
4 EL trockener Sherry
100 g Sahne

Die Butter in einer Pfanne erhitzen und die Entenbrüste auf jeder Seite 3–5 Minuten braten. Sie sollten dabei eine tiefbraune Farbe annehmen. Das Fleisch aus der Pfanne nehmen und warm stellen. Zwiebel in die Pfanne geben und bei mittlerer Hitze dünsten, bis sie zu bräunen beginnt. Pfefferkörner, 1 Prise Salz und den Sherry zufügen. Alles verrühren und 10 Minuten lang köcheln lassen. Sahne unterrühren und 2–3 Minuten mitsieden lassen. Die Entenbrüste in dünne Streifen schneiden und auf Teller verteilen. Das Fleisch mit Sauce übergießen und sofort servieren.

★ ★ ★ **Sie gelten als Aschenputtel unter den Nahrungsmitteln –** dabei gebührt ihnen eigentlich Ruhm und Ehre. Getreide und Hülsenfrüchte sind vielseitig verwendbar, voller Ballaststoffe und bieten viele Nährstoffe für wenig Geld.

# Getreide und Hülsenfrüchte

# Tomatenrisotto Für 4 Personen

**KREBS** *S. 264* **HERZ/KREISLAUF** *S. 278* **ERSCHÖPFUNG** *S. 298*

2 EL Pflanzenöl
1 mittelgroße Zwiebel, gehackt
2 Knoblauchzehen, gehackt
250 g Naturreis
175 g sonnengetrocknete Tomaten, gehackt
750 ml Gemüsefond (*S. 261*)
4 reife Tomaten, geschält und zerkleinert
Salz
schwarzer Pfeffer, frisch gemahlen
1 EL frisches Basilikum, gehackt
2 EL Parmesan oder anderer Hartkäse, frisch gerieben

Das Öl erhitzen, Zwiebel und Knoblauch 2–3 Minuten darin andünsten. Reis, getrocknete Tomaten, Gemüsefond und frische Tomaten zufügen. Die Mischung zum Kochen bringen, mit Salz und Pfeffer würzen und etwa 40 Minuten garen lassen. Vor dem Servieren Basilikum und Käse unterziehen.

Hinweis: Wenn es schneller gehen soll, empfiehlt sich Reis im Kochbeutel. Während der Reis kocht, Öl erhitzen und Zwiebel und Knoblauch darin andünsten, bis sie zu bräunen beginnen. Getrocknete und frische Tomaten hinzufügen und 5 Minuten mitdünsten. Den gegarten Reis unterrühren, den Risotto würzen, mit Basilikum und Käse mischen und servieren.

# Scharfe rote Reispfanne Für 4 Personen

**HERZ/KREISLAUF** *S. 278* **VERDAUUNG** *S. 284* **ERSCHÖPFUNG** *S. 298* **ATMUNGSORGANE** *S. 312*

125 g Naturreis
1 kleine rote Paprikaschote
1 kleine, frische rote Chilischote
3 EL Pflanzenöl
1 mittelgroße Zwiebel, in Ringen
2 Knoblauchzehen, in Scheiben

Den Reis in kochendem Wasser garen. In der Zwischenzeit Paprika waschen, putzen und in Streifen schneiden. Chilischote waschen, aufschneiden und entkernen. Das Öl in einer Pfanne erhitzen, die Chilischote 5 Minuten darin sautieren, mit einer Gabel herausfischen und wegwerfen. Zwiebel, Knoblauch und Paprikastreifen in die Pfanne geben und bei niedriger Hitze garen. Reis und Gemüse in einer Schüssel miteinander verrühren und servieren.

# Bohneneintopf Für 4 Personen

KREBS *S. 264* HERZ/KREISLAUF *S. 278* GELENKE *S. 304* ATMUNGSORGANE *S. 312* HARNTRAKT *P.324*

60 g Cannellini-Bohnen und 60 g Kidneybohnen, beide über Nacht eingeweicht
1 EL Pflanzenöl
1 große Zwiebel, fein gehackt
2 Knoblauchzehen, gehackt
2 große Möhren, in Scheiben
2 Zucchini, in Scheiben
2 Stangen Staudensellerie, in Scheiben
200 g Tomaten aus der Dose
1 kleiner Zweig frischer Thymian
Salz, Pfeffer

Die Bohnen abtropfen lassen, in 2 Töpfe geben, mit kaltem Wasser bedecken, zum Kochen bringen und 10 Minuten sprudelnd kochen. Dann bei reduzierter Hitze noch etwa 1 Stunde köcheln lassen. Das Wasser abgießen und beiseitestellen. In einer Pfanne mit schwerem Boden das Öl erhitzen und Zwiebel und Knoblauch darin dünsten, bis die Zwiebel glasig ist. Möhren, Zucchini, Sellerie, Tomaten und Thymian zufügen, salzen, pfeffern und mit etwas Kochwasser ablöschen. Das Gemüse etwa 15 Minuten zugedeckt garen. Falls nötig, ab und zu Wasser nachgießen. Die Bohnen zufügen, falls nötig Kochwasser zugießen, den Eintopf zugedeckt erhitzen und servieren.

# Schnelles Bohnenragout Für 4 Personen

KREBS *S. 264* HERZ/KREISLAUF *S. 278* VERDAUUNG *S. 284* HAUT *S. 318*

1 EL Olivenöl
1 TL Dillsamen
4 Knoblauchzehen, gehackt
1 kleine Zwiebel, fein gehackt
1 Kopf Wirsing, geraspelt
600 ml Gemüsefond (*S. 261*)
je 60 g Flageoletbohnen, Kidneybohnen, schwarze Bohnen und Sojabohnen aus der Dose
je 250 g Borlotti-Bohnen und Dicke Bohnen aus der Dose sowie frische Stangenbohnen
1 EL frische Petersilie

In einer großen Kasserolle Öl erhitzen. Dillsamen, Knoblauch und Zwiebel darin andünsten, den Wirsing zufügen und mitdünsten. Immer wieder kräftig umrühren. Gemüsefond zugießen, Busch-, Kidney-, schwarze, Soja- und Borlotti-Bohnen unter fließendem kaltem Wasser abspülen und in die Kasserolle geben (überschüssige Bohnen können Sie zu einem Salat verarbeiten). Das Ragout zum Kochen bringen und 20 Minuten lang köcheln lassen. Die Stangenbohnen zufügen und 15 Minuten mitgaren, die Dicken Bohnen in den letzten 10 Minuten dazugeben. Das Ragout mit gehackter Petersilie bestreut servieren.

# Gemüserisotto Für 4 Personen ▶

KREBS *S. 264* HERZ/KREISLAUF *S. 278* STRESS *S. 292* GELENKE *S. 304*
ATMUNGSORGANE *S. 312*

3 EL Olivenöl
2 Knoblauchzehen, gehackt
2 große Zwiebeln, gehackt
125 g Erdnüsse, ungesalzen
2 Stangen Staudensellerie, in Scheiben
2 große Möhren, in Scheiben
1 große Stange Lauch, in Ringen
375 g Naturreis, gewaschen
900 ml Gemüsefond (*S. 261*)
125 g junge Champignons
Salz, Pfeffer
125 g Salatgurke, geschält und gewürfelt

Das Öl in einer großen Bratpfanne oder Kasserolle erhitzen und Knoblauch, Zwiebeln und Erdnüsse darin andünsten. Sellerie, Möhren und Lauch zugeben und 5 Minuten mitdünsten. Immer wieder umrühren. Reis unterziehen und 5 Minuten mitgaren. Fond und Pilze zufügen, die Mischung salzen, pfeffern und zum Kochen bringen. Nach 6–7 Minuten die Gurke zugeben. Den Risotto zugedeckt garen, bis der Reis die gesamte Flüssigkeit aufgenommen hat. Falls nötig, zwischendurch Fond nachgießen. Den heißen Risotto mit Petersilie garniert servieren.

# Bulgur mit Auberginen Für 4 Personen

HERZ/KREISLAUF *S. 278* STRESS *S. 292* ERSCHÖPFUNG *S. 298*

125 g Bulgur
4–6 EL Olivenöl
1 große Zwiebel, in Ringen
1 große Aubergine, gewürfelt
2 TL Koriander, gemahlen
2 TL Kreuzkümmel, gemahlen
90 g Mandelblättchen
60 g Rosinen
Salz
schwarzer Pfeffer, frisch gemahlen

Bulgur nach Packungsanweisung zubereiten. In der Zwischenzeit etwas Öl in einer Pfanne erhitzen und die Zwiebel darin glasig dünsten. Auberginenwürfel zufügen und unter Rühren anbraten, bis sie braun sind – eventuell ist zusätzliches Öl erforderlich. Koriander und Kreuzkümmel unter das Gemüse rühren und 1 Minute mitbraten. Die Hitze reduzieren, Mandeln und Rosinen in die Pfanne geben und die Mandeln leicht bräunen. Den Bulgur mit dem Gemüse vermengen, die Mischung salzen, pfeffern, mit etwas Öl beträufeln, 1 Minute durcherhitzen und servieren.

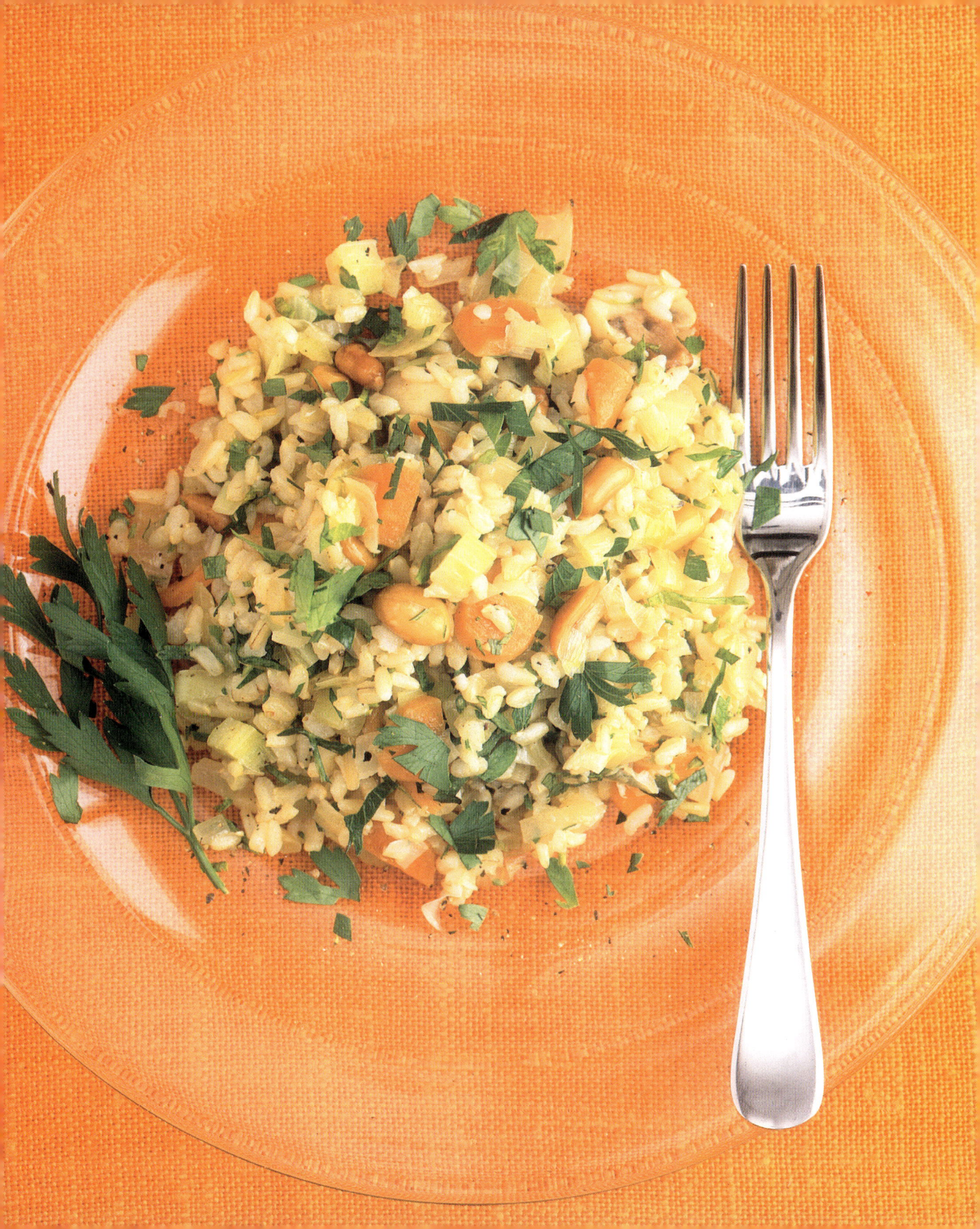

# Gefüllte bunte Paprika Für 4 Personen

KREBS *S. 264* HERZ/KREISLAUF *S. 278* VERDAUUNG *S. 284* ERSCHÖPFUNG *S. 298* GELENKE *S. 304*

90 g Naturreis
150 ml Gemüsefond (*S. 261*)
1 TL Salz sowie Salz zum Abschmecken
2 EL Olivenöl
1 große Zwiebel, gehackt
2 Knoblauchzehen, gehackt
1 EL Korinthen
1 EL Pinienkerne
Saft einer Zitrone
1 EL Oregano
schwarzer Pfeffer, frisch gemahlen
4 Paprikaschoten: 1 rot, 1 gelb, 1 grün, 1 orangefarben
1 EL Tomatenmark
150 ml Wasser

Den Reis vorkochen. 1 Esslöffel Öl erhitzen und die Zwiebel darin andünsten. Den Knoblauch zufügen und mitdünsten. Zwiebel, Knoblauch, Korinthen, Pinienkerne, Zitronensaft, Oregano, etwas Pfeffer und eine Prise Salz mit dem gekochten Reis vermengen.

Den Backofen auf 200 °C vorheizen. Die Paprikaschoten waschen. Deckel abschneiden und beiseitelegen. Schoten aushöhlen (Samen und Scheidewände entfernen) und mit der Reismischung füllen. Die gefüllten Paprika dicht nebeneinander in eine ofenfeste Form stellen, sodass sie nicht umfallen können, die Deckel aufsetzen und mit Öl bepinseln. Tomatenmark mit Wasser verrühren und in die Form gießen. Die Paprika etwa 45 Minuten backen. Falls nötig, Wasser oder Gemüsefond nachgießen.

Die Paprikaschoten mit Tomatensauce (*S. 255*) und grünem Gemüse oder Salat servieren.

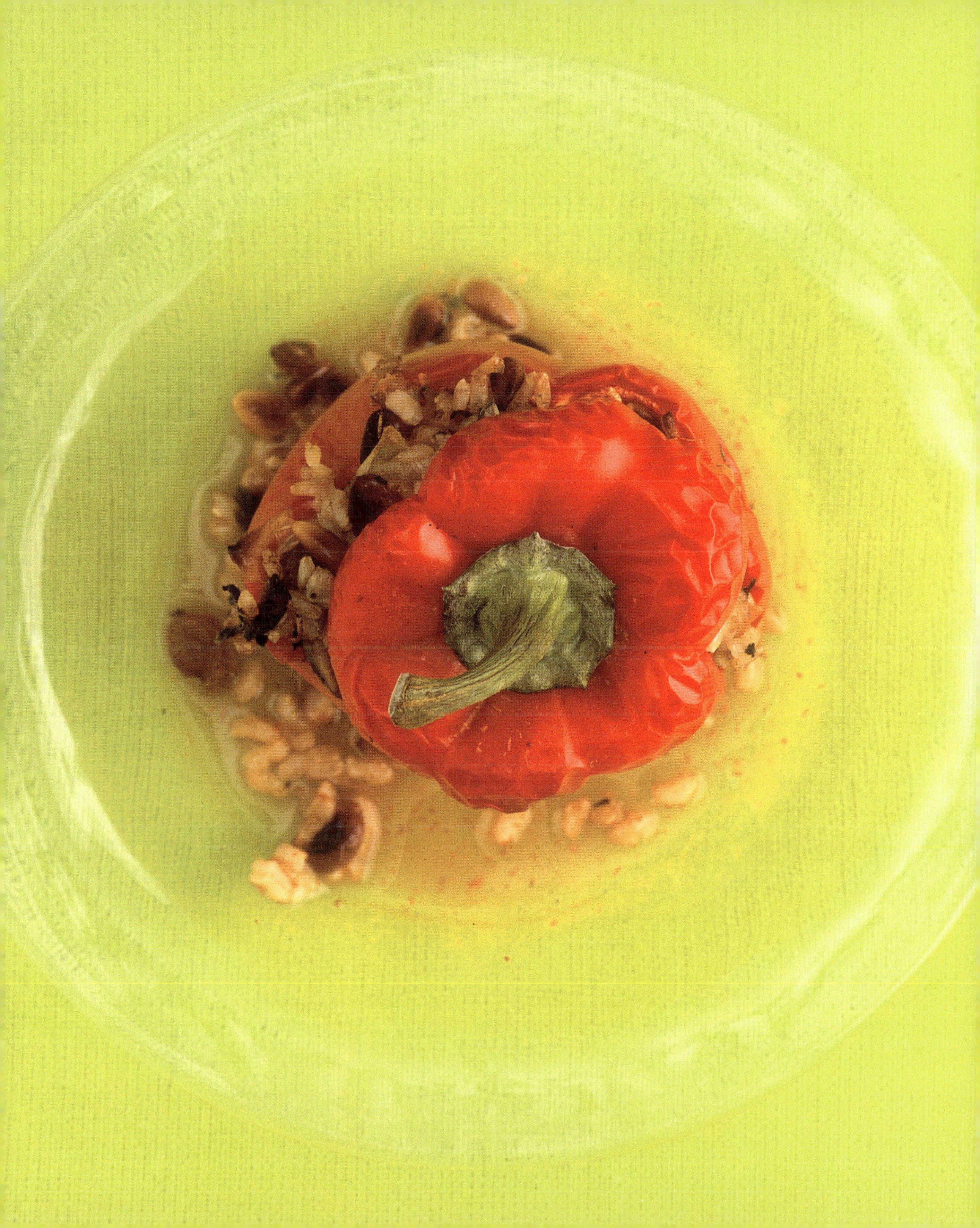

★ ★ ★ **Gemüse ist eine natürliche Gesundheitsversicherung** – kein anderes Lebensmittel liefert so viele Schutzstoffe gegen Herzkrankheiten, Hautprobleme, Krebs und Bluthochdruck und schenkt uns so viel Vitalität.

# Gemüse

- ★ Geschmorter Rotkohl
- ★ Tofu-Gemüse-Pfanne
- ★ Weißkohl mit Zwiebeln und Speck
- ★ Pikanter Rotkohl
- ★ Kartoffelpfannkuchen
- ★ Ratatouille
- ★ Gegrillter Radicchio
- ★ Blumenkohl-Brokkoli-Gratin
- ★ Gemüse-Couscous
- ★ Gegrilltes Gemüse
- ★ Champignonpfanne
- ★ Schnelles Kartoffelpüree
- ★ Rüben-Kartoffel-Püree
- ★ Püree aus weißen Rüben
- ★ Geschmorter Fenchel
- ★ Spinat auf italienische Art
- ★ Gemüse-Samosas
- ★ Würziges Süßkartoffelpüree
- ★ Kartoffelsalat mit Bierdressing

## Geschmorter Rotkohl Für 4 Personen

**HERZ/KREISLAUF** *S. 278* **ERSCHÖPFUNG** *S. 298*

1 mittelgroßer Rotkohl
3 EL Olivenöl
1 große Zwiebel, gehackt
3 Knoblauchzehen, gehackt
4–5 EL Apfelessig
1 TL brauner Zucker
Salz, Pfeffer

Rotkohl vierteln, den Strunk entfernen, Kohl in feine Streifen hobeln, waschen und abtropfen lassen. Zwiebel in heißem Öl glasig dünsten, Knoblauch und Rotkohl hinzufügen und gut umrühren. Kohlgemüse mit Essig, Zucker, Salz und Pfeffer würzen und zugedeckt bei milder Hitze etwa 30 Minuten garen, dabei gelegentlich umrühren. Nach Belieben mit etwas Zitronensaft verfeinern.

## Tofu-Gemüse-Pfanne Für 4 Personen

**HERZ/KREISLAUF** *S. 278* **ERSCHÖPFUNG** *S. 298* **GELENKE** *S. 304* **HAUT** *S. 318* **HARNTRAKT** *S. 324*

3 EL Pflanzenöl
250 g Tofu, gewürfelt
1 mittelgroße Zwiebel, fein gehackt
1 grüne Paprikaschote, gewürfelt
1 TL frisch geriebener Ingwer
1 Stange Staudensellerie, in Stücken
2 Möhren, in Scheiben
1 Stück Weißkohl, fein gehobelt
4–5 Champignons, in Scheiben
125 g Cashewkerne
250 ml Gemüsefond (*S. 261*)
Sojasauce

Öl im Wok erhitzen, Tofu darin anbraten. Wenn er goldbraun ist, mit dem Schaumlöffel herausnehmen und zur Seite stellen. Zwiebelwürfel, Paprika und Sellerie zusammen mit dem Ingwer bei mittlerer Hitze anbraten. Möhren und Kohl zugeben und 3–4 Minuten braten, Champignons und Cashewkerne unterrühren und kurz mitbraten. Den Gemüsefond angießen. Tofuwürfel wieder zum Gemüse geben, Deckel aufsetzen und alles einige Minuten garen. Mit Sojasauce abschmecken.

## Weißkohl mit Zwiebeln und Speck Für 4 Personen

HERZ/KREISLAUF *S. 278* ERSCHÖPFUNG *S. 298*

1 mittelgroßer Weißkohl
1 EL Pflanzenöl
1 mittelgroße Zwiebel, grob gehackt
3–4 Streifen Schinkenspeck, gewürfelt
Salz, Pfeffer

Kohl in Streifen hobeln und waschen, nicht trocken tupfen. Öl in einem Topf erhitzen, Zwiebelwürfel und Speck darin anbraten, bis die Zwiebel Farbe annimmt und der Speck fast knusprig ist. Den Kohl hinzufügen, mit Salz und Pfeffer würzen, umrühren und zugedeckt auf kleiner Flamme garen. Dabei den Topf mehrfach schütteln und den Inhalt umrühren – der Kohl gart im Dampf –, bis das Gemüse gar, aber noch bissfest ist.

## Pikanter Rotkohl Für 4 Personen

HERZ/KREISLAUF *S. 278* ERSCHÖPFUNG *S. 298*

1 kleiner Rotkohl
1 großer Kochapfel, geschält, geviertelt, in Scheiben
3 EL Rotweinessig
10 Nelken
Salz, Pfeffer
1–2 TL brauner Zucker

Kohl in feine Streifen hobeln und zusammen mit den Apfelscheiben, dem Essig und den Nelken in einen Topf geben. Mit Salz und Pfeffer würzen, den Zucker und 2–3 EL Wasser dazugeben und alles zugedeckt 20 Minuten garen.

## Kartoffelpfannkuchen Für 4 Personen

HERZ/KREISLAUF *S. 278* VERDAUUNG *S. 284* ERSCHÖPFUNG *S. 298*

4 mittelgroße Kartoffeln
2 Eigelb
1 Zwiebel, gerieben
3 EL frische Petersilie, gehackt
2 Knoblauchzehen, gehackt
1 TL Mehl
1 TL Muskatnuss, gemahlen
Maiskeimöl

Kartoffeln schälen und reiben. Mit den Eigelben, der geriebenen Zwiebel, Petersilie und Knoblauch mischen. Aus dem Teig einen flachen Kuchen formen und mit Mehl bestauben. In einer Pfanne so viel Öl erhitzen, dass der Pfannkuchen bis zur halben Höhe darin schwimmt. Kartoffelkuchen von beiden Seiten goldbraun frittieren. Auf Küchenpapier abtropfen lassen. Mit Muskat bestreut servieren.

# Ratatouille Für 4 Personen

KREBS *S. 264* HERZ/KREISLAUF *S. 278* VERDAUUNG *S. 284* HARNTRAKT *S. 324*

2 Zucchini
1 große Aubergine
Salz
2 große rote Paprikaschoten
1 große Zwiebel
2 Knoblauchzehen
4 EL natives Olivenöl
1 kleine Dose Tomaten
ein paar Koriandersamen oder ½ TL gemahlener Koriander
1 EL frisches Basilikum oder frische Petersilie, gehackt

Zucchini und Aubergine waschen. In Scheiben schneiden. Die Scheiben in ein Sieb geben, mit Salz bestreuen. Eine Stunde beiseitestellen.

Paprikaschoten putzen und in schmale Streifen schneiden. Zwiebel und Knoblauch in dünne Scheiben schneiden. Öl in einem Topf mit schwerem Boden erhitzen und die Zwiebelringe darin glasig dünsten. Auberginen- und Zucchinischeiben abspülen, trocken tupfen und mit den Paprikastreifen und dem Knoblauch in den Topf geben. Zugedeckt bei kleiner Hitze etwa 20 Minuten schmoren. Tomaten und Koriander hinzufügen und weitere 20 Minuten garen. Mit Basilikum oder Petersilie bestreuen und heiß servieren.

# Gegrillter Radicchio Für 4 Personen

KREBS *S. 264* HERZ/KREISLAUF *S. 278* VERDAUUNG *S. 284* GELENKE *S. 304*

2–3 Köpfe Radicchio
3–4 EL natives Olivenöl
Salz
Pfeffer, frisch gemahlen
Zitronenscheiben

Radicchio putzen, dabei welke Außenblätter entfernen. In dicke Scheiben schneiden, vorsichtig abspülen, sodass die Scheiben nicht auseinanderfallen, und trocken tupfen. Radicchioscheiben in eine flache, feuerfeste Auflaufform legen. Olivenöl mit etwas Salz und Pfeffer verrühren, die Radicchioscheiben damit beträufeln und 5 Minuten ziehen lassen. Währenddessen den Backofengrill vorheizen. Das Gemüse grillen, bis die Blätter leicht zu bräunen beginnen. Radicchio mit den Zitronenscheiben garnieren und etwas Brot zum Auftunken des pikanten Safts dazu reichen.

## Blumenkohl-Brokkoli-Gratin Für 4 Personen

KREBS *S. 264* STRESS *S. 292* ERSCHÖPFUNG *S. 298*

1 kleiner Blumenkohl
1 Stiel Brokkoli
500 ml Milch
60 g Butter
1 EL Vollkornmehl
60 g Cheddar, gerieben
1 TL Dijon-Senf
Salz, Pfeffer

Backofen auf 180 °C vorheizen. Blumenkohl und Brokkoli in Röschen teilen. Milch zum Kochen bringen. Gemüse darin bissfest garen. Abgießen, (Milch auffangen). Gemüse in einer gebutterten Auflaufform verteilen. Die Butter in einem Topf zerlassen, das Mehl einrühren und 1 Esslöffel Käse sowie Senf, Salz und Pfeffer dazugeben. Die heiße Milch unterrühren. Das Gemüse mit der Sauce übergießen, mit dem restlichen Käse bestreuen und 15–20 Minuten überbacken.

## Gemüse-Couscous Für 4 Personen

KREBS *S. 264* VERDAUUNG *S. 284* ERSCHÖPFUNG *S. 298*

Olivenöl zum Braten
1 kleine Zwiebel, fein gehackt
2 Möhren, längs halbiert und in Scheiben geschnitten
1 Zucchini, längs halbiert und in Scheiben geschnitten
½ rote Paprikaschote, entkernt und gewürfelt
1 TL (oder mehr) Kreuzkummel, gemahlen
2 Tomaten, gehäutet und gewürfelt
Salz
1–2 EL frische Korianderblätter
1 Dose (400 g) Kichererbsen, abgetropft
150 g Couscous

Etwas Olivenöl in einer Pfanne erhitzen, Zwiebel darin goldbraun anbraten. Möhren, Zucchini, Paprika und Kreuzkümmel hinzufügen und einige Minuten braten. Die Tomatenwürfel, etwas Salz und den Koriander zugeben und alles etwa 10 Minuten dünsten, bis das Gemüse gar ist. Kichererbsen untermischen und heiß werden lassen. Unterdessen den Couscous nach Packungsanweisung zubereiten und zusammen mit dem Gemüse servieren. Wenn das Gericht nicht vegetarisch zu sein braucht, schmeckt es auch mit etwas Fleisch sehr gut, z. B. mit in Streifen geschnittener Hähnchenbrust, die man mit den Zwiebelwürfeln zusammen anbrät.

## Gegrilltes Gemüse

Für 4 Personen ▶

KREBS *S. 264* HERZ/KREISLAUF *S. 278* ATMUNGSORGANE *S. 312*

- 1 rote Paprikaschote, entkernt und in Stücke geschnitten
- 1 gelbe Paprikaschote, entkernt und in Stücke geschnitten
- 2 Zwiebeln, geviertelt
- 2 mittelgroße Zucchini, in dicken Scheiben
- 8 Kirschtomaten
- 4 Knoblauchzehen, zerdrückt
- 4 EL Olivenöl
- Salz, schwarzer Pfeffer
- 1 Bund frischer Koriander (oder Basilikum oder Petersilie), gehackt

Backofen auf 200 °C vorheizen. Das Gemüse mit dem Knoblauch in einer flachen Grillschale verteilen und mit Öl beträufeln. Gemüsestücke wenden, bis sie rundum mit Öl überzogen sind. Mit Salz und Pfeffer würzen und etwa 40 Minuten im Ofen grillen, dabei ein- bis zweimal wenden. Das Gemüse sollte gar sein und eine goldbraune Farbe angenommen haben. Mit den gehackten Kräutern bestreuen.

Mit Naturreis (*S. 257*), Couscous oder Bulgur serviert, ergibt dieses Grillgemüse ein ebenso köstliches wie farbenfrohes Abendessen. Es passt aber genauso gut zum Sonntagsbraten, zu gegrilltem Fisch oder Fleisch oder einem schlichten Omelett.

## Champignonpfanne

Für 4 Personen

HERZ/KREISLAUF *S. 278* VERDAUUNG *S. 284* HAUT *S. 318*

- 500 g kleine Champignons
- 3 EL Olivenöl
- 2 Knoblauchzehen, halbiert
- 1 Lorbeerblatt
- 6–8 Koriandersamen
- Salz
- schwarzer Pfeffer, frisch gemahlen

Pilze putzen und in dünne Scheiben schneiden. Olivenöl in einem Topf erhitzen, Knoblauch, Lorbeerblatt und Koriander zugeben, dann die Pilze hinzufügen, mit Salz und Pfeffer würzen und zugedeckt auf kleiner Flamme 20 Minuten garen, dabei den Topf mehrmals vorsichtig schwenken. Lorbeerblatt entfernen. Zum Beispiel mit dem Hirse-Buchweizen-Topf (*S. 261*) und einem grünen Salat servieren.

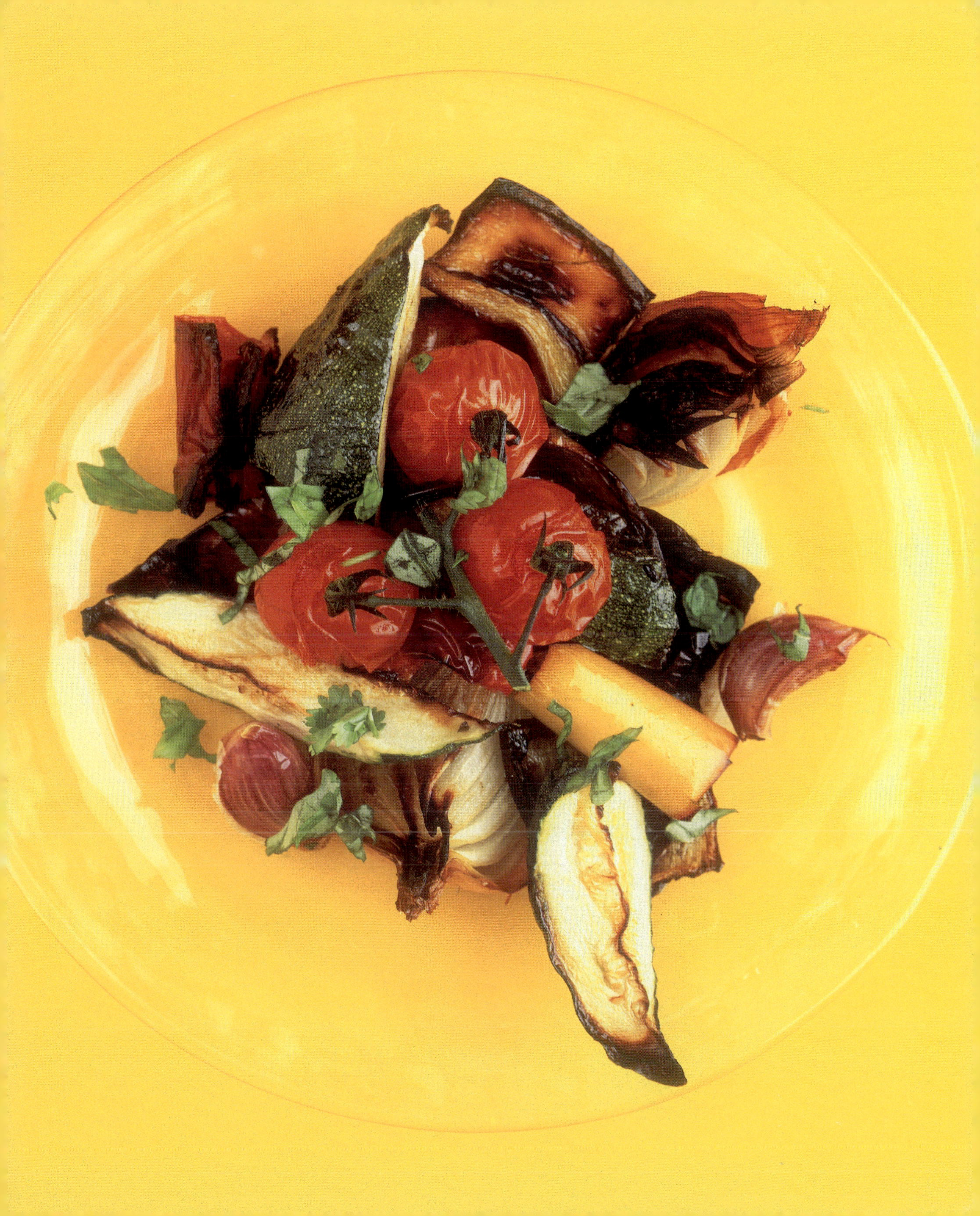

# Schnelles Kartoffelpüree Für 4 Personen

HERZ/KREISLAUF *S. 278* VERDAUUNG *S. 284*

500 g Kartoffeln, geschält und gewürfelt
150 ml Milch
Meersalz
60 g Butter
1 Prise Pfeffer
1 EL frische Petersilie, fein gehackt

Kartoffelwürfel mit der Milch und etwas Salz in einen Topf geben. Zum Kochen bringen, Hitze reduzieren und die Kartoffeln zugedeckt 10–15 Minuten köcheln lassen, bis sie gar sind. Die Kartoffeln mit einem Kartoffelstampfer zu Püree verarbeiten – falls nötig, dabei noch etwas Milch zugeben – und die Butter und den Pfeffer unterrühren. Mit Petersilie bestreut servieren.

# Rüben-Kartoffel-Püree Für 4 Personen

GELENKE *S. 304* ATMUNGSORGANE *S. 312*

500 g kleine weiße Rüben
1 mittelgroße Kartoffel
3 EL Sahne
Salz, Pfeffer
1 EL frische Petersilie, fein gehackt

Junge, zarte Rüben müssen nur abgeschrubbt werden. Rüben würfeln, Kartoffel bürsten und würfeln. Rüben und Kartoffel in einen Topf geben und so viel Wasser zugießen, dass sie bedeckt sind. Zum Kochen bringen. Etwa 15 Minuten garen. Das Gemüse abgießen, dabei einen Esslöffel des Kochwassers auffangen. Rüben und Kartoffeln unter Zugabe des aufgefangenen Kochwassers mit dem Stampfer zu einem Püree verarbeiten. Sahne unterrühren, Püree mit Salz und Pfeffer würzen und mit der Petersilie bestreuen.

# Püree aus weißen Rüben Für 4 Personen

GELENKE *S. 304* ATMUNGSORGANE *S. 312*

500 g junge weiße Rüben
150 ml Milch
60 g Butter
1 Prise Muskatnuss

Rüben putzen und vierteln. Milch in einen Topf geben, Rüben darin bei kleiner Hitze garen. Pürieren, Butter unterrühren und mit geriebenem Muskat bestreut servieren.

# Geschmorter Fenchel Für 4 Personen

VERDAUUNG *S. 284* STRESS *S. 292*

2 große Fenchelknollen
1 EL Olivenöl
1 EL frische Petersilie, gehackt
1 Zweig Thymian
6 Pfefferkörner
150 ml trockener Weißwein

Fenchel putzen und vierteln. Öl in einem flachen Topf erhitzen und die Fenchelstücke goldbraun braten. Petersilie, Thymian und Pfefferkörner zugeben, Fenchel mit dem Wein übergießen und eine Minute sprudelnd kochen lassen. Dann das Gemüse zugedeckt etwa 25 Minuten bei sehr schwacher Hitze garen.

# Spinat auf italienische Art Für 4 Personen

KREBS *S. 264* STRESS *S. 292* ERSCHÖPFUNG *S. 298*

1 kg frischer Spinat

*Variante 1:*
2 EL Olivenöl
1–2 Knoblauchzehen, gehackt
1 frische rote oder grüne Chilischote, gehackt

*Variante 2:*
2 EL Olivenöl
etwas Zitronensaft

Im folgenden Rezept kann der Spinat auch durch Rucola, Mangold oder Endivien ersetzt werden. Gut schmeckt auch eine Mischung aus Spinat und verschiedenen Wildkräutern.

Beim Putzen des Spinats müssen nur die gröbsten und dicksten Stiele entfernt werden. Den Spinat gründlich waschen, tropfnass in einen großen Topf geben und zugedeckt auf kleinster Flamme etwa 10 Minuten garen, bis er zusammenzufallen beginnt. Herausnehmen und gut abtropfen lassen.

Ab hier haben Sie die Wahl: Sie können entweder Öl in einem großen Topf erhitzen, Knoblauch und Chili kurz darin anbraten, den Spinat kurz in dem gewürzten Öl schwenken und dann heiß servieren. Oder Sie würzen den abgetropften Spinat mit etwas Olivenöl und frisch gepresstem Zitronensaft und genießen ihn lauwarm.

# Gemüse-Samosas Für 4 Personen

HERZ/KREISLAUF *S. 278* VERDAUUNG *S. 284*

- 2 Kartoffeln, gewürfelt
- 125 g fein geschnittenes gemischtes Gemüse – z.B. Möhren, Bohnen, Erbsen, Spinat, Blumenkohl und Pastinaken
- 1 TL mildes Currypulver oder Currypaste
- 2 EL Frisch- oder Hüttenkäse
- Salz, Pfeffer
- 1 EL Olivenöl
- 30 g Butter
- 8 Blätter Filo- (oder Yufka-) Teig (in türkischen Lebensmittelläden erhältlich)
- 4 EL Mohn- oder schwarze Sesamsamen

Backofen auf 190 °C vorheizen. Die Kartoffelwürfel in schwach gesalzenem Wasser etwa 10 Minuten kochen und gut abtropfen lassen. In einem zweiten Topf das Gemüse mit Wasser bedeckt bissfest garen. Abtropfen lassen und mit den Kartoffelwürfeln in eine Schüssel geben. Sorgfältig mit dem Currypulver und dem Käse mischen und mit Salz und Pfeffer würzen.

Olivenöl und Butter in einem kleinen Topf erhitzen. Ein Blatt Filo-Teig mit dem flüssigen Fett bestreichen, ein weiteres Teigblatt darauflegen und ebenfalls bestreichen, dann die Teigblätter längs in etwa 7 cm breite Streifen schneiden. Auf jedes Streifenende einen gehäuften Teelöffel Gemüse geben und die Streifen diagonal zu Dreiecken zusammenlegen, dabei die Ränder umschlagen und gut zusammendrücken. Die restlichen Filo-Blätter auf die gleiche Weise verarbeiten. Fertige Samosas mit Butter bestreichen und in Mohn oder Sesam wälzen.

Auf ein Backblech legen und im Backofen 15–20 Minuten backen, bis der Teig goldbraun ist. Die Samosas warm servieren. Ergibt etwa 16 Stück.

## Würziges Süßkartoffelpüree Für 4 Personen

**VERDAUUNG** *S. 284* **HAUT** *S. 318*

2 große Süßkartoffeln, abgebürstet und gewürfelt
¼ Kopf Wirsing, in feine Streifen geschnitten
½ TL Muskatnuss, gemahlen
natives Olivenöl
schwarzer Pfeffer, frisch gemahlen

Dieses schnelle und einfache Gericht eignet sich gut als Beilage, ergibt aber, mit einem pochierten Ei serviert, auch eine leichte Hauptmahlzeit.

Süßkartoffeln in einem großen, mit kaltem Wasser gefüllten Topf ohne Deckel zum Kochen bringen. Nach 5 Minuten die Wirsingstreifen in einem gelochten Einsatz über die Süßkartoffeln in den Topf stellen und zugedeckt garen. Das Wasser abgießen und die Süßkartoffeln im Topf auf der heißen Platte trocken schwenken. Mit Olivenöl beträufeln und zu Püree stampfen. Den gedünsteten Wirsing unterheben und das Püree mit gemahlenem Muskat und Pfeffer würzen.

## Kartoffelsalat mit Bierdressing Für 4 Personen

**HERZ/KREISLAUF** *S. 278* **VERDAUUNG** *S. 284*

1 kg neue Kartoffeln
1 rote Zwiebel, fein gehackt
2 Knoblauchzehen, fein gehackt
1 EL frischer Thymian, gehackt
1 EL glatte Petersilie, gehackt
6 EL natives Olivenöl
2 EL Apfelessig
175 ml Bier
4 Frühlingszwiebeln, gehackt
1 EL körniger Senf
1 TL Honig

Die ungeschälten Kartoffeln in einen großen Topf mit kaltem Wasser legen, zum Kochen bringen und ohne Deckel etwa 20 Minuten bissfest garen. Kartoffeln abgießen, abkühlen lassen, dann halbieren und vorsichtig mit den Zwiebel- und Knoblauchwürfeln und den gehackten Kräutern mischen. Die übrigen Zutaten zu einer cremigen Sauce verrühren. Dressing über die noch warmen Kartoffeln gießen und den fertigen Salat sofort servieren. (Ansonsten Kartoffeln und Dressing getrennt im Kühlschrank aufbewahren.)

★ ★ ★ **Snacks sind sehr beliebt,** aber müssen sie deshalb auch ungesund sein? Hier finden Sie die besten Rezepte für herzhafte und süße Zwischenmahlzeiten, die nicht nur schmecken, sondern auch gesund sind.

# Snacks

- ★ Tapenade
- ★ Falafel
- ★ Tomaten-Pitta
- ★ Kartoffelpuffer
- ★ Nizza-Salat
- ★ Hirsekroketten
- ★ Rindfleisch-Zwiebel-Burger
- ★ Zwiebel-Vollkorn-Burger
- ★ Kresse-Möhren-Aufstrich
- ★ Hühnerleber-Alfalfa-Aufstrich
- ★ Ölsardinen-Aufstrich
- ★ Bananen-Mandel-Muffins
- ★ Teebrot
- ★ Heidelbeermuffins
- ★ Bananen-Walnuss Brot

# Tapenade Für 4 Personen

**HERZ/KREISLAUF** *S. 278* **GELENKE** *S. 304* **ATMUNGSORGANE** *S. 312*

20 schwarze Oliven, entsteint
1 Glas (30 g) Sardellenfilets
1 gehäufter EL Kapern
1 TL Zitronensaft
1 Knoblauchzehe
schwarzer Pfeffer
100 ml Olivenöl

Sardellen und Kapern wässern und abtropfen lassen. Alle Zutaten mit Ausnahme des Öls in den Mixer geben und pürieren. Mit schwarzem Pfeffer würzen. Das Öl esslöffelweise zugeben und mixen, bis eine cremige Paste entsteht.

# Falafel Für 4 Personen

**HERZ/KREISLAUF** *S. 278* **STRESS** *S. 292* **GELENKE** *S. 304*

250 g getrocknete Kichererbsen
2 Gemüsezwiebeln, fein gehackt
3 EL frische Petersilie, fein gehackt
2 TL Koriander, gemahlen
2 TL Fenchelsamen, gemahlen
2 TL Kreuzkümmel, gemahlen
½ TL Backpulver
4 Knoblauchzehen, zerdrückt
Salz
schwarzer Pfeffer, frisch gemahlen
2 EL Mehl (nach Belieben)
3–4 EL Maiskeim- oder Erdnussöl
Paprikapulver

Kichererbsen mehrere Stunden in Wasser einweichen, bis sich ihr Volumen verdoppelt hat (damit die Hülsenfrüchte weniger blähen, sollten empfindliche Menschen das Einweichwasser mehrmals austauschen), mit frischem Wasser aufsetzen und etwa 45 Minuten kochen. Abgießen (dabei etwas Kochwasser auffangen) und die Kichererbsen mit dem Stabmixer unter Zugabe des Kochwassers pürieren. Zwiebeln und Petersilie hinzufügen und pürieren. Anschließend Gewürze, Backpulver, Knoblauch, Salz und Pfeffer unterrühren. Die fertige Mischung 30 Minuten kalt stellen. Aus der Masse kleine Bällchen von etwa 5 cm Durchmesser formen (eventuell in etwas Mehl wälzen). Das Öl erhitzen und die Falafel etwa 2 Minuten darin braten. Auf Küchenpapier abtropfen lassen und mit Paprikapulver bestreut heiß oder kalt servieren.

# Tomaten-Pitta Für 1 Person

KREBS *S. 264* ERSCHÖPFUNG *S. 298*

1 Vollkorn-Pittabrot
1 mittelgroße Tomate, in Scheiben
Salz
schwarzer Pfeffer, frisch gemahlen
1 große Prise Oregano
1 EL Cheddar, gerieben
1 TL Olivenöl

Mit Vollkorn-Pittabrot zubereitet, ist dies eine schnelle und gesunde Pizza-Variante, die auch mit den klassischen Pizzabelägen gut schmeckt, z. B. mit Sardellen, schwarzen Oliven, in feine Ringe geschnittenen Zwiebeln, Paprikastreifen, in Scheiben geschnittenen Champignons, Schinken oder Peperoni.

Den Backofengrill auf höchster Stufe vorheizen. Pittabrot von einer Seite 1–2 Minuten grillen, aus dem Ofen nehmen, umdrehen und die Tomatenscheiben, Salz, Pfeffer, Oregano und den Käse darauf verteilen, mit dem Olivenöl beträufeln, wieder in den Ofen stellen. 2–3 Minuten grillen.

# Kartoffelpuffer Für 4 Personen

HERZ/KREISLAUF *S. 278* VERDAUUNG *S. 284*

500 g Kartoffeln
1 mittelgroße Zwiebel
2 Eier
2 EL Mehl
Salz, Pfeffer
3–4 EL Maiskeim- oder Rapsöl

Kartoffeln und Zwiebel schälen und in eine große Schüssel reiben. Die Eier verquirlen und hinzufügen, Mehl, Salz und Pfeffer zugeben und alles gut verrühren. Das Öl in einer Pfanne erhitzen und den Kartoffelteig esslöffelweise hineingeben, flachdrücken und von beiden Seiten jeweils rund 5 Minuten braten.

# Nizza-Salat
Für 4 Personen ▶

KREBS *S. 264* HERZ/KREISLAUF *S. 278* STRESS *S. 292* ERSCHÖPFUNG *S. 298*

1 Kopf- oder Romanasalat oder ½ Eisbergsalat
2 Eier, hart gekocht
4 feste Tomaten
1 große rote Paprikaschote
½ Salatgurke
4 kleine Kartoffeln, gekocht
4 Sardellenfilets
2 EL Milch
2 Knoblauchzehen, gehackt
1 Prise gemischte Kräuter
1½ EL guter Weinessig oder Balsamico
3 EL natives Olivenöl
12 schwarze Oliven, entsteint

Den Salat putzen, waschen und trocken schleudern. Die Eier halbieren. Die Tomaten waschen und vierteln. Die Paprikaschote entkernen und in Streifen schneiden. Die Gurke schälen und in Scheiben schneiden. Die gekochten Kartoffeln halbieren. Die Sardellenfilets 30 Minuten in der Milch einweichen, gut abtropfen lassen.

Aus Knoblauch, Essig, Öl und den Kräutern ein Dressing zubereiten und zur Seite stellen. Eine Salatschüssel mit den Salatblättern auslegen. Übrige Zutaten in der Mitte anrichten, kurz vor dem Servieren mit dem Dressing übergießen, vorsichtig mischen und den Salat mit Oliven und Sardellenfilets garnieren.

# Hirsekroketten
Für 4 Personen

KREBS *S. 264* VERDAUUNG *S. 284* STRESS *S. 292*

900 ml Wasser
300 g Hirse
4 EL Öl
1 Zwiebel, fein gehackt
2 EL frische Petersilie, gehackt
250 g Käse, gerieben
Salz, Pfeffer
1 Ei, verquirlt
1 EL Vollkornmehl

Wasser zum Kochen bringen, Hirse hineinstreuen und etwa 25 Minuten köcheln lassen, bis das Wasser aufgesogen ist, dabei mehrfach um-rühren. In einem zweiten Topf die Hälfte des Öls erhitzen und die Zwiebelwürfel darin anschwitzen. Zusammen mit der Petersilie und dem Käse zur Hirse geben und alles mit Salz und Pfeffer würzen. Die Mischung abkühlen lassen und zu Kroketten formen. Die Kroketten in das verquirlte Ei tauchen, in dem Mehl wälzen und im restlichen Öl goldbraun braten.

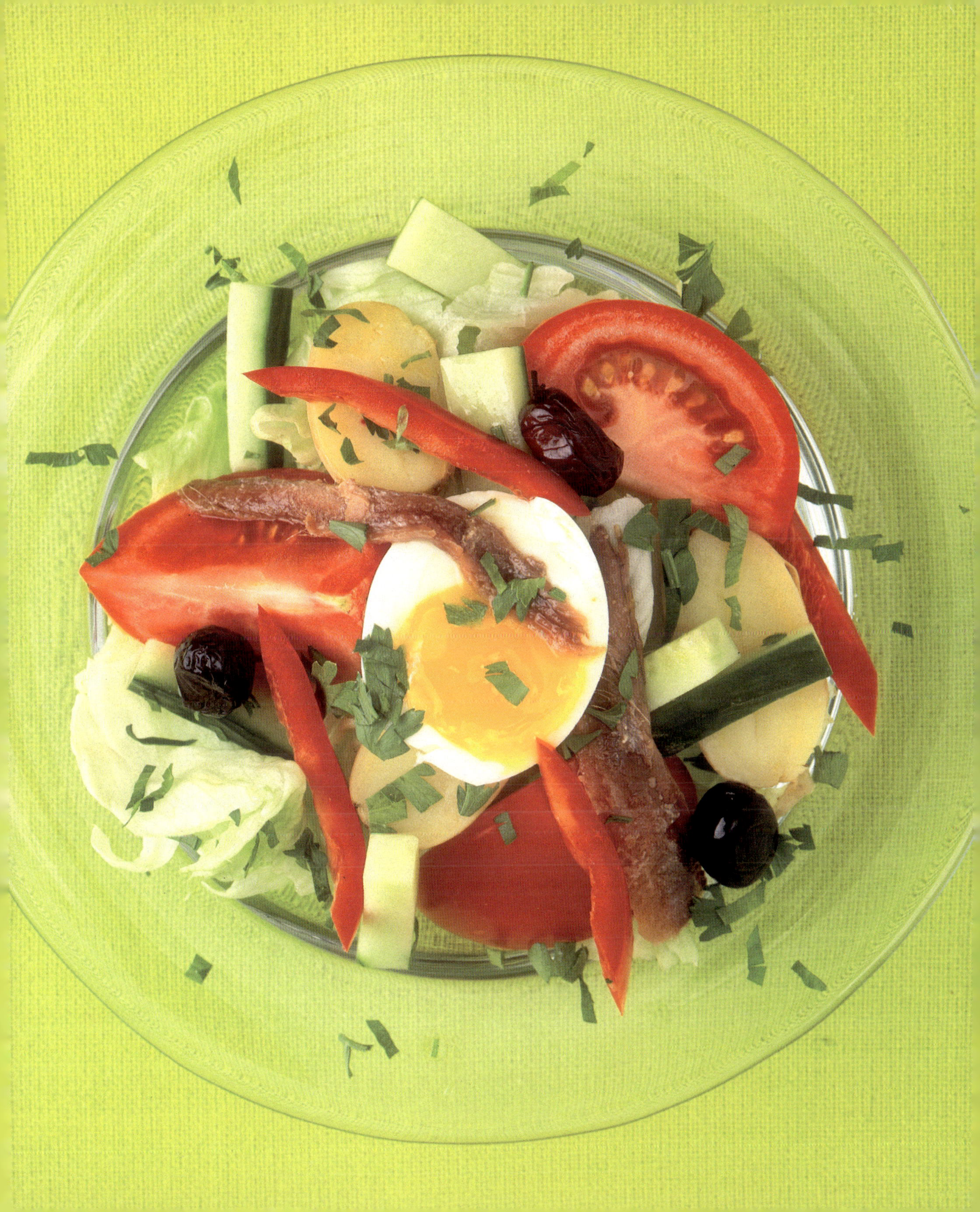

# Zwei Burger-Rezepte

Die folgenden beiden Burger-Varianten – eine mit Fleisch, die andere aus Brot, Zwiebeln, Kartoffeln und Gewürzen – schmecken heiß und mit einem grünen Salat serviert besonders köstlich, eignen sich aber auch, mit ein paar Zwiebelringen und Salatblättern zwischen zwei Brötchenhälften gepackt, als kalter Imbiss.

## Rindfleisch-Zwiebel-Burger Für 4 Personen

ERSCHÖPFUNG *S. 298* GELENKE *S. 304* ATMUNGSORGANE *S. 312* HARNTRAKT *S. 324*

1 große Zwiebel, fein gehackt
1 EL Maiskeim- oder Rapsöl
375 g mageres Rinderhack
250 g Möhren, fein gerieben
1 EL Vollkornsemmelbrösel
je 1 EL frische Minze und Petersilie, gehackt

Zwiebel in wenig Öl glasig dünsten und mit den anderen Zutaten vermengen. Aus dem Teig Burger formen, mit etwas Mehl bestauben und braten.

## Zwiebel-Vollkorn-Burger Für 4 Personen

KREBS *S. 264* HERZ/KREISLAUF *S. 278* ERSCHÖPFUNG *S. 298* ATMUNGSORGANE *S. 312*

12 Frühlingszwiebeln
2 Eier, leicht verquirlt
1 große Prise Muskatnuss
2 Scheiben Vollkornbrot ohne Rinde, zerkrümelt
375 g kaltes Kartoffelpüree
Meersalz, schwarzer Pfeffer
Maiskeim- oder Rapsöl

Frühlingszwiebeln putzen und in kochendem Wasser blanchieren. Abtropfen lassen und hacken. Eier, Muskatnuss, Salz, Pfeffer, Brotkrumen, Kartoffelpüree und Zwiebeln gut vermengen. Aus der Masse Burger formen und in heißem Öl goldbraun braten. Mit Eisbergsalat, Zwiebelringen und Tomatenscheiben servieren.

# Drei Sandwich-Rezepte

Die folgenden drei Aufstriche schmecken zwischen Vollkorntoast- oder -brotscheiben ebenso gut wie auf Vollkornweizen- oder Mehrkornbrötchen. Sie können am Vorabend zubereitet und mit Frischhaltefolie abgedeckt im Kühlschrank aufbewahrt werden.

## Kresse-Möhren-Aufstrich Für 2 Personen

**STRESS** *S. 292* **ERSCHÖPFUNG** *S. 298*

1 Bund Brunnenkresse
1 Schälchen Gartenkresse
1 Möhre, gerieben

Beide Kressesorten fein hacken und mit der geriebenen Möhre vermischen. Bei Bedarf etwas fettarme Mayonnaise hinzufügen.

## Hühnerleber-Alfalfa-Aufstrich Für 2 Personen

**ERSCHÖPFUNG** *S. 298* **GELENKE** *S. 304* **HAUT** *S. 318*

6 Hühnerlebern, vorzugsweise vom Bio-Metzger
1 EL Olivenöl
1 kleine Zwiebel, fein gehackt
1 hart gekochtes Ei, fein gehackt
125 g fettarmer Weichkäse
eine Handvoll Alfalfasprossen

Dieser Aufstrich sollte über Nacht im Kühlschrank ruhen. Die Hühnerlebern grillen. Etwas Öl in einer beschichteten Pfanne erhitzen, die Zwiebel darin glasig dünsten und aus der Pfanne nehmen. Die Lebern mit den übrigen Zutaten im Mixer zu einer glatten Creme verarbeiten (möglicherweise benötigen Sie etwas mehr Käse). Aufstrich in eine kleine Schüssel füllen, mit Frischhaltefolie abdecken und kalt stellen.

## Ölsardinen-Aufstrich Für 2 Personen

**HERZ/KREISLAUF** *S. 278* **ERSCHÖPFUNG** *S. 298*

1 Dose Ölsardinen
1 TL Apfelessig
1 EL frische Petersilie, gehackt
schwarzer Pfeffer

Sardinen abtropfen lassen, dabei etwas Öl auffangen. Sardinen mit Apfelessig, Petersilie, Pfeffer und dem aufgefangenen Öl pürieren. Sandwiches mit Gurkenscheiben und der Sardinencreme anrichten.

# Bananen-Mandel-Muffins Für 6 Personen

HERZ/KREISLAUF *S. 278* VERDAUUNG *S. 284* ERSCHÖPFUNG *S. 298*

175 g Mehl
1½ TL Backpulver
1½ TL Natron
½ TL Salz
2 Eier
6 große reife Bananen, püriert
250 g Rohrzucker
1 Päckchen Bourbon-Vanillezucker
90 ml Sonnenblumenöl
90 ml Buttermilch
100 g Mandeln, geröstet und gehackt

Backofen auf 200 °C vorheizen. Eine Muffin-Backform für 12 Muffins dünn einfetten. Mehl, Backpulver, Natron und Salz in eine Rührschüssel geben und mischen. Eier, Bananen, Zucker, Vanillezucker, Öl und Buttermilch in eine zweite Schüssel geben, verquirlen, zu den trockenen Zutaten geben und verrühren. (Nur so lange rühren, bis sich die Zutaten gerade verbunden haben.) Mandeln unterheben. Teig in die Vertiefungen der Muffin-Form füllen und 25–30 Minuten backen, bis sich die Oberfläche goldbraun färbt. Die fertigen Muffins 2–3 Minuten abkühlen lassen und warm oder mit Raumtemperatur servieren.

# Teebrot Für 6 Personen

HERZ/KREISLAUF *S. 278*

375 g Rosinen und Sultaninen, gemischt
300 ml grüner Tee (oder Ihr Lieblingstee)
175 g brauner Zucker
250 g Vollkornmehl
½ Päckchen Backpulver
1 Ei
je ½ TL Zimt und Nelken oder 1 TL weihnachtliche Gewürzmischung
geriebene Schale einer unbehandelten Zitrone
90 g gehackte Mandeln, Walnüsse und Haselnüsse

Rosinen und Sultaninen in eine große Schüssel geben und mit dem Tee und dem Zucker verrühren. Über Nacht durchziehen lassen. Am nächsten Tag Backofen auf 180 °C vorheizen. Eine Kastenform dünn einfetten. Die Tee-Rosinen-Mischung mit den übrigen Zutaten vermengen, den Teig in die Form füllen und im Ofen etwa 75 Minuten backen. Mit einem Holzstäbchen prüfen, ob das Teebrot durchgebacken ist. Aus der Form nehmen und auf einem Gitterrost auskühlen lassen.

# Heidelbeermuffins Für 6 Personen

HERZ/KREISLAUF *S. 278* VERDAUUNG *S. 284* ERSCHÖPFUNG *S. 298*

100 g Mehl
60 g Vollkornmehl
2 TL Backpulver
1 TL Zimt
125 ml Milch
60 g Butter, zerlassen
1 großes Ei
2 TL Zitronensaft
90 g brauner Zucker
90 g frische Heidelbeeren

Backofen auf 180 °C vorheizen. 12 Muffin-Förmchen aus Papier in die Vertiefungen einer Muffin-Backform stellen. Mehl, Backpulver und Zimt in eine Rührschüssel sieben, ausgesiebte Kleie mit in die Schüssel geben. Milch, Butter, Ei, Zitronensaft und Zucker in einer zweiten Schüssel verrühren. Eine Vertiefung in die Mehlmischung drücken und die Hälfte der Milch-Ei-Mischung hineingeben. Vorsichtig verrühren, dann den Rest der Flüssigkeit auf die gleiche Weise einarbeiten. Heidelbeeren unterheben. Teig in die Muffin-Förmchen füllen und im Ofen etwa 20 Minuten backen, bis die Muffins aufgegangen und an der Oberfläche goldbraun sind. Muffins aus der Form nehmen und auf einem Gitterrost auskühlen lassen.

# Bananen-Walnuss-Brot Für 6 Personen

HERZ/KREISLAUF *S. 278* VERDAUUNG *S. 284* ERSCHÖPFUNG *S. 298*

250 g Hüttenkäse, durch ein Sieb gedrückt
125 g brauner Zucker
3 Eier, verquirlt
60 g Walnüsse, gehackt
2 Bananen, zerdrückt
250 g Vollkornmehl mit ½ Päckchen Backpulver vermischt

Backofen auf 180 °C vorheizen. Eine Kastenform (für 1 kg) mit Backpapier auslegen. Hüttenkäse und Zucker gut verrühren. Die Eier nacheinander unterrühren, dann die gehackten Nüsse und die Bananen zugeben, das Mehl untermischen und alles gut verrühren. Teig in die vorbereitete Form füllen und im Ofen etwa 40–45 Minuten backen (Garprobe machen). Brot auf einem Gitterrost auskühlen lassen, in Scheiben schneiden und dünn mit Butter bestrichen servieren.

★ ★ ★ **Von Avocado bis Zaziki,** vom schlichten grünen Blattsalat bis zur raffinierten Feinschmeckerkomposition: Die hier vorgestellten Salate sind ebenso schmackhafte wie vielseitige Beiträge zu einer gesunden Ernährung.

# Salate

- ★ Champignon-Radicchio-Salat
- ★ Spinatsalat mit Champignons
- ★ Brunnenkressesalat
- ★ Bunter Heringssalat
- ★ Avocado-Brunnenkresse-Salat
- ★ Kidneybohnensalat mit Pflaumensauce
- ★ Tomatensalat
- ★ Waldorfsalat
- ★ Fruchtiger Krautsalat
- ★ Sellerie-Radieschen-Salat mit Walnüssen
- ★ Weißer Wintersalat
- ★ Orangen-Brunnenkresse-Salat
- ★ Radieschen-Rucola-Salat
- ★ Friséesalat
- ★ Sprossensalat
- ★ Möhrensalat
- ★ Zaziki
- ★ Sauerkrautsalat
- ★ Bunter Krautsalat

## Champignon-Radicchio-Salat Für 4 Personen

STRESS *S. 292* ERSCHÖPFUNG *S. 298*

- 12 mittelgroße Wiesen-champignons
- 3 EL Olivenöl
- Salz, Pfeffer
- 2 Knoblauchzehen, gehackt
- 1 Kopf Radicchio, geputzt
- 4 Tomaten, in Scheiben
- 125 g Parmesan, am Stück
- 1 EL frische Petersilie, gehackt

Backofengrill vorheizen. Pilze mit Küchenpapier säubern und im Ofen 2 Minuten grillen. Inzwischen das Öl in einer Pfanne erhitzen. Gegrillte Pilze in die Pfanne geben, mit Salz und Pfeffer würzen, Knoblauch hinzugeben und kurz sautieren. Radicchioblätter und Tomatenscheiben auf 4 Tellern anrichten. Auf jeden Teller 3 Pilze legen. Salat mit dem heißen Knoblauchöl beträufeln und mit Parmesanspänen und gehackter Petersilie garniert servieren.

## Spinatsalat mit Champignons Für 4 Personen

KREBS *S. 264* STRESS *S. 292* ERSCHÖPFUNG *S. 298*

- 250 g junger, zarter Spinat
- 175 g Champignons
- 4 Streifen Schinkenspeck
- 2 EL Olivenöl
- 1 EL Sonnenblumenkerne
- 2 TL Essig
- Salz
- schwarzer Pfeffer, frisch gemahlen

Spinat waschen, trocken tupfen und in eine Salatschüssel geben. Pilze säubern, in Scheiben schneiden und hinzugeben. Schinkenspeck würfeln, in einer beschichteten Pfanne knusprig braten, herausnehmen und zum Salat geben. Olivenöl in der Pfanne erhitzen und die Sonnenblumenkerne darin goldbraun rösten. Mit Essig, Salz und Pfeffer würzen und über den Salat geben. Vorsichtig mischen und servieren.

## Brunnenkressesalat Für 2 Personen

KREBS S. 264 HERZ/KREISLAUF S. 278 STRESS S. 292 HAUT S. 318

1 Bund Brunnenkresse
1 Avocado
2 Streifen Schinkenspeck
1 EL Olivenöl
1 TL Essig
Salz
schwarzer Pfeffer, frisch gemahlen

Brunnenkresse putzen, waschen, gut abtropfen lassen und in einer Salatschüssel anrichten. Die Avocado schälen, den Kern herauslösen, das Fruchtfleisch in Scheiben schneiden und in die Schüssel geben. Schinkenspeck würfeln, Öl in einer Pfanne erhitzen und die Speckwürfel darin knusprig braten. Essig hinzugeben, Sauce mit Salz und Pfeffer würzen und über den Salat gießen.

## Bunter Heringssalat Für 4 Personen

HERZ/KREISLAUF S. 278 VERDAUUNG S. 284 ERSCHÖPFUNG S. 298

6–8 kleine neue Kartoffeln
4 Eier, hart gekocht
2 mittelgroße Äpfel
4 Rollmöpse
2 mittelgroße Rote Beten, gegart (oder aus dem Glas)
2 Dillgurken

Für das Dressing:
125 g Naturjoghurt
1 EL Olivenöl
1 Knoblauchzehe, gehackt
Salz, Pfeffer
1 EL frische Petersilie, gehackt

Kartoffeln waschen, kochen, abkühlen lassen, schälen und würfeln. Eier in Scheiben schneiden. Äpfel waschen und würfeln. Rollmöpse in Stücke schneiden. Rote Bete schälen und würfeln. Gurken in Scheiben schneiden.

Rote-Bete-Würfel ringförmig am Rand einer Salatplatte verteilen. Kartoffeln, Äpfel, Rollmöpse und Gurken in der Mitte anrichten und mit Eierscheiben belegen. Aus Joghurt, Öl, Knoblauch, Salz und Pfeffer ein Dressing mixen und über den Salat geben. Mit Petersilie bestreut servieren.

# Avocado-Brunnenkresse-Salat

Für 4 Personen ▶

KREBS *S. 264* HERZ/KREISLAUF *S. 278* STRESS *S. 292* ERSCHÖPFUNG *S. 298* HAUT *S. 318*

1 Bund Brunnenkresse
2 Avocados
30 g Pinienkerne
2 EL Walnussöl
Saft einer halben Zitrone
Salz, Pfeffer

Brunnenkresse putzen, waschen, abtropfen lassen und in eine Schüssel geben. Avocados in Spalten schneiden und hinzugeben. Mit den Pinienkernen bestreuen. Walnussöl, Zitronensaft, Salz und Pfeffer mischen und über den Salat gießen. Salat vorsichtig vermengen, abdecken und eine Stunde durchziehen lassen.

# Kidneybohnensalat mit Pflaumensauce

Für 4 Personen

KREBS *P.264* HERZ/KREISLAUF *P.278* STRESS *P.292* HAUT *P.318*

1 Knoblauchzehe
1 Prise Cayennepfeffer
6 Blätter frisches Basilikum, zerzupft
einige Zweige Koriandergrün
1 EL Rotweinessig
5 EL Pflaumenmus
1 EL Olivenöl
375 g gekochte Kidneybohnen (oder Bohnen aus der Dose), abgetropft

Die Zutatenliste für dieses Rezept klingt zwar ein bisschen ungewöhnlich, sollte Sie aber nicht davon abhalten, dieses köstliche traditionelle Gericht aus Georgien zu probieren.

Die Knoblauchzehe zerdrücken und mit dem Cayennepfeffer, dem Basilikum und einigen Korianderblättchen zu einer Paste verarbeiten. Pflaumenmus in einem Edelstahl- oder Emailletopf mit dem Essig verrühren und bei starker Hitze zum Kochen bringen. Wenn sich das Mus verflüssigt, die Mischung durch ein feines Sieb streichen und mit dem Öl und der Knoblauch-Kräuter-Paste verrühren. Die Bohnen dazugeben und den Salat vorsichtig mischen. Zugedeckt über Nacht im Kühlschrank ziehen lassen.
Mit den restlichen Korianderblättchen bestreut servieren.

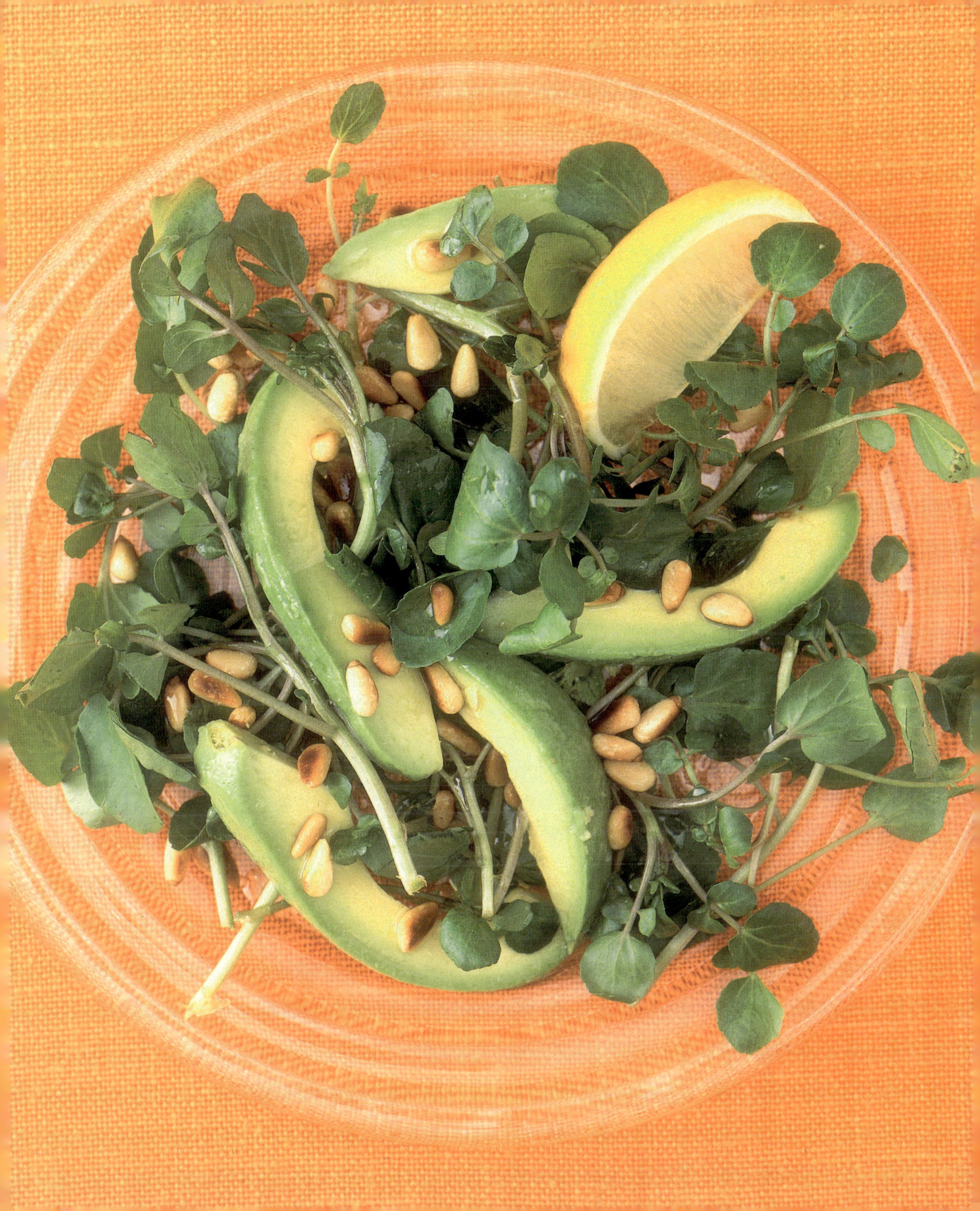

# Tomatensalat Für 4 Personen

**KREBS** *S. 264* **HERZ/KREISLAUF** *S. 278* **VERDAUUNG** *S. 284* **ERSCHÖPFUNG** *S. 298*

4 Tomaten
4 Knoblauchzehen, gehackt
2 EL Basilikum, fein gehackt
2 Frühlingszwiebeln
Meersalz
schwarzer Pfeffer, frisch gemahlen
2 EL natives Olivenöl

Die Tomaten in dünne Scheiben schneiden und auf einer flachen Porzellanplatte anrichten. Frühlingszwiebeln putzen und fein hacken. Die Knoblauchwürfel, gehackte Kräuter und Frühlingszwiebeln über die Tomaten verteilen. Salat mit Pfeffer und Salz würzen und mit dem Olivenöl beträufeln.

# Waldorfsalat Für 4 Personen

**KREBS** *S. 264* **HERZ/KREISLAUF** *S. 278* **VERDAUUNG** *S. 284* **GELENKE** *S. 304* **ATMUNGSORGANE** *S. 312*

4 Stangen Staudensellerie
2 große Äpfel
eine Handvoll Rosinen
1 EL Olivenöl
1 TL Zitronensaft
150 g Naturjoghurt
Salz, Pfeffer
1 EL Petersilie, fein gehackt
60 g Walnüsse

Sellerie waschen, putzen und in Stücke schneiden; Äpfel waschen, vierteln, entkernen und in dünne Scheiben schneiden, Rosinen waschen und abtropfen lassen. Selleriestücke, Apfelscheiben und Rosinen in eine Salatschüssel geben. Joghurt mit Olivenöl, Zitronensaft, Salz und Pfeffer verrühren und über den Salat gießen. Alles vorsichtig vermengen und mit den Walnüssen und der Petersilie garnieren.

# Fruchtiger Krautsalat Für 4 Personen

**KREBS** *S. 264* **HERZ/KREISLAUF** *S. 278* **VERDAUUNG** *S. 284* **ERSCHÖPFUNG** *S. 298* **GELENKE** *S. 304*

½ kleiner Weißkohl
2 Möhren
1 kleiner Apfel
Saft einer halben Zitrone
1 EL Olivenöl

Kohl in feine Streifen hobeln, Möhren abbürsten und reiben, Apfel waschen, entkernen und klein schneiden. Alles in eine Salatschüssel geben und mit dem Zitronensaft beträufeln. Joghurt mit Öl, Salz und Pfeffer verrühren und über den Salat

150 g Naturjoghurt
Salz, Pfeffer, frischer Kerbel

geben. Den Salat zugedeckt im Kühlschrank mindestens eine Stunde ziehen lassen. Mit gehacktem Kerbel bestreut servieren.

# Sellerie-Radieschen-Salat mit Walnüssen Für 4 Personen

KREBS *S. 264* VERDAUUNG *S. 284* STRESS *S. 292* GELENKE *S. 304* HAUT *S. 318*

1 Bund Radieschen
3–4 Stangen Staudensellerie
125 g Walnüsse
2 EL natives Olivenöl
1 TL Zitronensaft
Salz, Pfeffer

Radieschen waschen und in dünne Scheiben schneiden. Sellerie putzen (ein paar Blätter aufheben) und ebenfalls in dünne Scheiben schneiden. Walnüsse grob hacken. Aus Öl, Zitronensaft, Salz und Pfeffer ein Dressing mixen. Radieschen- und Selleriescheiben mit den Walnüssen in einer flachen Schale anrichten, Dressing darüberlöffeln und mit dem Grün garnieren.

# Weißer Wintersalat Für 4 Personen

KREBS *S. 264* HERZ/KREISLAUF *S. 278* STRESS *S. 292* ERSCHÖPFUNG *S. 298* GELENKE *S. 304*

1 große Fenchelknolle
1 Stück Weißkohl
2 Stangen Staudensellerie
2–3 weiße Rettiche
2 EL Öl
1 EL Zitronensaft
Salz, Pfeffer
1 EL frische Petersilie, fein gehackt

Sämtliches Gemüse putzen. Fenchel in Streifen schneiden, Weißkohl hobeln, Selleriestangen in Stücke schneiden, Rettiche in Scheiben schneiden. Das Gemüse in einer Salatschüssel anrichten. Öl mit Zitronensaft, Salz und Pfeffer verrühren und über den Salat geben. Mischen und mit gehackter Petersilie bestreut servieren.

# Orangen-Brunnenkresse-Salat Für 4 Personen

KREBS *S. 264* HERZ/KREISLAUF *S. 278* VERDAUUNG *S. 284* HAUT *S. 318*
HARNTRAKT *P.324*

1 großes Bund Brunnenkresse
2 EL Olivenöl
2 TL Zitronensaft
Salz, Pfeffer
2 große unbehandelte Orangen
2 EL Kürbiskerne
2 EL frische Petersilie, gehackt

Brunnenkresse waschen und trocken tupfen. Gröbere Stiele entfernen und die Kresseblättchen in einer weißen Porzellanschüssel anrichten. Aus Öl, Zitronensaft, Salz und Pfeffer ein Dressing mixen. Eine der Orangen waschen, die Schale fein abreiben und zum Dressing geben. Kürbiskerne bei mittlerer Hitze in einer Pfanne ohne Fett rösten. Beide Orangen schälen, die Spalten halbieren, in die Schüssel geben und den Salat mit Petersilie und Kürbiskernen bestreuen. Das Dressing erst unmittelbar vor dem Servieren über den Salat gießen.

# Radieschen-Rucola-Salat Für 4 Personen ▶

KREBS *S. 264* HERZ/KREISLAUF *S. 278* VERDAUUNG *S. 284* HAUT *S. 318*

1 Bund Radieschen
2 kleine oder 1 mittelgroße Fenchelknolle
1 Bund Rucola
2 EL natives Olivenöl
2 TL Zitronensaft
Salz, Pfeffer

Wegen seines leicht bitteren Geschmacks verleiht Rucola Salaten das gewisse Etwas, eignet sich aber auch als köstliches Bett für hauchdünn geschnittenen rohen Schinken.

Radieschen waschen und längs halbieren. Fenchel putzen und längs in dünne Scheiben schneiden. Rucola putzen und waschen. Radieschen und Fenchelscheiben auf einem Glasteller anrichten, Rucola darüberstreuen. Alles mit Olivenöl und Zitronensaft beträufeln und mit Salz und Pfeffer würzen. Mit einer Portion Ricotta oder Hüttenkäse serviert, ergibt der Salat ein perfektes leichtes Mittagessen.

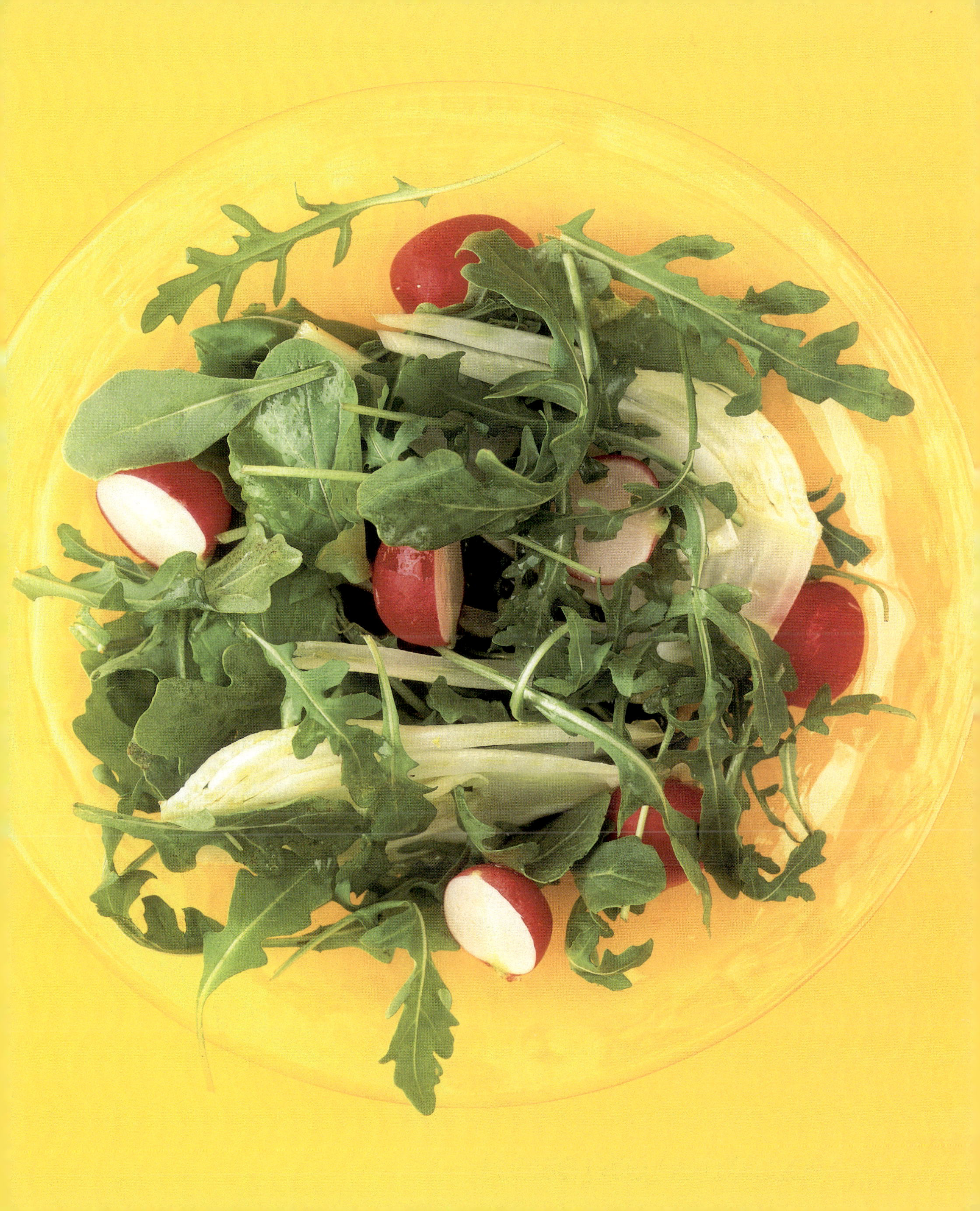

# Friséesalat Für 4 Personen

KREBS *S. 264* HERZ/KREISLAUF *S. 278* STRESS *S. 292* HAUT *S. 318* HARNTRAKT *S. 324*

1 Kopf Friséesalat
1 Bund Brunnenkresse
3 EL Olivenöl
2 EL Sonnenblumenkerne
2 TL Zitronensaft
1 Knoblauchzehe, fein gehackt
Salz, Pfeffer

Salat putzen, waschen, trocknen lassen und zerteilen. Brunnenkresse waschen und abtropfen lassen. Salatblätter und Kresse in eine Schüssel geben. 1 Esslöffel Olivenöl in einer beschichteten Pfanne erhitzen. Die Sonnenblumenkerne darin unter ständigem Rühren rösten. Aus der Pfanne nehmen, auf Küchenpapier abtropfen lassen und zum Salat geben. Das restliche Öl mit Zitronensaft, Knoblauch, Salz und Pfeffer verrühren, über den Salat gießen und alles mischen.

# Sprossensalat Für 4 Personen

KREBS *S. 264* VERDAUUNG *S. 284* STRESS *S. 292* ERSCHÖPFUNG *S. 298* GELENKE *S. 304* HAUT *S. 318*

Alfalfa-, Mungbohnen- oder Adzukibohnensprossen
1 Bund Brunnenkresse
60 g Walnüsse, in Hälften
2 EL Olivenöl
1 TL Zitronensaft
Salz, Pfeffer

Sprossen waschen, abtropfen lassen und in eine Salatschüssel geben. Brunnenkresse waschen, gröbere Stiele entfernen. Blättchen zusammen mit den Walnusshälften in die Salatschüssel geben. Öl mit Zitronensaft, Salz und Pfeffer verrühren und über den Salat gießen. Mischen und servieren.

# Möhrensalat Für 4 Personen

KREBS *S. 264* HERZ/KREISLAUF *S. 278* ERSCHÖPFUNG *S. 298* HAUT *S. 318*

250 g Möhren
1 knackiger Apfel
150 g Naturjoghurt
Saft und Schale von 1 unbehandelten Orange

Die Möhren abbürsten, den Apfel waschen. Beides in eine Schüssel raspeln. Den ausgepressten Orangensaft mit dem Joghurt verrühren und über den Salat geben. Den Salat mischen und mit Orangenschale garnieren.

## Zaziki Für 4 Personen

**KREBS** *S. 264* **HERZ/KREISLAUF** *S. 278* **VERDAUUNG** *S. 284* **GELENKE** *S. 304* **HAUT** *S. 318*

1 mittelgroße Salatgurke
1 TL Meersalz
3 Knoblauchzehen, zerdrückt
300 g Naturjoghurt
1 EL natives Olivenöl
2 EL frische Minzeblätter
schwarzer Pfeffer, frisch gemahlen

Gurke waschen und würfeln. Mit Salz bestreut eine Stunde abtropfen lassen. Den Großteil der Minze hacken. Den Knoblauch mit dem Joghurt verrühren, Öl und gehackte Minze unterrühren. Gurke trocken tupfen, in eine Schüssel geben, die Joghurtmischung darübergießen und alles vermengen. Mit schwarzem Pfeffer würzen und mit den restlichen Minzeblättchen garnieren.

## Sauerkrautsalat Für 4 Personen

**KREBS** *S. 264* **VERDAUUNG** *S. 284* **ATMUNGSORGANE** *S. 312* **HARNTRAKT** *S. 324*

500 g Sauerkraut
2 EL Olivenöl
1 Möhre, geraspelt
1 TL Kümmelsamen
1 EL frische Petersilie, gehackt

Sauerkraut in eine Schüssel geben. Öl darübergießen, die Möhrenraspel und den Kümmel unterheben und den Salat gründlich mischen. Mit der Petersilie bestreuen und zugedeckt etwa eine Stunde ziehen lassen.

## Bunter Krautsalat Für 4 Personen

**KREBS** *S. 264* **HERZ/KREISLAUF** *S. 278* **VERDAUUNG** *S. 284* **GELENKE** *S. 304*

Je 125 g Rotkohl, Weißkohl und Wirsing
125 g Möhren, geraspelt
2 EL Rosinen oder Sultaninen
1 Zwiebel, in Ringen
1 kleiner Apfel, gerieben
150 g Naturjoghurt
2 EL natives Olivenöl
1 EL Apfelessig
1 Knoblauchzehe, zerdrückt
1 TL Kümmel

Kohl in feine Streifen hobeln und mit den geraspelten Möhren, den Rosinen, dem geriebenen Apfel und den Zwiebelringen vermischen. Joghurt mit Öl, Essig und Knoblauch verrühren und über den Salat gießen. Mischen und zugedeckt 30 Minuten durchziehen lassen. Den Krautsalat vor dem Servieren mit Kümmel bestreuen und noch einmal sorgfältig mischen.

★ ★ ★ **Wie wär's mit einem köstlichen Dessert?** Bei den folgenden Rezepten dürfen Sie guten Gewissens zuschlagen, denn unsere Nachspeisen enthalten wenig Fett, aber viele Ballaststoffe und Antioxidanzien.

# Desserts

- ★ Winterliches Kompott
- ★ Pfirsich-Aprikosen-Kompott
- ★ Aprikosenkompott mit Mandarinen
- ★ Fruchtcreme mit Mandeln
- ★ Karamellbananen
- ★ Cassis-Birnen
- ★ Amaretto Äpfel
- ★ Bananen-Mango-Crumble
- ★ Orangen-Mango-Creme
- ★ Würzige Bratäpfel
- ★ Buchweizenpfannkuchen
- ★ Schokoladenfondue
- ★ Mont Blanc
- ★ Kompott aus roten Pflaumen
- ★ Joghurtcreme mit Knusperflocken
- ★ Winterlicher Dörrobstauflauf
- ★ Fruchtgelee mit Schwarzen Johannisbeeren
- ★ Englischer Sommerpudding
- ★ Ingwer-Rosinen-Auflauf
- ★ Apfel-Mascarpone-Creme
- ★ Aprikosencreme
- ★ Gewürzpfirsiche

## Winterliches Kompott Für 4 Personen

VERDAUUNG *S. 284* STRESS *S. 292* ERSCHÖPFUNG *S. 298*

250 g getrocknete Pflaumen, entsteint
250 g getrocknete Aprikosen, entsteint
250 g getrocknete Birnen
250 g getrocknete Äpfel
125 g Rosinen
125 g Sultaninen
125 g gehackte Mandeln oder Mandelblättchen
½ Zitrone, in dünnen Scheiben
1 TL Zimt
1 Prise Muskatnuss
4 EL Weinbrand
Saft einer halben Zitrone
2 EL brauner Zucker

Backofen auf 175 °C vorheizen. Trockenfrüchte und Zitronenscheiben in eine große Auflaufform schichten, dabei auf jeder Lage Rosinen, Sultaninen und Mandeln verteilen. Die oberste Schicht mit Zimt und Muskatnuss bestreuen. Den Weinbrand mit Zitronensaft und Zucker mischen und über die Früchte gießen. So viel kochendes Wasser dazugießen, dass die Früchte bedeckt sind. Das Kompott 20 Minuten im Ofen backen.

## Pfirsich-Aprikosen-Kompott Für 4 Personen

KREBS *S. 264* ERSCHÖPFUNG *S. 298* ATMUNGSORGANE *S. 312* HAUT *S. 318*

500 g kleine Pfirsiche, entsteint
500 g reife Aprikosen, entsteint
150 ml Weißwein oder Apfelsaft
1 Zimtstange
1 EL Honig

Dies ist ein Dessert für den Sommer, wenn man frische, reife Aprikosen und Pfirsiche günstig auf dem Wochenmarkt bekommt.

Die Früchte sorgfältig waschen und mit dem Wein oder Apfelsaft, der Zimtstange und dem Honig in einen Topf geben. Zum Kochen bringen, die Hitze reduzieren und das Obst 10–15 Minuten köcheln lassen. Kalt stellen und mit Joghurt, Crème fraîche oder Eiscreme servieren.

# Aprikosenkompott mit Mandarinen

Für 4 Personen

KREBS *S. 264* HERZ/KREISLAUF *S. 278* VERDAUUNG *S. 284* STRESS *S. 292*
ERSCHÖPFUNG *S. 298*

10–12 feste, reife Aprikosen
6 Mandarinen
250 ml Orangensaft, frisch gepresst
1 TL Honig
1 Päckchen Vanillezucker

Aprikosen waschen, halbieren und entsteinen; Mandarinen schälen und in Spalten teilen. Aprikosen mit Orangensaft, Honig und Vanillezucker in einen Topf geben und etwa 10 Minuten köcheln lassen. Die Aprikosen in eine Schüssel füllen, die Mandarinenspalten zugeben.

# Fruchtcreme mit Mandeln

Für 4 Personen

KREBS *S. 264* HERZ/KREISLAUF *S. 278* STRESS *S. 292* ERSCHÖPFUNG *S. 298*
HAUT *S. 318*

150 ml Orangensaft, frisch gepresst
60 g getrocknete Aprikosen
125 g Rosinen
500 g frische, reife Aprikosen, Nektarinen oder Pfirsiche
Saft einer Zitrone
150 g Naturjoghurt
60 g Mandelblättchen
1 Prise Zimt

Getrocknete Aprikosen und Rosinen waschen, abtropfen lassen und mit dem Orangensaft in einen Topf geben. Sanft köcheln lassen, bis die Trockenfrüchte eine musige Konsistenz annehmen. Das Frischobst waschen, in Stücke schneiden und im Mixer zusammen mit dem Zitronensaft pürieren. Mit dem Trockenobstpüree mischen und den Joghurt unterrühren. Creme in eine Schüssel geben und mit Mandelblättchen und Zimt bestreuen. Gut gekühlt servieren.

# Karamellbananen

Für 4 Personen

STRESS *S. 292* ERSCHÖPFUNG *S. 298*

4 Bananen
2 EL brauner Zucker
4 EL brauner Rum

Backofengrill auf höchster Stufe vorheizen. Die Bananen schälen und in eine ofenfeste Form legen. Mit braunem Zucker bestreuen und mit dem Rum übergießen. Unter den Grill stellen, bis Rum und Zucker Blasen zu werfen beginnen. Mit Sahnejoghurt servieren.

## Cassis-Birnen Für 4 Personen

**KREBS** *S. 264* **HERZ/KREISLAUF** *S. 278* **VERDAUUNG** *S. 284* **ERSCHÖPFUNG** *S. 298* **HARNTRAKT** *S. 324*

4 Birnen
4 Nelken
300 ml Saft von Schwarzen Johannisbeeren, ungesüßt
Schale einer unbehandelten Zitrone
2 TL Honig
1 große Prise Muskatnuss

Birnen gründlich waschen und jeweils mit einer Nelke spicken. Aufrecht nebeneinander in einen schmalen Topf stellen, Johannisbeersaft, Zitronenschale, Honig und Muskatnuss zugeben und alles zugedeckt auf kleinster Flamme köcheln lassen, bis die Birnen weich sind. Früchte vorsichtig herausnehmen und auf Desserttellern anrichten. Falls nötig, die Flüssigkeit weiter einkochen lassen, bis sie eine sirupartige Konsistenz bekommt. Cassis-Sauce über die Birnen gießen. Das Dessert kalt stellen und mit griechischem Joghurt servieren.

## Amaretto-Äpfel Für 4 Personen

**VERDAUUNG** *S. 284* **ERSCHÖPFUNG** *S. 298*

4 mittelgroße Kochäpfel
125 g gemahlene Mandeln
2 EL Orangensaft
1 Prise Zimt
1 Prise Muskatnuss

Äpfel waschen, Kerngehäuse ausstechen. Das untere Ende der Kerngehäuse abschneiden und wie einen Korken von unten in die Äpfel stecken. Die Mandeln mit dem Orangensaft zu einer Paste verarbeiten und die verschlossenen Äpfel damit füllen. Äpfel in eine feuerfeste Form stellen, mit Zimt und Muskat bestreuen und etwas Wasser angießen. Die Amaretto-Äpfel bei 150 °C etwa 20 Minuten backen und heiß oder kalt servieren.

# Bananen-Mango-Crumble Für 4 Personen

HERZ/KREISLAUF *S. 278* VERDAUUNG *S. 284* GELENKE *S. 304* HARNTRAKT *S. 324*

1 große Mango, geschält
4 Bananen, geschält, in Scheiben
Saft und Schale einer unbehandelten Zitrone
2 EL brauner Zucker
175 g Vollkornsemmelbrösel
75 g Butter
2 EL zuckerfreies Müsli

Backofen auf 190 °C vorheizen. Die Mango würfeln und mit den Bananenstücken, der abgeriebenen Zitronenschale, dem -saft und der Hälfte des Zuckers vermischen und in eine eingefettete Auflaufform füllen. Die Semmelbrösel mit der Butter verkneten, den übrigen Zucker und das Müsli hinzugeben und die Streusel gleichmäßig auf dem Obst verteilen. Mit Butterflöckchen belegen und 20 Minuten überbacken. Mit einem Klecks Sahne servieren.

# Orangen-Mango-Creme Für 4 Personen

VERDAUUNG *S. 284* ERSCHÖPFUNG *S. 298*

2 reife Mangos
150 g griechischer Joghurt
Schale und Saft einer halben unbehandelten Orange

Mangos schälen. Fruchtfleisch im Mixer pürieren und mit Joghurt und Orangensaft zu einer glatten Creme verarbeiten. Kalt stellen. Mit geriebener Orangenschale garniert servieren.

# Würzige Bratäpfel Für 4 Personen

KREBS *S. 264* VERDAUUNG *S. 284* ERSCHÖPFUNG *S. 298* GELENKE *S. 304*
ATMUNGSORGANE *S. 312*

4 große Kochäpfel
1 EL Butter
2 EL gemahlene Mandeln
1 EL Rosinen, gewaschen
1 EL Orangensaft
8 Nelken
1 EL brauner Zucker
1 Prise Muskatnuss

Backofen auf 200 °C vorheizen. Äpfel waschen, Kerngehäuse ausstechen und die Äpfel aufrecht in eine gefettete ofenfeste Form setzen. Die Äpfel mit Mandeln und Rosinen füllen, mit dem Orangensaft beträufeln und mit je zwei Nelken spicken. Die obere Hälfte der Äpfel mit Butter bestreichen und mit Zucker und gemahlener Muskatnuss bestreuen. Die Bratäpfel etwa 30 Minuten backen, bis die Schale glänzt und aufzuplatzen beginnt.

## Buchweizenpfannkuchen

Für 4 Personen

KREBS *S. 264* VERDAUUNG *S. 284* STRESS *S. 292* ERSCHÖPFUNG *S. 298*
HARNTRAKT *S. 324*

125 g Buchweizenmehl
125 g Vollkornweizenmehl
½ TL Salz
1 EL brauner Zucker
2 TL Backpulver
2 Eier
275 ml Milch
1 EL Sonnenblumen- oder Traubenkernöl sowie etwas Öl zum Einfetten der Pfanne

Das Mehl in eine Schüssel sieben, Salz, Zucker und Backpulver zugeben. Die Eier verquirlen, mit der Milch und dem Öl in die Schüssel geben und alles mit dem Handrührgerät zu einem glatten Teig verrühren. 30 Minuten stehen lassen. Eine beschichtete Pfanne mit etwas Öl auspinseln und erhitzen. Teig löffelweise in die Pfanne geben. Wenn sich Blasen auf der Oberfläche bilden, die Pfannkuchen wenden. Mit Zitronensaft, Honig und Sesam servieren.

## Schokoladenfondue

Für 4 Personen ▶

STRESS *S. 292* ERSCHÖPFUNG *S. 298*

Obst, gewaschen, abgetrocknet und 2–3 Stunden gekühlt
250–300 g Bitterschokolade (mindestens 70 % Kakaoanteil)

Nehmen Sie für dieses Fondue das Lieblingsobst Ihrer Kinder, z.B. Äpfel, Birnen, Weintrauben, Erdbeeren, Pfirsiche, Mandarinen, Ananas, Bananen oder Melone. Kaufen Sie möglichst Bio-Schokolade, und legen Sie genügend hölzerne Zahnstocher bereit – damit lassen sich die Obststücke gut in die Schokolade tauchen.

Obst in mundgerechte Stücke schneiden und in einer Schüssel oder auf einer großen Platte anrichten. Die Schokolade in Stücke brechen und im Wasserbad schmelzen lassen (das Wasser sollte heiß sein, aber nicht kochen!), dann in einen Fonduetopf umfüllen und auf einem Rechaud oder Stövchen warm halten. Achtung: Kinder nicht unbeaufsichtigt mit dem Fonduegerät hantieren lassen!

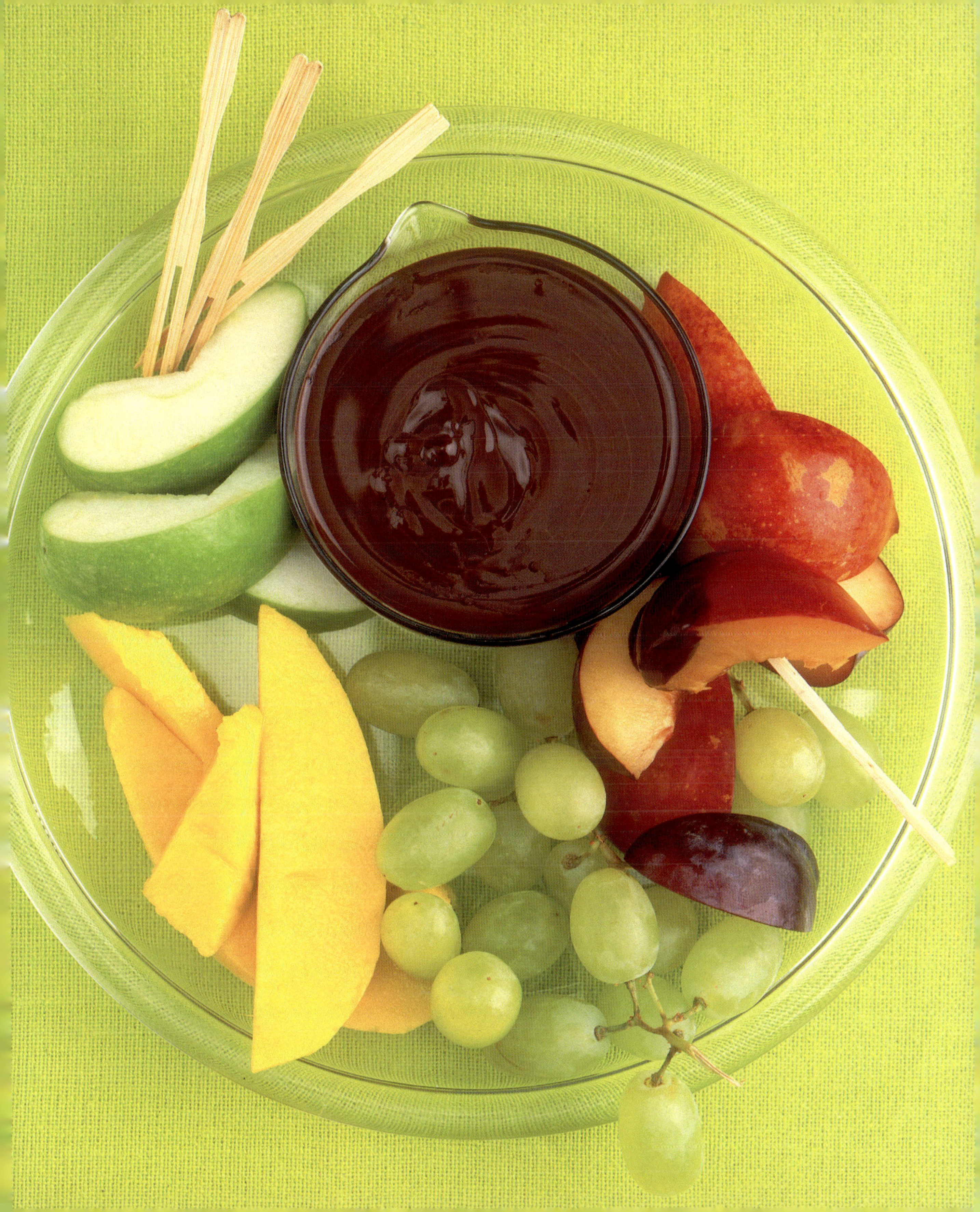

# Mont Blanc Für 4 Personen

**HERZ/KREISLAUF** *S. 278* **ERSCHÖPFUNG** *S. 298*

1 Dose (500 g) ungesüßtes Maronenpüree
1 EL brauner Zucker
Schale und Saft einer unbehandelten Orange
6 EL Crème fraîche
1 EL Bitterschokolade, geraspelt

Maronenpüree, Zucker, Orangensaft und abgeriebene Orangenschale im Mixer zu einer glatten Creme verarbeiten. 4 EL Crème fraîche unterrühren. Die Creme als »Berg« auf einer hübschen Platte anrichten, die restliche Crème fraîche als »Schnee« darauf verteilen. Das Dessert mit Schokoladenraspeln bestreut servieren.

# Kompott aus roten Pflaumen Für 4 Personen

**HERZ/KREISLAUF** *S. 278* **VERDAUUNG** *S. 284*

500 g dunkelrote Pflaumen, gewaschen und entsteint
2 TL dünnflüssiger Honig
2 EL Rotwein
4–6 Kardamomkapseln
1 EL Cassis oder Weinbrand

Pflaumen zusammen mit dem Honig, dem Wein und den Kardamomkapseln in einen Topf geben. Bei geringer Hitze köcheln lassen, bis die Pflaumen zu zerfallen beginnen, dann Cassis oder Weinbrand zugeben. Das Kompott noch einmal erhitzen und in eine Schüssel umfüllen. Mit Sahne, Joghurt, Frischkäse oder Crème fraîche servieren. Dieses Dessert schmeckt auch kalt sehr gut.

# Joghurtcreme mit Knusperflocken Für 4 Personen

**STRESS** *S. 292* **ERSCHÖPFUNG** *S. 298*

125 g großblättrige Haferflocken
60 g Mandelblättchen
1 EL brauner Zucker
250 g Schlagsahne
250 g griechischer Joghurt

Backofen auf 190 °C vorheizen. Haferflocken und Mandelblättchen auf einem Backblech verteilen. Mit dem Zucker bestreuen. In den vorgeheizten Ofen schieben und backen, bis die Mischung knusprig ist. Einen Esslöffel der Mischung beiseitestellen. Die Sahne schlagen, den Joghurt und die Hafer-Mandel-Mischung unterheben. In Dessertschälchen füllen. Mit dem Rest der Haferflocken-Mandel-Mischung garniert servieren.

# Winterlicher Dörrobstauflauf Für 4 Personen

**KREBS** *S. 264* **VERDAUUNG** *S. 284* **ERSCHÖPFUNG** *S. 298* **ATMUNGSORGANE** *S. 312*

300 ml Apfelsaft
4 Nelken
1 TL frisch geriebener Ingwer oder ½ TL Ingwerpulver
½ TL Zimt
1 Prise Muskatnuss
1 EL Honig
250 g gemischtes Dörr- oder Trockenobst ohne Steine (Pflaumen, Aprikosen, Rosinen, Äpfel, Birnen), gewaschen
Schale einer unbehandelten Zitrone, in Streifen
8–10 dünne Scheiben Weizenvollkornbrot
etwas Butter

Apfelsaft mit Nelken, Ingwer, Zimt, Muskat und Honig zum Kochen bringen. Trockenfrüchte und Zitronenschale zugeben und etwa 25 Minuten bei kleiner Hitze köcheln lassen, bis das Obst weich ist. Abtropfen lassen, dabei den Saft auffangen. Die Brotscheiben entrinden, dünn mit Butter bestreichen und einen Teil der Scheiben in eine feuerfeste, gefettete Form legen. Die Obstmischung darauf verteilen, weitere Brotscheiben darauflegen und mit so viel Kochflüssigkeit begießen, dass sie sich vollsaugen. Den Auflauf mit etwas braunem Zucker und Zimt bestreuen und bei mittlerer Hitze im Backofen 20–25 Minuten backen. Vor dem Servieren mit der restlichen Kochflüssigkeit übergießen.

# Fruchtgelee mit Schwarzen Johannisbeeren Für 4 Personen

**VERDAUUNG** *S. 284* **ERSCHÖPFUNG** *S. 298* **ATMUNGSORGANE** *S. 312*

1 kg Schwarze Johannisbeeren
600 ml Apfelsaft
2 TL Agar-Agar
1 kleiner rotbackiger Apfel
Honig (nach Geschmack)

Johannisbeeren waschen und von den Rispen streifen. Apfelsaft erhitzen, Agar-Agar hinzufügen und bei kleiner Hitze unter Rühren zum Kochen bringen, bis sich das Geliermittel vollständig aufgelöst hat. Johannisbeeren unterrühren. Eine Puddingform kalt ausspülen, die Mischung hineinfüllen, abkühlen lassen und in den Kühlschrank stellen. Wenn die Masse fest zu werden beginnt, Apfel entkernen, in feine Scheiben schneiden, darauf verteilen und wieder kalt stellen bis das Gelee ganz fest ist.

# Englischer Sommerpudding Für 4 Personen

**KREBS** *S. 264* **VERDAUUNG** *S. 284* **ERSCHÖPFUNG** *S. 298*

375 g Himbeeren
175 g Rote Johannisbeeren
60 g Schwarze Johannisbeeren
60 g brauner Zucker
6 dünne Scheiben Vollkornbrot, ohne Rinde
Crème fraîche oder griechischer Joghurt (nach Bedarf)

Klassische englische Sommerpuddings werden mit Weißbrot und ziemlich viel weißem Zucker hergestellt. Doch dieser Pudding schmeckt mit Vollkornbrot genauso gut, und das fruchtige Aroma der Beeren kommt viel besser zur Geltung, wenn es nicht vom Zuckergeschmack überdeckt wird. Vielleicht stellen Sie fest, dass Sie sogar mit noch weniger Zucker auskommen. Bereiten Sie den Pudding mindestens 6 Stunden vor dem Verzehr zu.

Die Beeren waschen, die Johannisbeeren mit einer Gabel von den Rispen lösen und das Obst mit dem Zucker in einen großen Topf geben. Bei schwacher Hitze garen, bis der Zucker schmilzt und das Obst Saft abgibt. Topf vom Herd nehmen und beiseitestellen.

Eine Puddingform unten und an den Seiten möglichst lückenlos mit 5 Brotscheiben auslegen. Das Obst darauf verteilen, dabei eine gute halbe Tasse Saft zurückbehalten. Obst mit der restlichen Brotscheibe bedecken, einen Teller darauflegen und beschweren. Den Pudding für mindestens 6 Stunden kalt stellen.

Den Pudding in eine flache Schale stürzen, mit dem übrigen Saft übergießen und pur oder mit etwas Crème fraîche oder griechischem Joghurt servieren.

# Ingwer-Rosinen-Auflauf Für 4 Personen

VERDAUUNG *S. 284* STRESS *S. 292*

125 g Vollkornmehl mit 1 TL Backpulver vermischt
2 TL Zimt
½ TL Muskatnuss, gemahlen
1 TL Ingwer
1 TL Natron
125 g Rohrzucker
1 Ei
60 g Butter
90 g Melasse oder Rübenkraut
300 ml Milch
60 g Sultaninen
4 (oder mehr) Stücke in Sirup eingelegter Ingwer, gehackt
Schlagsahne zum Servieren

Backofen auf 180 °C vorheizen. Eine feuerfeste Auflaufform (1,2 l) einfetten. Mehl in eine Schüssel sieben und mit Zimt, Muskat, Ingwer, Natron und Zucker mischen. Die im Sieb verbliebene Kleie hinzugeben, und das Ei unterrühren. Butter in einem kleinen Topf schmelzen, die Melasse hineingeben und erwärmen. Die Melasse-Butter-Mischung und die Milch mit einem Schneebesen in die Mehl-Ei-Mischung rühren – es sollten keine Klumpen entstehen –, dann die Sultaninen und den Ingwer unterheben. Teig in die vorbereitete Auflaufform geben und im Ofen 30–35 Minuten backen (keinesfalls zu lang!). Es ist normal, dass der Auflauf in der Mitte etwas einsinkt. Servieren Sie ihn heiß mit gut gekühlter Schlagsahne, die Sie mit etwas Sirup von dem eingelegten Ingwer verfeinern können.

# Apfel-Mascarpone-Creme Für 4 Personen

HERZ/KREISLAUF *S. 278* VERDAUUNG *S. 284* GELENKE *S. 304*

60 ml Wasser
30 g feiner Zucker
500 g Kochäpfel, z. B. Boskop, geschält, entkernt und in Scheiben geschnitten
250 g Mascarpone

Wasser in einen Topf gießen, Zucker hineingeben und langsam erhitzen, bis er sich auflöst. Apfelscheiben dazugeben und bei kleiner Hitze sanft köcheln lassen, bis die Äpfel zu Mus zerfallen. Mascarpone unterrühren. Creme in Dessertschälchen füllen und kalt stellen.

# Aprikosencreme Für 4 Personen

KREBS *S. 264* HERZ/KREISLAUF *S. 278* VERDAUUNG *S. 284* ERSCHÖPFUNG *S. 298* GELENKE *S. 304*

250 g getrocknete Aprikosen
300 ml Wasser
1 EL Apfelsaftkonzentrat oder Apfeldicksaft (im Naturkostladen erhältlich)
1 EL Zitronensaft
1–2 EL Honig
4 EL griechischer Joghurt
1 Prise Muskatnuss
1 EL Mandelblättchen

Aprikosen waschen. Wasser mit Apfelsaftkonzentrat bzw. Apfeldicksaft, Zitronensaft und Honig mischen. Die Aprikosen damit übergießen und über Nacht zugedeckt ziehen lassen. Am nächsten Tag die Aprikosen mit der Flüssigkeit in einen Topf geben, zum Kochen bringen und 5–10 Minuten köcheln lassen, bis die Früchte weich sind. Abkühlen lassen und pürieren. Auf Dessertschalen verteilen und mit je einem Löffel griechischem Joghurt, bestaubt mit etwas Muskatnuss, und einigen Mandelblättchen, garnieren.

# Gewürzpfirsiche Für 4 Personen ▶

VERDAUUNG *S. 284* STRESS *S. 292* ERSCHÖPFUNG *S. 298* ATMUNGSORGANE *S. 312* HAUT *S. 318*

8 kleine Pfirsiche
8 Nelken
Weiß- oder Rotwein
Schale einer unbehandelten Zitrone
1 EL Honig
1 Prise Muskatnuss oder Zimt

Das Rezept lässt sich abwandeln. Statt Wein kann man z. B. Weinbrand, Whisky, Apfel- oder Traubensaft verwenden. Gekühlt, mit der sirupartigen Kochflüssigkeit übergossen und zusammen mit griechischem Joghurt oder Sahne serviert, sind Gewürzpfirsiche auch ein wunderbares Partydessert. Etwaige Reste dürften das nächste Frühstück nicht überleben.

Pfirsiche waschen, mit je einer Nelke spicken und in einen Topf geben. So viel Wein zugießen, dass die Früchte bedeckt sind. Zitronenschale, Honig und Muskatnuss oder Zimt zugeben und alles zum Kochen bringen. Bei kleiner Hitze zugedeckt köcheln lassen, bis die Pfirsiche weich und kurz vor dem Aufplatzen sind.

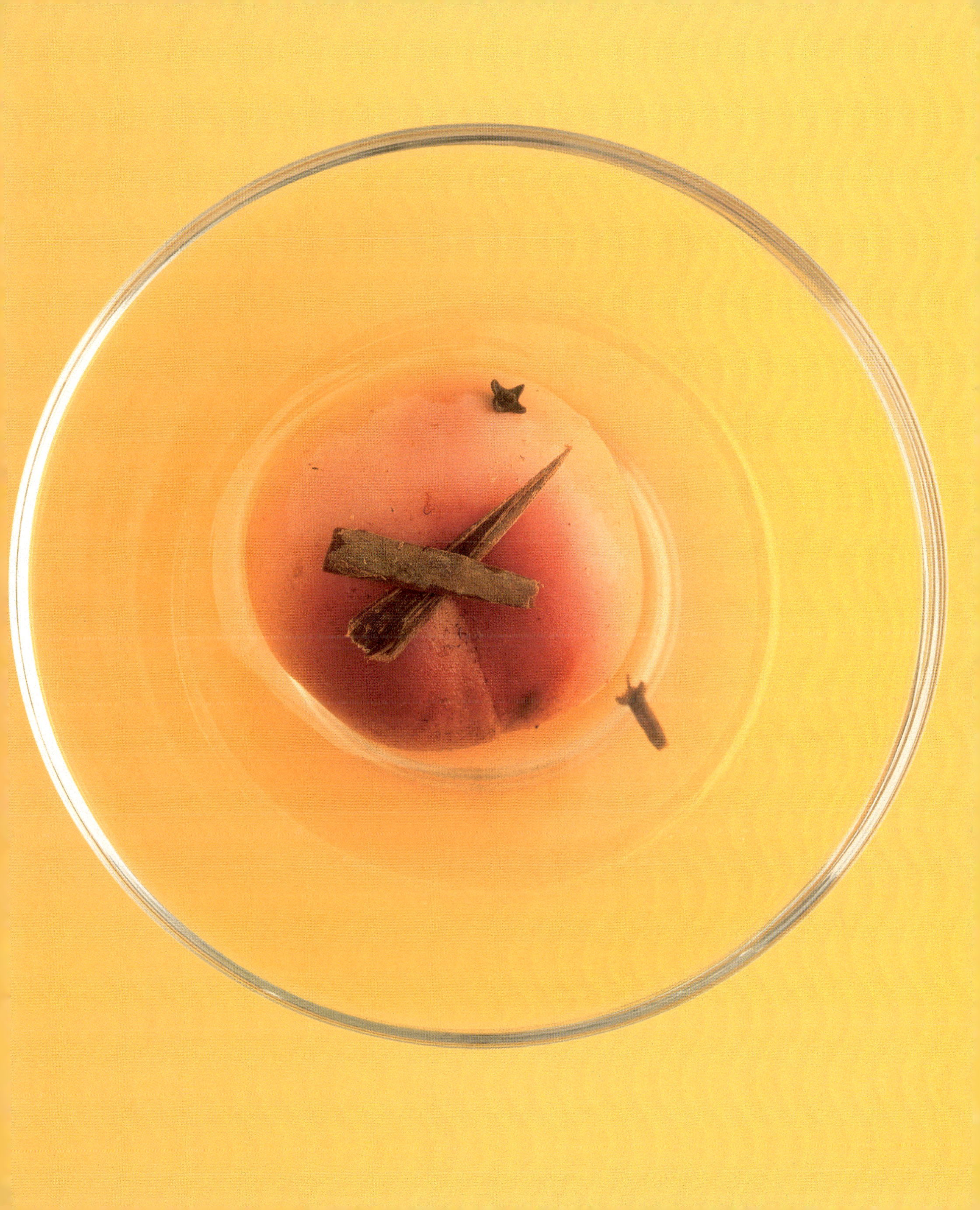

★ ★ ★ **Ob Säfte, Milch- und Fruchtshakes oder Kräutertees** – was wozu passt und schmeckt, entscheiden Sie. Wagen Sie also ruhig ein paar Experimente.

# Getränke

- ★ Lindenblüten-Apfel-Tee
- ★ Bananen-Milchshake
- ★ Sommerlicher Fruchtshake
- ★ Ingwerpunsch
- ★ Schottischer Krafttrunk
- ★ Black Jack
- ★ Grüner Apfel
- ★ Ananas-Julep
- ★ Löwenzahn-Julep
- ★ Kalter Borschtsch

# Lindenblüten-Apfel-Tee Für 1 Person

**STRESS** *S. 292* **ATMUNGSORGANE** *S. 312*

1 Beutel Lindenblütentee
2 TL Apfeldicksaft
etwas Zitronensaft, frisch gepresst

Lindenblütentee mit kochendem Wasser aufgießen und 6 Minuten ziehen lassen. Apfeldicksaft und Zitronensaft zugeben und umrühren. Bei mehreren Personen die Mengen der Zutaten entsprechend vervielfachen.

# Bananen-Milchshake Für 1 Person

**HERZ/KREISLAUF** *S. 278* **STRESS** *S. 292*

1 Banane, geschält
200 ml Milch
1 EL Naturjoghurt
1 TL Honig
2 TL Bierhefe

Dieser Milchshake liefert viel Eiweiß und ist eine gute Alternative für Menschen, die morgens wenig Zeit für ein ausgiebiges Frühstück haben.

Alle Zutaten im Mixer zu einem cremigen Shake verarbeiten. Bei mehreren Personen die Mengen der Zutaten entsprechend vervielfachen.

# Sommerlicher Fruchtshake Für 1 Person

**KREBS** *S. 264* **HARNTRAKT** *S. 324*

1 EL Himbeeren
1 EL Schwarze Johannisbeeren
150 g Naturjoghurt
1 EL Crème fraîche

Natürlich müssen Sie auch im Winter nicht auf diesen erfrischenden Fruchtshake verzichten. Nehmen Sie einfach Tiefkühlfrüchte.

Früchte waschen (Tiefkühlfrüchte in einen Topf geben und bei kleiner Hitze 2–3 Minuten erwärmen) und mit den übrigen Zutaten im Mixer pürieren. Bei mehreren Personen die Mengen der Zutaten entsprechend vervielfachen.

# Ingwerpunsch Für 1 Person

KREBS *S. 264* ATMUNGSORGANE *S. 312*

1 Stück frischer Ingwer (ca. 2,5 cm), geschält und gerieben
300 ml Wasser
1 EL Honig

Genießen Sie diesen Punsch bei den ersten Anzeichen einer Erkältung. Ingwer mit dem Wasser aufsetzen, zum Kochen bringen und so lange köcheln lassen, bis die Flüssigkeit auf die Hälfte eingekocht ist. Honig unterrühren und den Punsch so heiß wie möglich trinken. Bei mehreren Personen die Mengen der Zutaten entsprechend vervielfachen.

# Schottischer Krafttrunk Für 4 Personen

HERZ/KREISLAUF *S. 278* STRESS *S. 292* ERSCHÖPFUNG *S. 298*

60 g feines Hafermehl
1 TL Honig
Saft einer Zitrone
1 Stück frischer Ingwer (ca. 2,5 cm), geschält und gerieben
1,2 l Wasser

Hafermehl mit dem Honig in einen großen Topf geben. Etwas warmes Wasser zugießen, Zitronensaft und Ingwer zugeben. Die 1,2 Liter Wasser zum Kochen bringen und nach und nach sorgfältig unter die Hafermischung rühren. Den Trunk erneut aufkochen lassen und weitere 3 Minuten kräftig rühren. Die Flüssigkeit in einen großen Krug füllen und kalt stellen. Das Getränk ist gekühlt bis zu 3 Tage haltbar.

# Black Jack Für 2 Personen

ATMUNGSORGANE *S. 312*

250 g Schwarze Johannisbeeren
2 Nelken
500 ml Apfelsaft
1 EL Honig

Johannisbeeren und Nelken mit dem Apfelsaft in einen Topf geben. 10 Minuten köcheln lassen, dann abgießen. Honig zugeben und den Black Jack heiß trinken. Das Getränk wirkt lindernd bei Husten, Erkältung und Halsschmerzen. Bei weiteren Personen die Mengen der Zutaten entsprechend vervielfachen.

## Grüner Apfel Für 1 Person

GELENKE *S. 304* ATMUNGSORGANE *S. 312* HAUT *S. 318*

1 Zweig Minze
1 kleines Bund Petersilie
2–3 Löwenzahnblätter
1 kleiner grüner Apfel
125 ml Apfelsaft
1 TL Apfeldicksaft
1 TL Honig
1 TL Zitronensaft

Alle Zutaten gut gekühlt verarbeiten. Die Kräuter und den Apfel waschen. Den Apfel entkernen und in Stücke schneiden. Apfelstücke, Apfelsaft, Apfeldicksaft, Honig, Zitronensaft und Kräuter im Mixer pürieren und sofort trinken. Anstelle von Löwenzahn kann auch Blattspinat verwendet werden. Bei mehreren Personen die Mengen der Zutaten entsprechend vervielfachen.

## Ananas-Julep Für 1 Person

VERDAUUNG *S. 284* ERSCHÖPFUNG *S. 298*

1 Beutel Pfefferminztee
50 ml kochendes Wasser
125 ml Ananassaft
1 Zweig frische Minze, zerdrückt

Tee mit dem Wasser übergießen und 6 Minuten ziehen lassen. Beutel herausnehmen, Tee abkühlen lassen. Kalten Tee mit dem Ananassaft aufgießen, die Minzblättchen hinzugeben und das Getränk auf Eiswürfeln servieren.

## Löwenzahn-Julep Für 1 Person

VERDAUUNG *S. 284* ATMUNGSORGANE *S. 312* HAUT *S. 318* HARNTRAKT *S. 324*

200 ml weißer Traubensaft
1 Scheibe Zitrone
1 Zweig frische Minze
2 junge Löwenzahnblätter

Den Traubensaft über zerstoßenes Eis gießen, Zitronenscheibe zugeben, und mit Minze und Löwenzahnblättern garnieren. Eventuell ein paar Erdbeer- oder Pfirsichscheiben hinzufügen.

## Kalter Borschtsch Für 1 Person

VERDAUUNG *S. 284* GELENKE *S. 304* ATMUNGSORGANE *S. 312* HAUT *S. 318* HARNTRAKT *S. 324*

1 mittelgroße Rote Bete
4–5 Zweige Petersilie
150 g Naturjoghurt
1 TL Zitronensaft

Rote Bete kochen, schälen, in Scheiben schneiden und mit den übrigen Zutaten im Mixer pürieren. Bei mehreren Personen die Mengen der Zutaten entsprechend vervielfachen.

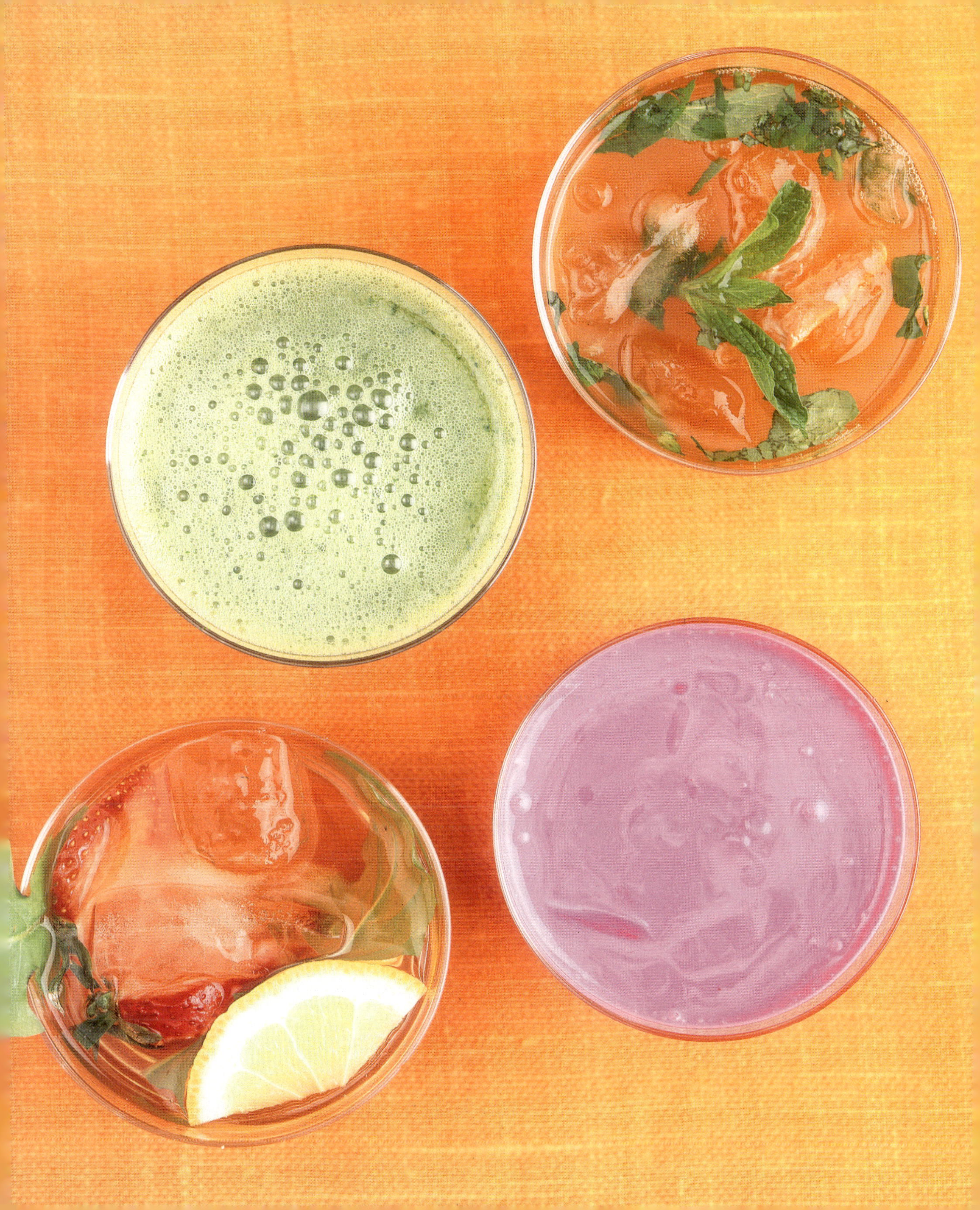

★ ★ ★ **Grundrezepte gelten zu Unrecht als langweilig** – dabei sind sie die Basis für die schmackhaftesten Suppen, Eintöpfe, Saucen und Salate.

# Grundrezepte

- ★ Einfaches Joghurt-Dressing
- ★ Joghurt-Knoblauch-Dressing
- ★ Vollkorn-Knoblauch-Croûtons
- ★ Käsesauce
- ★ Tomatensauce
- ★ Knoblauchmayonnaise
- ★ Sauce à la Anton Mosimann
- ★ Naturreis
- ★ Gerste
- ★ Mozzarella-Tomaten-Sauce
- ★ Tomaten-Sardellen-Sauce
- ★ Schnelle Tomaten-Oliven-Sauce
- ★ Tomaten-Zitronen-Salsa
- ★ Würzige Tomaten-Zwiebel-Sauce
- ★ Sauce Mornay
- ★ Hirse-Buchweizen-Topf
- ★ Gemüsefond

## Einfaches Joghurt-Dressing Für 4 Personen

**VERDAUUNG** *S. 284* **HARNTRAKT** *S. 324*

1 kleiner Becher fettarmer Naturjoghurt
1 TL Zitronensaft
1 Prise getrocknete Kräuter
schwarzer Pfeffer, frisch gemahlen

Alle Zutaten gut miteinander verrühren. Passt zu allen Blattsalaten.

## Joghurt-Knoblauch-Dressing Für 4 Personen

**HARNTRAKT** *S. 324*

1 kleiner Becher fettarmer Naturjoghurt
1 Knoblauchzehe, zerdrückt
1 TL Olivenöl
1 TL Apfelessig
schwarzer Pfeffer, frisch gemahlen

Alle Zutaten gut miteinander verrühren. Das Dressing ist ein guter Ersatz für Mayonnaise oder Fertigsalatsauce und kann nach Belieben mit frischer Minze, Schnittlauch, gehackter Salatgurke, etwas Chili- oder Currypulver verfeinert werden.

## Vollkorn-Knoblauch-Croûtons Für 4 Personen

**STRESS** *S. 292* **ERSCHÖPFUNG** *S. 298* **ATMUNGSORGANE** *S. 312*

2 dicke Scheiben altbackenes Vollkornbrot
2 EL Olivenöl
2 Knoblauchzehen, zerdrückt

Die zerdrückten Knoblauchzehen mindestens 60 Minuten im Öl ziehen lassen. Brotscheiben entrinden und würfeln. Olivenöl in eine flache, feuerfeste Form geben und die Brotwürfel darin wenden. Im heißen Ofen etwa 20 Minuten bräunen. Selbstverständlich schmecken die Croûtons auch ohne Knoblauch.

# Käsesauce Für 2 Personen

ERSCHÖPFUNG *S. 298*

1 kleine Zwiebel
150 ml Magermilch
1 Lorbeerblatt
2 TL Butter
2 TL Mehl
1 Prise Senfpulver
60 g fettarmer Cheddar, gerieben

Zwiebel schälen, vierteln und mit der Milch und dem Lorbeerblatt in einen Topf geben. Die Milch bis knapp unter den Siedepunkt erhitzen und die Zwiebel und den Lorbeer 30 Minuten darin ziehen lassen. Butter in einem kleinen Topf schmelzen, Mehl und Senfpulver hinzufügen und kräftig rühren. Den Topf vom Herd nehmen. Die Milch abgießen, erneut erhitzen und nach und nach bei niedriger Hitze unter die Mehlschwitze rühren, bis eine glatte Sauce entsteht. Zum Schluss den Käse unterrühren. Die Sauce passt gut zu gedünstetem Gemüse: über das Gemüse gießen und 2–3 Minuten im Ofen überbacken.

# Tomatensauce Für 4 Personen

KREBS *S. 264* HERZ/KREISLAUF *S. 278*

2 EL Olivenöl
2 Knoblauchzehen, fein gehackt
1 mittelgroße Zwiebel, gehackt
2 Dosen (je 425 g) geschälte Eiertomaten
Salz, Pfeffer
2 EL frische Petersilie, gehackt

Öl erhitzen, Knoblauch und Zwiebel darin dünsten, bis die Zwiebelwürfel glasig werden. Tomaten mit dem Saft zugeben und im offenen Topf unter gelegentlichem Umrühren etwa 20 Minuten kochen lassen. Wenn die Masse dickflüssig wird, den Topf vom Herd nehmen und das Gemüse mit dem Stabmixer pürieren. Sauce erneut erhitzen, mit Salz und Pfeffer würzen und die Petersilie unterrühren.

Die Sauce passt zu gegrilltem Fisch, Fleisch oder Pasta. Wer die scharfe Arrabbiata-Variante bevorzugt, kann der Sauce mit einer kleinen, fein gehackten Chilischote oder einem halben Teelöffel Cayennepfeffer den richtigen Pep verleihen.

# Knoblauchmayonnaise Für 4 Personen

HERZ/KREISLAUF S. 278 STRESS S. 292 ERSCHÖPFUNG S. 298

2 Eigelb
2 Knoblauchzehen, zerdrückt
1 Prise Salz
200 ml natives Olivenöl
1 EL Zitronensaft

Die Eigelbe in einer kleinen Schüssel mit Knoblauch und Salz verquirlen. Das Öl zunächst tropfenweise, dann, sobald die Mayonnaise dicker zu werden beginnt, in dünnem Strahl zugeben und mit einem Holzlöffel unter stetigem Rühren einarbeiten. Von Zeit zu Zeit einen Tropfen Zitronensaft hinzufügen. Wenn das gesamte Öl und der ganze Zitronensaft verarbeitet sind, sollte die Mayonnaise eine dicke, cremige Konsistenz haben und glänzen (wer sie etwas dünner möchte, kann ein oder zwei Teelöffel kochendes Wasser unterrühren). Mayonnaise mit Frischhaltefolie abdecken und kalt stellen. Wird die Mayonnaise während der Zubereitung plötzlich dünnflüssiger, bedeutet das, dass sie zu gerinnen beginnt. Versuchen Sie sie durch Zugabe von ein paar Tropfen heißem Wasser und kräftiges Rühren zu retten. Gelingt dies nicht, nehmen Sie eine saubere Schüssel, ein weiteres Eigelb und etwas Öl und bereiten daraus eine neue Mayonnaise zu, der sie die verunglückte Mischung nach und nach zugeben können.

Wichtig: Alle Zutaten sollten Zimmertemperatur haben. Wenn die Eier direkt aus dem Kühlschrank kommen, legen Sie sie ein paar Minuten lang in heißes Wasser, bevor Sie mit der Zubereitung beginnen. Ein feuchtes Tuch als Unterlage verhindert, dass die Schüssel beim Rühren über den Tisch wandert.

## Sauce à la Anton Mosimann Für 4 Personen

ERSCHÖPFUNG *S. 298* HARNTRAKT *S. 324*

300 g fettarmer Naturjoghurt
1 TL feiner Zucker
1 TL Zimt
abgeriebene Schale einer halben unbehandelten Zitrone

Alle Zutaten zu einer glatten, cremigen Sauce verrühren. Die kalorienarme Joghurtsauce passt wunderbar zu gedünstetem Obst, Beeren und anderen frischen oder getrockneten Früchten und kann Sahne oder Vanillesauce ersetzen.

## Naturreis Für 4 Personen

HERZ/KREISLAUF *S. 278* VERDAUUNG *S. 284* STRESS *S. 292* ERSCHÖPFUNG *S. 298*

250 g Naturreis
Wasser
½ TL Meersalz

Bereiten Sie Naturreis einmal nach einer anderen Methode zu, die man zum Beispiel aus Portugal (»Arroz no forno«) kennt. Reis in einem Sieb unter fließendem kaltem Wasser waschen. Abtropfen lassen, in einen Topf mit schwerem Boden füllen und so viel kochendes Wasser zugeben, dass es einen Fingerbreit über dem Reis steht. Salzen und zugedeckt im Backofen bei 170 °C etwa 40 Minuten garen. Sollte der Reis das Wasser nicht vollständig aufgesogen haben, den offenen Topf für weitere 5–10 Minuten in den Ofen zurückstellen.

## Gerste Für 4 Personen

HERZ/KREISLAUF *S. 278* VERDAUUNG *S. 284* ERSCHÖPFUNG *S. 298* HARNTRAKT *S. 324*

250 g Nacktgerste
750 ml Wasser

Gerste gründlich waschen und mit dem Wasser in einen Topf geben. Zum Kochen bringen, Hitze reduzieren und die Gerste zugedeckt 45 Minuten köcheln lassen. Die Gerste abgießen, aber das Kochwasser nicht wegschütten – es ist sehr nährstoffreich. Sie können es entweder trinken oder als Suppen- und Eintopfgrundlage verwenden.

## Mozzarella-Tomaten-Sauce Für 4 Personen

KREBS *S. 264* ERSCHÖPFUNG *S. 298*

375 g frische, reife Tomaten
6 EL Olivenöl
1 Handvoll Basilikumblätter, grob zerkleinert
1 Zweig frischer Oregano
3 EL Parmesan, frisch gerieben
150 g Mozzarella, gewürfelt

Etwa 2 Stunden vor dem Essen die Tomaten häuten und würfeln, mit dem Olivenöl, den frischen Kräutern und dem Parmesan in eine Schüssel geben und 2 Stunden durchziehen lassen. Mozzarella-Würfel in die Schale geben, in der später die Nudeln serviert werden. Pasta Ihrer Wahl bissfest garen, abtropfen lassen, über die Mozzarella-Würfel geben und schnell umrühren, sodass der Käse sich gut mit den Nudeln verbindet. Die Tomaten-Kräuter-Mischung darübergießen, umrühren und servieren.

## Tomaten-Sardellen-Sauce Für 4 Personen

KREBS *S. 264* HERZ/KREISLAUF *S. 278*

100 ml Olivenöl
3 Knoblauchzehen, fein gehackt
200 g Tomaten (aus der Dose), gewürfelt
60 g schwarze Oliven, entsteint und gehackt
1 Prise getrockneter Oregano
3–4 Sardellenfilets, abgespült, abgetropft und fein gehackt
2 EL frische Petersilie, fein gehackt
schwarzer Pfeffer, frisch gemahlen

Größere Kinder werden diese klassische italienische Sauce lieben. Wenn Sie sie Ihrer Familie zum ersten Mal servieren, sollten Sie vorsichtshalber weniger Sardellen nehmen. Die Sauce kann am Vortag zubereitet und später aufgewärmt werden.

Öl in einem kleinen Topf erhitzen. Den Knoblauch darin 2–3 Minuten dünsten. Tomaten, Oliven und Oregano zugeben. Die Sauce einige Minuten sanft köcheln lassen, dann die gehackten Sardellenfilets zugeben und alles weiter kochen lassen, bis die Sardellen sich mit der Sauce verbunden haben. Sauce mit Petersilie und schwarzem Pfeffer würzen. Weil die Sardellen recht salzig sind, braucht man kein zusätzliches Salz.

# Schnelle Tomaten-Oliven-Sauce Für 2 Personen

KREBS *S. 264* STRESS *S. 292*

- 2 EL Olivenöl
- 1 Zwiebel, gehackt
- 1 Dose (400 g) Tomaten, gewürfelt
- 3 EL schwarze Tapenade (*S. 212* oder fertig aus dem Glas)
- 2 EL sonnengetrocknete Tomaten, in Streifen
- schwarzer Pfeffer, frisch gemahlen

Diese ungewöhnliche Tomatensauce schmeckt wunderbar zu Pasta, gegrilltem Fisch oder Hähnchen. Tapenade und sonnengetrocknete Tomaten gibt es inzwischen in fast jedem Supermarkt zu kaufen. Sie verleihen dieser ansonsten simplen Sauce ihre Konsistenz und ihr Aroma.
Das Öl erhitzen und die gehackte Zwiebel darin goldbraun anschwitzen. Tomaten hinzugeben und unter Rühren einige Minuten erhitzen. Die Tapenade und die getrockneten Tomaten unterrühren und die Sauce mit Pfeffer würzen.

# Tomaten-Zitronen-Salsa Für 4 Personen

KREBS *S. 264* VERDAUUNG *S. 284*

- 500 g reife Tomaten, gehäutet und gewürfelt
- 2–3 Knoblauchzehen, fein gehackt
- 2 EL frischer Koriander, Basilikum oder Petersilie, gehackt
- 8 EL natives Olivenöl
- 2 EL Zitronensaft, frisch gepresst
- 4–5 Frühlingszwiebeln, fein gehackt
- 1 rote oder grüne Chilischote, entkernt und fein gehackt

Diese frische Sauce passt mit ihrer scharfen Chilinote hervorragend zu gegrilltem Fisch oder Hähnchen, schmeckt aber auch zu Reis und Pasta.

Alle Zutaten in einer Schüssel miteinander vermischen und mit Frischhaltefolie abgedeckt mindestens 60 Minuten kalt stellen. Im Kühlschrank hält sich die Salsa 2–3 Tage.

# Würzige Tomaten-Zwiebel-Sauce Für 6–8 Personen

KREBS *S. 264* ATMUNGSORGANE *S. 312*

60 g Butter
1 Zwiebel, fein gehackt
2 Knoblauchzehen, zerdrückt
2 EL Essig
150 ml Wasser
1 EL scharfer Senf
2 EL Demerara-Zucker
1 dicke Zitronenscheibe
1 Prise Cayennepfeffer
2 EL Worcestersauce
6 EL Tomatenketchup
2 EL Tomatenmark
Salz
Pfeffer

Servieren Sie diese Sauce zu Pasta, gegrilltem Hähnchen oder Fisch. Sie lässt sich auch gut auf Vorrat herstellen und einfrieren.

Butter in einem Topf zergehen lassen. Knoblauch und Zwiebelwürfel darin 2–3 Minuten dünsten. Essig, Wasser, Senf, Zucker, Cayennepfeffer und Zitronenscheibe zugeben. Die Flüssigkeit unter Rühren zum Kochen bringen und zugedeckt 15 Minuten köcheln lassen. Übrige Zutaten unterrühren, Sauce mit Salz und Pfeffer abschmecken und weitere 5 Minuten kochen lassen. Vor dem Servieren die Zitronenscheibe entfernen.

# Sauce Mornay Für 2 Personen

ERSCHÖPFUNG *S. 298*

2 EL Butter
2 EL Mehl
300 ml heiße Milch
Salz, weißer Pfeffer
60 g würziger Hartkäse,
z.B. Cheddar, gerieben
1 Prise Chilipulver
1 große Prise Muskatnuss

Diese einfache, schnelle Sauce ist die beste Grundlage für köstliche Gemüsegratins. Dazu Gemüse Ihrer Wahl, – z.B. Zucchini, Blumenkohl, Brokkoli oder junge Rüben – bissfest garen, in eine feuerfeste Form füllen, mit der Sauce übergießen und mit etwas geriebenem Käse bestreut 5 Minuten im heißen Ofen goldgelb überbacken.

Für die Sauce: Die Butter in einem kleinen Topf zerlassen, das Mehl unterrühren und nach und nach unter ständigem Rühren die heiße Milch zugießen, bis eine sämige Sauce entsteht. Mit Salz, Pfeffer, Chili und Muskat würzen, den Käse zugeben und die Sauce auf niedrigster Stufe 5 Minuten köcheln lassen.

# Hirse-Buchweizen-Topf Für 4 Personen

**KREBS** *S. 264* **VERDAUUNG** *S. 284* **ERSCHÖPFUNG** *S. 298* **GELENKE** *S. 304*
**ATMUNGSORGANE** *S. 312* **HAUT** *S. 318*

2 große Möhren
1 große Zwiebel
2 Stangen Staudensellerie
2 Knoblauchzehen
2 EL Öl
250 g Hirse
250 g Buchweizen
900 ml Gemüsefond (siehe unten)
1 grüne Paprikaschote
1 rote Paprikaschote
1 TL Hefeextrakt
1 Prise Paprikapulver
etwas Fenchelgrün
2 Lorbeerblätter
250 g Champignons

Eine Möhre raspeln, Zwiebel, Sellerie und Knoblauch fein hacken. Öl in einem Topf mit schwerem Boden erhitzen, das zerkleinerte Gemüse zufügen und unter stetigem Rühren andünsten. Hirse und Buchweizen zugeben, 2–3 Minuten rühren, dann den Gemüsefond angießen. Die Paprikaschoten und die zweite Möhre putzen und klein schneiden, mit in den Topf geben. Hefeextrakt, Paprikapulver, Fenchelgrün und Lorbeerblätter hinzufügen. Alles zum Kochen bringen und unter gelegentlichem Rühren 45–60 Minuten garen, bis das Getreide weich ist. Falls erforderlich, mehr Fond zugießen. 10 Minuten vor dem Servieren die in Scheiben geschnittenen Champignons unterheben und heiß werden lassen.

Von diesem Gericht werden vier sehr hungrige Esser satt. Etwaige Reste schmecken am nächsten Tag kalt mit einem grünen Salat.

# Gemüsefond Für 4 Personen

**VERDAUUNG** *S. 284* **ERSCHÖPFUNG** *S. 298* **GELENKE** *S. 304* **ATMUNGSORGANE** *S. 312*

2 große Möhren
1 große Zwiebel
2–3 Knoblauchzehen
2 Stangen Staudensellerie
2 EL Olivenöl
1 Lorbeerblatt
je 1 EL frischer Thymian und Majoran, gehackt
900 ml Wasser

Möhren schälen und in Scheiben schneiden, Zwiebel und Knoblauchzehen schälen und hacken, Sellerie putzen und in Stücke schneiden. Öl in einem großen Topf erhitzen, Zwiebel und Knoblauch darin anschwitzen, Möhren und Sellerie in den Topf geben und etwa 5 Minuten mitdünsten. Die gehackten Kräuter, das Lorbeerblatt und Wasser hinzufügen, alles zum Kochen bringen und zugedeckt etwa 60 Minuten köcheln lassen.

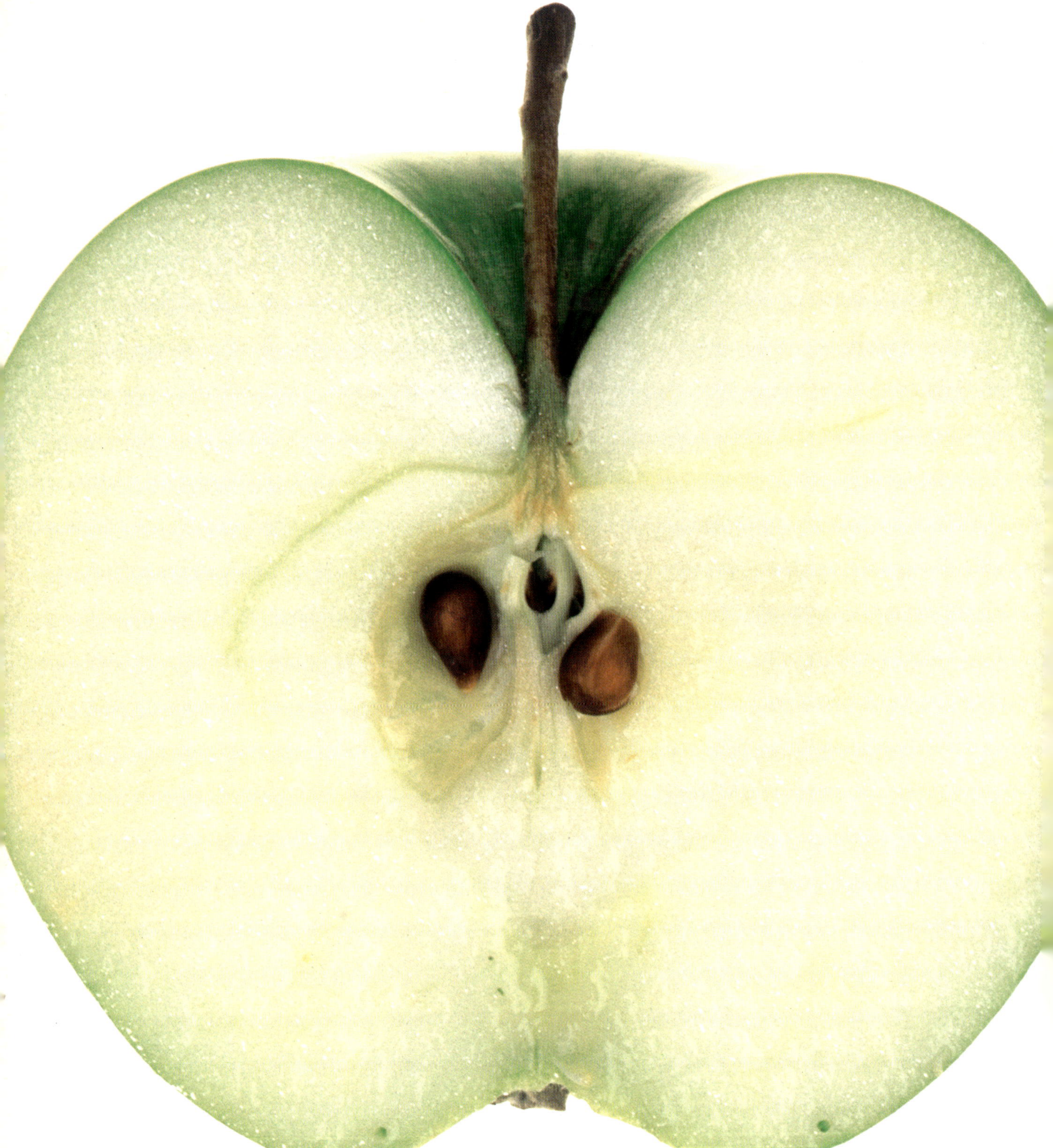

# So schützen Sie Ihre Gesundheit

- Krebs
- Herz-Kreislauf-Erkrankungen
- Verdauungsstörungen
- Stress
- Erschöpfung
- Gelenkerkrankungen
- Erkrankungen der Atmungsorgane
- Hautprobleme
- Harnwegserkrankungen
- Gewichtskontrolle
- Harmonische Ernährung

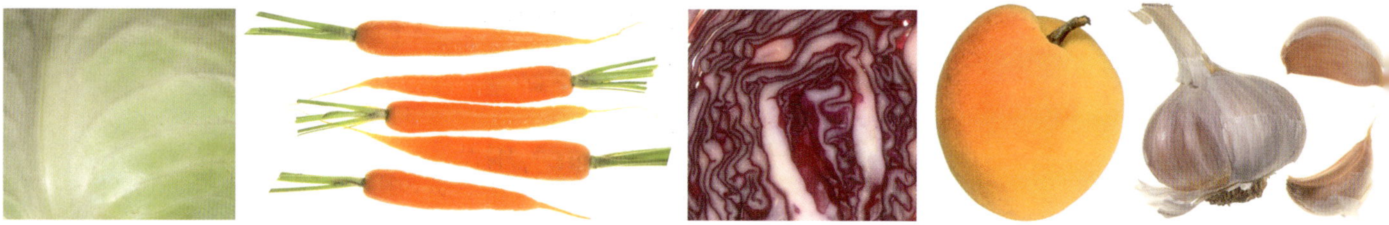

# Krebs

Heute steht zweifelsfrei fest, dass es zwischen dem Faktor Ernährung und dem Auftreten von Krebserkrankungen einen direkten Zusammenhang gibt. Über Jahre wurde schon die bloße Möglichkeit einer solch simplen Ursache-Wirkungs-Beziehung von der Schulmedizin bestritten, und die wenigen Ärzte, die Ernährungswissen im Kampf gegen den Krebs einsetzten, wurden nicht nur verspottet, sondern sogar aktiv bekämpft.

Der Wendepunkt kam 1982 mit einem Report des US-amerikanischen National Cancer Institute, der alle Belege für einen Zusammenhang zwischen Krebs und Ernährung zusammenfasste. Der Bericht enthielt auch Empfehlungen, etwa die, mehr Obst, Gemüse und Vollkornprodukte und weniger Fett und geräucherte, gepökelte und in Essig eingelegte Nahrungsmittel zu essen und den Alkoholkonsum einzuschränken. Mit diesem Report wurde die Erforschung des Faktors Ernährung bei der Entstehung von Krebs für Wissenschaftler und Ärzte in der ganzen Welt gewissermaßen salonfähig. Einige Jahre später wurde eine Studie mit fast 30 000 Frauen begonnen. Die Teilnehmerinnen erhielten neun Empfehlungen, einschließlich denen des National Cancer Institutes, und wurden von Wissenschaftlern der Mayo-Klinik über einen Zeitraum von 13 Jahren regelmäßig untersucht. Die Studie endete im Juli 2004 mit dem Ergebnis, dass Änderungen des

**»Änderungen des Lebensstils und der Essgewohnheiten können das Krebsrisiko um bis zu 42 Prozent senken.«**

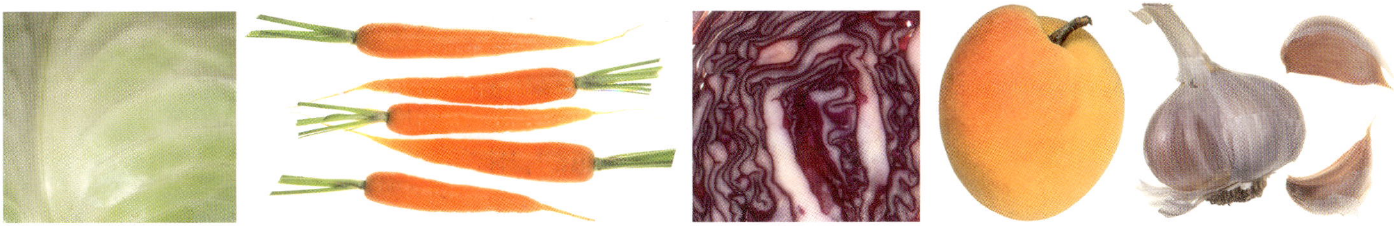

Lebensstils und der Ernährungsgewohnheiten das Krebsrisiko um bis zu 42 Prozent senken können.

Es gibt immer weniger Zweifel daran, dass der Verzehr von viel frischem Obst, Gemüse und Vollkorngetreide und die Einschränkung des Konsums von einfachen Kohlenhydraten und Fertigprodukten das Krebsrisiko senkt. Viele Forscher glauben inzwischen, dass die unterschiedliche Auftretenshäufigkeit bestimmter Krebsarten, z.B. Dickdarm- und Enddarmkrebs, in verschiedenen Weltregionen zu bis zu 90 Prozent mit unterschiedlichen Ernährungsgewohnheiten erklärt werden kann. Mit anderen Worten: Die Prinzipien einer gesunden Ernährung, die schon vor über 50 Jahren von den großen Pionieren der Ernährungswissenschaft favorisiert wurden, waren doch nicht so abwegig.

Wenn Sie den hier formulierten allgemeinen Ratschlägen folgen, können Sie die natürliche Widerstandskraft Ihres Körpers nicht nur gegen Krebs, sondern gegen jede Krankheit enorm steigern. Neben einer schlechten Ernährung gibt es weitere bekannte Risikofaktoren für Krebs: starkes Rauchen, Kontakt mit toxischen Chemikalien, etwa in der Landwirtschaft und der pharmazeutischen Industrie und bei der Herstellung von Gummi, Kunststoffen, Farben, Beizen usw., hoher Alkoholkonsum, Fettleibigkeit, gehäuftes Auftreten von Krebserkrankungen in der Familie, erhöhte Strahlenbelastung in der Industrie oder in medizinischen Berufen, chronische Gastritis sowie psychische Faktoren wie starker Stress oder dauerhafte Frustration. Wenn einer dieser Faktoren auf Sie zutrifft, sollten Sie die folgenden Ernährungsempfehlungen beherzigen.

Wer bereits an Krebs leidet oder sich von einer Krebstherapie erholt, ist gut beraten, sich dauerhaft an den Anti-Krebs-Ernährungsplan zu halten.

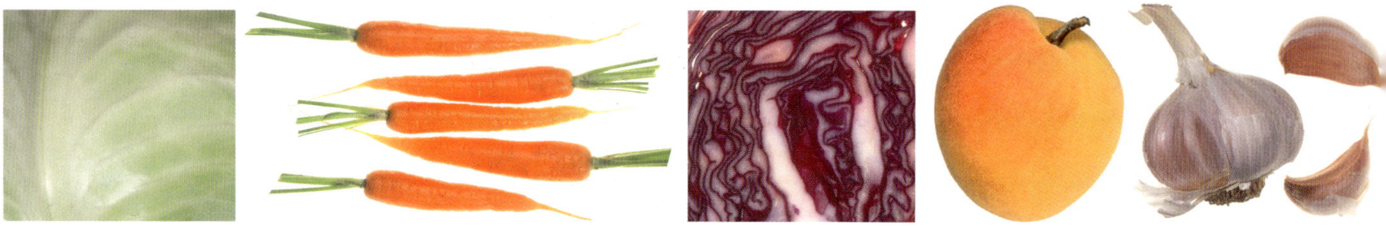

**DIE VIER-STERNE-NAHRUNGSMITTEL**

★ Aprikosen ★ Möhren ★ Rote Bete ★ Kohl ★ Knoblauch

**Empfehlenswerte Nahrungsmittel**

**Obst** Äpfel, Aprikosen, Bananen, alle Zitrusfrüchte (vor allem Grapefruits), sämtliches Beerenobst (besonders Cranberrys und Schwarze Johannisbeeren), Cantaloupe-Melonen, Wassermelonen, gelbe Pfirsiche, Erdbeeren, Kakis

**Gemüse, Salat** Spargel, Avocados, alle Kreuzblütler (Weiß-, Rot-, Grün- und Blumenkohl, Brokkoli, Meerrettich, Kohlrabi, Senf, Rettich, Brunnenkresse, Speiserüben und Rübstiel), Tomaten, Lauch, Blattsalate, Pilze, Paprika, Kartoffeln, Kürbis, Süßkartoffeln, Yamswurzeln

**Trockenfrüchte** Getrocknete Pflaumen und Aprikosen

**Getreide** Gerste, Naturreis, Buchweizen, Hirse, Weizen (Vollkorn), Weizenkeime

**Hülsenfrüchte** Linsen, Kichererbsen, alle Bohnen

**Samen, Nüsse** Mandeln, Haselnüsse, Kürbis- und Sonnenblumenkerne, Sesam, Walnüsse

**Kräuter** Petersilie, Knoblauch, Kamille, Thymian, Nelken, Salbei, Estragon, Rosmarin

**Anderes** Natives Olivenöl, milchsauer vergorene Speisen wie Joghurt, Quark und Sauerkraut

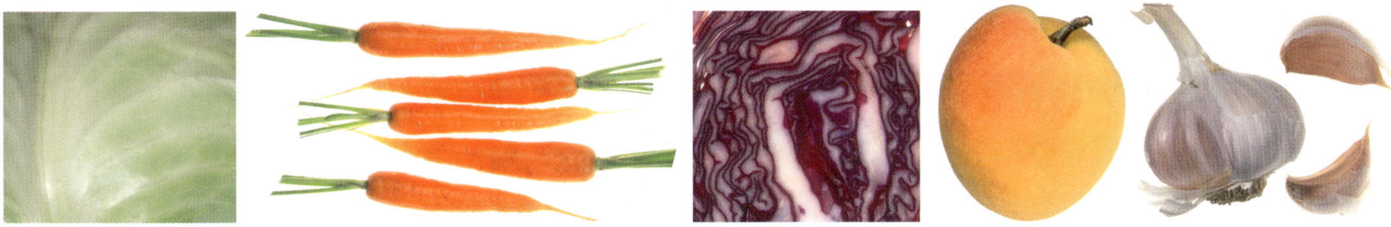

**Getränke** Fermentierte Frucht- und Gemüsesäfte wie Rote-Bete-, Weißkohl- und Möhrensaft, außerdem Kartoffelsaft, Papaya- und Ananassaft

## Ungesunde und gefährliche Nahrungsmittel und Substanzen

**Tierisches Eiweiß** Studien lassen auf einen Zusammenhang zwischen einem hohen Fleischkonsum und dem Vorkommen von Darm-, Bauchspeicheldrüsen- und Prostatakrebs schließen. Der Mythos vom hohen Proteinbedarf des menschlichen Organismus hat dazu geführt, dass wir tierisches Eiweiß in schädlichen Mengen zu uns nehmen. Außerdem enthält das Fleisch in der Regel Hormone, Weichmacher, Antibiotika, Pestizidrückstände und andere unerwünschte Substanzen.

**Trans-Fettsäuren** entstehen bei der Härtung pflanzlicher Fette. Sie sind vor allem in Fast Food und stark verarbeiteten Nahrungsmitteln enthalten und gelten inzwischen als die gefährlichsten Nahrungsfette überhaupt.

**Ranzige Fette, Öle und Nüsse** Wenn fetthaltige Nahrungsmittel oxidieren oder ranzig werden, entstehen freie Radikale. Diese reizen den Magen, hemmen die Aufnahme der Vitamine A, C und E und können krebserregend sein – unter anderem deshalb sollten wir Nahrungsmittel essen, die viele »Radikalfänger«, sprich Antioxidanzien, enthalten.

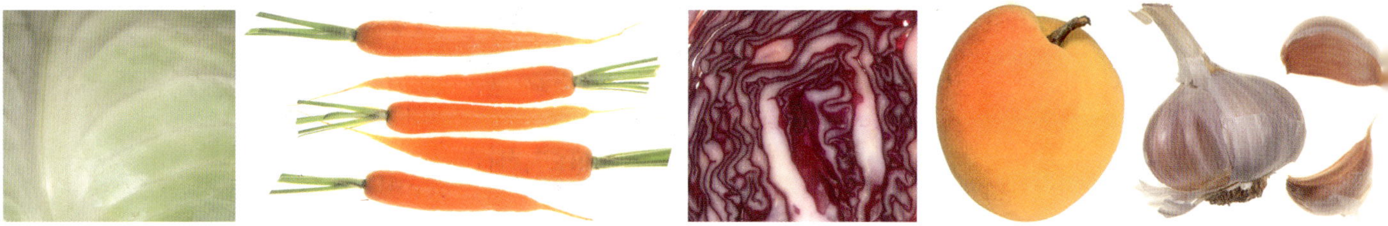

Vollkornmehl, -flocken und Weizenkeime sollten kühl und in verschlossenen Behältern gelagert werden. Nüsse isst man am besten direkt aus der Schale.

**Hochglykämische Nahrungsmittel** Die sogenannte Glyx-Diät ist keine unsinnige Modediät. Tatsächlich spielt der glykämische Index (GI) unserer Nahrung eine Schlüsselrolle für die Gesundheit. Wenn wir Nahrungsmittel mit hohem GI zu uns nehmen, z. B. Weißmehl und Zucker, schießt der Blutzuckerspiegel in die Höhe. Die Bauchspeicheldrüse muss große Mengen Insulin produzieren, um ihn wieder ins Gleichgewicht zu bringen. Das hat langfristig gravierende Auswirkungen auf die Gesundheit.

In einer Studie des US-amerikanischen National Cancer Institute (2004 veröffentlicht) wurde das Ernährungsverhalten von fast 40 000 Frauen über einen Zeitraum von sieben Jahren beobachtet. Die Frauen, die die meisten hochglykämischen Nahrungsmittel zu sich nahmen, hatten ein fast doppelt so hohes Darmkrebsrisiko wie die Frauen, die die meisten Nahrungsmittel mit niedrigem GI aßen. Raffiniertes Mehl und weißer Zucker haben kaum Ballaststoffe, Vitamine, Mineralstoffe, Spurenelemente und Enzyme.

**Geräuchertes, Gegrilltes und Gepökeltes** Geräucherter Schinken, Räucherhering, in Salzlake konserviertes Gemüse und Fleisch, das auf dem Holzkohlengrill zubereitet wird,

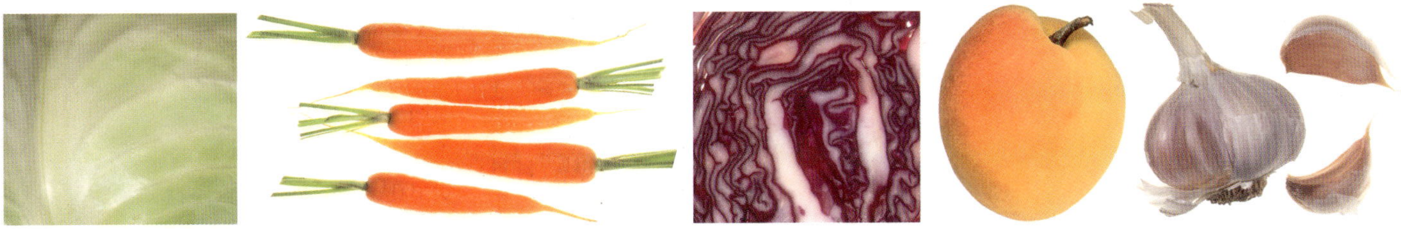

enthalten krebserregende Substanzen. Untersuchungen zeigen, dass in Ländern, in denen traditionell gepökelte und geräucherte Speisen verzehrt werden, der Salzkonsum sehr hoch und die Vitamin-C-Versorgung schlecht ist, besonders viele Menschen an Magenkrebs erkranken.

**Wurstwaren** Salami, Würste und Schinken, die mit nitrithaltigem Pökelsalz konserviert wurden und viel Salz und gesättigte Fettsäuren enthalten, z. B. Salami, Würstchen und Schinken, sollten vom Speiseplan gestrichen werden. Nitrite verbinden sich mit bestimmten Eiweißstoffen im Magen zu krebserregenden Nitrosaminen.

**Zusatzstoffe** Alle Lebensmittelzusatzstoffe und künstlichen Süßstoffe sollten gemieden werden.

**Angeschimmelte Nahrungsmittel** Schimmelpilze, die sich auf manchen Lebensmitteln bilden, sind krebserregend. Ein bekanntes Beispiel sind die Aflatoxine, die z. B. in Erdnüssen enthalten sein können. Da sich die Schimmelpilzgifte im Nahrungsmittel ausbreiten können, genügt es nicht, die sichtbar von Schimmel befallenen Stellen bei Marmelade, Brot oder Käse zu entfernen. Werfen Sie verschimmelte Produkte weg.

**Überhitzte Fette** Wenn Sie Butter oder Speiseöle über den Rauchpunkt hinaus erhitzen oder dasselbe Öl mehrfach verwenden, entstehen toxische Substanzen, die Magen, Nieren, Leber und Herz schädigen.

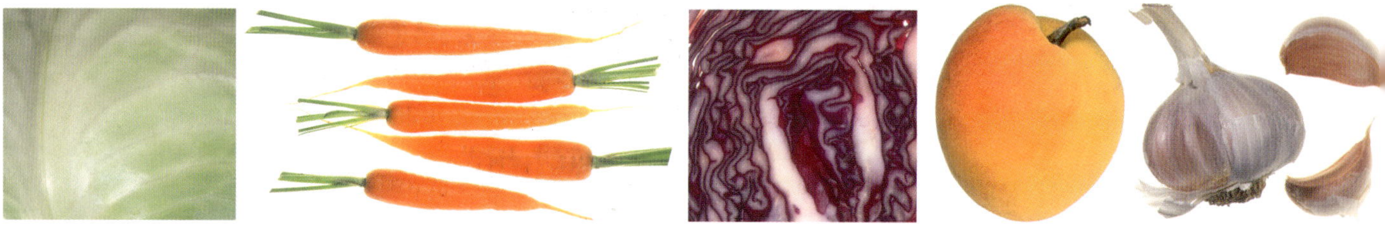

**Alkohol** Manche Weine enthalten Zucker, viele außerdem noch diverse Chemikalien und Pestizidrückstände – je billiger der Wein, desto höher ist meist die Belastung. Der Alkohol selbst entzieht dem Körper wichtige Nährstoffe, etwa Vitamine der B-Gruppe.

**Koffein** Auch Koffein raubt dem Körper Nährstoffe. Das liegt vor allem an seiner nierenreizenden und harntreibenden Wirkung: Mit dem Urin werden viele Nährstoffe ausgeschwemmt. Tee oder Kaffee, der zu oder kurz nach eisenhaltigen Mahlzeiten (Fleisch, grünes Gemüse) getrunken wird, hemmt die Eisenresorption im Körper.

## Der Ernährungsplan

Die Empfehlungen basieren auf anerkannten wissenschaftlichen Forschungsresultaten, unorthodoxen, aber nachgewiesenermaßen erfolgreichen Konzepten und den Ergebnissen von Bevölkerungsstudien. In den Plan aufgenommen wurden Nahrungsmittel, die besonders viele Nährstoffe mit bekannter Anti-Krebs-Wirkung (Vitamin A – insbesondere dessen Vorstufe Beta-Karotin –, Riboflavin ($B_2$), Folsäure, die Vitamine C und E sowie das Spurenelement Selen) und Ballaststoffe enthalten.

**Frisches Obst und Gemüse** sind Ihre treuesten Verbündeten im Kampf gegen den Krebs. Die meisten nationalen Gesundheitsorganisationen empfehlen fünf Portionen täglich; viele Experten raten sogar zu neun Portionen. Obst und Gemüse enthält machtvolle Anti-Krebs-Wirkstoffe, z.B. die zunehmend ins Visier der Forschung rückenden Antioxidanzien.

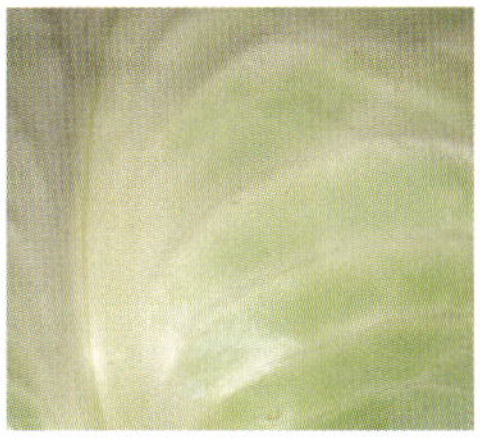
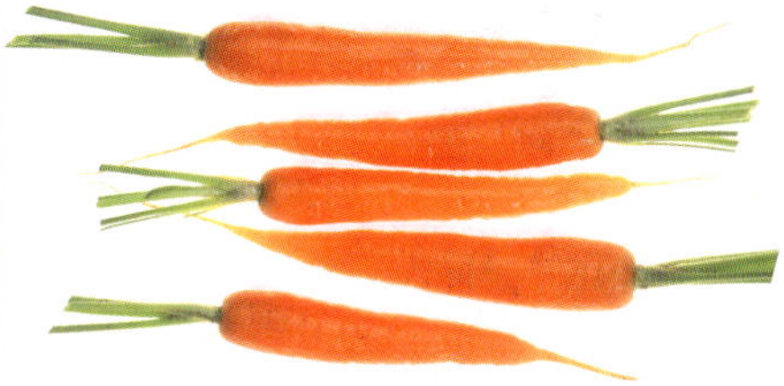
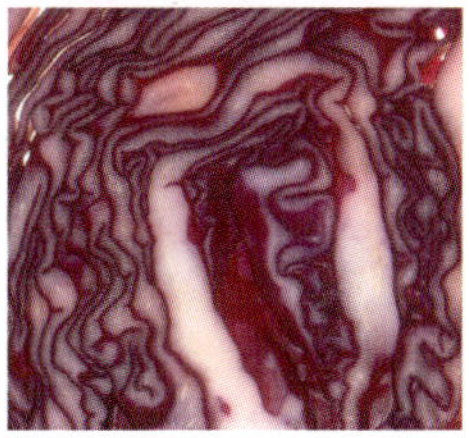
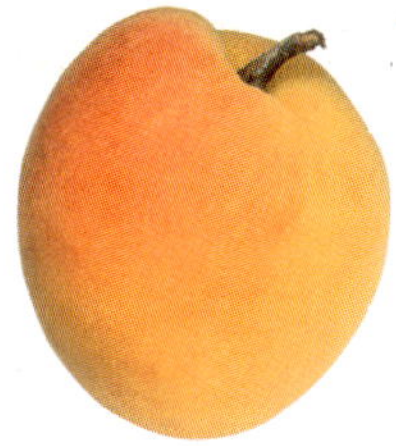
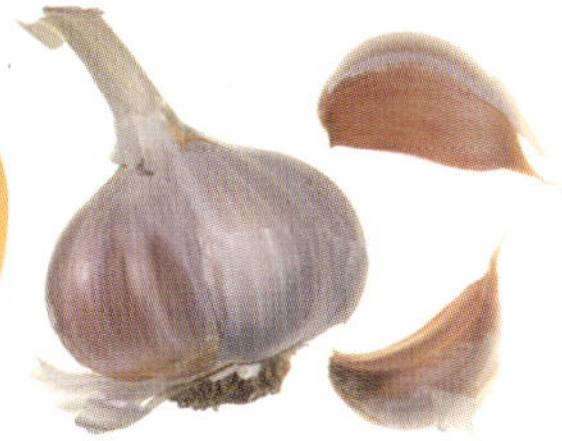

Bei einer in Illinois durchgeführten Studie wuchsen Prostatatumore bei Ratten, die mit Tomaten und Brokkoli gefüttert wurden, weniger stark als bei Ratten, die ein Lykopin-Präparat erhielten (Lykopin ist das in Tomaten enthaltene Antioxidans, das Prostatakrebs bekämpfen soll). Am schlechtesten ging es jenen Ratten, die Finasterid bekamen, ein Medikament, mit dem man gutartige Prostatavergrößerungen behandelt.

Pflanzen enthalten also offenbar mehr natürliche Wirkstoffe, als wir bislang wissen; deshalb sollten Krebspatienten und Menschen mit einem erhöhten Krebsrisiko möglichst viele pflanzliche Lebensmittel auf ihren Speiseplan setzen: Obst, Gemüse, Kräuter und Vollkornprodukte – möglichst frisch, naturbelassen und idealerweise aus biologischem Anbau. Vitaminpräparate sollten nach Möglichkeit keine synthetisch hergestellten Vitamine, sondern nur solche aus natürlichen Quellen enthalten.

**Vitamin A und Beta-Karotin** Beta-Karotin ist eine Vorstufe von Vitamin A und besonders reichlich in gelbem, orangefarbenem, rotem und dunkelgrünem Obst und Gemüse enthalten. In diesem Zusammenhang gilt: Je leuchtender die Farbe, desto besser. Vitamin A, insbesondere aber seine Vorstufe Beta-Karotin, sind machtvolle Antioxidanzien und damit gute Waffen gegen den Krebs.

Gute Beta-Karotin- und Vitamin-A-Lieferanten sind Möhren, Aprikosen, Kürbis, Spinat und Brunnenkresse sowie Vollmilch, Käse und Butter.

**Vitamin C** ist nicht nur wichtig für das Immunsystem und ein starkes Antioxidans, sondern hat auch entgiftende Wirkung. Besonders viel Vitamin C ist in Schwarzen Johannisbeeren, Erdbeeren, Kiwis, allen Zitrusfrüchten, Kresse, grünen Paprikaschoten, rohem Kohl, Spinat und Petersilie enthalten.

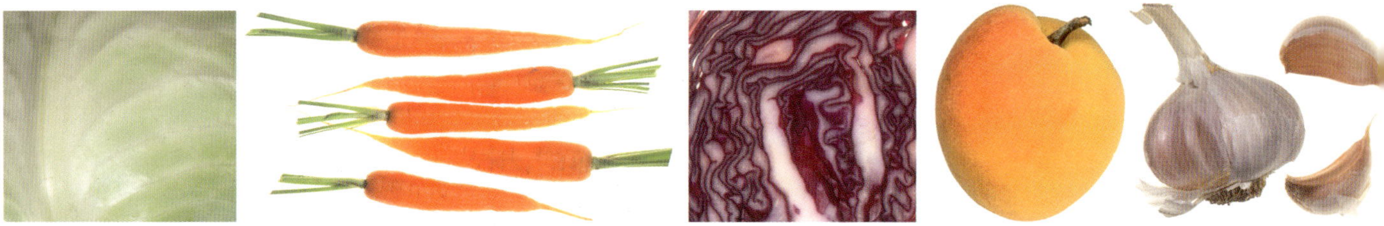

**Vitamin E** Eine 1988 im *American Journal of Epidemiology* publizierte Sechs- und Zehn-Jahres-Follow-up-Studie mit 20000 finnischen Männern ergab, dass Männer mit einem höheren Alpha-Tocopherol-Spiegel (Alpha-Tocopherol ist die aktivste Form von Vitamin E) im Serum ein niedrigeres Krebsrisiko hatten als andere Männer. Dieser Effekt war besonders auffallend bei Krebsarten, die nicht im Zusammenhang mit Rauchen stehen.

Die besten Vitamin-E-Quellen sind natives Olivenöl aus der ersten Pressung, Maiskeim-, Raps- und Distelöl, Nüsse und besonders Mandeln, Vollkornbrot und -zerealien, Weizenkeime, dunkelgrünes Gemüse und Eier.

**Selen** Dieses essenzielle Spurenelement ist ebenfalls ein sehr effektives Antioxidans, das die Zellen schützt. Es unterstützt außerdem die Aktivität von Vitamin E und verhindert Chromosomenschäden.

Wie die meisten Spurenelemente wirkt Selen bei Überdosierung toxisch, daher sollten Selenpräparate nicht ohne ärztliche Anweisung und Überwachung eingenommen werden. Greifen Sie lieber auf natürliche Quellen zurück, z.B. Knoblauch, Bierhefe, Eier, Krustentiere, Pilze, Sesamsamen, Heringe und Makrelen, Paranüsse, Cashewkerne sowie Spargel.

**Folsäure** Lungen- und Dickdarmkrebs waren die ersten Krebsarten, bei denen ein Zusammenhang mit einem Folsäuredefizit vermutet wurde.

Inzwischen gibt es immer mehr Hinweise auf die wichtige Rolle dieses B-Vitamins bei der Krebsprävention. Gute Folsäure-Lieferanten sind grüne Gemüse, Bohnen, Brokkoli, Blumenkohl, Zitrusfrüchte und Süßkartoffeln.

**Rohkost** Versuchen Sie, möglichst viele Nahrungsmittel in roher Form zu sich zu nehmen, denn Rohkost enthält besonders viele Vitalstoffe. Zwar

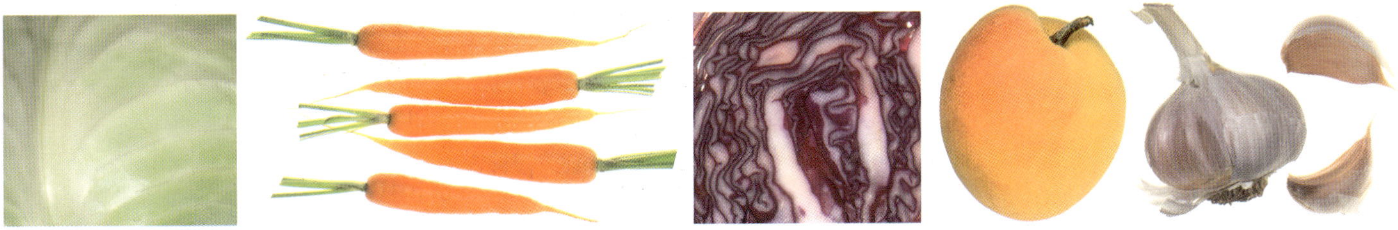

können nicht alle Nahrungsmittel roh gegessen werden, und natürlich enthalten auch gekochte Speisen Nährstoffe, doch jede Form des Erhitzens führt, ernährungsphysiologisch betrachtet, unweigerlich zu einem Qualitätsverlust. Bei manchen Nahrungsmitteln können Kochprozesse sogar zur Entstehung potenziell gefährlicher Substanzen führen. Kein Wunder also, dass Naturmediziner seit über 150 Jahren erfolgreich Rohkostdiäten zur Behandlung von Krebs und anderen Krankheiten einsetzen.

Ihre tägliche Ernährung sollte zu etwa einem Drittel aus Rohkost bestehen. Bei erhöhtem Krebsrisiko kann ein wöchentlicher Rohkosttag eine große Hilfe sein. Reine Rohkostdiäten sollten jedoch nur unter ärztlicher Aufsicht durchgeführt werden.

**Ballaststoffe** Eine gute Versorgung mit Ballaststoffen aus Getreide ist entscheidend für eine gesunde Darmfunktion. Auch die in Gemüse und Obst enthaltenen Ballaststoffe spielen eine wichtige Rolle für Verdauung und Entgiftung: Sie binden Toxine und Karzinogene und leiten sie aus dem Körper. Weltweit zeigen Untersuchungen, dass die Darmkrebsrate umso niedriger ausfällt, je höher die Ballaststoffzufuhr ist. Zwar stellte sich heraus, dass die Einnahme von Ballaststoffpräparaten bei Patienten mit Dickdarm- und Enddarmkrebs zu einer Verschlechterung ihres Zustands führte, doch dieselbe Studie stellte auch fest, dass dieser Effekt bei Ballaststoffen aus Nahrungsmitteln nicht auftrat. Mit anderen Worten: Inhaltsstoffe aus Obst und Gemüse lassen sich nicht in Tablettenform pressen, ohne dass dabei einige ihrer guten Eigenschaften verloren gehen.

Die besten Ballaststoffquellen sind Haferflocken, Vollkornbrot und -zerealien, Gerste, Naturreis, Kohl, Erbsen, Bohnen, Linsen, Beeren und Trockenfrüchte. Gewisse Mengen an Ballaststoffen sind außerdem in fast allen Gemüse- und Obstsorten enthalten.

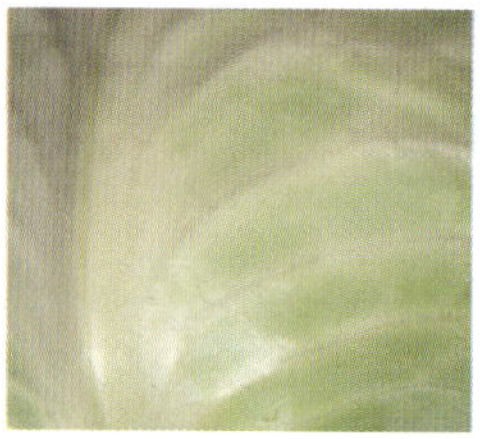
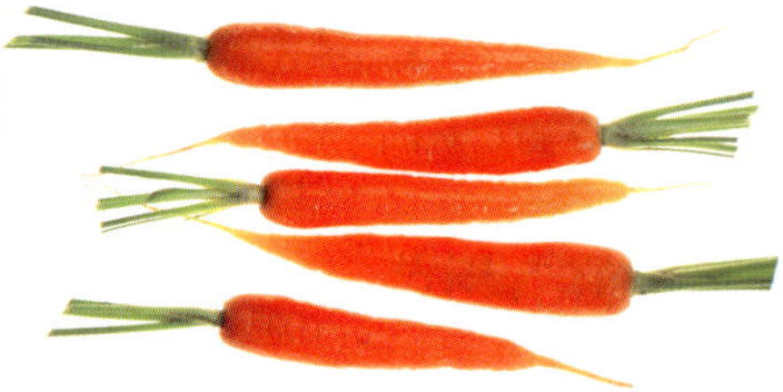
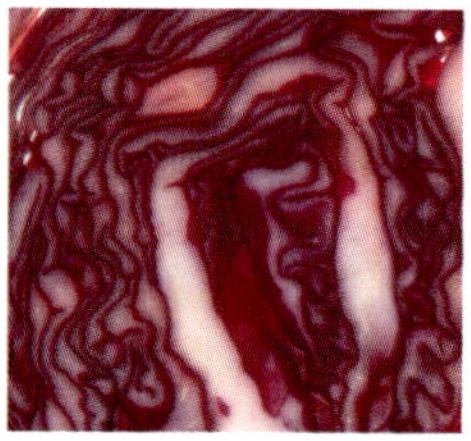
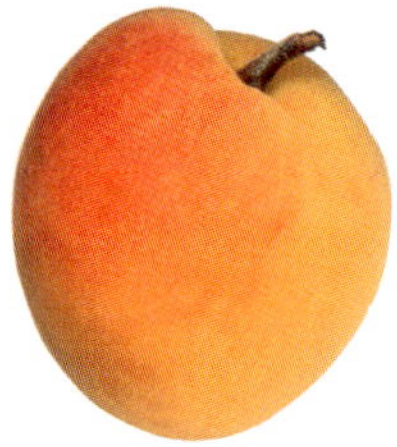
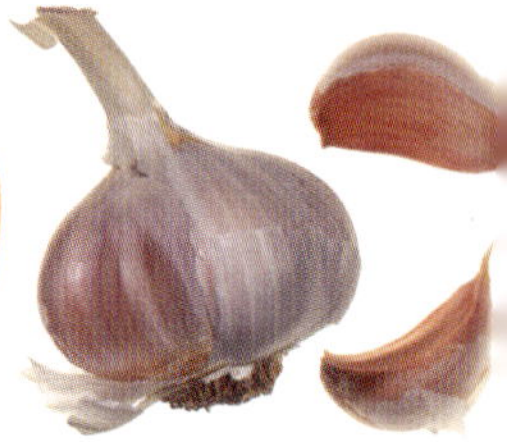

**Fetter Fisch** Die Anti-Krebs-Wirkung der Omega-3-Fettsäuren wird derzeit untersucht. Für Brust-, Dickdarm- und Enddarmkrebs konnte eine vorbeugende Wirkung bereits gezeigt werden. Besonders viele Omega-3-Fettsäuren sind in Heringen, Sardinen und Makrelen enthalten.

**Sprossen und Keime** Sprossen sind eine preisgünstige, leicht verfügbare und unbelastete Vitamin-C-Quelle. Außerdem enthalten sie kleine Mengen Eiweiß, Spurenelemente und Vitamine der B-Gruppe. Sie lassen sich ohne Chemikalieneinsatz und unabhängig von der Jahreszeit ganz einfach auf der Fensterbank ziehen und können schon nach wenigen Tagen geerntet werden. Das Beste: Die kleinen Vitaminbomben müssen weder gekocht noch geputzt noch irgendwie zubereitet werden – streuen Sie sie aufs Brot, über Salate oder Gemüse. Kaufen Sie nur biologische Keimsaaten, die nicht mit Fungiziden behandelt sind.

**Fermentierte Lebensmittel** Einige der gesündesten Völker der Welt zählen milchsauer vergorene Lebensmittel wie Sauerkraut und Joghurt zu ihren Grundnahrungsmitteln. Auch Obst- und Gemüsesäfte können milchsauer vergoren und auf diese Weise ohne Erhitzen haltbar gemacht werden. Wertvolle Inhaltsstoffe bleiben so erhalten.

»Versuchen Sie, möglichst viele Nahrungsmittel in roher Form zu sich zu nehmen, denn Rohkost enthält besonders viele Vitalstoffe.«

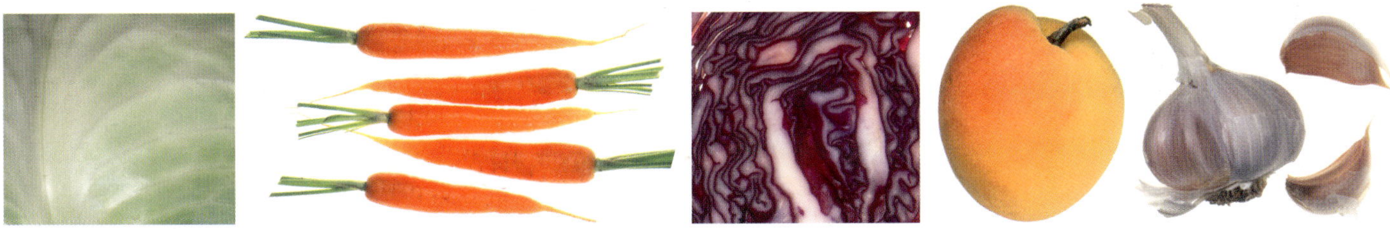

## SPEISEPLAN FÜR EINE WOCHE

Achten Sie auf ausreichende Flüssigkeitszufuhr: Mindestens 1,5 Liter täglich sollten es schon sein. Saft sollten Sie möglichst eine halbe Stunde vor den Mahlzeiten trinken, vorzugsweise frisch gepresste oder milchsauer vergorene Säfte. Akzeptabel sind auch Flaschensäfte, die weder Zucker noch Salz oder sonstige Zusätze enthälten. Säfte aus Dosen sind nicht erlaubt, und auch auf schwarzen Tee und Kaffee sollten Sie verzichten (das gilt auch für entkoffeinierte Sorten). Kräutertees und stille Mineralwässer dürfen Sie trinken.

### Montag

**Frühstück** Rote-Bete-Saft; Müsli mit getrockneten Aprikosen, Mandeln und Naturjoghurt.

**Leichte Mahlzeit oder Snack** Rote-Bete-Saft; Klassische Crudités *(S. 150)*; Vollkorntoast.

**Hauptmahlzeit** Rote-Bete-Saft; Zwiebel-Vollkorn-Burger *(S. 216)*; Orangen-Chicoree-Salat.

### Dienstag

**Frühstück** Rote-Bete-Saft; gegrillte Champignons und Tomaten auf Vollkorntoast.

**Leichte Mahlzeit oder Snack** Rote-Bete-Saft; Ofenkartoffel mit Quark; Sprossensalat *(S. 230)*.

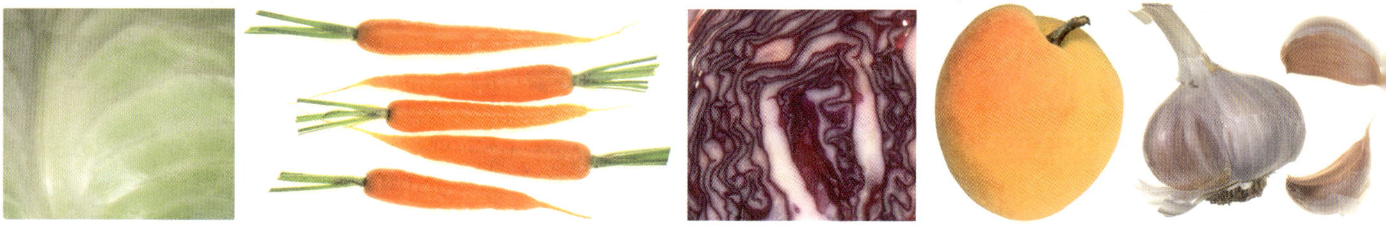

**Hauptmahlzeit** Rote-Bete-Saft; Hirse-Buchweizen-Topf *(S. 261)*. Würzige Bratäpfel *(S. 237)*.

**Mittwoch**

**Frühstück** Möhrensaft; Haferbrei.

**Leichte Mahlzeit oder Snack** Möhrensaft; Sellerie-Reis-Suppe *(S. 142)*. Ein Schälchen Rosinen und Nüsse.

**Hauptmahlzeit** Möhrensaft; Bohneneintopf *(S. 193)*; grüner Salat; Kartoffelsalat. Cassis-Birnen *(S. 236)*.

**Donnerstag**

**Frühstück** Möhrensaft; Müsli mit frischem Obst und Naturjoghurt.

**Leichte Mahlzeit oder Snack** Möhrensaft; Ratatouille *(S. 202)*. Eine große Portion Weintrauben.

**Hauptmahlzeit** Möhrensaft; Marinierte Champignons *(S. 153)*; Sellerie-Radieschen-Salat mit Walnüssen *(S. 227)*. Eine reife, süße Birne.

**Freitag**

**Frühstück** Orangen-Grapefruit-Saft; Beeren und Kiwi, bestreut mit Sonnenblumenkernen und Sesam.

**Leichte Mahlzeit oder Snack** Orangensaft; Sardinen mit Senfsauce *(S. 168)*; Radieschen-Rucola-Salat *(S. 228)*.

**Hauptmahlzeit** Grapefruitsaft; Gefüllte bunte Paprika *(S. 196)*; Salat aus rohen Pilzen, Petersilie, Frühlings-

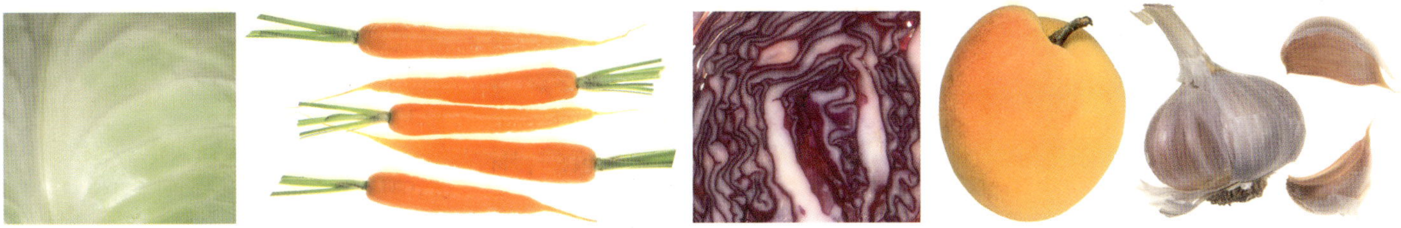

zwiebeln und Knoblauch mit nativem Olivenöl. Aprikosencreme *(S. 244)*.

**Samstag**

**Frühstück** Möhrensaft; Müsli mit frischem Obst und Naturjoghurt.

**Leichte Mahlzeit oder Snack** Grapefruitsaft; Bunter Krautsalat *(S. 231)*.

**Hauptmahlzeit** Orangensaft; Wolfsbarsch mit Kräutersauce *(S. 168)*; gedünsteter Brokkoli; Radieschen-Rucola-Salat *(S. 228)*.

**Sonntag**

**Frühstück** Tomatensaft mit einem Spritzer Zitronensaft; Haferbrei oder Buchweizengrütze; Papayas, Weintrauben, frische oder getrocknete Feigen.

**Leichte Mahlzeit oder Snack** Tomatensaft; Gerstensuppe mit Gemüse *(S. 147)*; Ziegen- oder Schafskäse mit Reiswaffeln oder Roggenknäckebrot; Staudensellerie und Radieschen.

**Hauptmahlzeit** Tomatensaft mit Zitrone; gedünsteter, gebackener oder pochierter Lachs oder anderer fetter Fisch; Brokkoli. Winterlicher Dörrobstauflauf *(S. 241)*.

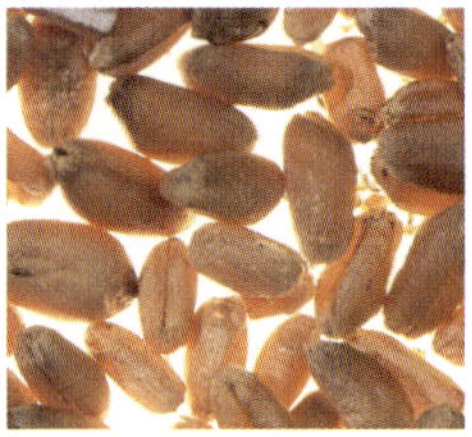
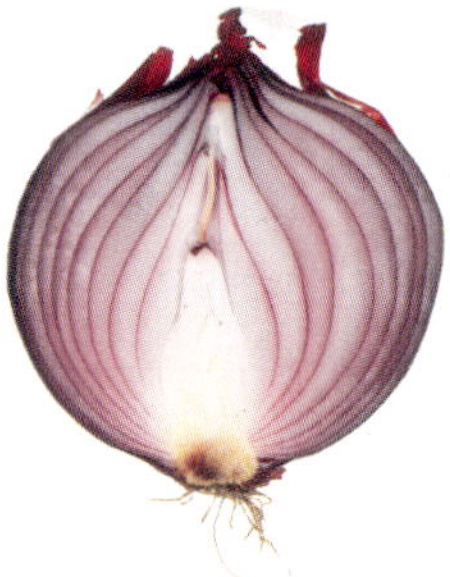
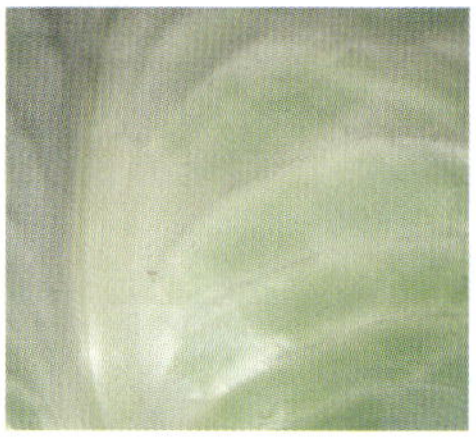
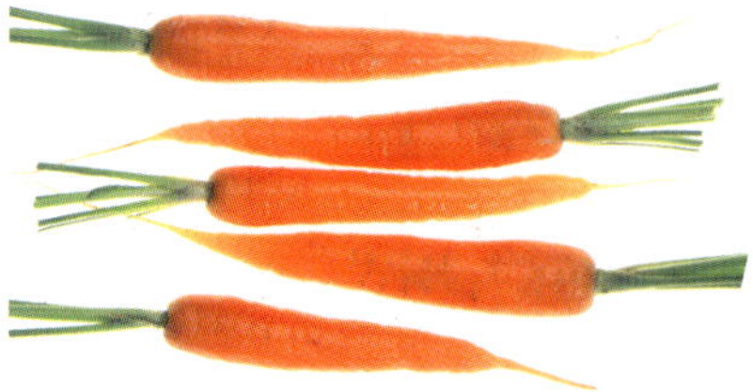
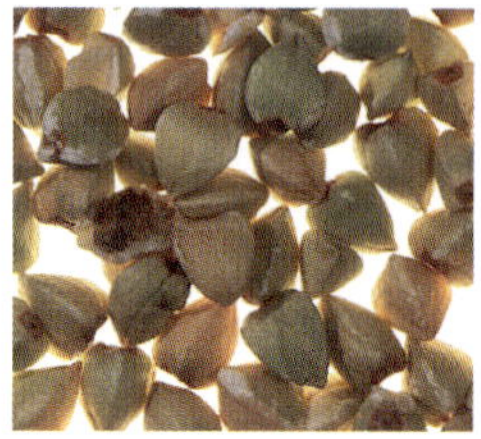

# Herz-Kreislauf-Erkrankungen

Herzerkrankungen sind trotz weltweit entwickelter millionenschwerer Gesundheitsprogramme nach wie vor die Hauptursache für einen vorzeitigen Tod. Zurzeit kommt ein neuer Faktor ins Spiel, der dazu führen könnte, dass die Erkrankungsrate sogar noch weiter steigt: In den industrialisierten Ländern breitet sich die Fettleibigkeit immer weiter aus – und mit ihr steigt die Zahl der Menschen, die an Diabetes vom Typ II, dem sogenannten Altersdiabetes, erkranken. Nach neuesten Schätzungen ist damit zu rechnen, dass sich die Zahl der Diabeteskranken bis 2025 auf weltweit 300 Millionen verdoppeln wird. Sowohl die Fettleibigkeit an sich als auch ein Typ-II-Diabetes erhöhen das Risiko für koronare Herzleiden. Weltweit gehen 29 Prozent der Todesfälle auf Herz-Kreislauf-Erkrankungen zurück. In den Industriestaaten liegt der Anteil sogar bei erschreckenden 45,6 Prozent.

Die medizinische Forschung, die nach neuen und besseren Medikamenten zur erfolgreichen Therapie von Herzerkrankungen sucht, hat mittlerweile in verbreiteten Obst- und Gemüsesorten einige vielversprechende Komponenten entdeckt. Wer jedoch auf eine »Wunderdroge« aus Pflanzenextrakten hofft, wird sicher enttäuscht. Wenn die Nahrung unsere Medizin ist, stehen naturbelassenes Obst und Gemüse auf dem Rezept, nicht irgendwelche isolierten Substanzen. Wir sollten weniger Fett, Zucker, Salz und Alkohol und mehr Obst, Gemüse und Vollkorngetreide zu uns nehmen. Keine andere Herzmedizin ist so wirkungsvoll.

## »Herzerkrankungen sind nach wie vor die Hauptursache für einen vorzeitigen Tod.«

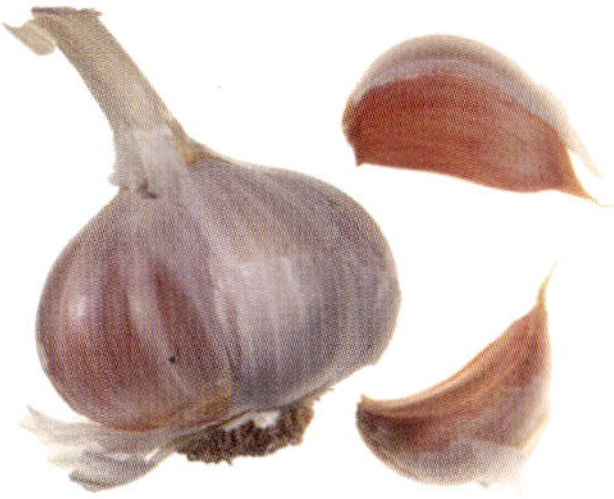
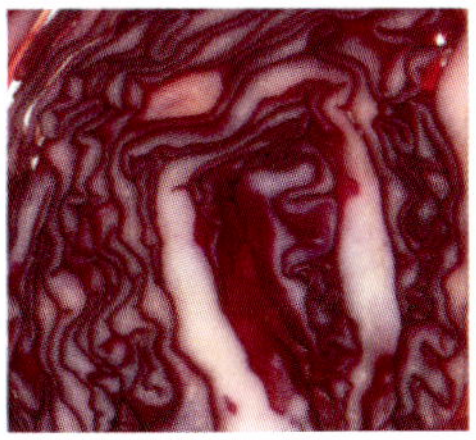
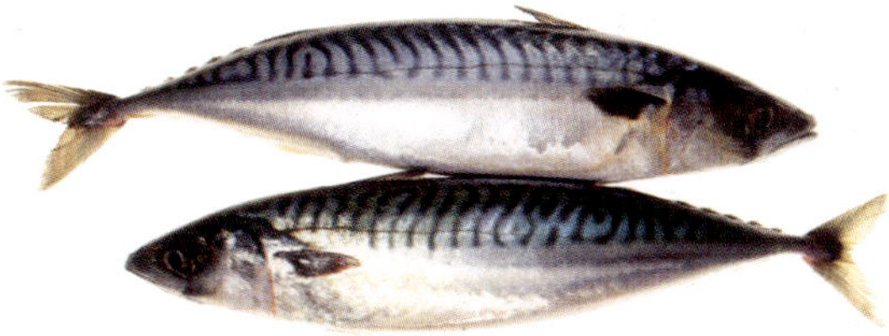
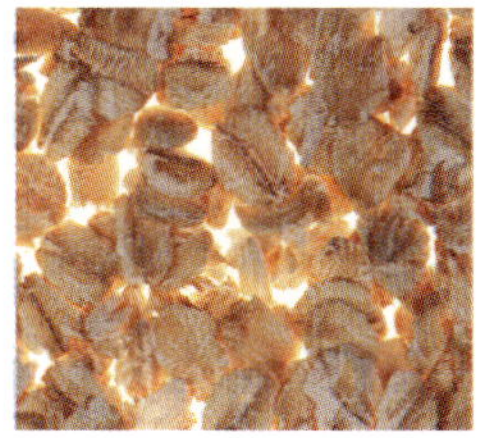

**DIE VIER-STERNE-NAHRUNGSMITTEL**

★ Möhren ★ Zwiebeln ★ Kohl ★ Gerste ★ Buchweizen ★ Hafer ★ Knoblauch ★ Fetter Fisch (Hering, Makrelen, Sardinen) ★ Natives Olivenöl

**Empfehlenswerte Nahrungsmittel**

**Obst** Äpfel, Schwarze Johannisbeeren, Kirschen, Weintrauben, Zitronen, Pflaumen, Melonen, Ananas, Erdbeeren, Feigen, Grapefruits

**Gemüse, Salat** Artischocken, Brokkoli, Löwenzahn, Chicoree, Feldsalat, Lauch, Paprika, Kartoffeln, Kürbisse, Algen, Tomaten, weiße Rüben, Brunnenkresse

**Getreide** Vollkornweizen, Naturreis

**Samen, Nüsse, Hülsenfrüchte** Nüsse, besonders Walnüsse, Sesam, Sonnenblumenkerne, Bohnen

**Kräuter, Gewürze** Koriander, Wacholder, Thymian, Ingwer, Majoran, Kerbel, Chilischoten

**In Maßen** Alkohol, Butter, Eier und Käse sollten nur in moderaten Mengen konsumiert werden. Greifen Sie zu fettarmen Käsesorten. Auch Wild, Freilandhuhn und -eier, mageres Rind-, Schweine- und Lammfleisch sowie Krustentiere sind, in kleineren Mengen genossen, in Ordnung. Entfernen Sie gegebenenfalls Haut und sichtbares Fett.

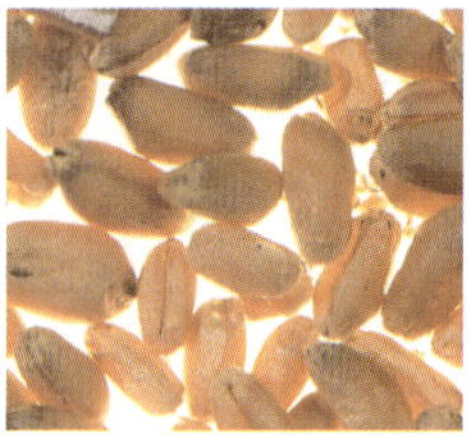
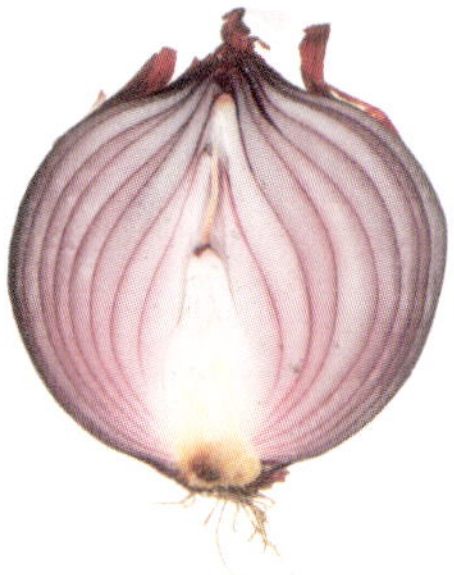
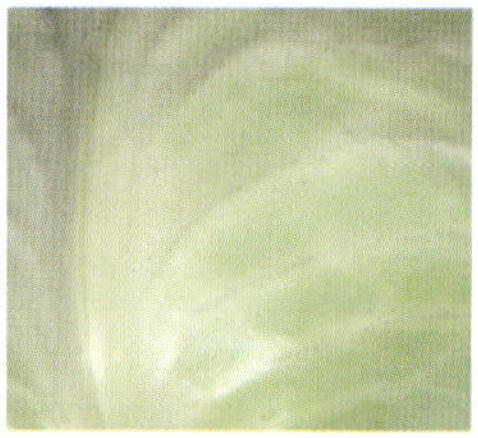
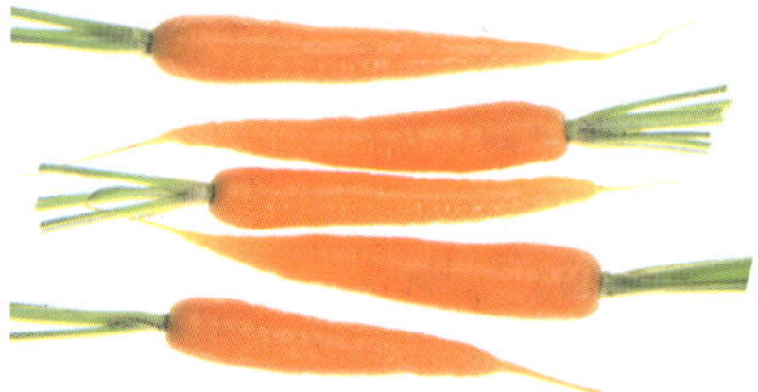
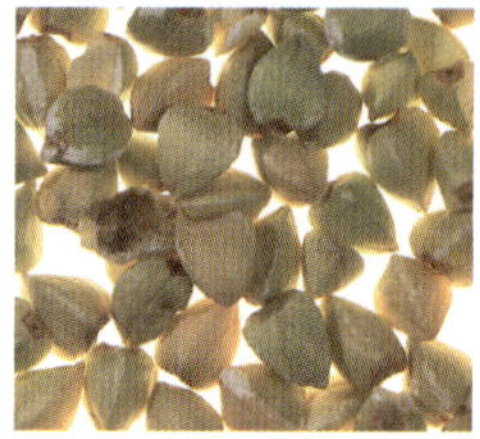

### Ungesunde und gefährliche Nahrungsmittel und Substanzen

**Trans-Fettsäuren** Trans-Fettsäuren entstehen durch einen Prozess, mit dem pflanzliche Öle haltbarer gemacht werden, und haben schädliche Wirkungen: Arteriosklerose, ein erhöhter LDL-Cholesterinspiegel und Insulinresistenz können die Folge sein. Insbesondere Margarine enthält viele Trans-Fettsäuren.

**Gesättigte Fettsäuren** Eine Ernährung, die zahlreiche gesättigte Fette enthält, ist nicht gesund, aber Trans-Fettsäuren (*siehe oben*) sind schlimmer. In Maßen konsumiert, sind gesättigte Fette, die aus gesunden Quellen stammen, akzeptabel. Schränken Sie den Verzehr von Milchprodukten insgesamt ein und entfernen Sie sichtbares Fett von Fleisch.

**Mehrfach ungesättigte Fettsäuren** schaden, in größeren Mengen genossen, dem Herzen. Ist nicht genügend Vitamin E vorhanden – und viele Fette sind arm an diesem wichtigen Antioxidans –, können mehrfach ungesättigte Fettsäuren die Bildung der gefährlichen freien Radikale begünstigen.

**Koffein** Tee, Kaffee, Schokolade und Colagetränke enthalten Koffein. Eine gelegentliche Tasse Kaffee oder Tee ist in Ordnung, doch bei sechs oder mehr Tassen täglich steigen Blutdruck und Cholesterinspiegel.

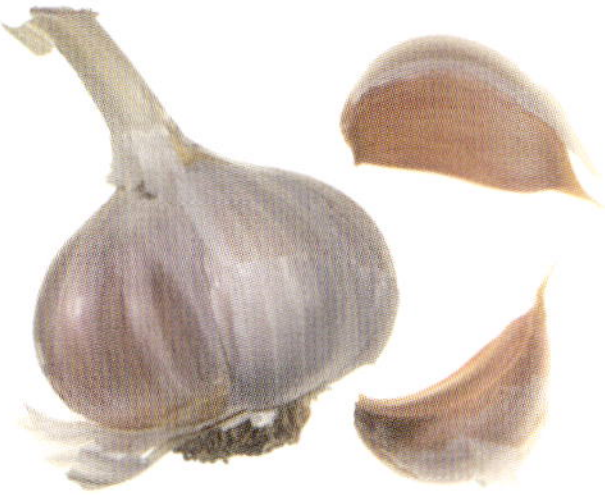
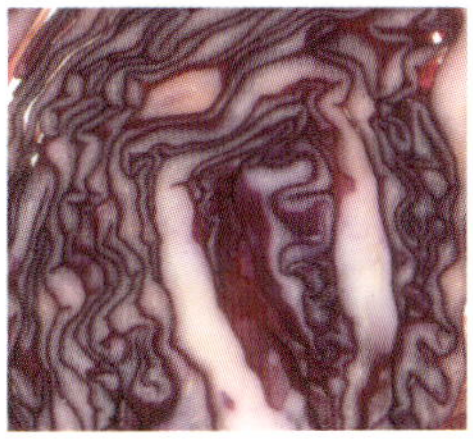
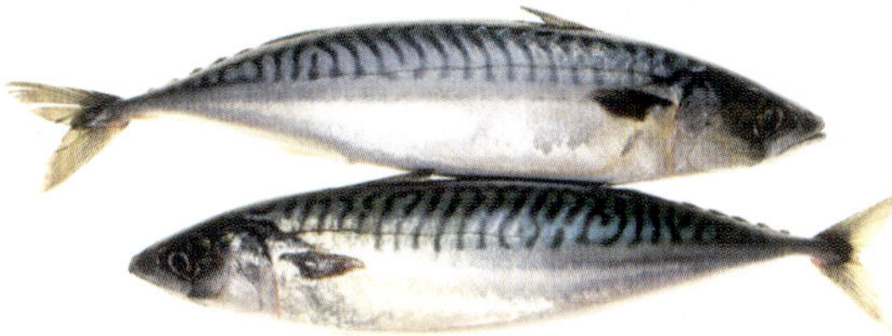
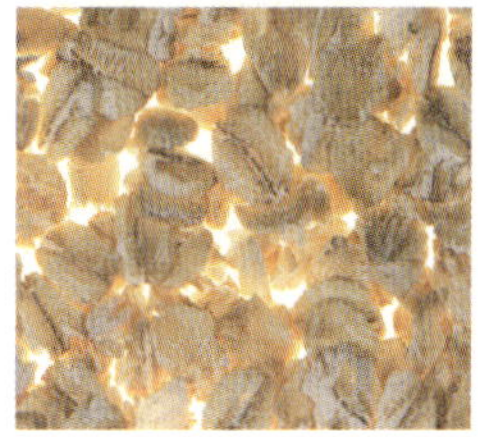

**Zu viel Alkohol** Ein bis zwei Gläser guter Rotwein pro Tag oder ein kleiner Drink scheinen dem Herzen sogar gut zu tun, doch mehr als das ist entschieden zu viel.
**Einfache Kohlenhydrate** Weißer Zucker lässt bei manchen Menschen den Cholesterinspiegel und den Blutdruck steigen; zudem begünstigt er Arteriosklerose. Roher Rohrzucker und Honig enthalten kleine Mengen von Spurenelementen und dürfen sparsam verwendet werden. Meiden Sie hochglykämische Nahrungsmittel wie Weißbrot oder Kuchen.
**Zu viel Salz** Eine salzreiche Ernährung kann zu Bluthochdruck führen. Oft versteckt sich Salz auch dort, wo Sie es nicht vermuten, z.B. in Frühstücksflocken. Eine Prise Salz beim Kochen schadet jedoch nicht.

## Der Ernährungsplan

Wenn Sie an einer Herzkrankheit leiden oder ein hohes Risiko für Herz-Kreislauf-Erkrankungen haben – durch Rauchen, Trinken, Übergewicht, Stress, Bewegungsmangel oder familiäre Veranlagung –, steigern Sie Ihren Konsum an Ballaststoffen. Die in Hafer, Gerste und Bohnen enthaltenen unlöslichen Ballaststoffe und der in Äpfeln enthaltene lösliche Ballaststoff Pektin gelten als sehr effektiv. Aber auch andere Vollkornprodukte verdienen es, öfter konsumiert zu werden. Wie Nüsse und Samen liefern sie das für die Gesundheit von Herz und Kreislauf wichtige Vitamin E.

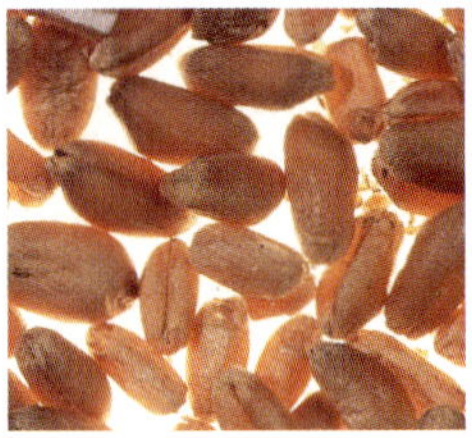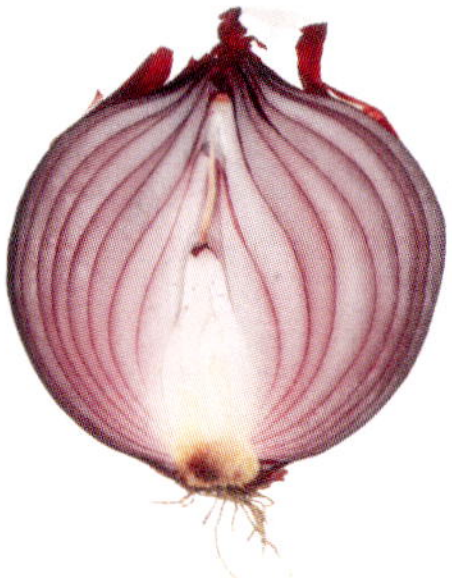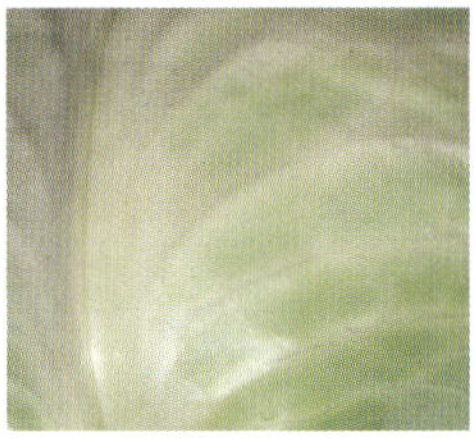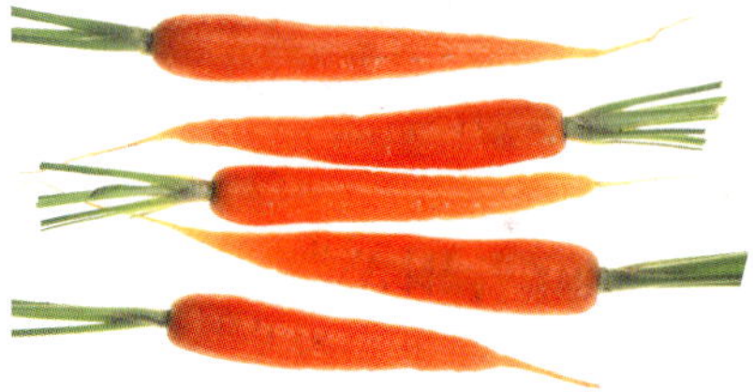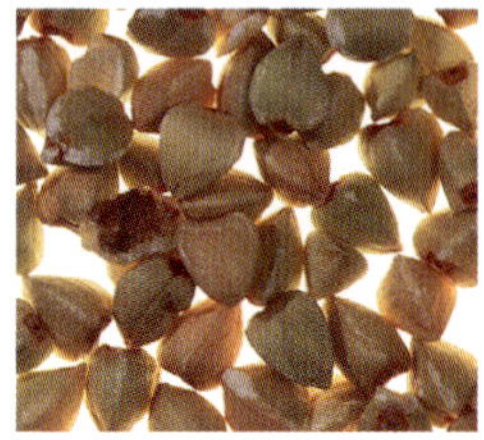

Essen Sie viel Obst und Gemüse. Darin steckt herzgesundes Kalium. Auch Fisch, insbesondere fischölreicher Kaltwasserfisch, ist gut für Ihr Herz. Wer an Krampfadern oder Hämorrhoiden leidet, sollte viel Buchweizen essen; auch Bioflavonoide aus kräftig gefärbtem Obst, z.B. Orangen und Zitronen, sind günstig. Essen Sie Geflügel und Wild. Zucker sollte durch Trockenfrüchte und reine Obstsäfte, Salz durch Kräuter, Gewürze und Zitronensaft ersetzt werden. Naturjoghurt ist eine Alternative zu Sahne.

## SPEISEPLAN FÜR EINE WOCHE

### Montag

**Frühstück** Haferbrei; eine Scheibe Vollkorntoast.

**Leichte Mahlzeit oder Snack** Zwiebel-Vollkorn-Burger *(S. 216)*.

**Hauptmahlzeit** Zwiebelsuppe *(S. 138)*; Orangen-Brunnenkresse-Salat *(S. 228)*. Frisches Obst.

### Dienstag

**Frühstück** Obstsalat aus frischen Früchten, mit Mandeln

**Leichte Mahlzeit oder Snack** Zwiebelsuppe *(S. 138)* mit einem Stück Brot. Trockenfrüchte, Samen und Nüsse.

**Hauptmahlzeit** Friséesalat *(S. 230)*; Bohneneintopf *(S. 193)*.

### Mittwoch

**Frühstück** Müsli mit geriebenem Apfel.

**Leichte Mahlzeit oder Snack** Falafel *(S. 212)*; Möhrensalat *(S. 230)*.

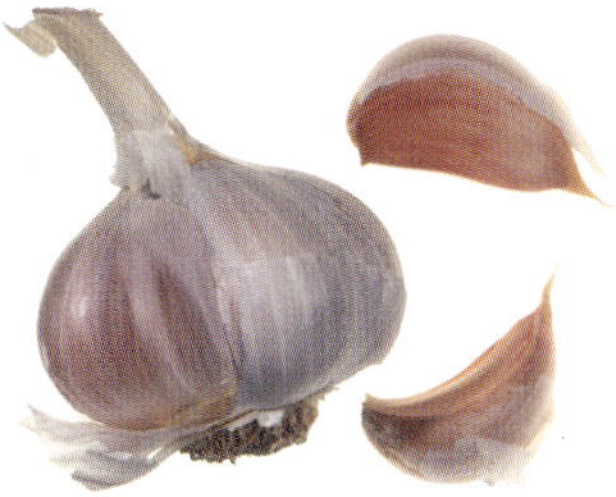 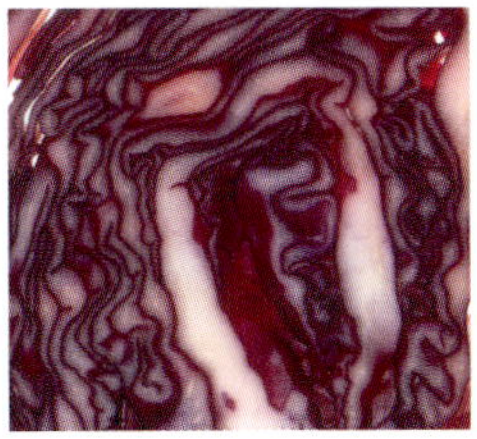 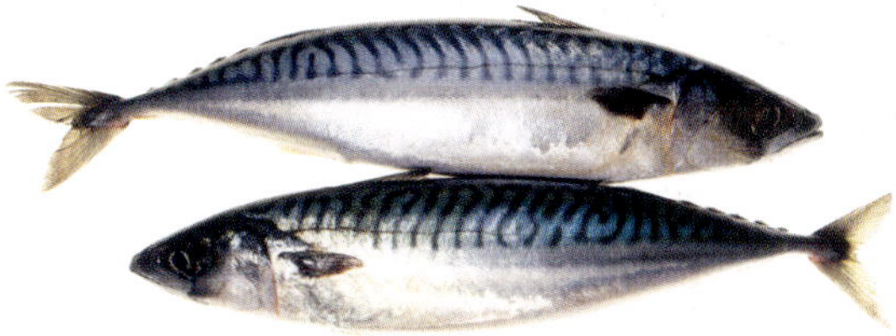 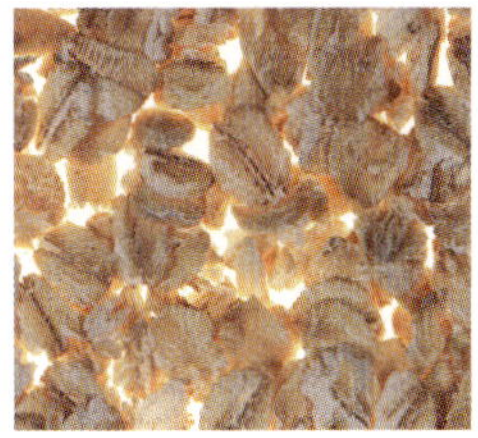

**Hauptmahlzeit** Artischocken mit Vinaigrette-Dip *(S. 148)*; Teufelshähnchen *(S. 182)*; Naturreis; Salat. Cassis-Birnen *(S. 236)*.

**Donnerstag**

**Frühstück** Haferbrei; eine Scheibe Vollkorntoast.
**Leichte Mahlzeit oder Snack** Sardinen *(S. 168)*.
**Hauptmahlzeit** Tofu-Gemüse-Pfanne *(S. 200)*. Aprikosencreme *(S. 244)*.

**Freitag**

**Frühstück** Haferbrei oder Vollkornmüsli.
**Leichte Mahlzeit oder Snack** Makrelen-Burger *(S. 166)*; Bunter Krautsalat *(S. 231)*; Roggenknäckcbrot.
**Hauptmahlzeit** Lachs; Tomatenrisotto *(S. 192)*.

**Samstag**

**Frühstück** Frischer Obstsalat
**Leichte Mahlzeit oder Snack** Heringe Müllerin (*S. 169)*
**Hauptmahlzeit** Zitronenhähnchen *(S. 185)* mit Chicoree. Aprikosenkompott mit Mandarinen *(S. 235)*.

**Sonntag**

**Frühstück** Omelett; Vollkorntoast.
**Leichte Mahlzeit oder Snack** Eine Scheibe Melone.
**Hauptmahlzeit** Knoblauch-Perlhuhn mit Möhren *(S. 188)*; Kartoffeln; Kidneybohnensalat mit Pflaumensauce *(S. 224)*; Roggenknäckebrot.

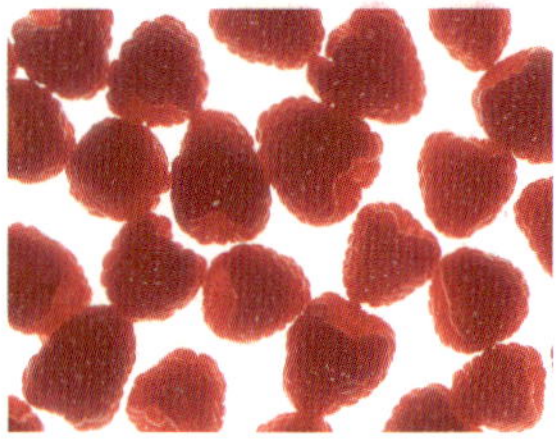

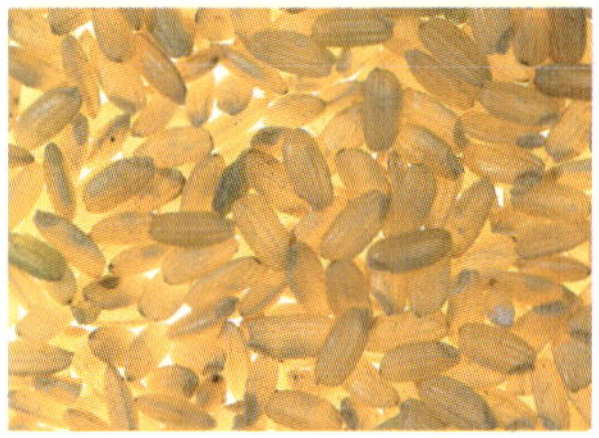
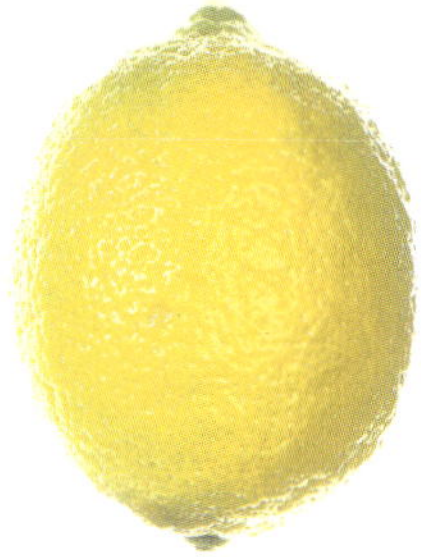
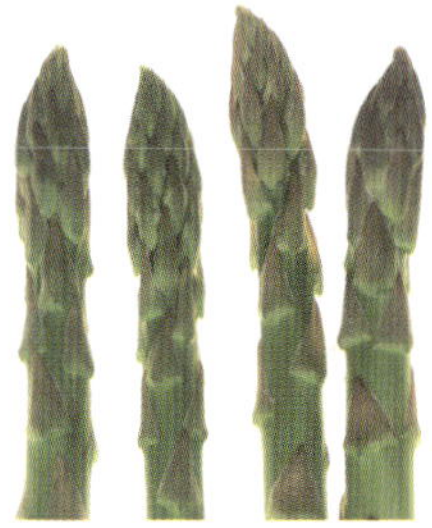

# Verdauungsstörungen

Die meisten Erkrankungen des Verdauungssystems nehmen ihren Anfang in der Küche, deshalb ist die Küche auch der Ort, an dem sie am effektivsten behandelt werden können. Wenn Sie sich eingehend mit den Auswirkungen bestimmter Nahrungsmittel auf die Verdauung beschäftigen und über ein gut gefülltes Gewürzregal und ein Sortiment an frischen Kräutern verfügen, haben Sie gute Chancen, Ihre Verdauung und Ihr Allgemeinbefinden mit den Mitteln der Ernährung erheblich zu verbessern.

Erst seit einigen Jahren haben wir eine Vorstellung vom empfindlichen Gleichgewicht, das in einem gesunden Darm herrscht. Das Credo, Bakterien seien grundsätzlich schlecht, weicht allmählich der Erkenntnis, dass die Bakterien, die unseren Darm besiedeln, nicht nur notwendig, sondern auch höchst aktiv und gesundheitsfördernd sind. Eine bewusste Ernährung kann das labile Gleichgewicht der Darmflora schützen. Stattdessen jedoch muten viele Menschen ihren Verdauungsorganen reichlich Fett, Koffein, Alkohol und Chemikalien zu, während sie ihnen die dringend benötigten Ballast- und Nährstoffe vorenthalten. Die Folge: ein breites Spektrum von Störungen und Erkrankungen des Verdauungsapparats, das von leichten Verdauungsstörungen und wiederkehrendem Unwohlsein über chronische Verstopfung, Magengeschwüre, Gallensteine und Reizdarmsyndrom bis zu Colitis ulcerosa, Divertikulitis und Krebs reicht. Nicht nur Darmerkrankungen, auch andere Krankheiten wie Arthritis und verschiedene Krebsarten wurzeln nach heutiger Auffassung in der mangelhaften Resorption von Nährstoffen und der unzulänglichen Beseitigung toxischer Abfallprodukte des Stoffwechsels.

So unterschiedlich all diese Erkrankungen und die Therapien sind, mit denen sie behandelt werden – es gibt eine Möglichkeit, sie einfach und sehr wirkungsvoll zu bekämpfen bzw. zu verhindern: die richtige Ernährung.

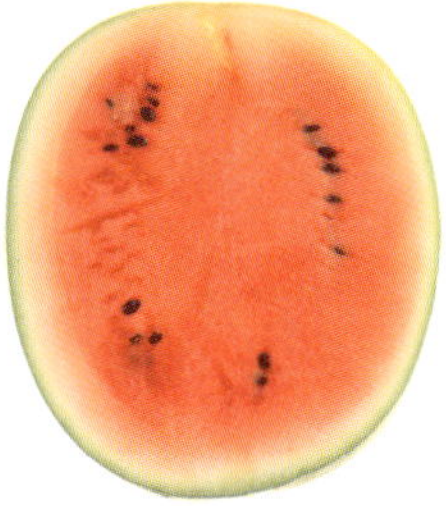
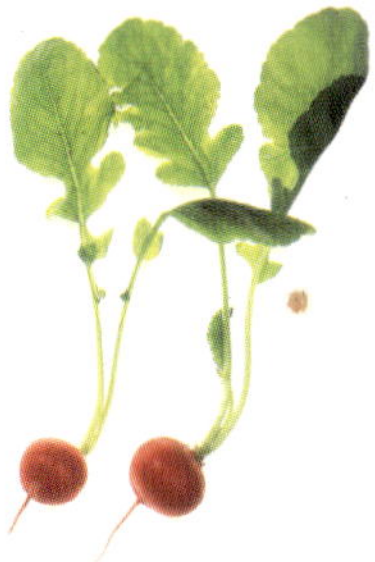
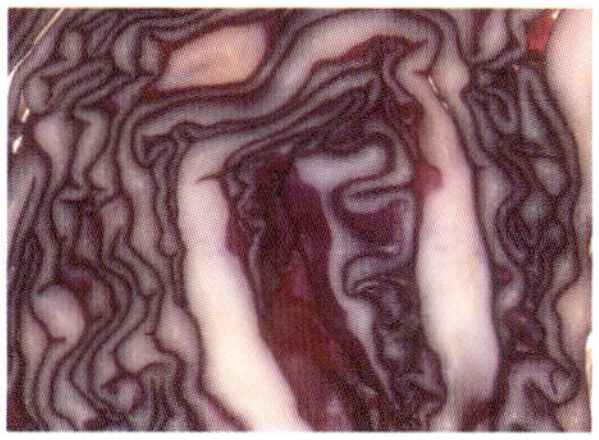
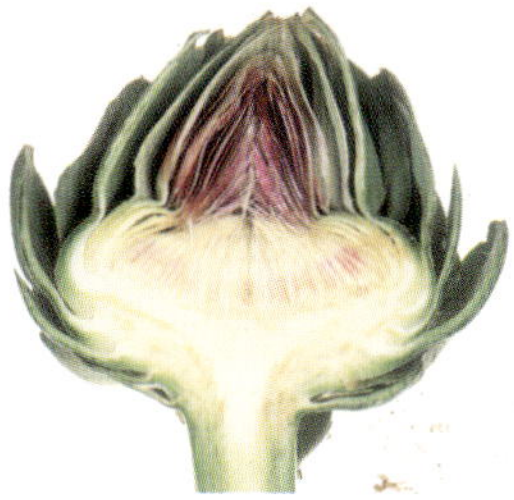
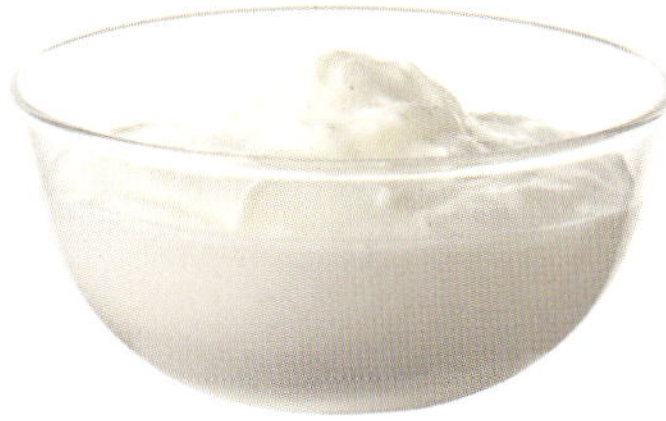

**DIE VIER-STERNE-NAHRUNGSMITTEL**

Äpfel ★ Alle Zitrusfrüchte ★ Himbeeren ★ Melonen ★ Ananas ★ Rohe Gemüsesäfte (in kleinen Mengen und schluckweise getrunken) ★ Rettiche ★ Kartoffeln ★ Artischocken ★ Spargel ★ Kohl ★ Sauerkraut ★ Naturreis ★ Joghurt ★ Löwenzahn ★ Natives Olivenöl

**Empfehlenswerte Nahrungsmittel**

**Obst** Bananen, Heidelbeeren, Brombeeren, Schwarze Johannisbeeren, Weintrauben, Feigen, Mangos, Papayas, Birnen

**Gemüse, Salat** Möhren, Stauden- und Knollensellerie, Kresse, Feldsalat, Brennnesseln, Zwiebeln, Spinat, weiße Rüben

**Getreide** Gerste, Buchweizen, Mais, Hirse, Hafer, Roggen, Weizen

**Samen, Nüsse** Mandeln, Kokosnuss, Leinsamen, Pinienkerne, Sesam, Sonnenblumenkerne, Walnüsse

**Kräuter, Gewürze** z. B. Minze, Dill, Kümmel, Meerrettich, Lorbeer, Koriander, Kerbel, Estragon, Schnittlauch, Knoblauch, Majoran, Zimt, Ingwer, Paprika, Kreuzkümmel, Bockshornklee, Fenchel, Kardamom, Kamille. Die Empfehlung, stark gewürzte Speisen zu meiden, ist meist unbegründet; viele Gewürze fördern die Verdauung sogar.

**Fermentierte Nahrungsmittel** Probiotische Joghurts und Getränke sind eine gute Möglichkeit, den Aufbau

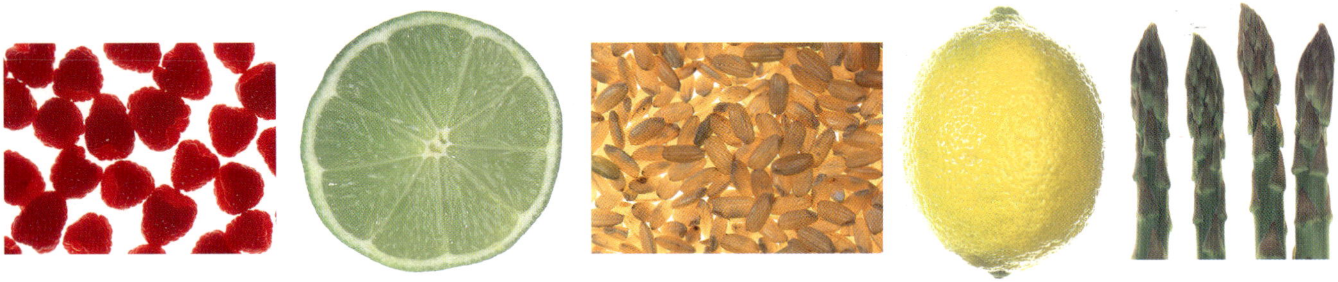

einer gesunden Darmflora zu unterstützen. Sie enthalten »gute« Bakterien. Günstig sind auch biologischer Hüttenkäse, Misosuppe und Sauerteigbrot.
**Anderes** Fisch, Krustentiere, Geflügel, Wild und Eier können positiv auf die Verdauung wirken; ebenso Pasta mit rohem oder gekochtem Gemüse, Vollkorn- und Mehrkornbrot, Roggenbrot, Knäckebrot und Pumpernickel sowie kalt gepresste Pflanzenöle, insbesondere Sonnenblumen- und Traubenkernöl. Diese Öle sollten kühl und dunkel gelagert und entsorgt werden, sobald ihr Geschmack nicht mehr einwandfrei ist.

## Ungesunde und gefährliche Nahrungsmittel und Substanzen

**Einfache Kohlenhydrate** Weißer Zucker und Weißmehl werden zu Kuchen und Fertigprodukten verarbeitet. Wer viele Weizenmehlerzeugnisse konsumiert, leidet oft an Völlegefühl und Verstopfung.
**Fett und alle frittierten Speisen**
**Rotes Fleisch** Besonders ungesund ist Schweinefleisch in jeder Form, einschließlich Schinken und Salami.
**Künstliche Farbstoffe, Aromen, Konservierungsstoffe** Künstliche Süßstoffe reizen zumeist den Darm.
**Kaffee** Vor einer Ernährungsumstellung sollten Sie versuchen, auf Kaffee zu verzichten. Machen Sie sich aber

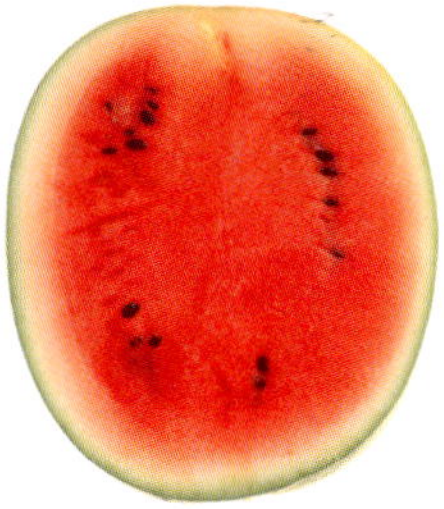
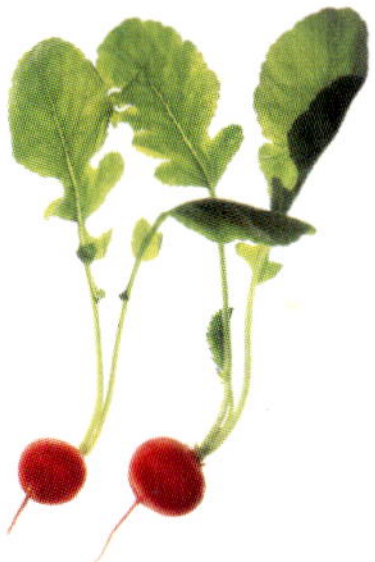
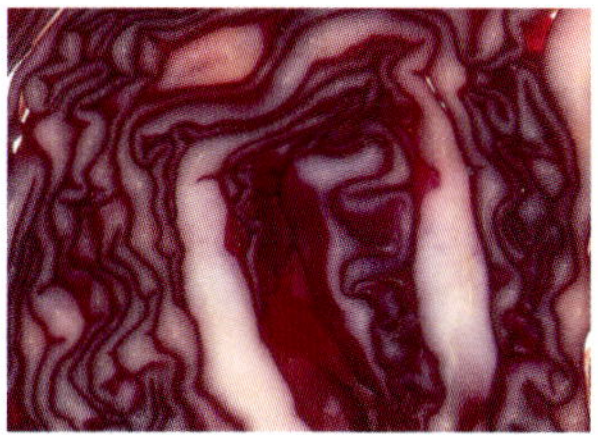
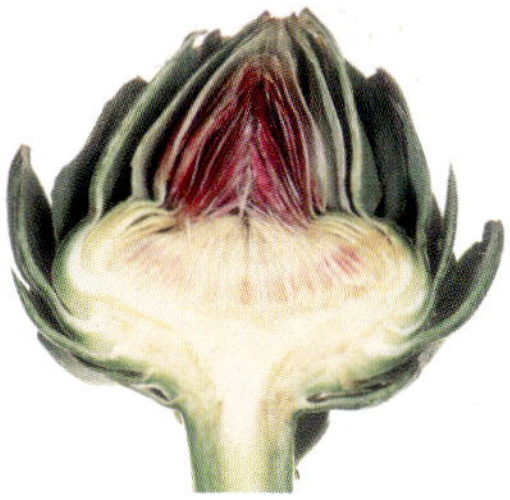
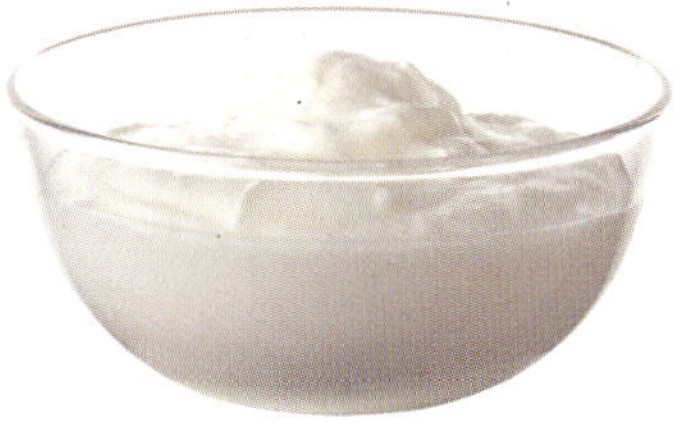

auf Entzugserscheinungen wie Kopfschmerzen, Übelkeit, Reizbarkeit und Zittern gefasst. Achten Sie auch darauf, dass frei verkäufliche Medikamente kein Koffein enthalten. Meiden Sie koffeinhaltige Erfrischungsgetränke.
**Stark säurehaltige Lebensmittel** Besonders ungesund sind nichtfermentierte Würzsaucen.
**Alkohol** Ein hoher Alkoholkonsum spielt bei Erkrankungen des Verdauungsapparates eine wichtige Rolle.

## Die »Sieben-Tage-Kur«

Diese Kur hilft dem Körper, sich von toxischen Stoffwechselprodukten zu befreien. Sie beginnt mit zwei Fastentagen, an denen Sie Obst- und Gemüsesäfte trinken. Zu essen gibt es nur Salat und Obst. An den folgenden fünf Tagen essen Sie vor allem Obst und Gemüse. Wenn Sie die beiden Fastentage überstanden haben, werden Sie keinen Hunger mehr verspüren, weil die tägliche Kalorienaufnahme 1500 Kilokalorien nicht unterschreitet. Während der »Sieben-Tage-Kur« verzichten Sie auf Kaffee und Alkohol. Ab dem dritten Tag ist schwach aufgebrühter Schwarztee mit Zitrone oder etwas Milch erlaubt. Die Kur folgt den Grundsätzen der »Harmonischen Ernährung« *(S. 344)*. Zu den Vorteilen dieser Ernährung gehört, dass der Heißhunger auf Süßigkeiten, die so viele Verdauungsprobleme verursachen, meist verschwindet. Vielleicht leiden Sie in den ersten Tagen an Blähungen oder Durchfall; doch am Ende der Woche konstatieren die meisten Menschen nicht nur eine deutliche Verbesserung ihrer Verdauungsprobleme und ihrer Haut, sondern fühlen sich auch insgesamt wohler. Übergewichtige stellen vermutlich fest, dass sie bis zu drei Kilo Gewicht verloren haben.

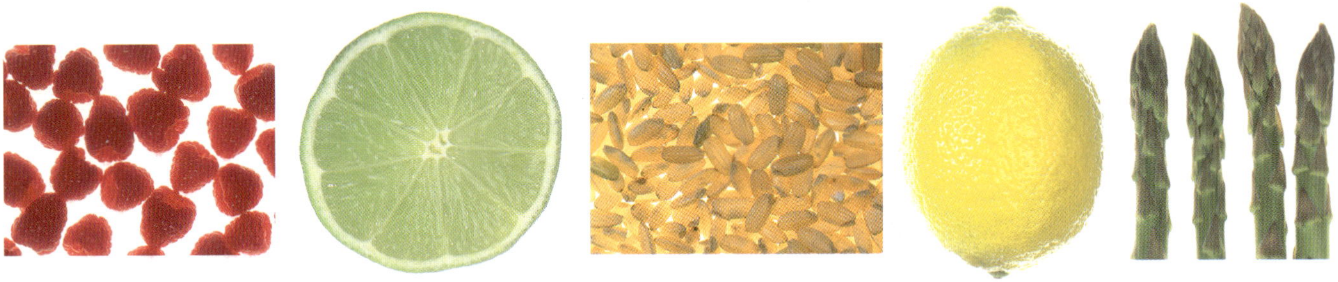

## SPEISEPLAN FÜR EINE WOCHE

### 1. Tag

**Frühstück** Saft einer halben Grapefruit, mit einem halben Glas heißem Wasser, etwas Apfelsaft und einem Teelöffel Honig gemischt. Trauben; ein Apfel.
**Vormittags** Ein Glas heißes Wasser mit Honig; Trauben.
**Leichte Mahlzeit** Ein großes Glas Gemüsesaft mit einem Spritzer Zitronensaft. Eine große Schale über Nacht in Wasser eingeweichter Trockenfrüchte.
**Nachmittags** Heißer Apfel- und Schwarze-Johannisbeeren-Saft mit etwas Honig.
**Hauptmahlzeit** Rohkostteller: Staudensellerie, fein gehobelter Kohl, Chicoree, Blattsalate der Saison, Fenchel, Brunnenkresse und anderes Salatgemüse; Einfaches Joghurt-Dressing *(S. 254)*. Ein Apfel.

### 2. Tag

Wie 1. Tag, bis auf die Hauptmahlzeit.
**Hauptmahlzeit** Sellerie-Radieschen-Salat mit Walnüssen *(S. 227)*, dazu eine Ofenkartoffel und eine kleine Dose Bohnen mit Tomatensauce (ohne Zucker).

### 3. Tag

**Frühstück** Am Vorabend ein paar Löffel Haferflocken mit einem Esslöffel Wasser in eine Müslischüssel geben. Die

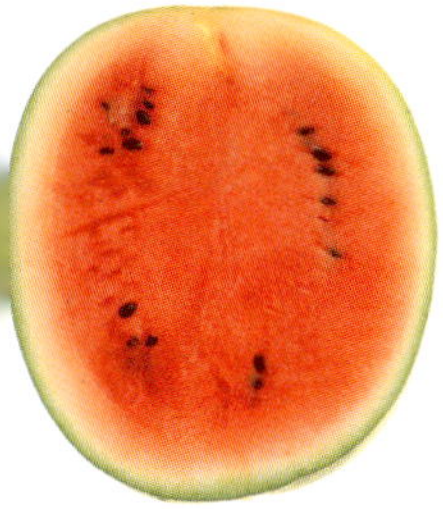 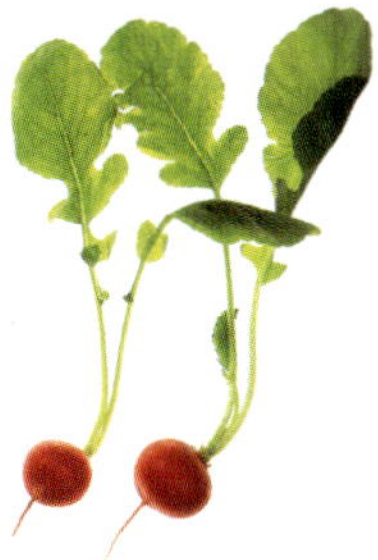 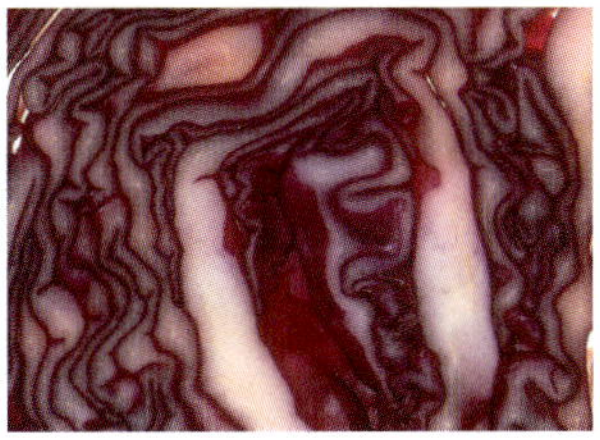 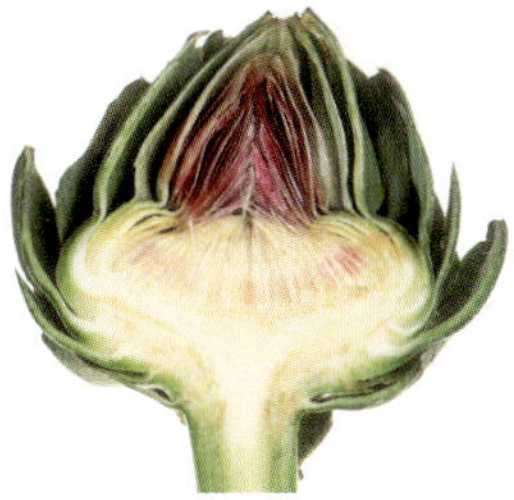 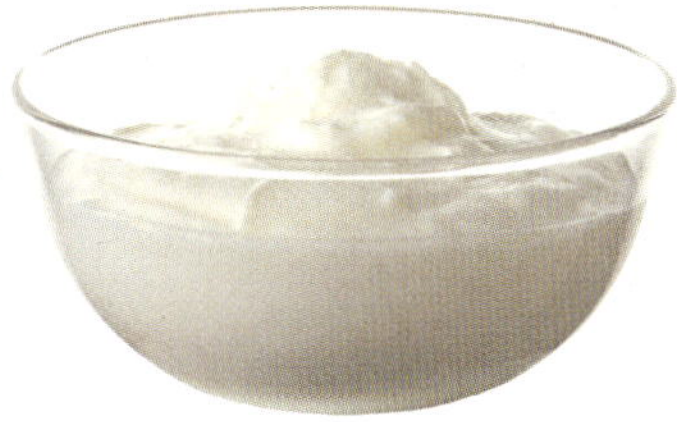

eingeweichten Flocken morgens mit einem Spritzer frischem Zitronensaft, einem Löffel Sahne oder Sojamilch und einer Banane oder einer Birne verfeinern.

**Vormittags** Ein großes Glas Gemüsesaft.

**Leichte Mahlzeit** Ein großer gemischter Salat aus fein gehobeltem Weißkohl und einer Auswahl folgender Zutaten: Löwenzahnblätter, geraspelte Rote Bete oder Möhren, Brunnenkresse, Paprikaschoten, Avocados und Frühlingszwiebeln; Dressing wie oben. Eine kleine Portion Thunfisch, Lachs oder Makrele im eigenen Saft oder in Olivenöl eingelegte Sardinen. Zum Nachtisch ein Stück Obst Ihrer Wahl.

**Nachmittags** Ein Glas Grapefruit-Apfel-Saft oder Gemüsesaft oder eine Tasse dünner Tee.

**Hauptmahlzeit** Kochen Sie einen großen Topf Gerstensuppe mit Gemüse *(S. 147)*, sodass noch eine Portion für den nächsten Tag übrig bleibt. Essen Sie einen großen Teller Suppe mit einem Stück knusprigen Vollkornbrot. Nachtisch: ein paar frische Datteln oder ein kleines Schälchen Trockenfrüchte oder eine reife Birne.

### 4. Tag

**Frühstück** Eine halbe Grapefruit, ein Apfel oder Weintrauben. Ein gekochtes oder pochiertes Ei oder ein mit ganz wenig Butter zubereitetes Rührei.

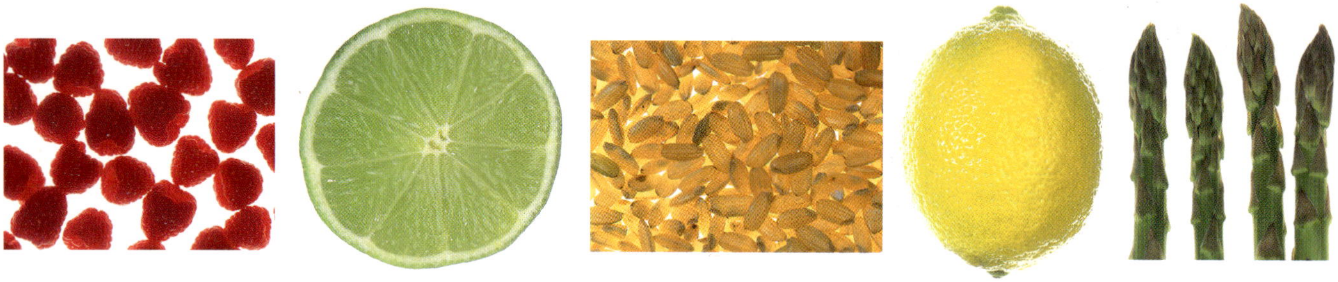

**Vormittags** Wenn Sie einen Entsafter besitzen: ein Glas frisch gepresster Möhren-Sellerie-Apfel-Saft; ansonsten ein Glas Tomatensaft mit einem Spritzer Zitronensaft und frischen Kräutern.
**Leichte Mahlzeit** Eine große Schüssel Gerstensuppe vom Vortag; Vollkornbrötchen oder -brot; Bunter Krautsalat *(S. 231)*.
**Nachmittags** Obst- oder Gemüsesaft oder dünner Tee.
**Hauptmahlzeit** Ihr Lieblingsfisch, gegrillt oder gedünstet, oder etwas gegrilltes oder gebackenes Huhn; grünes Gemüse, in Dampf gegart oder in sehr wenig Wasser gekocht und mit einem Klecks Butter und etwas Zitronensaft verfeinert. Nachtisch: etwas Obst oder ungezuckerter Joghurt.

**5. Tag**

**Frühstück** Wie 3. Tag.
**Vormittags** Ein Glas frisch gepresster Gemüsesaft.
**Leichte Mahlzeit** Hirse-Buchweizen-Topf *(S. 261)*; ein kleiner gemischter Rohkostsalat.
**Nachmittags** Obst- oder Gemüsesaft oder dünner Tee.
**Hauptmahlzeit** Ein großer Salat aus rohem Gemüse, mit geröstetem Sesam und Sonnenblumenkernen bestreut; Teufelshähnchen *(S. 182)*. Fettarmer Naturjoghurt mit etwas Honig.

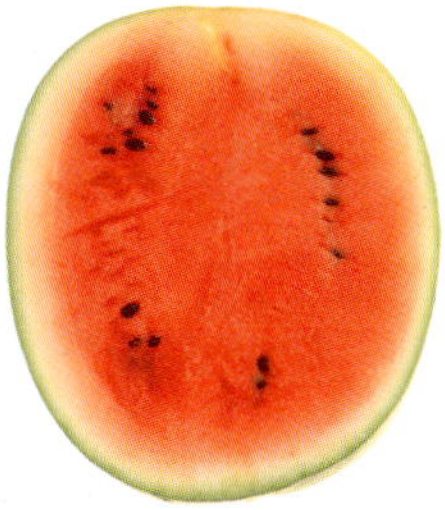 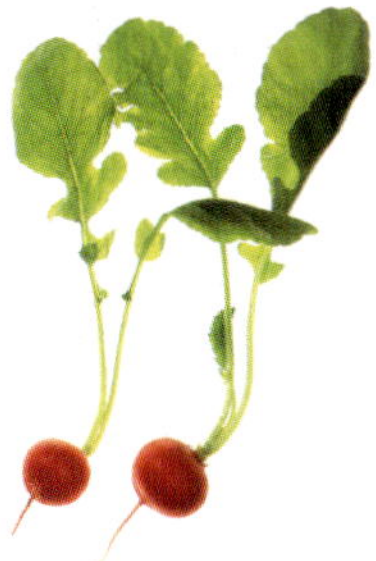 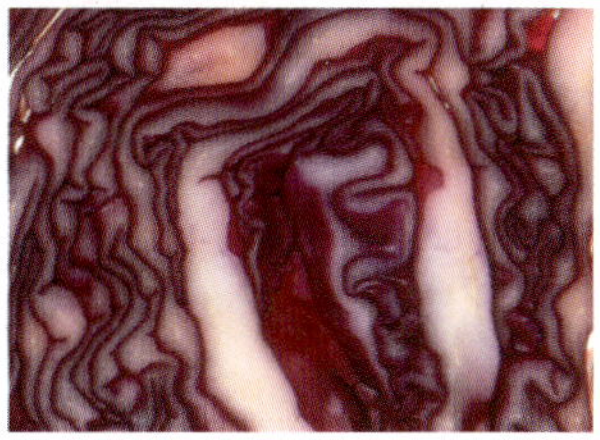 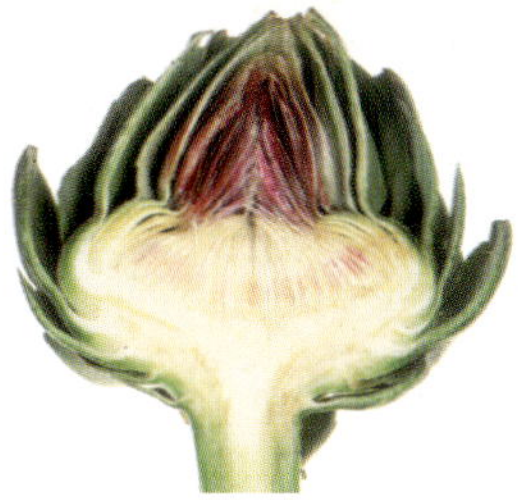 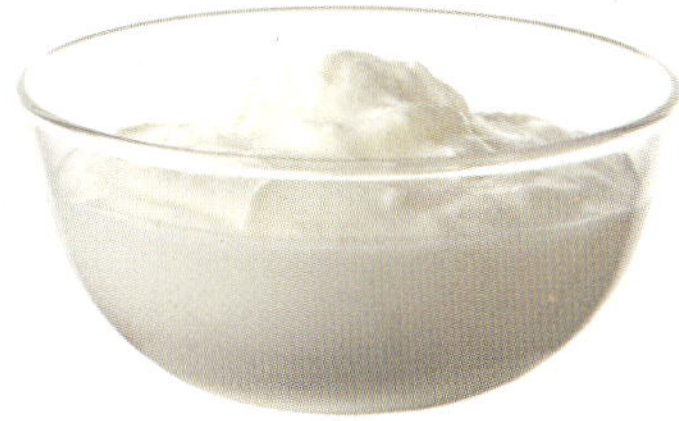

**6. Tag**

**Frühstück** Ein frischer Obstsalat; etwas Naturjoghurt. Ein Glas heißes Wasser mit etwas Honig.

**Vormittags** Ein Glas frisch gepresster Gemüsesaft.

**Leichte Mahlzeit** Tomaten-Kräuter-Omelett *(S. 156)*, zubereitet in einer beschichteten, mit sehr wenig Öl oder Butter ausgepinselten Pfanne; ein großer Rohkostsalat. Etwas frisches Obst.

**Nachmittags** Obstsaft oder eine Tasse dünner Tee.

**Hauptmahlzeit** Kochen Sie genügend Naturreis für zwei Mahlzeiten. Bereiten Sie aus der Hälfte des Reises und etwas Wurzelgemüse einen Eintopf. Danach gibt es einen kleinen Rohkostsalat und eine Banane oder Birne.

**7. Tag**

**Frühstück** Wie 4. Tag.

**Vormittags** Ein Glas frischer Gemüsesaft.

**Leichte Mahlzeit** Ein Salat aus dem restlichen Reis vom Vortag mit Rosinen, Nüssen, Pinienkernen, Mais, Erbsen, Paprika, Frühlingszwiebeln und etwas Dressing mit frischem Knoblauch. Nachtisch: eine Banane.

**Nachmittags** Obstsaft oder eine Tasse dünner Tee.

**Hauptmahlzeit** Eine in Scheiben geschnittene Avocado mit Kresse, geraspelter Möhre und Roter Bete, Stauden- oder Knollensellerie mit einem Klecks Hüttenkäse, Quark oder Ricotta. Danach Obst.

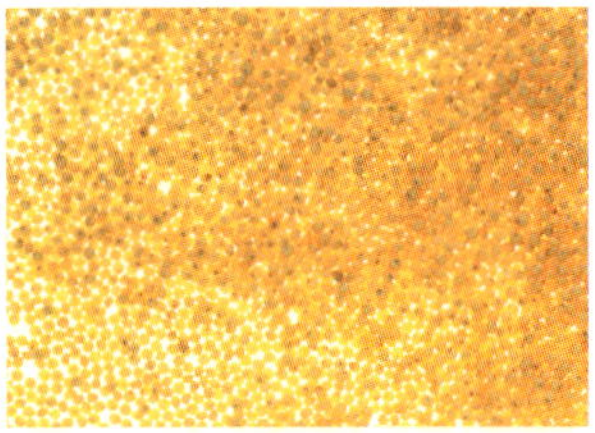
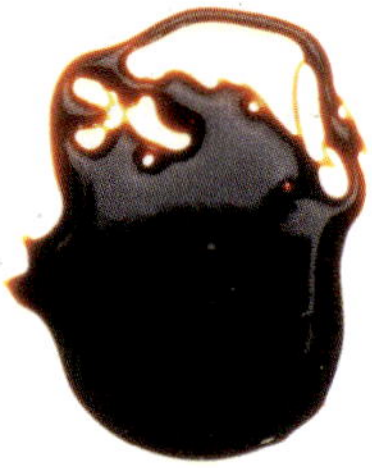
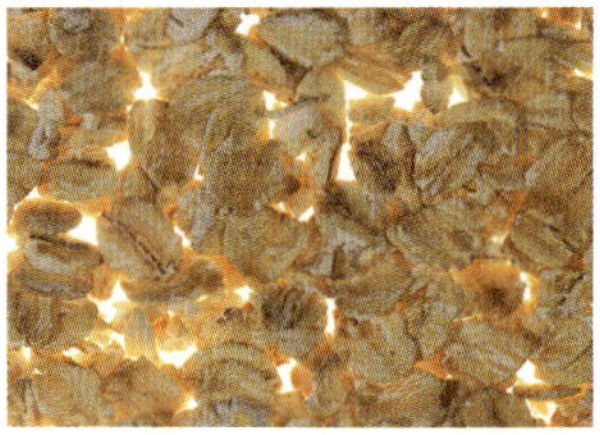
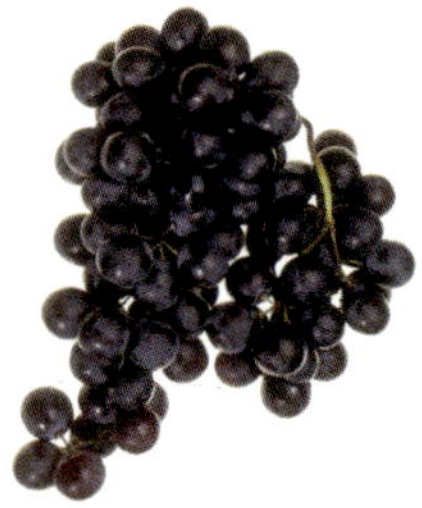
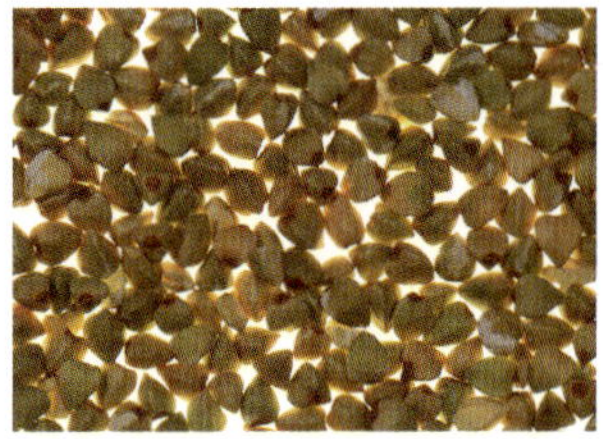

# Stress

Seit jeher weiß man, dass alles, was wir essen und trinken, sich auch auf unser geistiges und emotionales Befinden auswirken kann. Schon in der Frühzeit ließen viele Völker, um Euphorie oder Vergessen zu erzeugen, Nahrungsmittel gären und stellten alkoholische Getränke daraus her, andere kauten Kokablätter oder Betelnüsse oder verzehrten Mohnsamen.

In unserer heutigen Gesellschaft scheint das alte Wissen über diese Zusammenhänge in Vergessenheit geraten zu sein. Bei Symptomen, die möglicherweise nur aus einem Mangel an bestimmten Nährstoffen oder aus Nahrungsmittelunverträglichkeiten resultieren, verschreiben Ärzte immer häufiger Medikamente wie Ritalin oder Prozac. In den USA nimmt inzwischen jedes 35. Kind Ritalin; in Deutschland hat sich der Ritalin-Verbrauch seit 1994 mehr als verzehnfacht. Auch bei Tranquilizern und Antidepressiva steigt der Verbrauch – genug, um all jene, die wissen, wie positiv sich eine bloße Ernährungsumstellung auswirken kann, zur Verzweiflung zu treiben.

Bei einigen Kindern, die Lebertran mit einem hohen Gehalt an Omega-3-Fettsäuren erhielten, zeigten sich im Hinblick auf Konzentrationsfähigkeit und Temperament sehr schnell Verbesserungen. Auch bei Kindern mit ADHS (Aufmerksamkeitsdefizit-/Hyperaktivitätssyndrom, ein meist im Kindes- und Jugendalter auftretendes Störungsbild) trat zum Teil eine Besserung ein, als bestimmte Nahrungsmittelzusätze von ihrem Speiseplan gestrichen wurden.

**»Die in westlichen Ländern übliche Ernährung schneidet, was die Nährstoffversorgung betrifft, katastrophal schlecht ab.«**

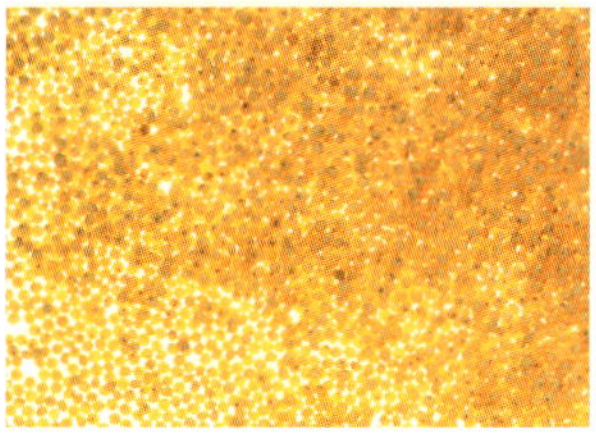 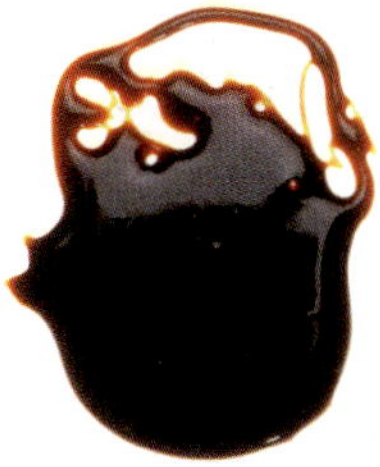 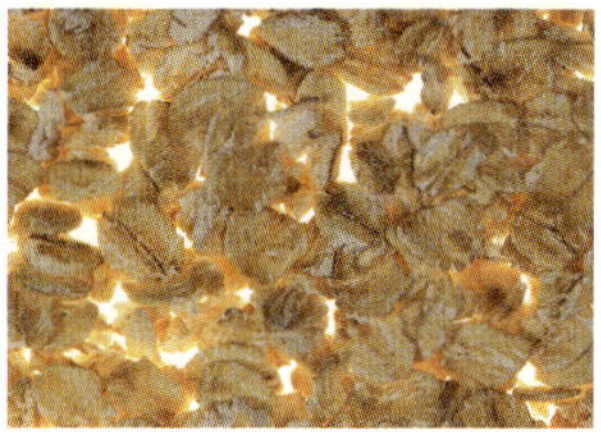 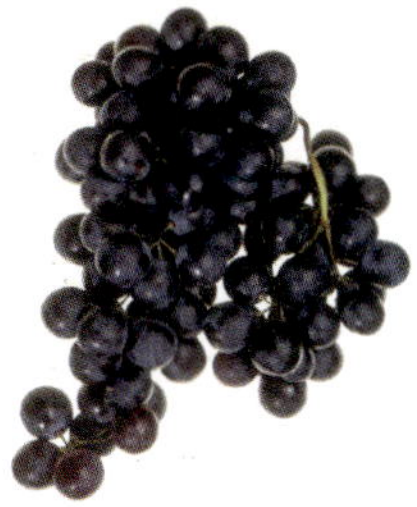 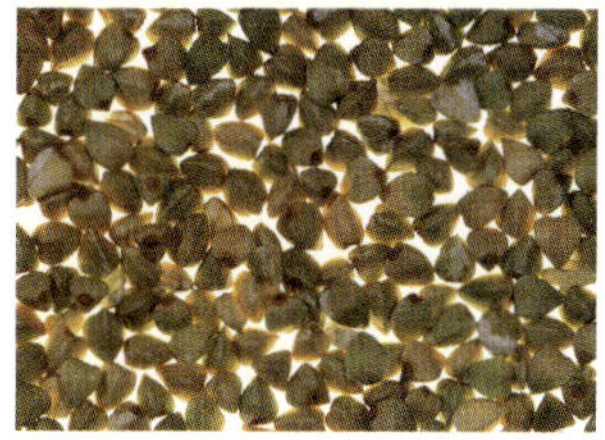

In einer am King's College Hospital in London durchgeführten Untersuchung erholten sich Patienten, die an Depressionen und Schizophrenie litten und niedrige Folsäurespiegel hatten, bei täglicher Einnahme von Folsäurepräparaten deutlich schneller als die Patienten einer unbehandelten Kontrollgruppe. Zinkpräparate haben schon manchen Magersüchtigen geholfen, deren Krankheit häufig mit einem Zinkmangel beginnt.

In fast jeder Studie über essenzielle Nährstoffe erweisen sich geistig-seelische Störungen oder Fehlfunktionen als die hervorstechendsten Symptome eines Mangels – insbesondere bei Eisen, Magnesium und den Vitaminen des B-Komplexes. Viele Untersuchungen weisen darauf hin, dass die in westlichen Ländern übliche Ernährung, was die Versorgung mit essenziellen Nährstoffen betrifft, katastrophal schlecht abschneidet. Tatsächlich nehmen manche Menschen mit der Nahrung nur ein Zehntel bis die Hälfte der notwendigen Nährstoffe auf.

Die westliche Welt hat zwar endlich begriffen, wie wichtig eine gute Ernährung für die körperliche Gesundheit ist, doch die Erkenntnis, dass sie für unser geistig-seelisches Wohlbefinden ebenso entscheidend ist, konnte sich bis heute nicht durchsetzen. Dabei können selbst Stress und depressive Verstimmungen ernährungsbedingt sein. Auch wenn Sie glauben, dass Ihre Probleme rein psychischer Natur sind, müssen Sie sich nicht für den Rest Ihres Lebens mit Beruhigungsmitteln, Antidepressiva oder Schlafmitteln abfinden. Ein Gutteil der Lösung liegt in Ihren Händen, wenn Sie die Lebensmittel, die Sie essen, selbst auswählen, einkaufen und zubereiten.

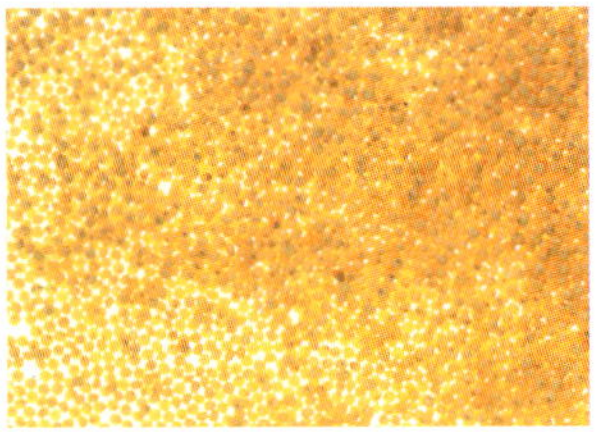
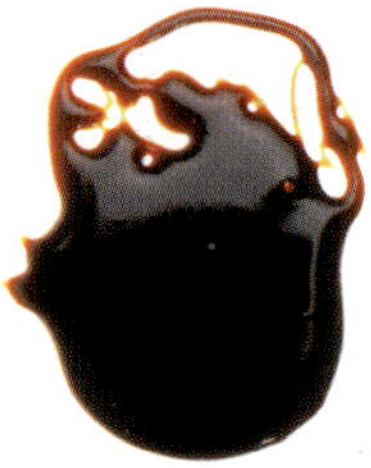
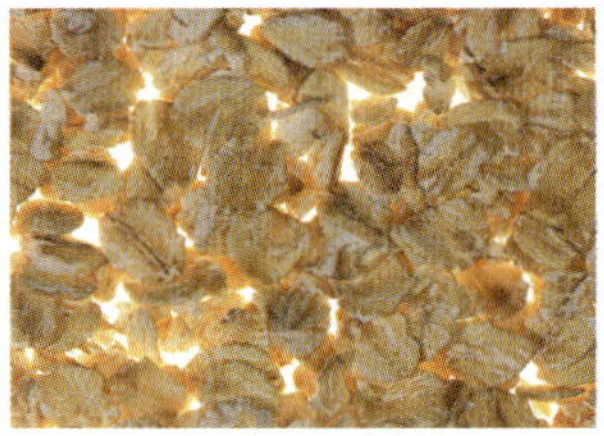
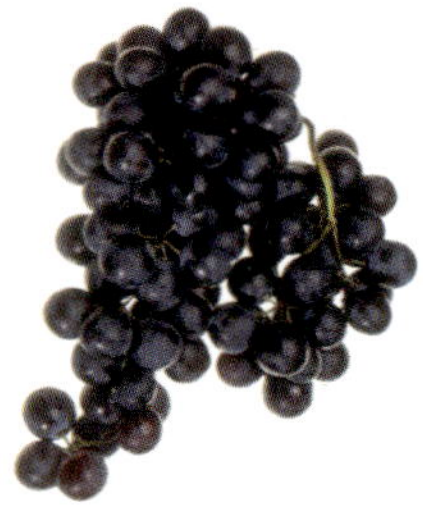
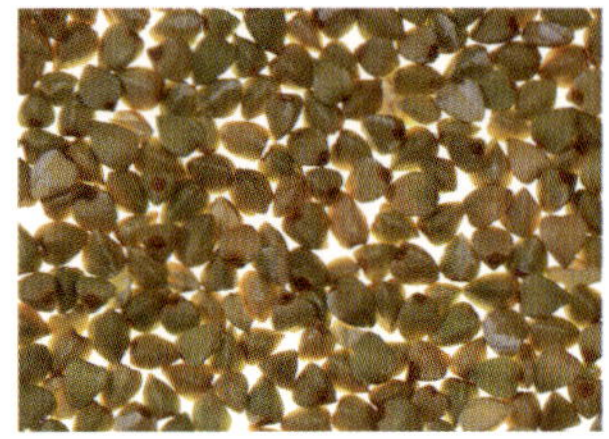

## DIE VIER-STERNE-NAHRUNGSMITTEL

★ Weintrauben ★ Buchweizen ★ Hirse ★ Hafer
★ Weizen ★ Bierhefe ★ Melasse

## Empfehlenswerte Nahrungsmittel

**Obst** Aprikosen, Bananen, Datteln, Orangen, Äpfel, Birnen, Pflaumen, Weintrauben, Pfirsiche, Schwarze Johannisbeeren, Zitronen, Feigen, Erdbeeren, Himbeeren, Rosinen, Mangos

**Gemüse, Salat** Spargel, Avocados, Auberginen, Rote Bete, Kohl, Möhren, Staudensellerie, Chicoree, Brunnenkresse, grüne Bohnen, Blattsalat, weiße Rüben, Zwiebeln, Lauch, Pilze

**Getreide** Hafer, Gerste, Roggen, Weizen, Naturreis,

**Samen, Nüsse** Mandeln, Pecannüsse, Walnüsse, Haselnüsse, Sonnenblumen- und Kürbiskerne, Sprossen aus Samen

**Hülsenfrüchte** Alle Bohnen, vor allem Sojabohnen, Erbsen, Sprossen aus Bohnen

**Kräuter, Gewürze** Knoblauch, Petersilie, Zitronenmelisse, Zitronenverbene, Basilikum, Rosmarin, Kamille, frischer Ingwer, Majoran, Thymian, Muskatnuss, Wacholderbeeren, Süßholz

**Anderes** Herzmuscheln, Strandschnecken, Garnelen, Austern, Sardinen, Leber, Nieren, mageres Rindfleisch, Eigelb, Bierhefe, Bitterschokolade

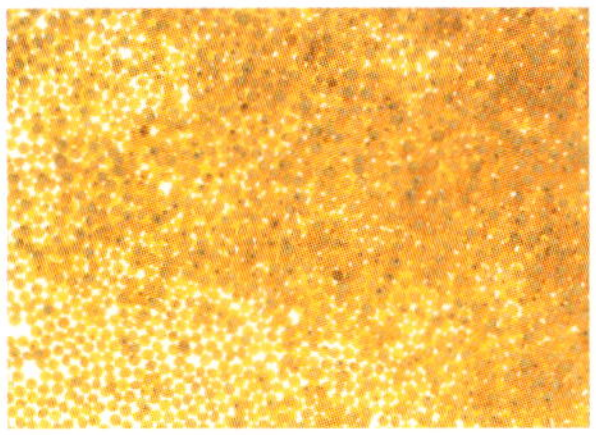
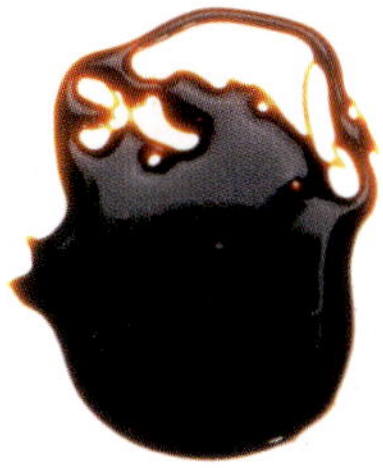
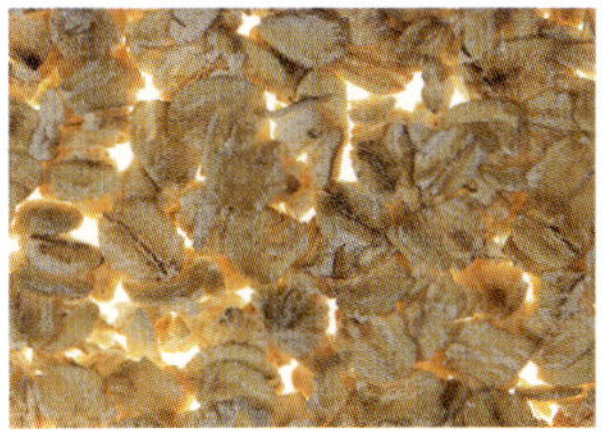
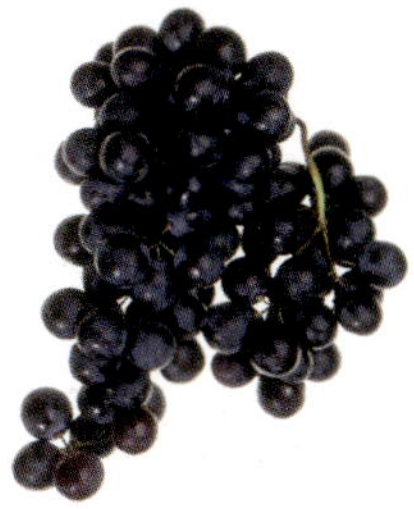
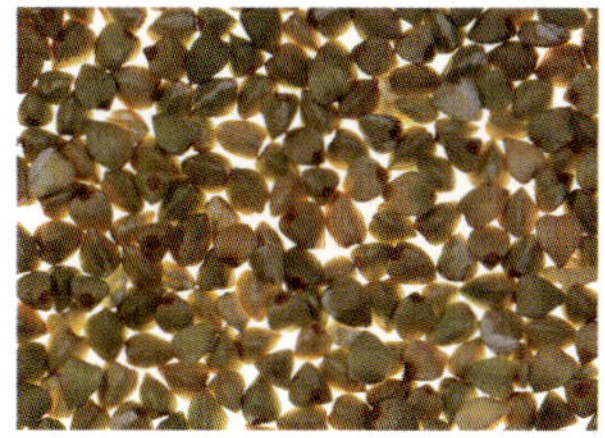

### Ungesunde und gefährliche Nahrungsmittel und Substanzen

**Einfache Kohlenhydrate und aus ihnen hergestellte Produkte** Meiden Sie Weißmehl, weißen Zucker, geschälten Reis, Süßigkeiten und Backwaren. Wenn Sie sich oft zu einer bestimmten Tageszeit niedergeschlagen fühlen, sollten Sie auf die Ernährung achten: Blutzuckerschwankungen können zu Stimmungsschwankungen führen. Selbst natürliche Obstsäfte, wenn sie unverdünnt und in großen Mengen getrunken werden, können den Blutzuckerspiegel destabilisieren.

**Zusatzstoffe** Viele Menschen reagieren empfindlich auf Nahrungsmittelzusätze wie Farbstoffe, Konservierungsmittel und künstliche Aromen. Führen Sie ein Ernährungstagebuch, um herauszufinden, welche Stoffe für die Probleme verantwortlich sind. Vor allem Fertigmahlzeiten können erstaunliche Mengen an Zusatzstoffen enthalten.

**Alkohol** wirkt dämpfend auf die Psyche und zerstört für das Gehirn wichtige Nährstoffe: Er zehrt nicht nur an den B-Vitamin-Reserven, sondern leert auch die Magnesium-, Zink- und Kalziumspeicher des Körpers, die für eine normale Gehirnfunktion wichtig sind.

**Tee, Kaffee** Koffeinhaltige Getränke können zu Angstzuständen, Depressionen und Schlaflosigkeit führen. Zudem hemmen sie die Zink- und Eisenaufnahme.

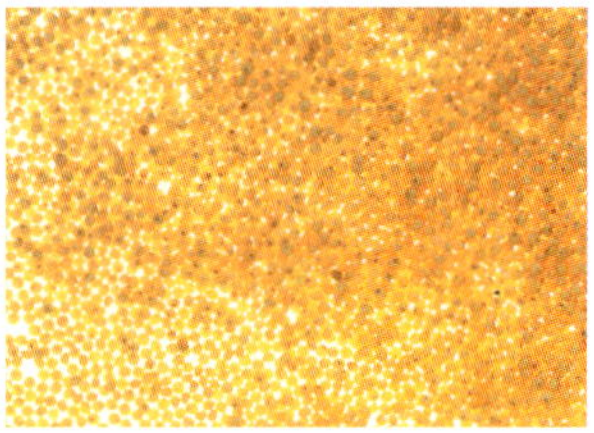
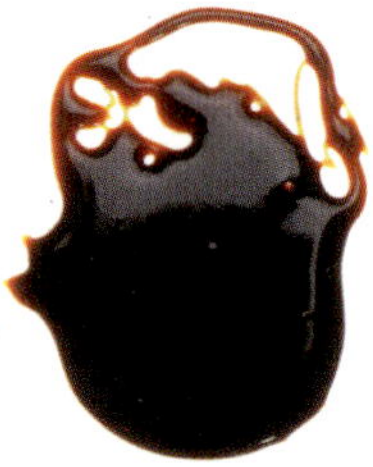
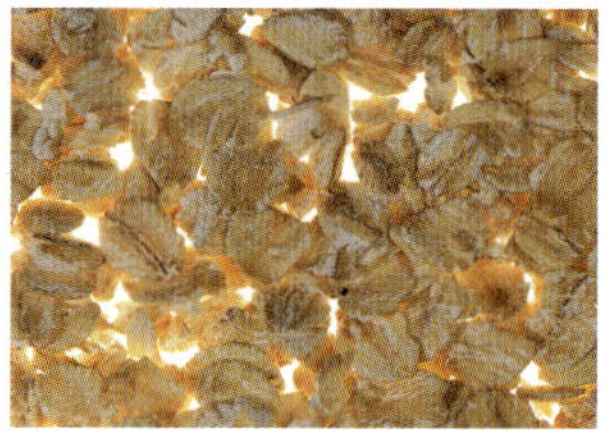
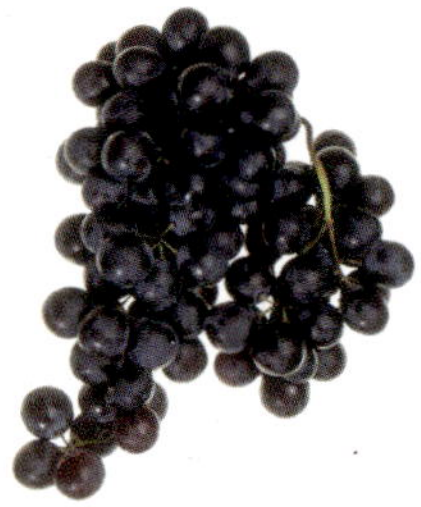
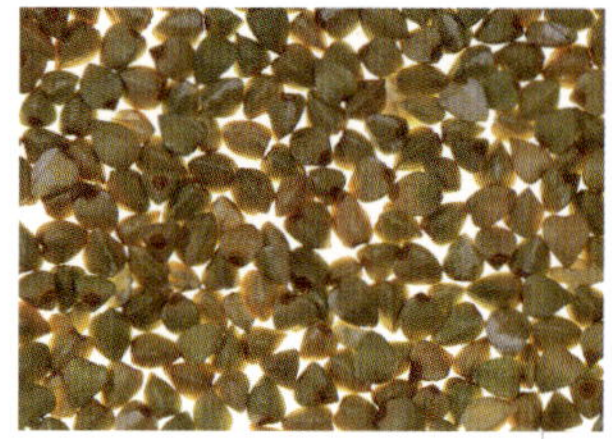

## Der Ernährungsplan

Bei vielen psychischen Problemen kommen Nahrungsmittelunverträglichkeiten und Reaktionen auf chemische Zusatzstoffe als Ursachen in Betracht. Folgende Nahrungsmittel versorgen Sie mit jenen Nährstoffen, die erwiesenermaßen wesentlich für die geistig-seelische Gesundheit sind, da sie sowohl intellektuelle als auch emotionale Funktionen beeinflussen.

## SPEISEPLAN FÜR EINE WOCHE

### Montag

**Frühstück** Haferbrei.

**Leichte Mahlzeit oder Snack** Sprossensalat *(S. 230)*; Vollkornbrötchen mit Tahin (Sesampaste).

**Hauptmahlzeit** Gegrillte Auberginen; Rosmarinhähnchen *(S. 188)*; Möhren; Stangenbohnen. Pflaumenkompott.

### Dienstag

**Frühstück** Grapefruit; pochierte Eier auf Vollkorntoast.

**Leichte Mahlzeit oder Snack** Kaltes Huhn mit Knoblauchmayonnaise *(S. 256)*, Tomaten- und Gurkenscheiben.

**Hauptmahlzeit** Weißer Wintersalat *(S. 227)*; Heringe Müllerin *(S. 169)*. Joghurt mit Apfel und Pfirsich.

### Mittwoch

**Frühstück** Orangensaft; Joghurtcreme mit Knusperflocken *(S. 240)*.

**Leichte Mahlzeit oder Snack** Falafel *(S. 212)*; Brunnenkressesalat *(S. 223)*.

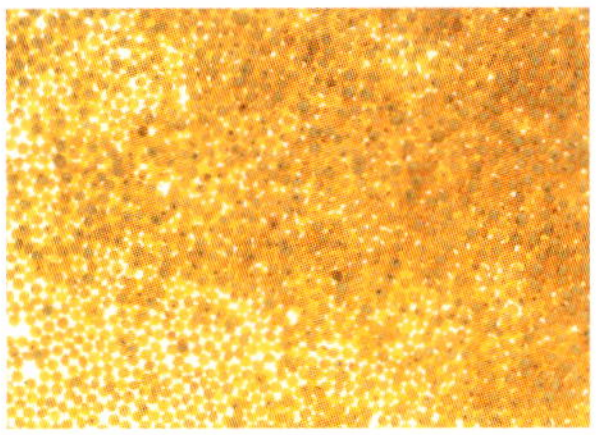
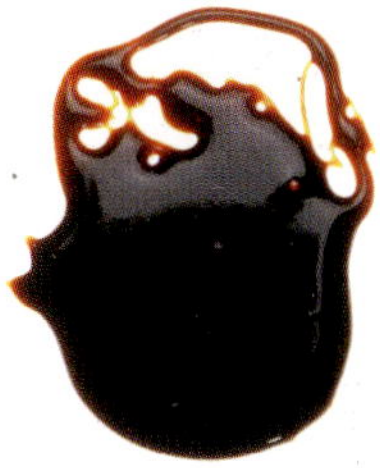
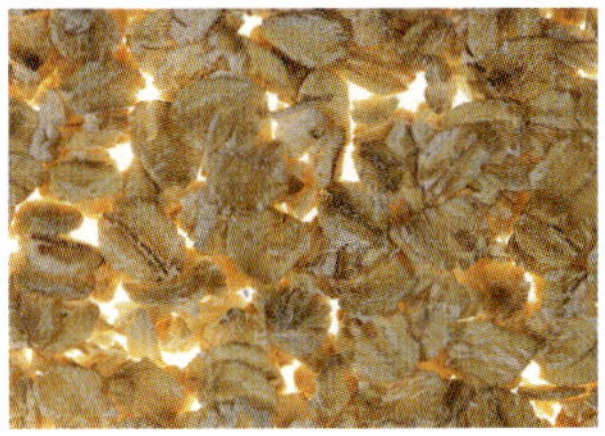
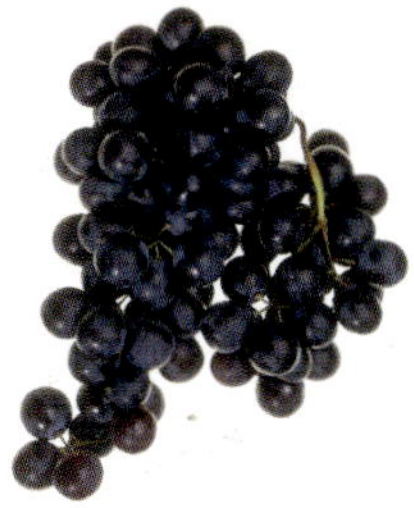
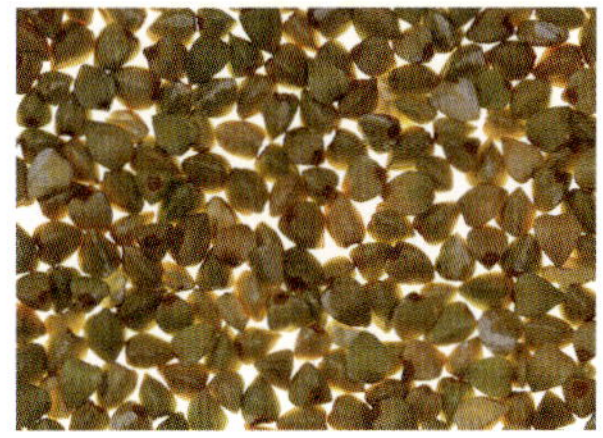

**Hauptmahlzeit** Möhren-Lauch-Suppe mit Ingwer *(S. 147)*; Gegrillte Gambas *(S. 167)* auf Pak-Choi-Blättern.

**Donnerstag**

**Frühstück** Joghurt mit Trockenfrüchten.
**Leichte Mahlzeit oder Snack** Sandwich mit Kresse-Möhren-Aufstrich *(S. 217)*.
**Hauptmahlzeit** Avocado-Brunnenkresse-Salat *(S. 224)*; Bulgur mit Auberginen *(S. 194)*. Frischer Obstsalat.

**Freitag**

**Frühstück** Orangensaft; gekochtes Ei; Vollkorntoast.
**Leichte Mahlzeit oder Snack** Kalter Bulgur mit Salat.
**Hauptmahlzeit** Gerstensuppe mit Gemüse *(S. 147)*; Sardinen mit Senfsauce *(S. 168)*; Tomaten-Zwiebel-Salat. Frischkäse und Pflaumenmus.

**Samstag**

**Frühstück** Grapefruit; Buchweizenpfannkuchen *(S. 238)*.
**Leichte Mahlzeit oder Snack** Nizza-Salat *(S. 214)*.
**Hauptmahlzeit** Fenchel *(S. 207)*; Rindereintopf *(S. 178)*; Ofenkartoffel; Brunnenkressesalat. Ziegenkäse.

**Sonntag**

**Frühstück** Orangensaft; Rührei mit Tomaten und Pilzen.
**Leichte Mahlzeit oder Snack** Gemüserisotto.
**Hauptmahlzeit** Grüner Salat; Lammpfanne mit Ingwer *(S. 180)*, Brokkoli; Fruchtcreme mit Mandeln *(S. 235)*.

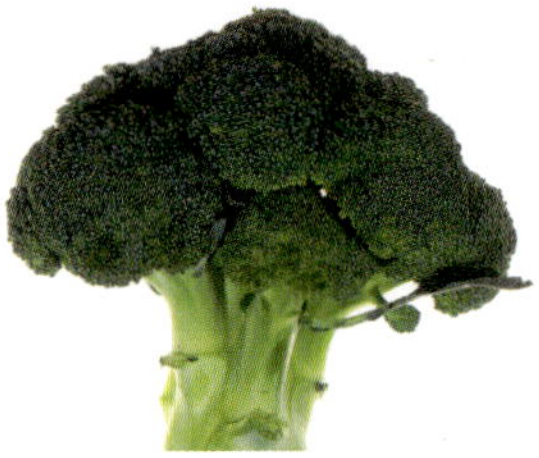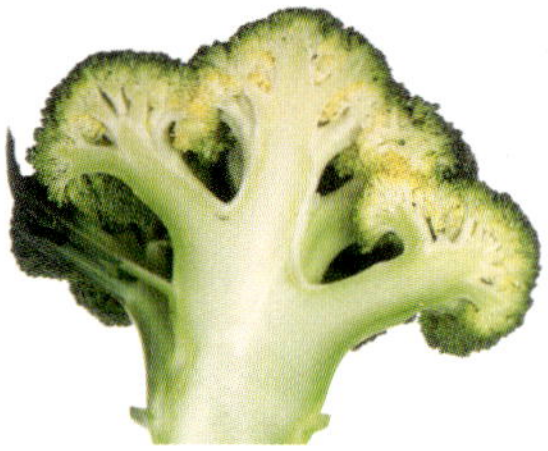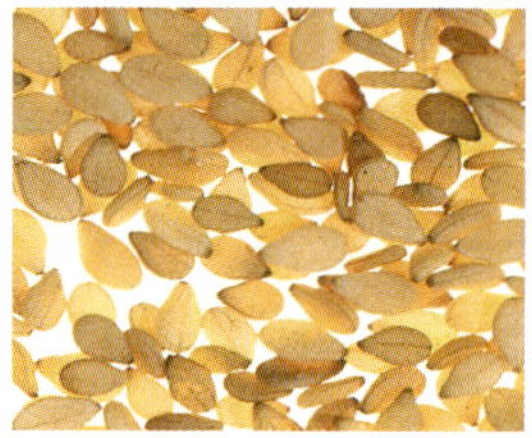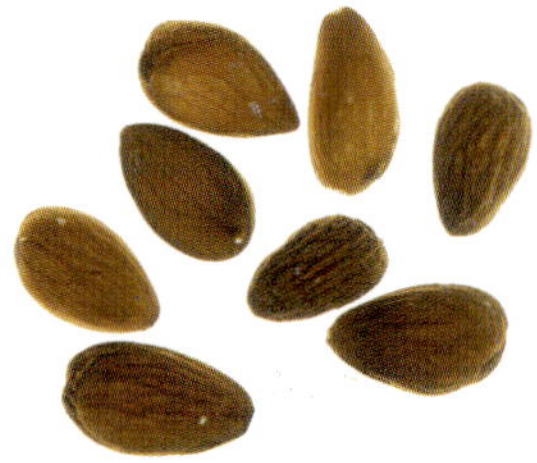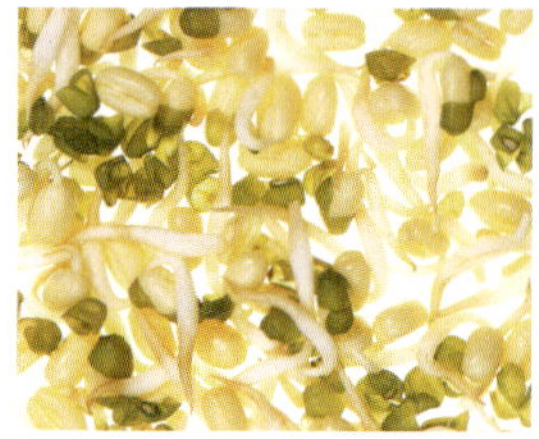

# Erschöpfung

»Chronische Erschöpfung« lautet eine in vielen westlichen Ländern immer häufiger gestellte Diagnose. Schätzungsweise 20 bis 30 Prozent der Bevölkerung fühlen sich das ganze Jahr über müde und antriebslos. Wenn die Erschöpfung zuschlägt, haben viele Menschen das Gefühl, dass ihnen nichts anderes übrig bleibt, als noch eine Tasse Kaffee zu trinken und sich irgendwie durch den Tag zu kämpfen. Doch wenn eine ärztliche Untersuchung ergeben hat, dass Ihrer dauernden Müdigkeit keine ernsthafte Erkrankung zugrunde liegt, sollten Sie versuchen, selbst etwas für Ihre Heilung zu tun.

Müdigkeit und Erschöpfung können psychische und physische Ursachen haben; oft ist beides der Fall. Zu den verbreiteten psychischen Ursachen gehören Stress, Angststörungen, Depressionen, Unzufriedenheit, Beziehungsprobleme, Wut, Frustration oder Langeweile. Zu den physischen Ursachen zählen etwa Schilddrüsenprobleme, Hormonstörungen oder Herzerkrankungen. Auch Virusinfektionen und ihre oft langwierigen Nachwirkungen (das sogenannte Postvirale Müdigkeitssyndrom ist inzwischen als körperliche Erkrankung anerkannt), Operationen und alle ernsteren Krankheiten führen fast unvermeidlich zu Müdigkeit und Erschöpfung, ebenso chronische Schmerzen, die sich z. B. bei Rückenleiden, rheumatischen Erkrankungen, Spannungskopfschmerzen und

## »Ernährung und Lebensweise können ebenso als Ursache wie bei der Heilung von Erschöpfung eine bedeutende Rolle spielen.«

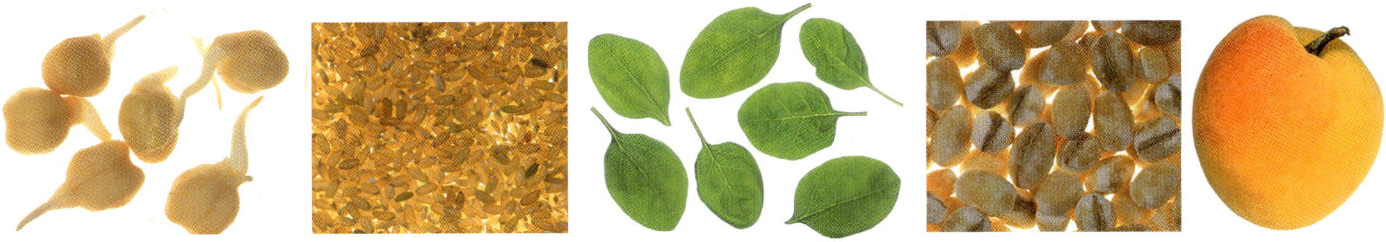

Migräne entwickeln können. Doch auch Ernährung und Lebensweise spielen eine große Rolle. So führt eine an hochglykämischen Nahrungsmitteln wie Weißbrot, Süßigkeiten, Snacks und weißem Reis reiche Kost zu starken Schwankungen des Blutzuckerspiegels und des Energiehaushalts. Diese Schwankungen münden häufig in einer Dysglykämie (einen dauerhaft aus der Balance geratenen Blutzuckerspiegel), die wiederum eine Vorstufe von Diabetes ist. Komplexe Kohlenhydrate wie Haferflocken, Vollkornbrot und Naturreis sorgen für einen ausgeglichenen Blutzuckerspiegel und damit auch für einen konstanten Energiepegel.

Allergien, Nahrungsmittel- oder Chemikalienunverträglichkeiten sind weitere zunehmend verbreitete Ursachen chronischer Erschöpfung. Schließlich kann dauernde Müdigkeit auch ein Symptom einer Mangelversorgung sein. So führt z. B. ein Mangel an B-Vitaminen (vor allem Folsäure) und Eisen zu Müdigkeit. Erschwerend kommt hinzu, dass der Körper das in der Nahrung enthaltene Eisen nicht gut verwerten kann, wenn man gleichzeitig zu wenig Vitamin C aufnimmt oder sich nicht genügend bewegt. Es ist leicht zu erkennen, dass daraus ein Teufelskreis werden kann, der häufig mit einer Anämie endet, wie sie vor allem unter gedankenlosen Vegetariern verbreitet ist, die die weggefallene Eisenquelle Fleisch nicht durch andere Eisenquellen ersetzen.

Unser Ernährungsplan zeigt, wie Sie diese Abwärtsspirale umkehren können. Halten Sie sich an die Empfehlungen, um mit Hilfe vitalstoffreicher Nahrungsmittel neue Energie zu tanken und Ihre körperlichen Ressourcen aufzufüllen.

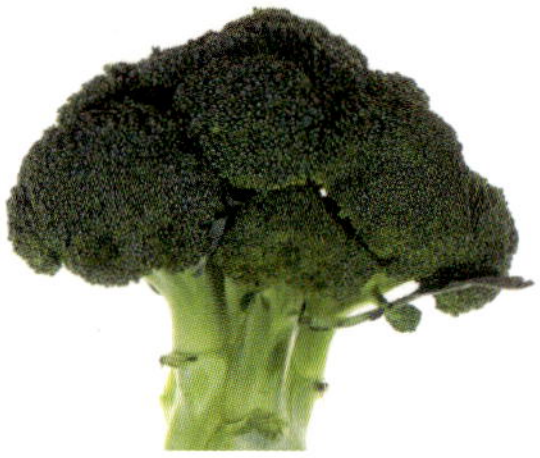
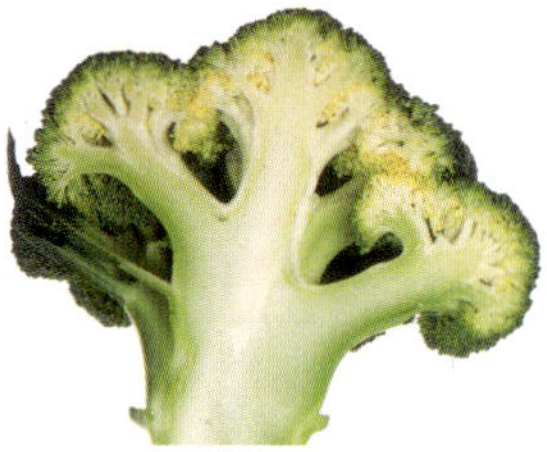
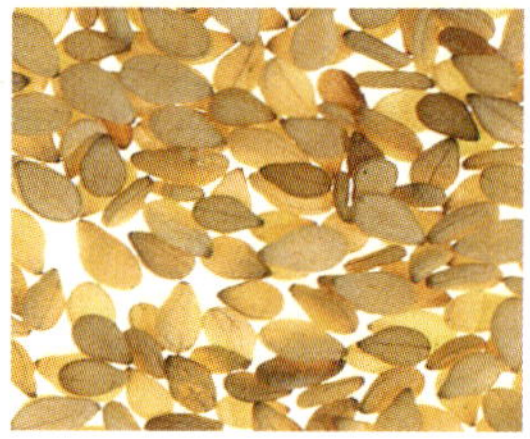
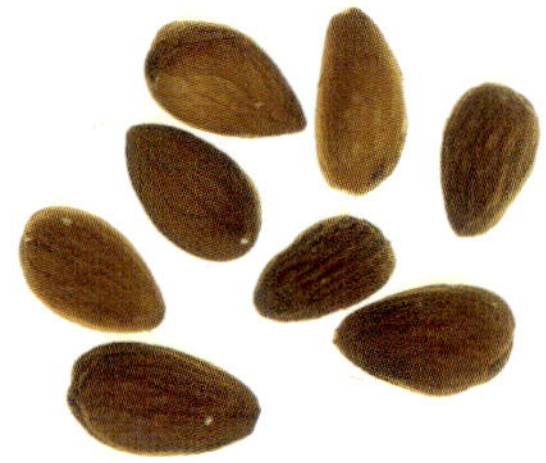
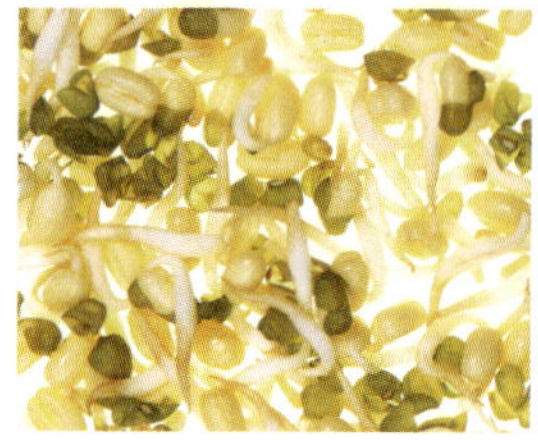

## DIE VIER-STERNE-NAHRUNGSMITTEL

Aprikosen ★ Spinat ★ Brokkoli ★ Naturreis ★ Weizen ★ Hafer ★ Mandeln ★ Sesam ★ Sprossen

## Empfehlenswerte Nahrungsmittel

**Obst** Äpfel, Bananen, Datteln, Feigen, Weintrauben, Zitronen, Orangen, Birnen, Pflaumen, Himbeeren, Rhabarber, Erdbeeren

**Gemüse, Salat** Spargel, Topinambur, Rote Bete, Brokkoli, Kohl, Möhren, Staudensellerie, Chicoree, Endivien, Löwenzahn, Brennnesseln, Zwiebeln, Schwarzwurzeln, Algen, Tomaten

**Getreide** Gerste, Buchweizen, Mais, Hirse, Hafer, Weizen und Weizenkeime

**Samen, Nüsse** Die meisten Nüsse und Samen, besonders Walnüsse und Sonnenblumenkerne, Sprossen aus Samen

**Hülsenfrüchte** Linsen, Sojabohnen

**Kräuter, Gewürze** Petersilie, Thymian, Rosmarin, Minze, Salbei, Majoran, Meerrettich, Zimt

**Anderes** Bierhefe

## Ungesunde und gefährliche Nahrungsmittel und Substanzen

**Hochglykämische Nahrungsmittel** Weißer Zucker, Weißmehl und daraus hergestellte Fertigprodukte lassen den Blutzuckerspiegel stark schwanken.

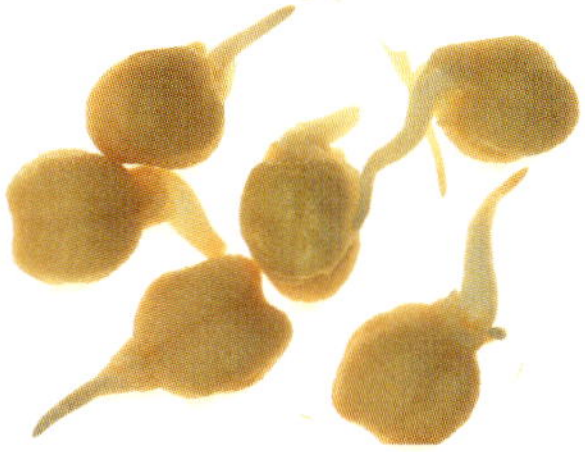
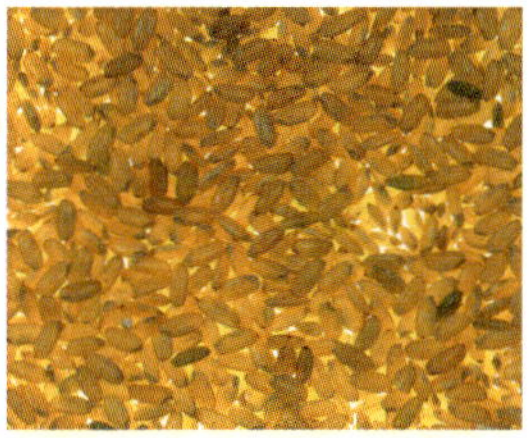
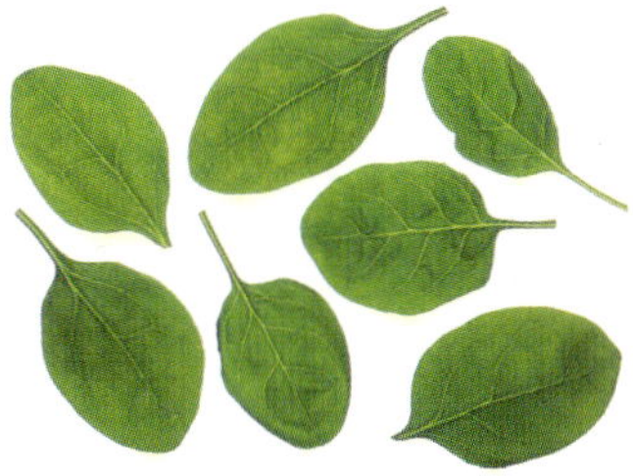
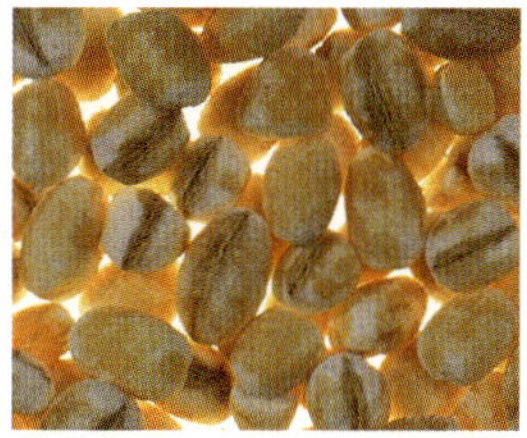
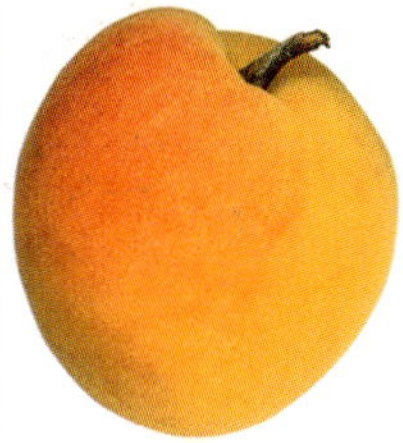

**Fett** Im Übermaß verzehrte Fette greifen die Reserven des Körpers an. Versteckte Fette befinden sich in stark verarbeiteten Nahrungsmitteln und Fast Food.

**Alkohol** Eine der gefährlichsten Folgen des Alkoholkonsums ist die Zerstörung von Nährstoffen, insbesondere von B-Vitaminen, die für Durchhaltevermögen und für das Nervensystem im Allgemeinen wichtig sind.

**Koffein** Das in Tee, Kaffee, Cola und Schokolade enthaltene Koffein hemmt die Eisenresorption. Trinken Sie koffeinhaltige Getränke nicht zu eisenhaltigen Mahlzeiten.

**Rotes Fleisch** Obwohl Rind-, Schweine- und Lammfleisch wertvolles Eisen enthalten, sollten Sie andere Eisenquellen bevorzugen.

**Sportgetränke** enthalten viel Glukose. Sie mögen anregend wirken, liefern aber keine wertvollen Nährstoffe.

## Der Ernährungsplan

**Regel 1** Essen Sie regelmäßig und richtig. Wenig und öfter zu essen, ist besser, als zu hungern und viel auf einmal zu sich zu nehmen.

**Regel 2** Bevorzugen Sie hochwertige Lebensmittel. Die in diesem Kapitel empfohlenen Nahrungsmittel sind leicht verdaulich und versorgen Sie optimal mit Nährstoffen.

**Regel 3** Tappen Sie nicht in die Zuckerfalle: Nur mit vitalstoffreichen Nahrungsmitteln geht es Ihnen dauerhaft besser.

**Regel 4** Essen Sie möglichst viel Rohkost.

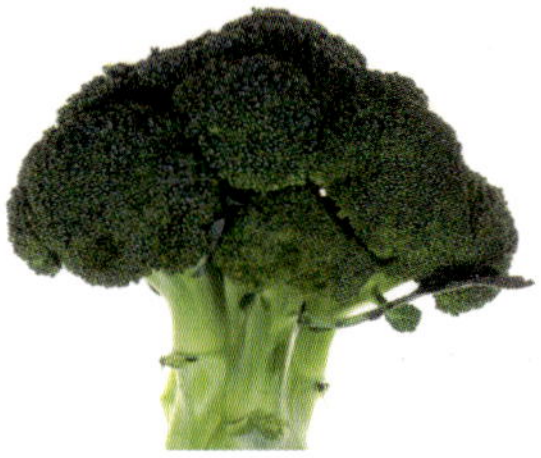
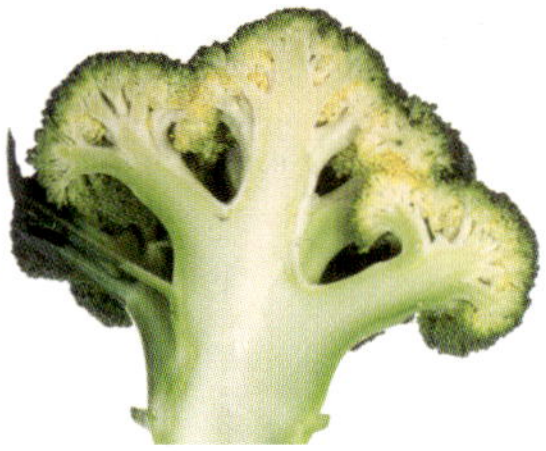
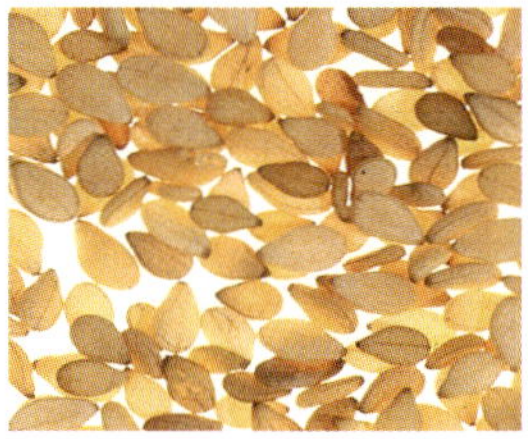
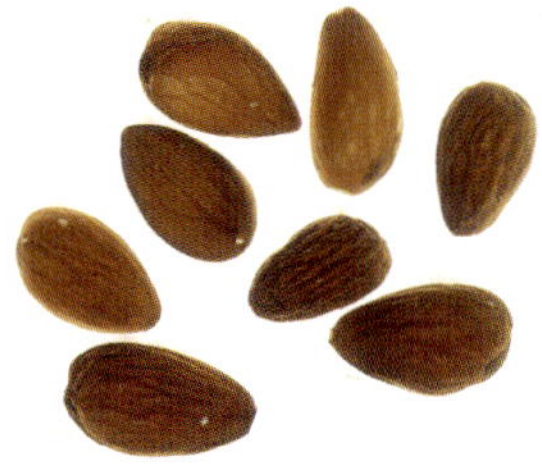
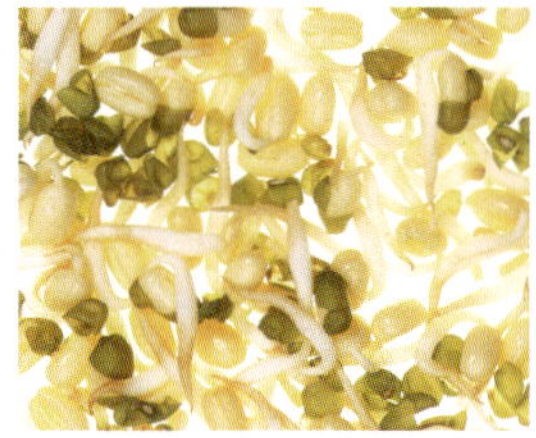

## SPEISEPLAN FÜR EINE WOCHE

### Montag

**Frühstück** Haferbrei mit etwas Honig und Sahne oder Milch; Vollkorntoast; eine Banane.

**Leichte Mahlzeit oder Snack** Rührei *(S. 158)*; Salat.

**Hauptmahlzeit** Klassische Crudités *(S. 150)*; Hirse-Buchweizen-Topf *(S. 261)*. Frische Feigen mit Sahne.

### Dienstag

**Frühstück** Kompott aus frischem Obst mit Naturjoghurt; ein gekochtes Ei; Vollkorntoast.

**Leichte Mahlzeit oder Snack** Hummus *(S. 153)* mit Vollkornpittabrot; Sprossensalat *(S. 230)*.

**Hauptmahlzeit** Topinambursuppe *(S. 140)*; Kartoffelpfannkuchen *(S. 201)*, Sa lat. Cassis-Birnen *(S. 236)*.

### Mittwoch

**Frühstück** Eingeweichte Trockenaprikosen mit Joghurt; Vollkorntoast mit Tomatenscheiben.

**Leichte Mahlzeit oder Snack** Sandwich mit Hühnerleber-Alfalfa-Aufstrich *(S. 217)*; Joghurt mit frischem Obst.

**Hauptmahlzeit** Frischer Spargel; Bulgur mit Auberginen *(S. 194)*; Erbsen und Brokkoli. Eine Orange.

### Donnerstag

**Frühstück** Müsli mit Joghurt, Aprikosen und Sultaninen, bestreut mit Samen und Weizenkeimen.

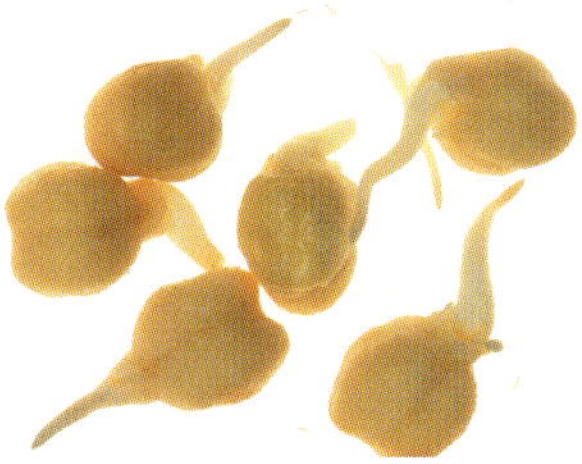
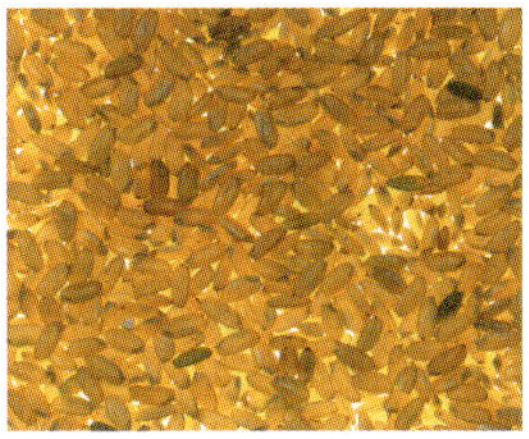
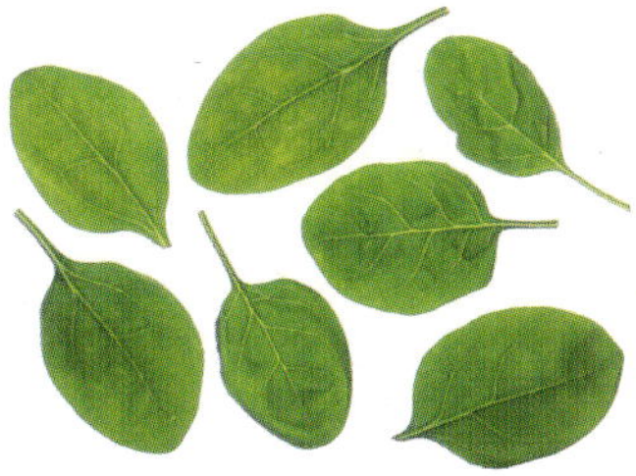
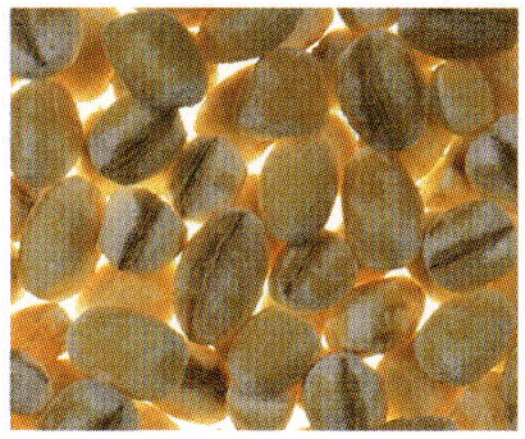
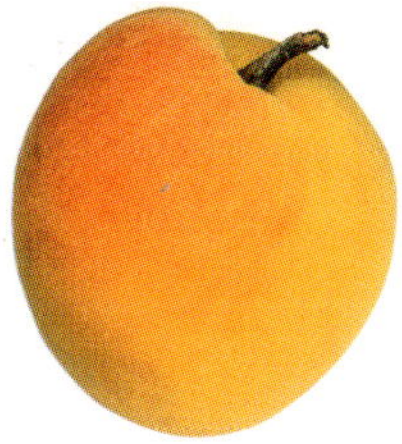

**Leichte Mahlzeit oder Snack** Eine kleine Dose Bohnen mit Tomatensauce (ohne Zucker); Vollkorntoast; Sprossensalat *(S. 230)*.
**Hauptmahlzeit** Tomatensalat *(S. 226)*; Knoblauchperlhuhn *(S. 188)*. Fruchtcreme mit Mandeln *(S. 235)*.

**Freitag**

**Frühstück** Rührei mit Räucherlachs auf Vollkorntoast.
**Leichte Mahlzeit oder Snack** Fruchtiger Krautsalat *(S. 226)*; Hüttenkäse mit Schnittlauch auf Roggenbrot.
**Hauptmahlzeit** Schellfisch-Brokkoli-Gratin *(S. 166)*; Avocado-Brunnenkresse-Salat *(S. 224)*; Roggenknäckebrot mit Ziegenkäse.

**Samstag**

**Frühstück** Buchweizenpfannkuchen *(S. 238*).
**Leichte Mahlzeit oder Snack** Weiße-Bohnen-Suppe *(S. 145)*, Vollkornweizenbrot; eine Banane.
**Hauptmahlzeit** Klassische Crudités *(S. 150)*; Leber auf italienische Art *(S. 179)*; Pellkartoffeln, junger Mais. Pfirsich-Aprikosen-Kompott *(S. 234)*.

**Sonntag**

**Frühstück** Müsli mit Joghurt und Trockenfrüchten.
**Leichte Mahlzeit oder Snack** Sandwich mit Hühnerleber-Alfalfa-Aufstrich *(S. 217)*; eine reife Birne.
**Hauptmahlzeit** Zitronenhähnchen *(S. 185)*, Naturreis, Möhren. Englischer Sommerpudding *(S. 242)*.

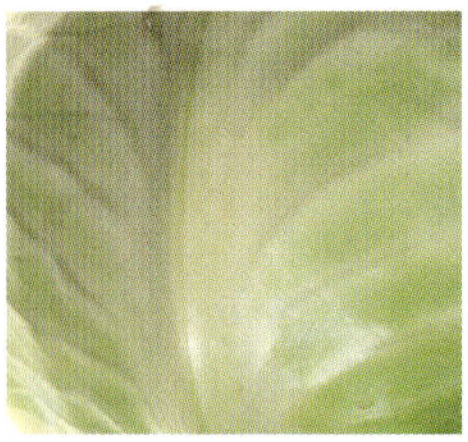
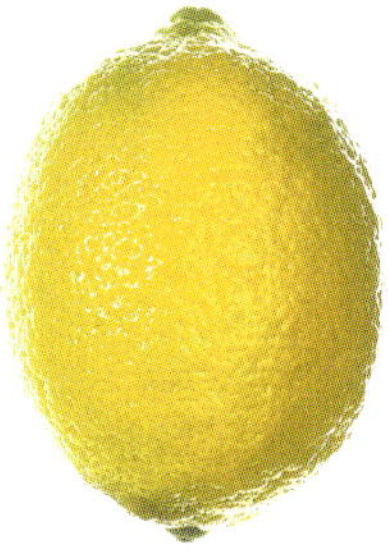
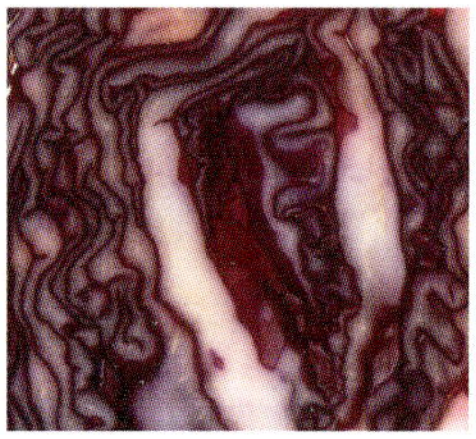
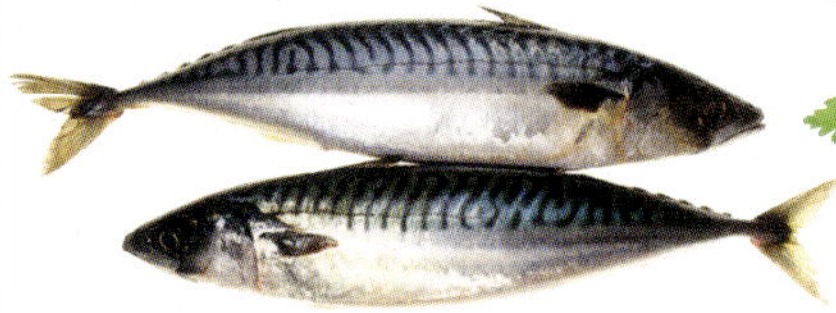
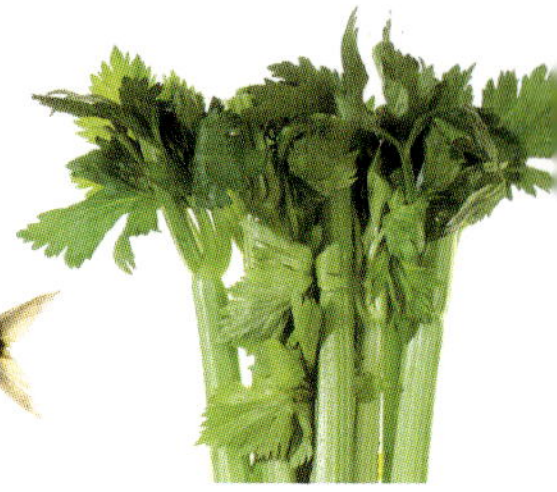

# Gelenkerkrankungen

Wer nicht weiß, wie sich schmerzende Gelenke, Muskeln oder Knochen anfühlen, gehört zu einer kleinen Gruppe von Glückspilzen, denn solche Beschwerden sind weit verbreitet. Gelenkerkrankungen gibt es nicht erst seit der Neuzeit; schon viele alte, bei archäologischen Ausgrabungen zutage geförderte Skelette weisen Spuren von Arthrose auf. Da der aufrechte Gang des Menschen in der Entwicklungsgeschichte ursprünglich gar nicht vorgesehen war und unsere Konstitution folglich nicht eben perfekt darauf abgestimmt ist, macht sich Verschleiß vor allem an den gewichttragenden Gelenken bemerkbar. Unser moderner Lebensstil mit stundenlangem Sitzen und unsere Ernährung verschärfen diese Problematik noch.

Eine gesunde Ernährung allein ist kein Patentrezept für die Behandlung von Gelenkproblemen. In der Steinzeit ernährte man sich von Wild, Wurzeln, Nüssen und Beeren. Es gab keine stark verarbeiteten Nahrungsmittel, doch die Menschen litten trotzdem unter Gelenkproblemen. Allerdings können sich Gelenkerkrankungen durch eine falsche Ernährung verschlimmern und durch die richtigen Nahrungsmittel lindern, manchmal sogar heilen lassen.

Die Volksmedizin betrachtet Verdauungsträgheit als Wurzel vieler gesundheitlicher Übel. Diese verhindert die Ausscheidung von Abfallprodukten. Als Folge sammeln sich im Organismus Giftstoffe an, die sich zu Krankheitsherden entwickeln können. Exemplarisch sei hier Arthritis genannt *(siehe Verdauungsstörungen, S. 284)*. Nicht zuletzt deshalb erforschen Wissenschaftler die positiven Auswirkungen antioxidanzienreicher Obst- und Gemüsesorten auf die Gesundheit. Es wurde festgestellt, dass bei Arthritispatienten, die viel Vitamin C- und -E-haltige Nahrungsmittel zu sich nehmen, die Krankheit langsamer fortschreitet – möglicherweise deshalb, weil Vitamin C

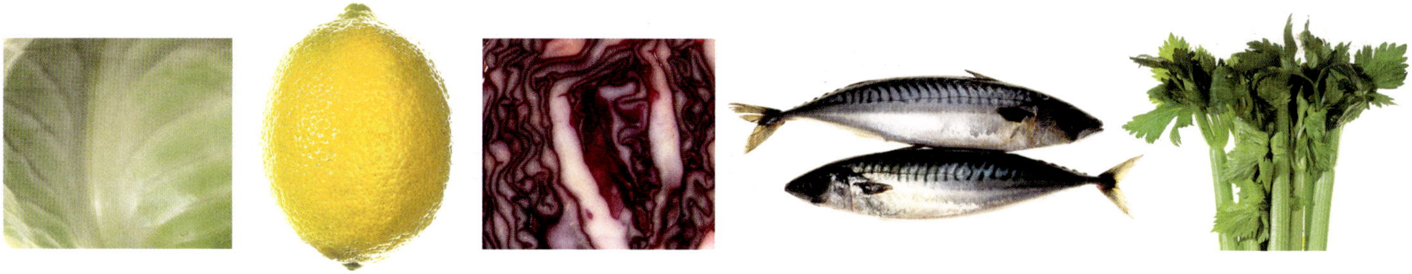

und E die freien Radikale bekämpfen, die an der Entstehung von Gelenkkrankheiten wohl maßgeblich beteiligt sind. Auch Omega-3-Fettsäuren und vermutlich auch Ingwer können Entzündungsprozesse eindämmen.

Die akute Form der infektionsbedingten Arthritis kann auch aus einer Lebensmittel- oder Chemikalienintoleranz resultieren. Wenn ein Mitglied Ihrer Familie an Asthma, Heuschnupfen oder Ekzemen leidet, könnte dieser Zusammenhang auch für Sie von Bedeutung sein. Wie andere mit Allergien in Zusammenhang stehende Leiden verbessern sich auch Gelenkprobleme oft, wenn man seine üblichen Essgewohnheiten zugunsten einer »Harmonischen Ernährung« aufgibt *(S. 344)*. Neben der infektionsbedingten Arthritis sprechen auch Fibromyalgie und andere entzündliche Muskelerkrankungen gut auf eine Ernährungsumstellung an. Sogar Gicht lässt sich durch eine entsprechende Ernährungsweise erfolgreich in Schach halten.

Bei rheumatoider Arthritis, Arthrose und Gicht wirkt eine zweitägige Fastenkur, gefolgt von einer mehrwöchigen Rohkostdiät, manchmal Wunder. Einzelheiten zur Durchführung der Fastenkur folgen auf den nächsten Seiten. Wenn Sie fürchten, eine solche Kur nicht durchzuhalten, aber das Gefühl haben, Fasten würde Ihnen helfen, probieren Sie es mit der moderaten »Sieben-Tage-Kur« *(siehe Seite 287)*.

Möglicherweise werden Ihnen die Einschränkungen, die wir Ihnen mit dem Verzicht auf bestimmte Lebensmittel zumuten, gravierend vorkommen, doch vielleicht schaffen Sie es, sich ein paar Wochen daran zu halten. Schon die geringste Verbesserung Ihres Gesundheitszustandes wird Sie ermutigen, Ihre Ernährung auf Dauer umzustellen.

## DIE VIER-STERNE-NAHRUNGSMITTEL

Zitronen ★ Ananas ★ Staudensellerie ★ Weiße Rüben ★ Kohl ★ Löwenzahn ★ Ingwer ★ Fetter Fisch

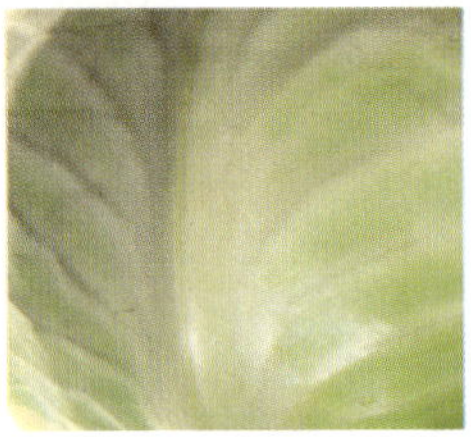
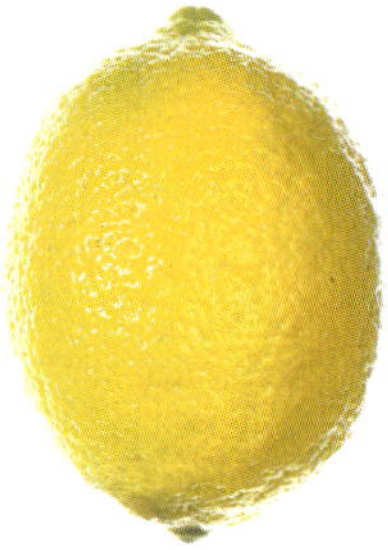
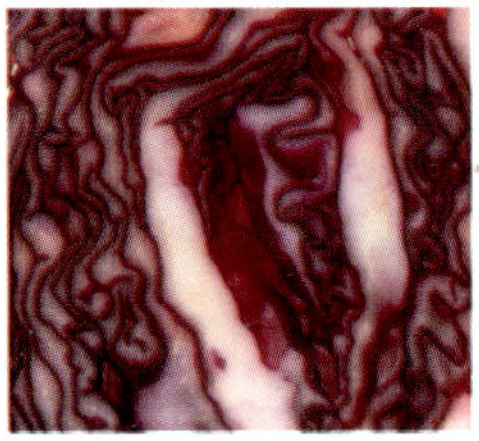
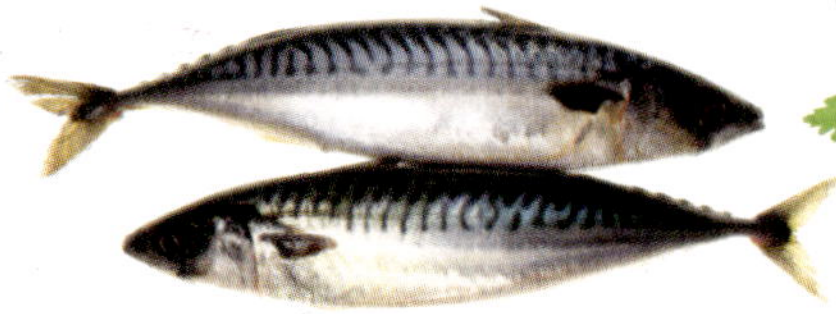
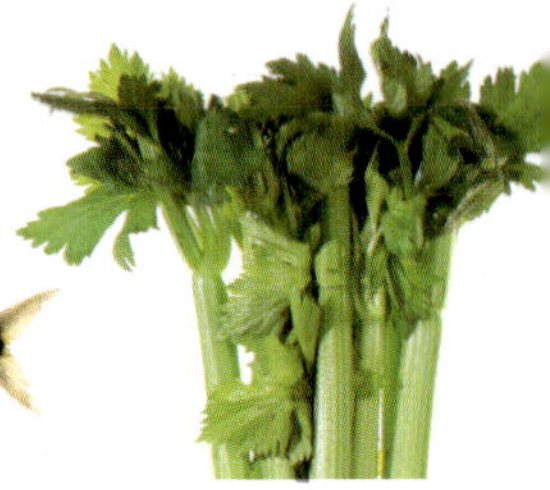

**Empfehlenswerte Nahrungsmittel**

**Obst** Kirschen, Erdbeeren, Himbeeren, Äpfel, Pflaumen, Schwarze Johannisbeeren, Granatäpfel, Stachelbeeren, Melonen, Birnen, Weintrauben, Bananen, Zitronen

**Gemüse, Salat** Artischocken, Möhren, Kohl, Zwiebeln, Lauch, Staudensellerie, Chicoree, Oliven, Löwenzahn, Topinambur, Fenchel, Rettich, Kartoffeln, weiße Rüben

**Getreide** Roggen, Soja, Naturreis, Hirse, Buchweizen

**Samen, Nüsse** Walnüsse, Haselnüsse, Kürbiskerne, Alfalfasprossen, Mungbohnensprossen

**Kräuter, Gewürze** Kerbel, Petersilie, Knoblauch, Thymian, Salbei, Kamille, Rosmarin, Majoran, Koriander

**Ungesunde und gefährliche Nahrungsmittel**

**Alkohol** kann Entzündungen auslösen. Welchen Effekt er auf den Organismus hat, lässt sich – an Gelenken, Augen und Haut – gut feststellen, wenn man ein paar Tage auf ihn verzichtet. Insbesondere für Gichtpatienten ist Alkohol schädlich, denn er hemmt die Ausscheidung von Harnsäure.

**Sehr fetthaltige Nahrungsmittel oder einfache Kohlenhydrate** Nahrungsmittel, die nur aus Fett oder weißem Zucker bestehen, haben keinen Nährwert und helfen auch nicht beim Abnehmen. Manche Menschen reagieren empfindlich auf Milch- und Weizenprodukte. Gichtpatienten sollten versuchen, folgende Nahrungsmittel zu mei-

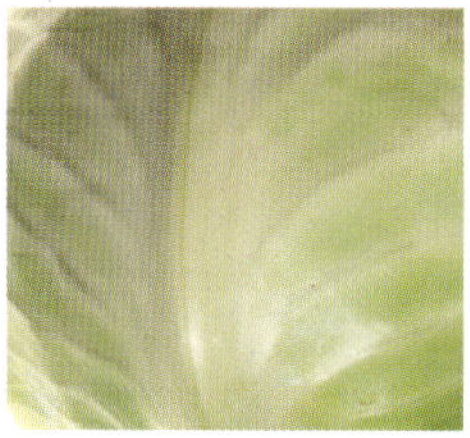
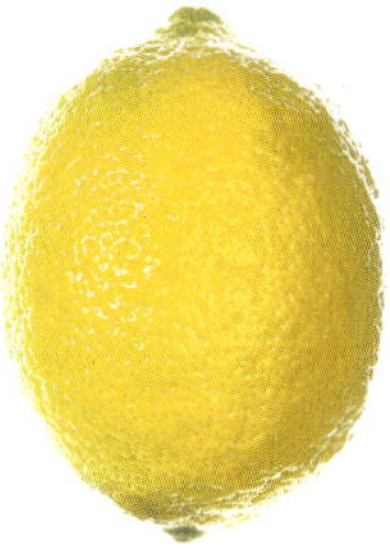
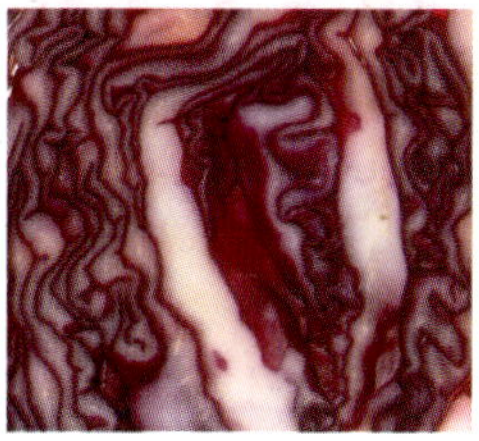
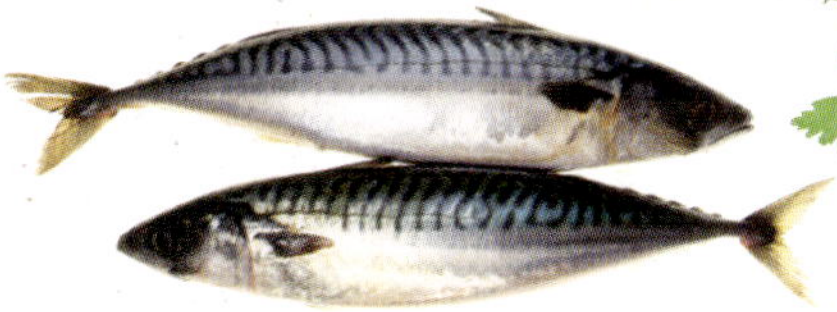
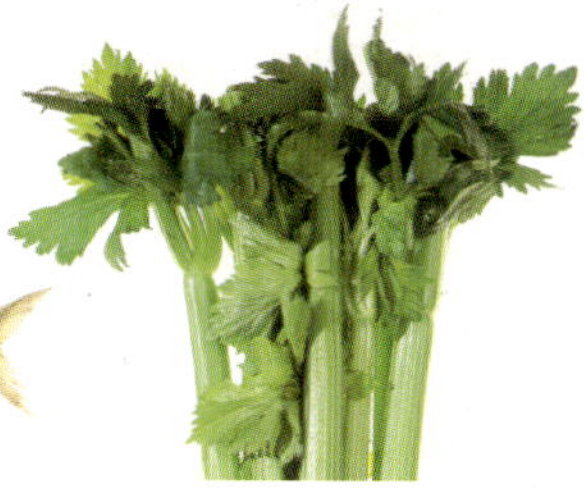

den: Innereien, Hefe- und Fleischextrakte, Hähnchen, Rind- und Schweinefleisch, Tee, Kaffee, Schokolade, Kakao, Colagetränke, Sardinen, Sardellen, Sprotten, Heringe, Muscheln, Fischrogen, Rebhuhn und Perlhuhn.

**Nachtschattengewächse** Durch den Verzicht auf Kartoffeln, Auberginen und Paprika lassen sich Gelenkbeschwerden in manchen Fällen lindern.

## Der Ernährungsplan

Wie ein Mensch auf bestimmte Nahrungsmittel reagiert, hängt von seiner individuellen Konstitution ab und lässt sich nicht verallgemeinern. Wenn Sie die Erfahrung gemacht haben, dass ein Nahrungsmittel, das hier wärmstens empfohlen wird, Ihnen nicht guttut, streichen Sie es von Ihrem Speiseplan.

Höchste Priorität bei der Therapie von Gelenkerkrankungen hat die Gewichtsabnahme. Zu viel Speck auf den Rippen fördert die Abnutzung der Gelenkoberflächen. Dies verursacht Schmerzen – man bewegt sich noch weniger als vorher und nimmt noch mehr zu. Auch Gicht geht in vielen Fällen mit Übergewicht einher.

In der Volksmedizin wurden bei Gelenkerkrankungen schon immer entschlackende, verdauungsfördernde Nahrungsmittel empfohlen. Ein entsprechender Ernährungsplan ist von grundlegender Bedeutung. Am besten beginnt man mit einer Zwei-Tage-Fastenkur. Gichtpatienten sollten diese Kur allerdings nicht durchführen, für sie empfiehlt sich die »Sieben-Tage-Kur« *(S. 287)*.

Jede Ernährungsform, die auf Maximilian Bircher-Benners Prinzipien der Rohkostdiät basiert, verbessert Verdauung und Ausscheidung, lindert Entzündungen und stärkt die Widerstandskraft und Vitalität. Daher enthalten die im Folgenden aufgeführten Menüs viel Rohkost.

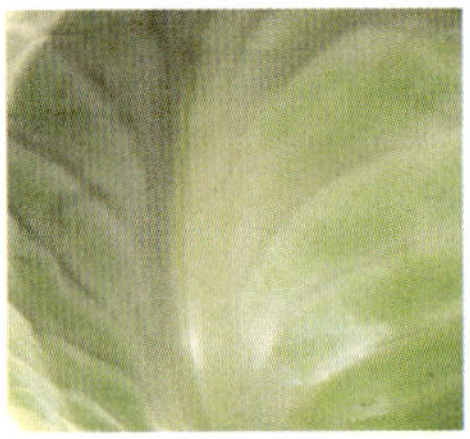
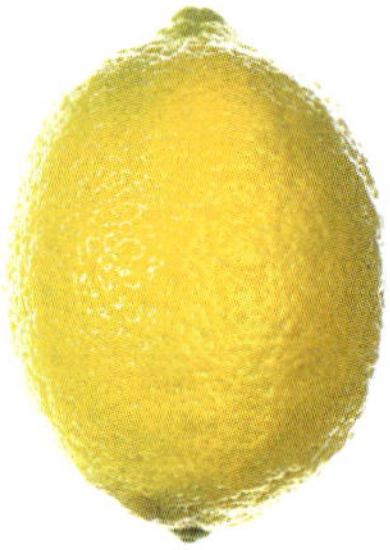
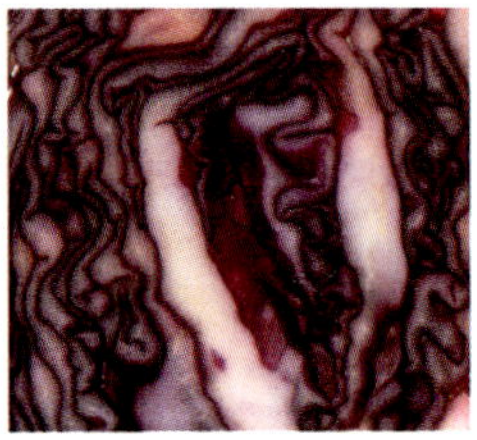
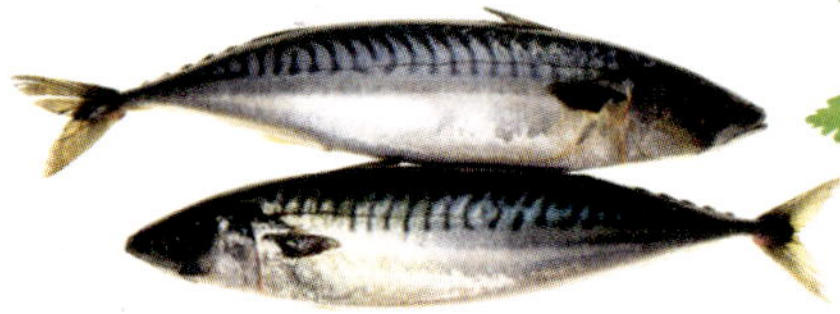
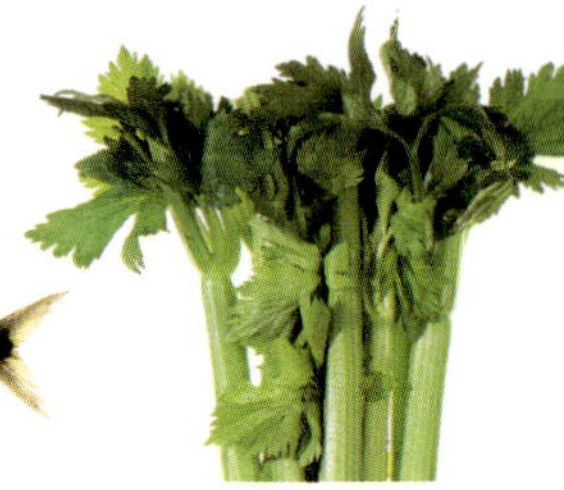

Gelenkprobleme haben häufig eine allergische Komponente. So ziemlich jeder Arzt kennt Fälle, in denen es zum Auftreten oder zur Verschlimmerung von Symptomen kam, wenn Patienten so gewöhnliche Nahrungsmittel wie Weizen, Orangen, Schweinefleisch oder Bananen zu sich nahmen. Wenn auch Sie auf bestimmte Stoffe allergisch reagieren, sollten Sie es einmal mit einer Eliminationsdiät versuchen.

Lange Zeit galten Erdbeeren und Himbeeren bei Arthritis als tabu. Doch französische Studien zeigen, dass beide Obstsorten zur Ausleitung von Harnsäure beitragen und sich positiv auf Gicht, Arthrose und rheumatoide Arthritis auswirken. Aus diesem Grund haben wir sie in die Liste der empfehlenswerten Nahrungsmittel aufgenommen.

**Zwei-Tage-Fastenkur** Während einer Fastenkur sollten Sie weder rauchen noch Medikamente einnehmen. Setzen Sie aber Medikamente, die Ihnen verschrieben wurden, nicht einfach ab, ohne vorher den Arzt zu konsultieren. Bevor Sie mit der eigentlichen Fastenkur beginnen, sollten Sie zwei Tage lang kein Fleisch zu sich nehmen und Ihren Tee- und Kaffeekonsum auf jeweils maximal zwei Tassen pro Tag beschränken. Meiden Sie Schokolade, Kakao und Colagetränke. Essen Sie am ersten Vorbereitungstag nur frisches Obst, rohes oder leicht gekochtes Gemüse und kleine Portionen gegrillten, pochierten oder gedünsteten Fisch und am zweiten Tag Nüsse, Samen, Bohnen oder Getreide. Trinken Sie viel Wasser. Verzichten Sie auf Milchprodukte und Alkohol.

Für die eigentliche Fastenkur sollten Sie sich zwei Tage aussuchen, an denen Sie körperlich oder geistig nicht allzu stark gefordert sind. Vielleicht fühlen Sie sich beim Fasten pudelwohl – Energie haben Sie trotzdem nicht zu verschwenden. Kopfschmerzen, eine belegte Zunge, schlechter Atem, Schmerzen im unteren Rücken und allgemeines Unwohlsein sind bekannte

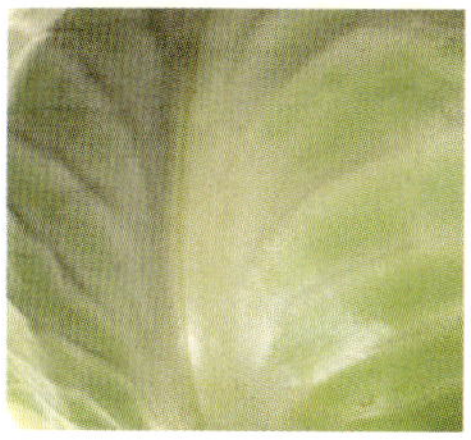
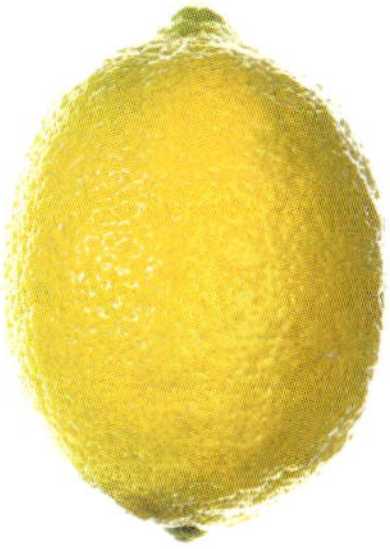
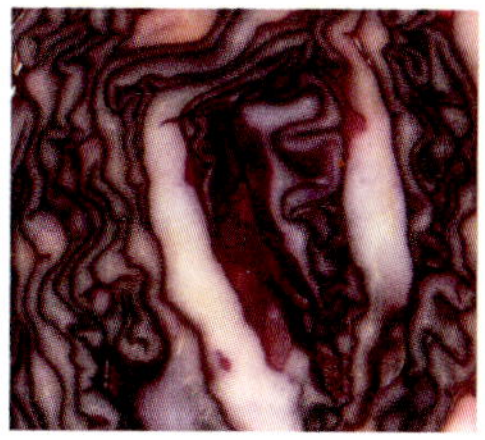
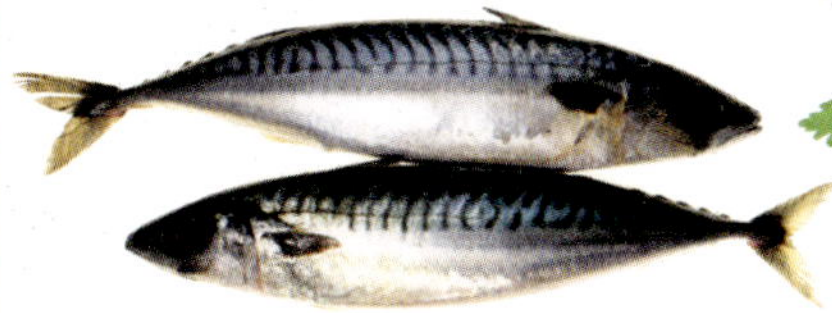
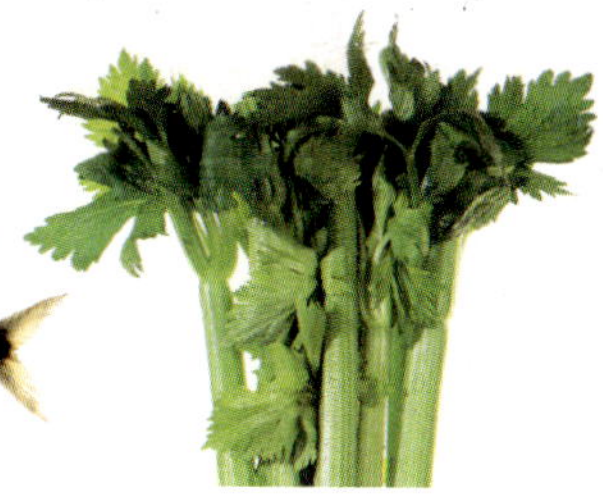

Nebenwirkungen einer Fastenkur. Doch danach werden Sie sich wohler fühlen als zuvor. Während der beiden Fastentage essen Sie absolut nichts und trinken nur zimmerwarmes stilles Wasser. Nehmen Sie keinerlei Vitamin- oder Mineralstoffpräparate ein.

Brechen Sie das Fasten mit frisch gepresstem Obstsaft und ein paar Trauben; am späten Vormittag ist ein bisschen frisches Obst erlaubt. Als Mittagessen dürfen Sie sich ein paar Roggenknäckebrote ohne Butter und einen Rohkostsalat genehmigen. Nachmittags sollten Sie einen Kräutertee und ein paar Trockenfrüchte zu sich nehmen, abends eine Ofenkartoffel mit gekochtem Gemüse und danach frisches Obst. Der zweite Tag beginnt mit einem Frühstück aus Kräutertee, frischem Obst und einem Naturjoghurt mit Honig und Nüssen oder Samen. Mittags können Sie ein Müsli oder eine Ofenkartoffel mit frischem Salat und etwas Trockenobst zu sich nehmen. Als Nachmittagssnack empfiehlt sich eine Tasse Kräutertee und eine Scheibe Vollkornbrot mit Honig oder Erdnussmus. Abends gibt es dann eine Gemüsesuppe, danach ein Omelett oder etwas gegrillten Fisch mit Salat und Gemüse. Den Rest der Woche sollten Sie Fleisch meiden, nur wenig Tee oder Kaffee trinken und so viele Nahrungsmittel wie möglich roh verzehren.

## SPEISEPLAN FÜR EINE WOCHE

### Montag

**Frühstück** Banane; Roggenknäckebrot mit Erdnussmus.

**Leichte Mahlzeit oder Snack** Birnen-Sellerie-Salat mit Mandeln *(S. 152)*.

**Hauptmahlzeit** Lauchsuppe *(S. 142)*; Zwiebel-Vollkorn-Burger *(S. 216)*; Fruchtiger Krautsalat *(S. 226)*. Frisches Obst.

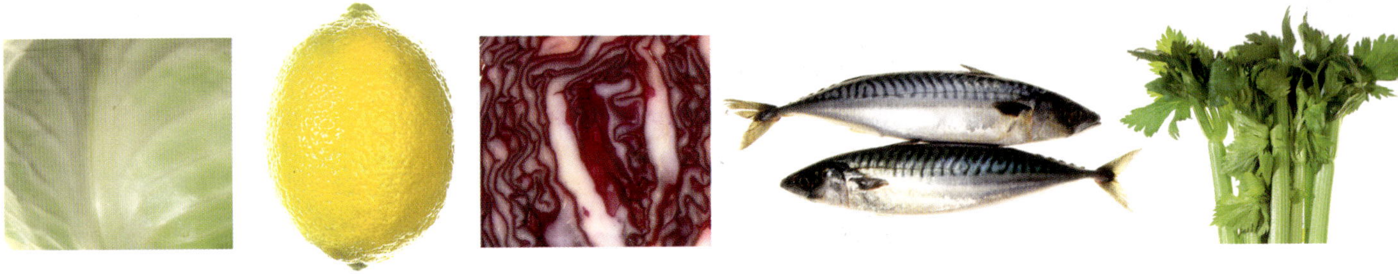

**Dienstag**

**Frühstück** Gedünstete Äpfel mit Ziegenmilchjoghurt.

**Leichte Mahlzeit oder Snack** Waldorfsalat *(S. 226)*.

**Hauptmahlzeit** Gurkensalat; Thunfisch-Fenchel-Pasta *(S. 158)*. Aprikosencreme *(S. 244)*.

**Mittwoch**

**Frühstück** Müsli mit Obst; Roggenknäckebrot oder Brot.

**Leichte Mahlzeit oder Snack** Klassische Crudités *(S. 150)* mit Zaziki *(S. 231)* aus Ziegenmilchjoghurt; Roggenknäckebrot.

**Hauptmahlzeit** Spanische Knoblauchsuppe *(S. 139)*; Gemüserisotto *(S. 194)*; Kopfsalat mit Brunnenkresse. Obstsalat.

**Donnerstag**

**Frühstück** Hirsemüsli mit Nüssen und Honig.

**Leichte Mahlzeit oder Snack** Salat aus Risottoresten mit Gurke, Radieschen, Staudensellerie und Frühlingszwiebeln; eine Birne.

**Hauptmahlzeit** Gemüseplatte: Lauch, Zucchini, Möhren, Kohl, Zwiebeln, leicht gedünstet und mit Sesam und Petersilie in Sonnenblumenöl geschwenkt. Trauben.

**Freitag**

**Frühstück** Hirsemüsli mit Nüssen und Honig.

**Leichte Mahlzeit oder Snack** Weißer Wintersalat *(S. 227)*.

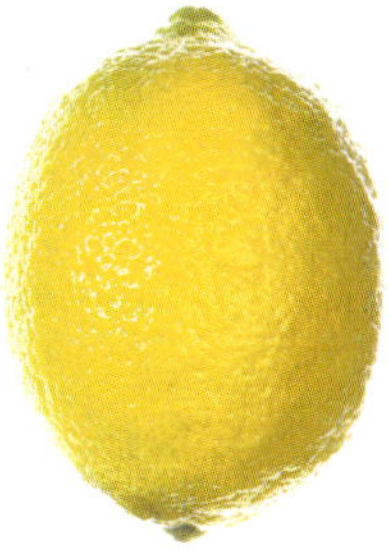
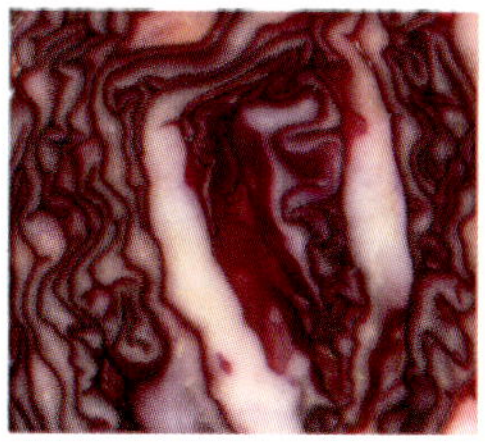
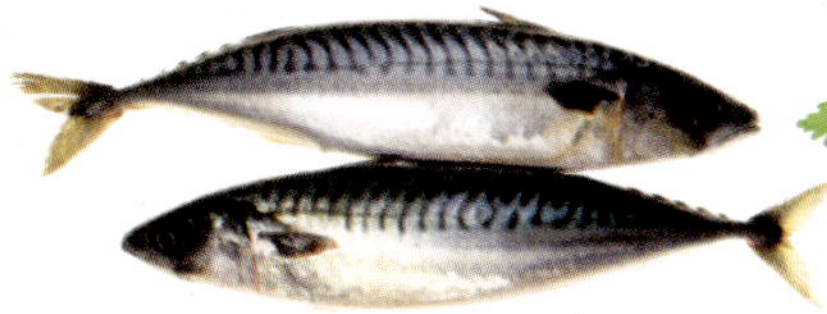
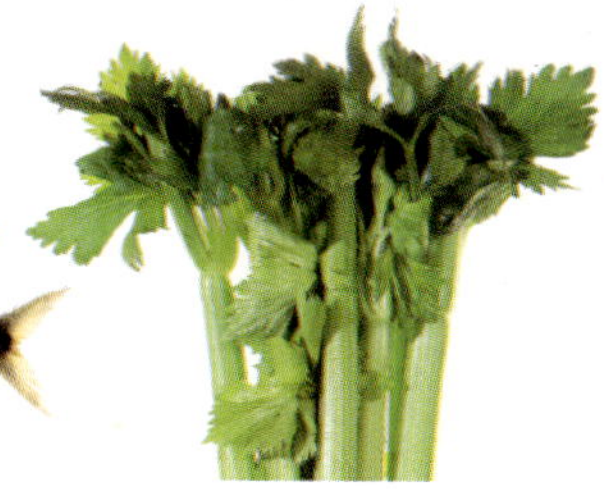

**Hauptmahlzeit** Gegrillter Radicchio *(S. 202)*; Makrelen-Burger (*S. 166*) mit Spinat. Würziger Bratapfel *(S. 237)*.

**Samstag**

**Frühstück** Rührei mit Vollkorntoast.

**Leichte Mahlzeit oder Snack** Sardinen mit Senfsauce *(S. 168)* und Salat aus gemischten Bohnensprossen.

**Hauptmahlzeit** Avocado mit Zitronensaft-Vinaigrette; Gefüllte bunte Paprika *(S. 196)*.

**Sonntag**

**Frühstück** Obst der Saison, z. B. frische Trauben.

**Leichte Mahlzeit oder Snack** Sardinen auf Toast; Weißer Wintersalat *(S. 227)*; frisches Obst.

**Hauptmahlzeit** Lauchsuppe *(S. 142)*; Tofu-Gemüse-Pfanne *(S. 200)*; Salat. Eine Scheibe frische Ananas.
Gefüllte bunte Paprika *(S. 196)*.

**Sonntag**

**Frühstück** Obst der Saison, z. B. frische Trauben oder Beeren.

**Leichte Mahlzeit oder Snack** Sardinen auf Toast; Weißer Wintersalat (*S. 227*); frisches Obst.

**Hauptmahlzeit** Lauchsuppe *(S. 142)*; Tofu-Gemüse-Pfanne *(S. 200)*; Salat. Eine Scheibe frische Ananas.

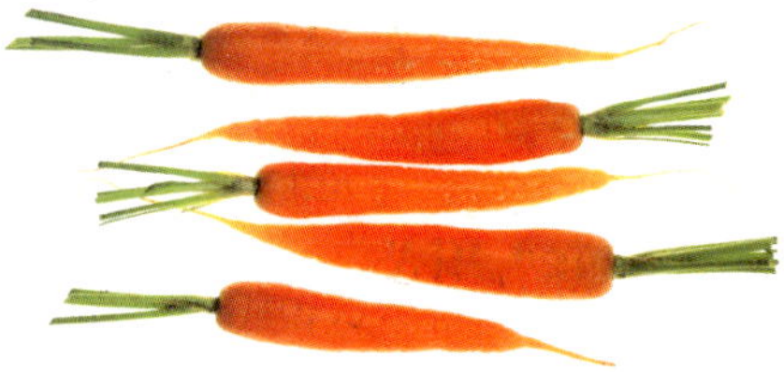
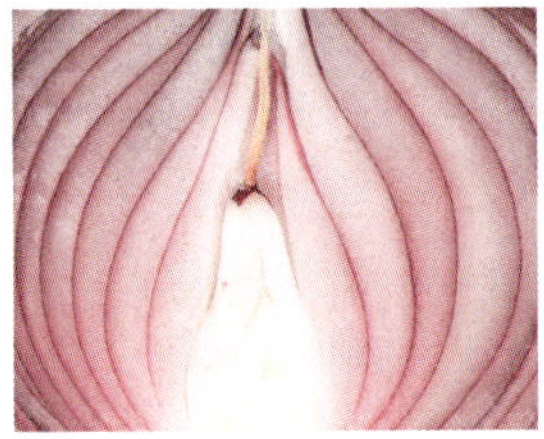
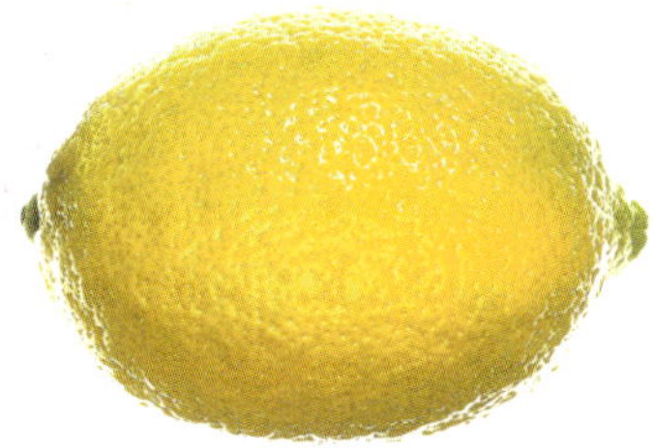
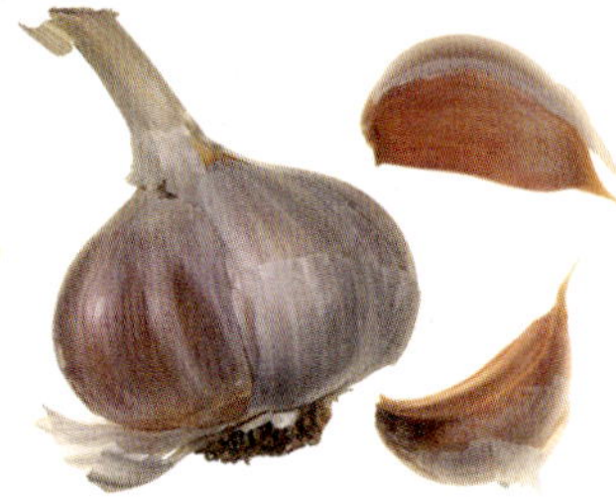

# Erkrankungen der Atmungsorgane

Erkrankungen der Atmungsorgane können akut oder chronisch sein. Zu den akuten Erkrankungen gehören Infektionen der Bronchien sowie Hals-Nasen-Ohren-Entzündungen wie z.B. Mandelentzündung, Keuchhusten, Bronchitis, Entzündung der Nasennebenhöhlen, Halsschmerzen, Ohrenschmerzen, Grippe und Erkältung. Chronische nichtinfektiöse Krankheiten sind z.B. Asthma, Heuschnupfen und andere durch Allergien verursachte Leiden, bestimmte Stimmbanderkrankungen sowie chronische Bronchitis und Emphyseme. Sie haben oft vielfältige Ursachen. Dazu gehören beispielsweise ein ungesunder Lebensstil, zu wenig frische Luft und Bewegung, eine schlechte Atmung und Körperhaltung, Rauchen, Luftverschmutzung, das Arbeiten in einer durch Staub oder Chemikalien verschmutzten Umgebung. All diese Faktoren begünstigen die Entstehung akuter und schließlich chronischer Erkrankungen des Atemtrakts.

Allergien – Nahrungsmittelunverträglichkeiten eingeschlossen – sind ein weiterer wichtiger Grund für die Entstehung von Atemwegserkrankungen. Auch der Missbrauch sämtlicher im freien Verkauf erhältlichen Nasensprays ist gesundheitsschädlich. Die dauerhafte Anwendung solcher Produkte schädigt die Schleimhäute und führt schließlich dazu, dass die Erkrankung in verschärfter Form wieder auftritt, sobald das Medikament abgesetzt wird. Obwohl sich die Ursachen für Atemwegserkrankungen zuweilen unserer Kontrolle entziehen, können wir uns gegen viele Krankheiten wappnen, indem wir unser Immunsystem stärken, die Darmflora unterstützen und viel frische Luft bekommen.

Wenn Sie Ihrem Immunsystem etwas besonders Gutes tun wollen, essen Sie so viel Knoblauch wie möglich. Knoblauch vertreibt nicht nur Vampire, sondern auch Bakterien. Die Vitamine A, C und E sind in ihrer

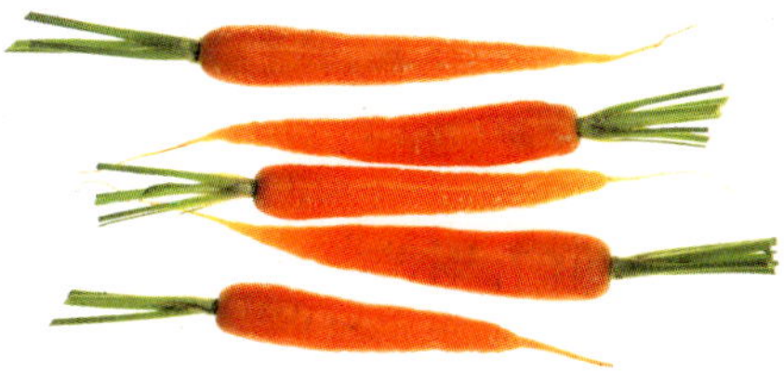
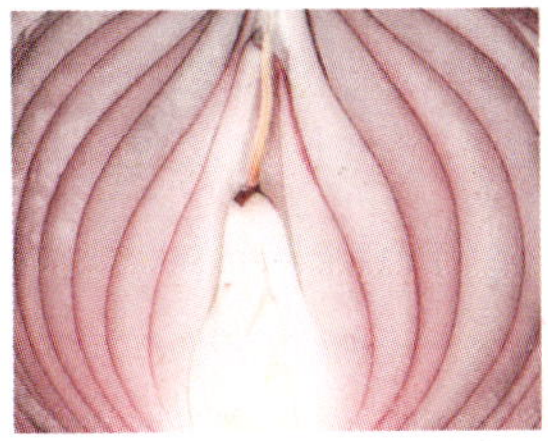
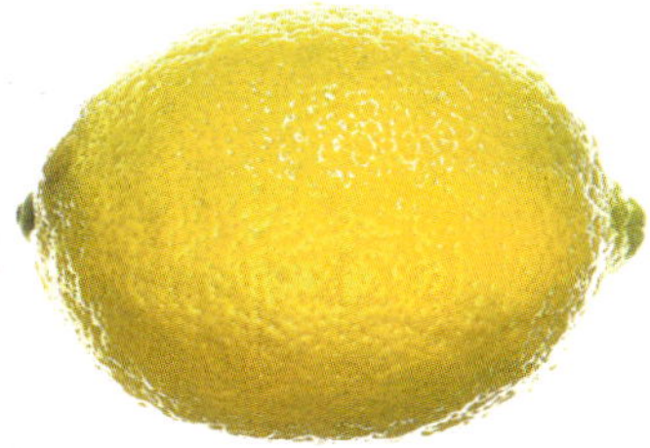
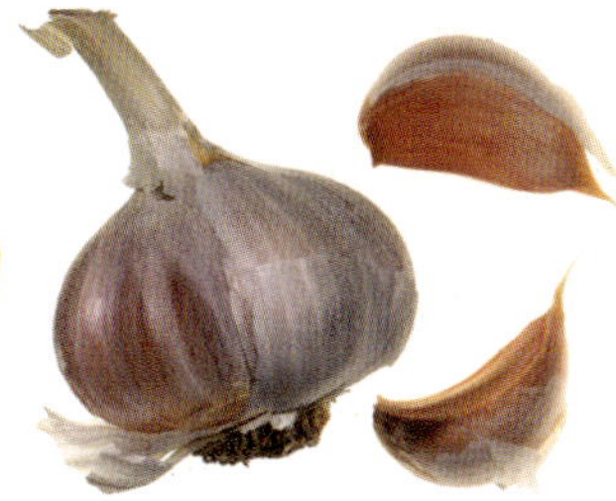

Funktion als »Radikalfänger« (Antioxidanzien) genauso wertvoll. Sowohl Kiwis als auch Avocados stärken das Immunsystem. Im Sommer sollten Sie viel Salat, im Winter selbst zubereitete Gemüsesuppen essen. Setzen Sie zudem viele Kräuter und Gewürze auf Ihren Speiseplan: Rosmarin, Thymian und Oregano sind besonders zu empfehlen; Ingwer regt den Kreislauf an. Schleimhautentzündungen der Atmungsorgane (Katarrhe) lassen sich häufig auf den jahrelangen Verzehr zu vieler einfacher Kohlenhydrate wie Weißmehl und Zucker und zu vieler Milchprodukte zurückführen. Bei einer Ernährungsumstellung können sich die Symptome zunächst verschlimmern – ein Zeichen dafür, dass die Behandlung greift und der Körper Giftstoffe ausscheidet.

Bei manchen Atemwegserkrankungen wie z. B. Asthma kann eine gestörte Darmflora eine wichtige Rolle spielen. In einer neueren Studie über probiotische Drinks, die »gute« Darmbakterien enthalten, wurde festgestellt, dass Arbeitnehmer, die täglich ein probiotisches Getränk zu sich nahmen, sich zweieinhalbmal seltener krank meldeten als ihre Kollegen. Inzwischen verfolgt man mit großem Interesse, wie sich probiotische Nahrungsmittel auf Asthma bei Kindern auswirken. Wird sich nachweisen lassen, dass sich durch den Verzehr probiotischer Produkte in der Kindheit das Asthmarisiko drastisch reduzieren lässt?

Bewegen Sie sich so viel wie möglich an der frischen Luft. Schon in Studien aus den 1920er-Jahren wurde nachgewiesen, dass stickige Raumluft die Schleimhäute der Nase und der Nasennebenhöhlen anschwellen lässt. Nase und Nebenhöhlen verstopfen, die Schleimhäute werden mit einem zähen Sekret überzogen – eine perfekte Brutstätte für Bakterien. Denken Sie daran, sich warm genug anzuziehen, denn eine Erkältung kann sich verschlimmern, wenn der Körper auskühlt.

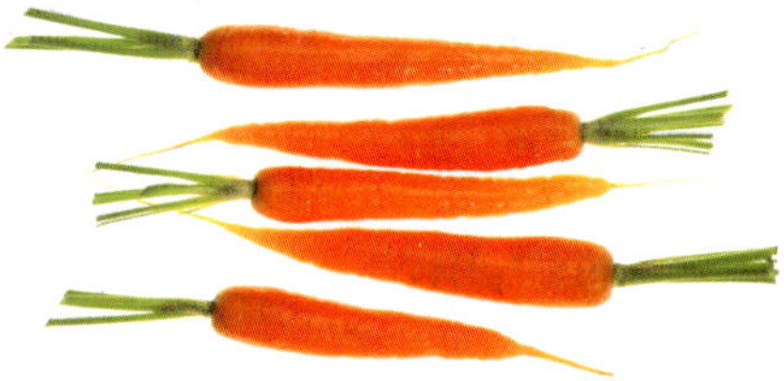
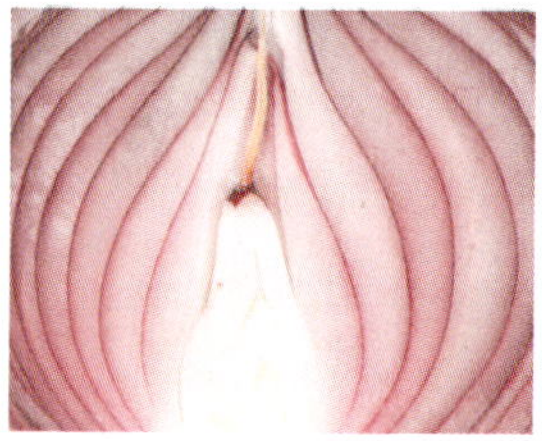
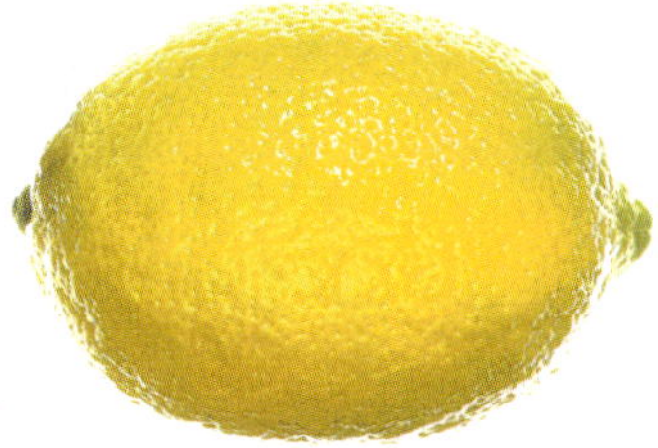
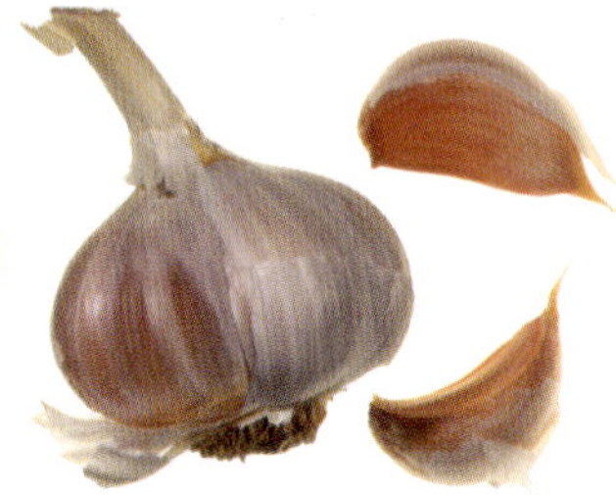

## DIE VIER-STERNE-NAHRUNGSMITTEL

★ Zitronen ★ Möhren ★ Zwiebeln ★ Knoblauch

### Empfehlenswerte Nahrungsmittel

**Obst** Mandeln, Äpfel, Brombeeren, Kirschen, Datteln, Feigen, Zitronen, Hagebutten, Limetten, Papayas

**Trockenfrüchte** Vor allem Feigen

**Gemüse, Salat** Weiße Rüben, Karotten, Zwiebeln, Knoblauch, Kohl, Spargel, Rettich, Fenchel, Lauch, Staudensellerie, Kopfsalat, Brunnenkresse, Süßkartoffeln

**Kräuter, Gewürze** Rosmarin, Thymian, Petersilie, Kerbel, Meerrettich, Süßholz, Nelken, Minze, Salbei, Bohnenkraut, Oregano, Anis, Zimt, Majoran

**Getreide** Gerste

**Anderes** Honig

### Ungesunde und gefährliche Nahrungsmittel und Substanzen

**Milchprodukte** fördern die Schleimbildung und die Verstopfung von Nase und Nebenhöhlen.

**Süßigkeiten, Fett, schwer verdauliche Nahrungsmittel** Süße Teilchen, Schokoriegel, Blätterteiggebäck usw. fördern die Schleimbildung und verschlimmern die Verstopfung von Nase und Nebenhöhlen.

**Zusatzstoffe** wie künstliche Farbstoffe, Aromen und Konservierungsmittel können besonders Menschen, die an Asthma oder Heuschnupfen leiden, schädigen.

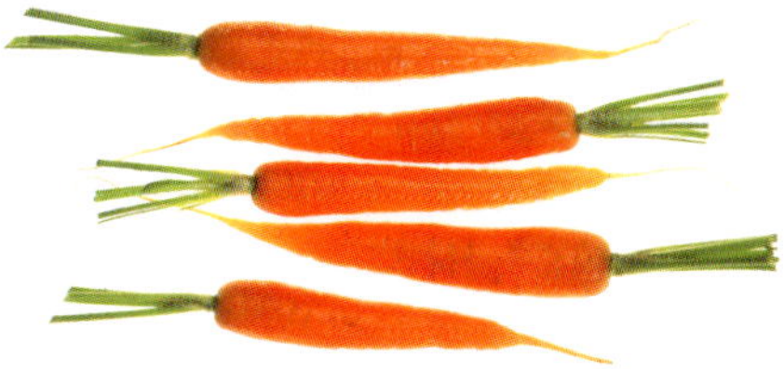
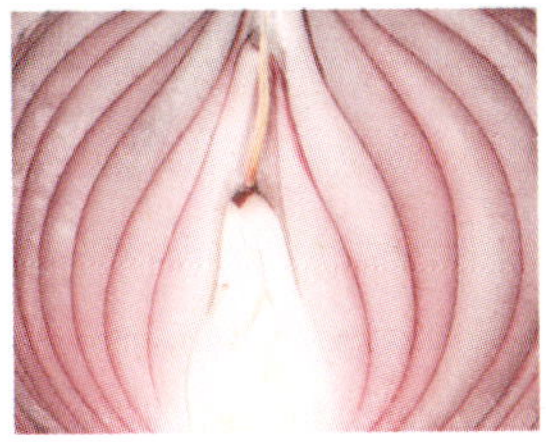
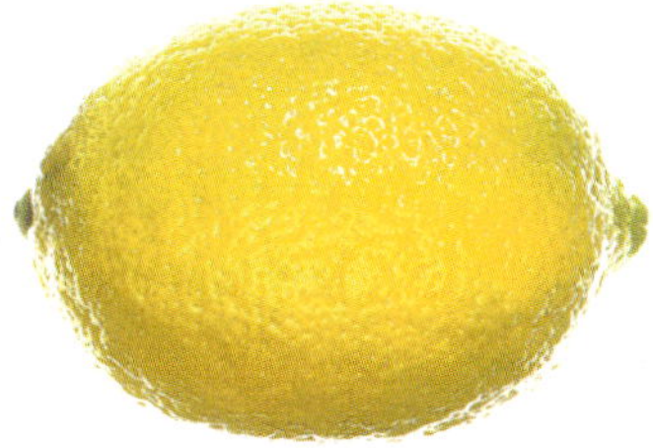
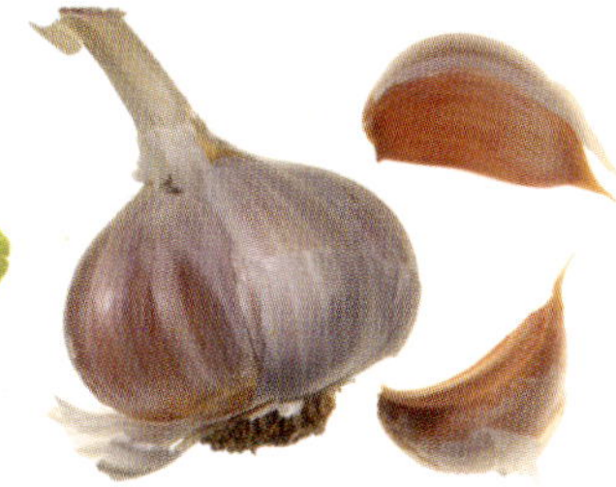

## Der Ernährungsplan

Dieser Ernährungsplan enthält praktisch keine schleimbildenden Nahrungsmittel (wie z. B. Milchprodukte) und kaum Lebensmittel mit einfachen Kohlenhydraten.

Zum Kochen sollten Sie ein gutes Maiskeim- oder Rapsöl verwenden, (falls es nicht bis zum Rauchpunkt erhitzt wird, auch Sonnenblumenöl) oder zur Not eine Margarine, die weder Zusatzstoffe noch gehärtete Fette enthält. Statt Vollmilch empfiehlt sich entrahmte Milch; anstelle von Sahne können Sie fettarmen Joghurt verwenden – beides jedoch sparsam. Käse steht überhaupt nicht auf dem Speiseplan.

Beim Frühstück ist Milch für den Tee erlaubt. Trinken Sie lieber heiße Zitrone mit Honig, Kräutertee, Zitronentee, dünnen Schwarztee, Getreidekaffee oder hausgemachten Ingwerpunsch *(S. 249)*.

Bockshornklee ist bei Atemwegserkrankungen außerordentlich zu empfehlen. Aus den kleinen goldfarbenen Samen lässt sich ein köstlicher Tee zubereiten, der in der Volksmedizin seit langem als Hausmittel gegen sämtliche Katarrhe der Atmungsorgane wie des Magen-Darm-Trakts gilt. Auch Fencheltee, der genauso gut schmeckt, hilft gegen Katarrh. Trinken Sie pro Tag mindestens anderthalb Liter Flüssigkeit, damit der Schleim sich verflüssigt und besser abgehustet werden kann. Dass man im Winter vor allem reichhaltiges, schwer verdauliches fettes Essen zu sich nehmen solle, ist ein Mythos, der wahrscheinlich schon zu mehr Triefnasen geführt hat als das Wetter. Viele Nahrungsmittel, die sich bei Erkrankungen der Atmungsorgane empfehlen, sind auch im Winter erhältlich.

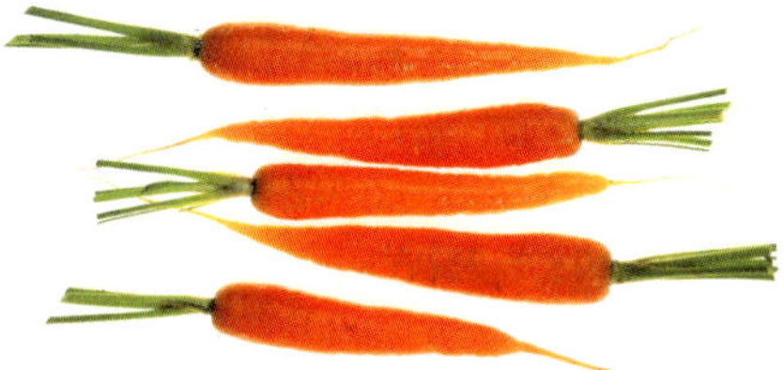
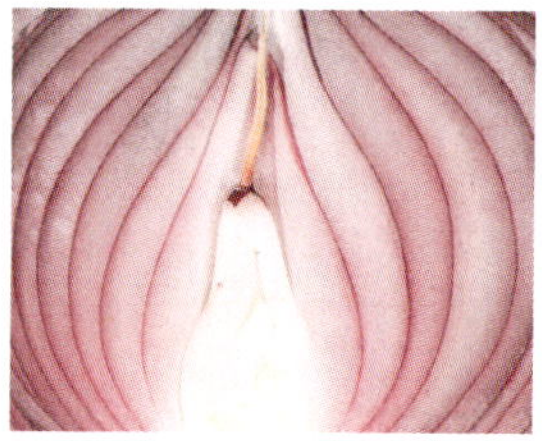
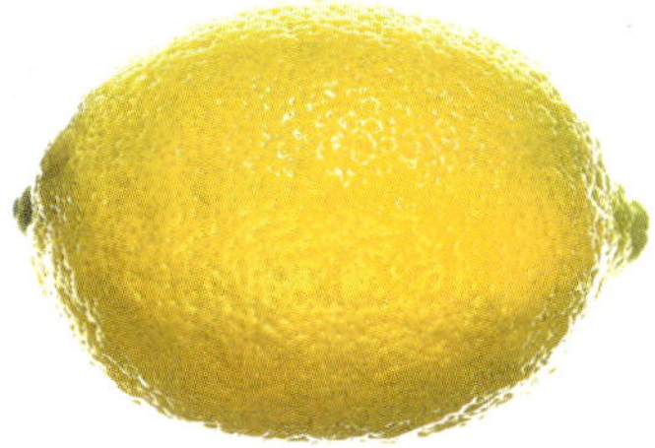
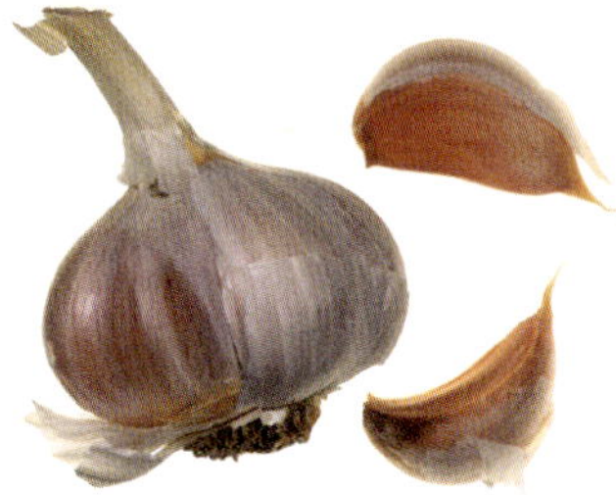

## SPEISEPLAN FÜR EINE WOCHE

### Montag

**Frühstück** Apfelmus; Toast mit Honig.

**Leichte Mahlzeit oder Snack** Tomaten-Kräuter-Omelett *(S. 156)*; Salat aus Orangen und rohen Zwiebeln. Frisches Obst.

**Hauptmahlzeit** Spanische Knoblauchsuppe *(S. 139)*. Fruchtgelee mit Schwarzen Johannisbeeren *(S. 241)*.

### Dienstag

**Frühstück** Müsli mit fettarmem Joghurt und Obst.

**Leichte Mahlzeit oder Snack** Rindfleisch-Zwiebel-Burger *(S. 216)* mit Salat.

**Hauptmahlzeit** Lauchsuppe *(S. 142)*; Waldorfsalat *(S. 226)*.

### Mittwoch

**Frühstück** Eine halbe Grapefruit; zwei Eier; Toast mit Honig.

**Leichte Mahlzeit oder Snack** Thunfisch-Bohnen-Salat.

**Hauptmahlzeit** Sauerkrautsalat *(S. 231)*; Gemüserisotto *(S. 194)*. Winterlicher Dörrobstauflauf *(S. 241)*.

### Donnerstag

**Frühstück** Kompott aus am Vorabend eingeweichten Trockenfrüchten; Toast mit Honig.

**Leichte Mahlzeit oder Snack** Kaltes Gemüserisotto *(S. 194)*; Salat.

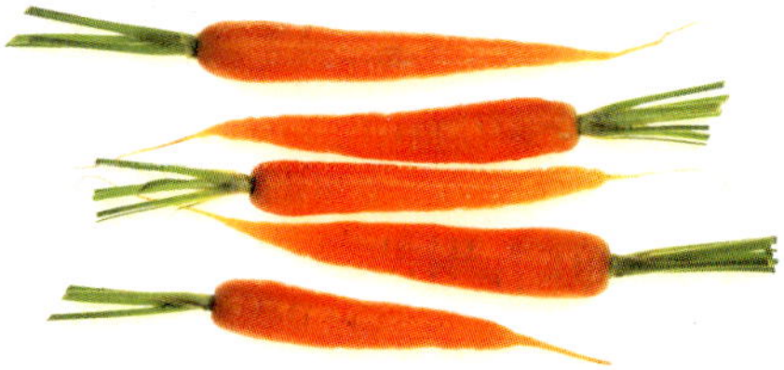
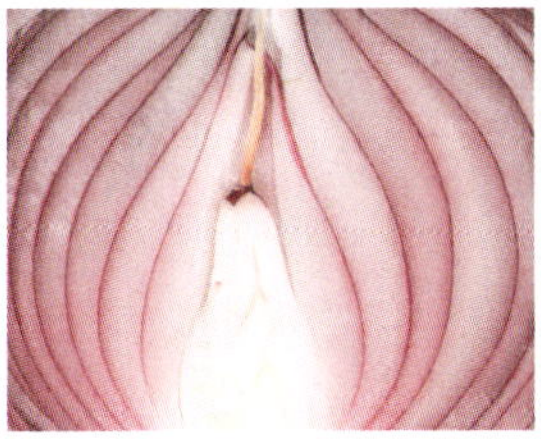
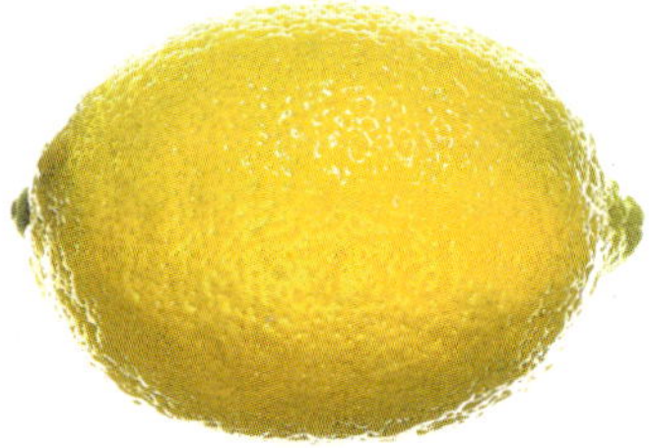
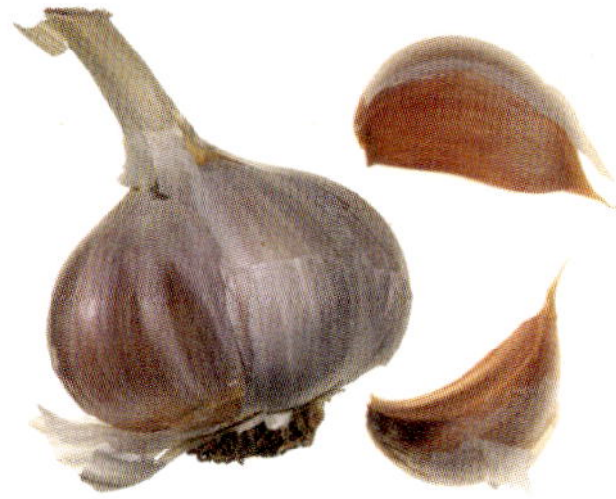

**Hauptmahlzeit** Gegrilltes Gemüse *(S. 204)*; Lammpfanne mit Ingwer *(S. 180)*; gedünstete Möhren. Gewürzpfirsiche *(S. 244)*.

**Freitag**

**Frühstück** Apfelkompott; Toast mit Honig.

**Leichte Mahlzeit oder Snack** Rindfleisch-Zwiebel-Burger *(S. 216)*; Salat aus Brunnenkresse, Fenchel und Rettich – inklusive Rettichgrün.

**Hauptmahlzeit** Sauerkrautsalat *(S. 231)*; Pfeffrige Fischfilets mit Vinaigrette *(S. 170)* und gedünstetem Kohl mit Kümmel. Würziger Bratapfel *(S. 237)*.

**Samstag**

**Frühstück** Müsli mit fettarmem Joghurt und Obst.

**Leichte Mahlzeit oder Snack** Rindfleisch-Zwiebel-Burger *(S. 216)* mit Tomatensauce und einer Ofenkartoffel.

**Hauptmahlzeit** Beduinenhähnchen *(S. 186)*; grüner Salat. Winterlicher Dörrobstauflauf *(S. 241)*.

**Sonntag**

**Frühstück** Gegrillter Schinkenspeck mit Pilzen; pochierte Eier oder Rührei; Vollkorntoast.

**Leichte Mahlzeit oder Snack** Möhrensuppe *(S. 140)* mit Vollkornbrot; Auswahl an frischen Früchten.

**Hauptmahlzeit** Crudités *(S. 150)*; Lamm-Burger *(S. 180)* mit Kartoffelpüree und Zuckererbsen. Frische Ananas.

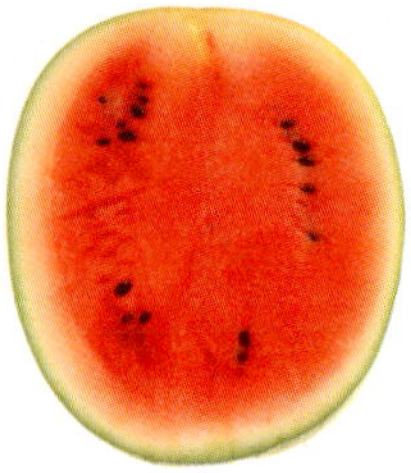
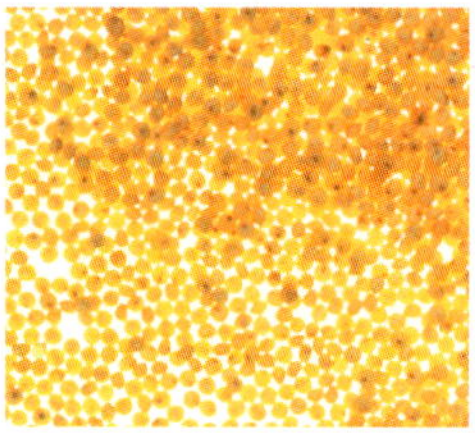
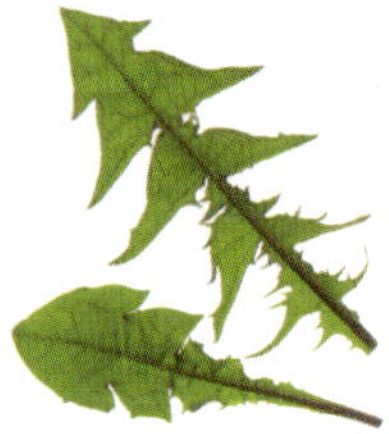
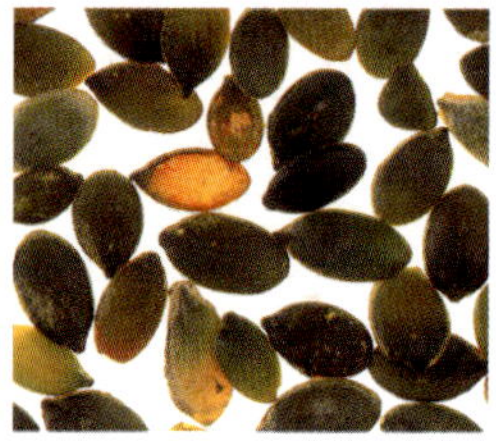
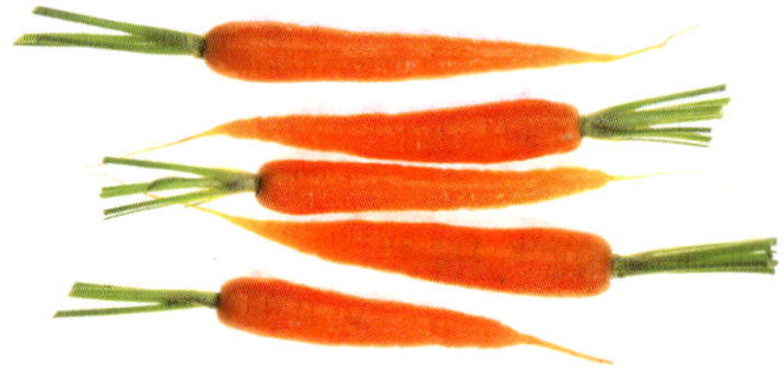

# Hautprobleme

Die psychische Bedeutung der Haut kann gar nicht überschätzt werden. Mit ihr präsentieren wir uns der Außenwelt; sie ist das, was andere von uns sehen. Eine von Pickeln, Pusteln oder Schuppen entstellte oder mit Narben übersäte Haut untergräbt das Selbstvertrauen. Hautprobleme beeinträchtigen sowohl freundschaftliche als auch sexuelle Kontakte.

Wie Lungen, Nieren und Darm ist die Haut ein wichtiges Ausscheidungsorgan, das dem Körper hilft, Stoffwechselabfälle loszuwerden. Schätzungsweise stößt der Körper alle 24 Stunden 10 Milliarden Hautzellen ab, im Verlauf eines durchschnittlichen Lebens ergibt das insgesamt 18 Kilogramm. Diese Zellen bestehen aus einer toten Hornsubstanz, die durch tiefere Hautschichten ausgeschiedene Abfallstoffe bindet.

Wir sind, was wir essen. Es ist nirgends wichtiger als im Hinblick auf Hauterkrankungen. Eine mangelhafte Ernährung führt dazu, dass der Haut die Vitamine, Mineralstoffe und Spurenelemente fehlen, die für ihre Gesundheit wichtig sind. Wenn man sich von Junkfood ernährt, produziert der Körper Abfallstoffe, die die Haut reizen, existierende Krankheiten verschlimmern und oft weitere Probleme auslösen können.

Jeder, der an Ekzemen oder Schuppenflechte leidet und bereits versucht hat, seine Ernährungsweise darauf abzustimmen, weiß, dass der Verzehr bestimmter Substanzen bzw. Nahrungsmittel die Erkrankung verschlimmert. Dazu gehören normalerweise tierische Fette, Zitrusfrüchte, stark gewürzte Speisen und Milchprodukte. Glücklicherweise gilt das auch umgekehrt: Durch eine angemessene Ernährung lassen sich oft verblüffende Verbesserungen des Hautbildes erzielen. Bevor sich sichtbare Ergebnisse zeigen, gehen allerdings oft Wochen oder Monate ins Land.

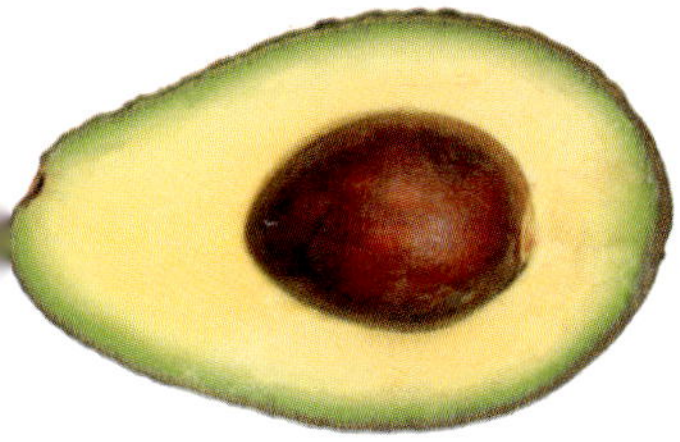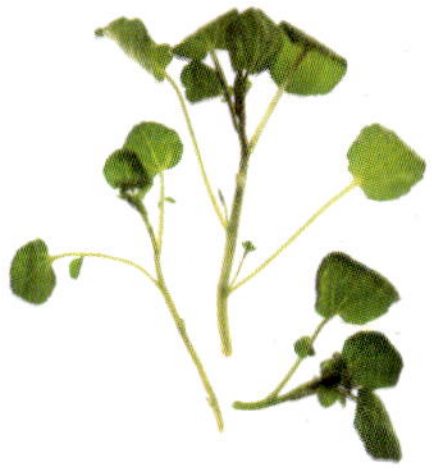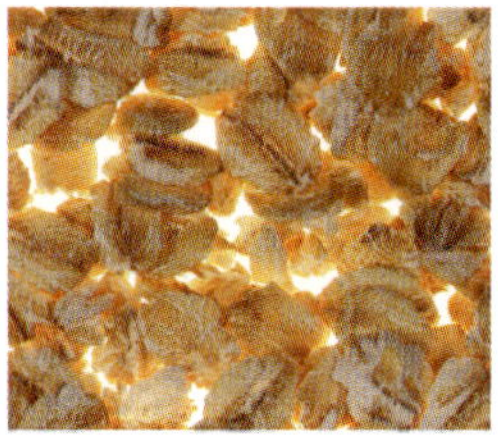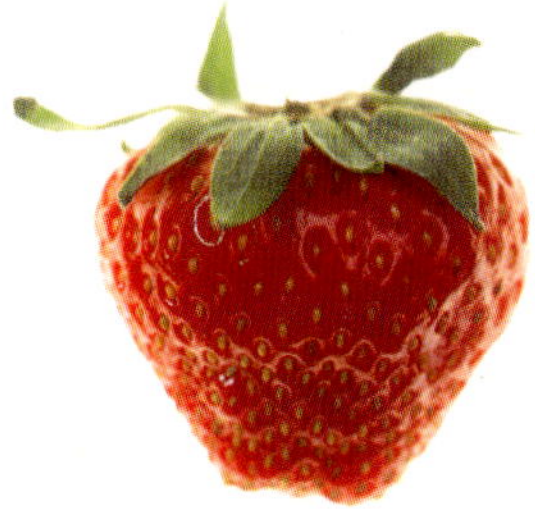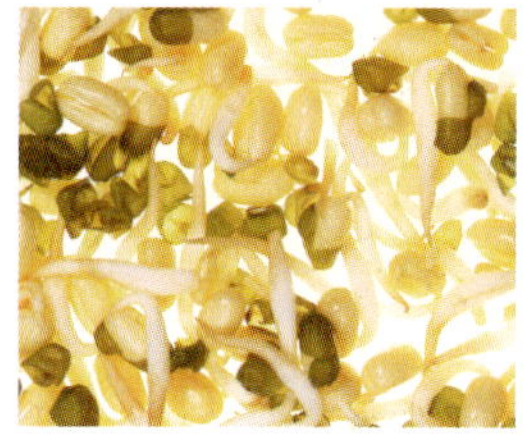

In der Haut spiegelt sich das körperliche Allgemeinbefinden, und Nährstoffdefizite werden sich wahrscheinlich früher oder später auf ihre Beschaffenheit auswirken. Bei drei Nährstoffen sind Mangelerscheinungen besonders schnell zu sehen: Vitamin A, Vitamin C und Zink. Vitamin A ist wichtig für die allgemeine Hautgesundheit, Vitamin C sorgt für die stetige Erneuerung der Hautzellen, und Zink fördert Reparatur- und Heilungsprozesse. Manche Nahrungsmittel sollten insbesondere wegen ihres hohen Gehalts an Antioxidanzien – zu denen auch Vitamin A und Vitamin C gehören – in den Speiseplan integriert werden, z.B. Avocados, Erdbeeren, Möhren und Brunnenkresse. Sie sorgen für die Beseitigung freier Radikale, die viele Hautschäden verursachen, und entfalten eine reinigende Wirkung. Weintrauben und Löwenzahn sind wegen ihrer harntreibenden, entschlackenden Wirkung ebenfalls gut für die Haut. Auch die vor allem in fettem Fisch enthaltenen Omega-3-Fett-säuren sind wichtig für die Hautgesundheit.

Wenn Sie herausfinden wollen, welche Nahrungsmittel Ihrer Haut womöglich Probleme bereiten, sollten Sie eine Woche lang ein Ernährungstagebuch führen. Auf der linken Seite notieren Sie jeden noch so kleinen Bissen, den Sie sich in den Mund schieben, und auf der rechten Seite die Symptome, die dadurch gegebenenfalls ausgelöst werden. Dieses Verfahren kann sich natürlich auch bei anderen Beschwerden als hilfreich erweisen.

Gleichgültig, welche Hautprobleme Sie haben – wenn Sie sich an den folgenden Speiseplan halten, wird es Ihnen besser gehen. Die empfohlenen Nahrungsmittel liefern wichtige Nährstoffe für die Haut und regen eine gründlichere Ausscheidung von Abfallstoffen über andere Wege an.

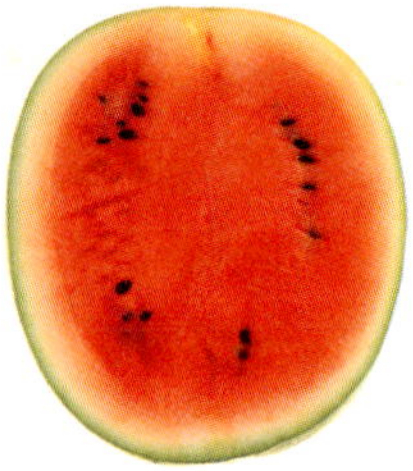
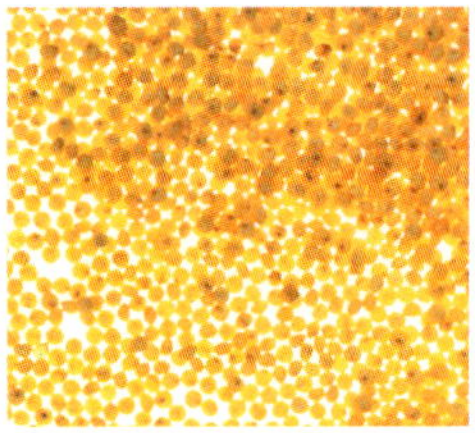
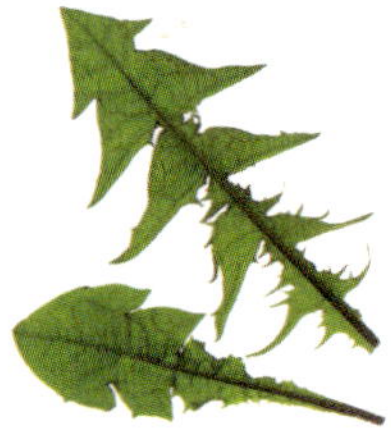
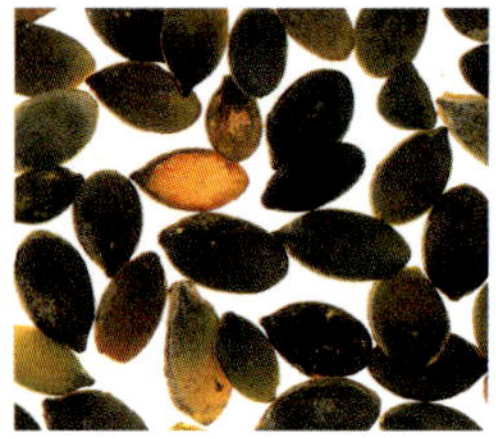
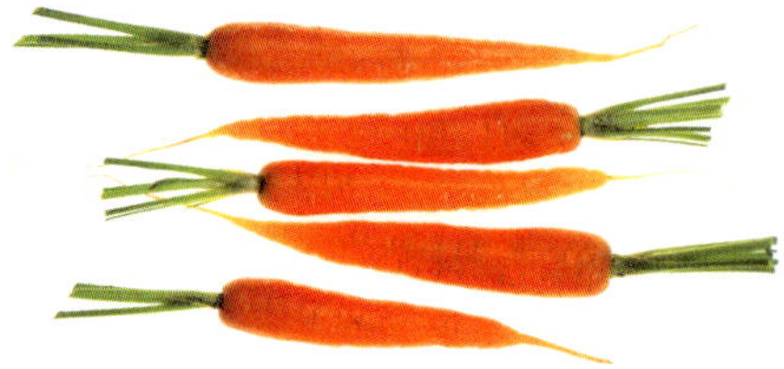

## DIE VIER-STERNE-NAHRUNGSMITTEL

★ Erdbeeren ★ Melonen ★ Avocados ★ Brunnenkresse ★ Möhren ★ Hirse ★ Hafer ★ Kürbiskerne ★ Sprossen ★ Fetter Fisch ★ Löwenzahn

## Empfehlenswerte Nahrungsmittel

**Obst** Aprikosen, Orangen, Weintrauben, Kiwis, Pfirsiche, Nektarinen, Papayas

**Gemüse, Salat** Brokkoli, Grünkohl, Staudensellerie, Brennnesseln, Spinat, Brunnenkresse, Tomaten, Asiakohl, Kohlrüben

**Getreide** Weizen, Weizenkeime, Hirse, Buchweizen

**Samen, Nüsse usw.** Haselnüsse, Walnüsse, Walnussöl

**Kräuter** Petersilie, Löwenzahn, Salbei, Thymian, Selleriesamen

## Ungesunde und gefährliche Nahrungsmittel

**Milchprodukte und Eier** Hauterkrankungen hängen oft mit dem Verzehr von Milchprodukten zusammen, deshalb sollte man – mit Ausnahme von Joghurt – darauf verzichten. Eier begünstigen die Bildung von Ekzemen. Wenn Sie über einen längeren Zeitraum keine Milchprodukte zu sich nehmen, achten Sie darauf, dass Ihr Körper genügend Kalzium und Vitamin D bekommt. Wollen Sie auch Ihren Kindern keine Milchprodukte mehr geben, sollten Sie vorher den Kinderarzt

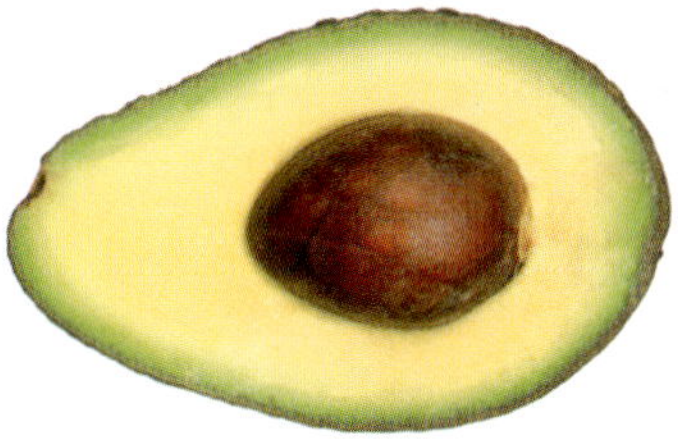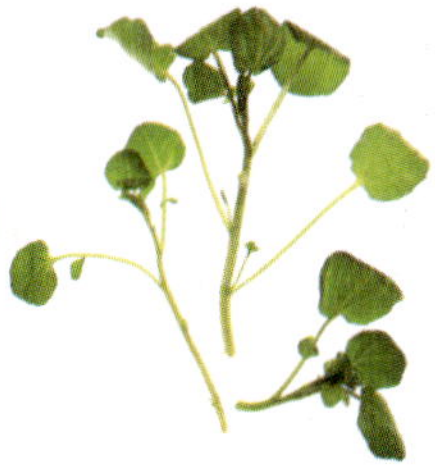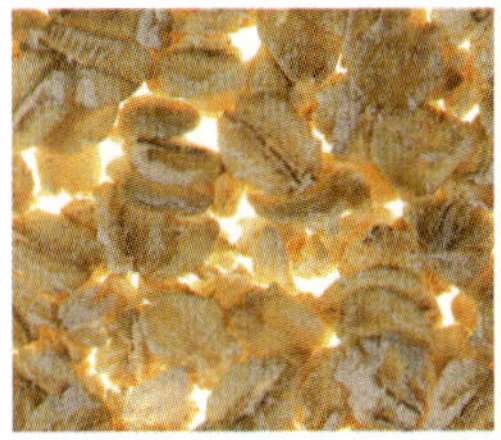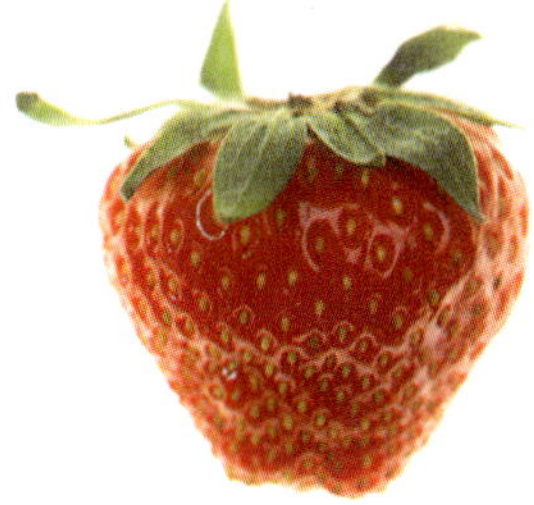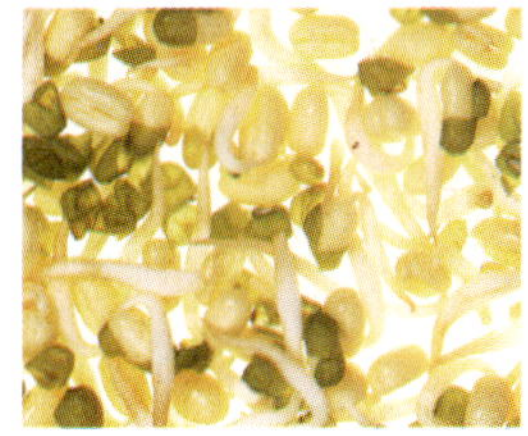

konsultieren. Dagegen kann Joghurt, vor allem Ziegenmilchjoghurt, zur Verbesserung von Hautproblemen beitragen.

**Fleisch und tierische Fette** Vor allem durch den Konsum von Schweinefleisch und Fleischerzeugnissen können sich Hautprobleme verschlimmern. Wenn Sie nicht auf Fleisch verzichten wollen, schneiden Sie alles sichtbare Fett ab. Wählen Sie Bio-Eier und Bio-Geflügel.

**Zucker** ist bei Akne besonders schädlich. Nehmen Sie zum Süßen stattdessen etwas Honig oder Zuckerrübensirup, Trockenfrüchte oder Fruchtsaftkonzentrat.

**Kaffee, Tee** Kaffee enthält neben Koffein mehr als 650 Substanzen. Die meisten von ihnen sind schlecht für die Haut. Bei Hautproblemen sollten Sie auf Lupinen- oder Getreidekaffee umsteigen. Tee in kleinen Mengen ist erlaubt, er sollte aber nicht zu stark sein.

**Alkohol** Alkoholkonsum macht sich als Erstes auf der Haut bemerkbar, die von einer verräterischen Röte überzogen wird. Bei Hautproblemen trinkt man am besten überhaupt keinen Alkohol.

**Krustentiere** können die Bildung von Ekzemen begünstigen.

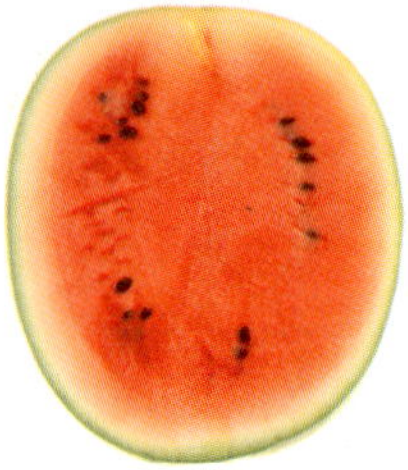
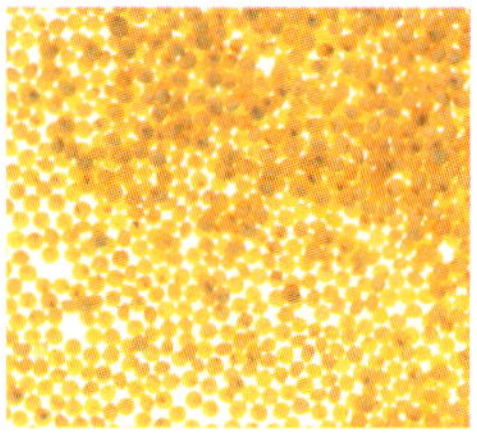
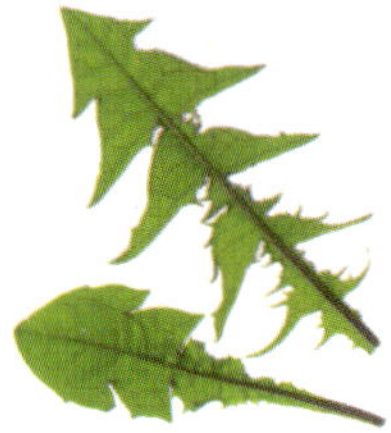
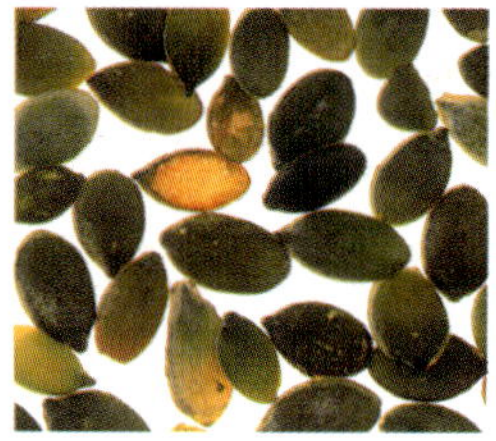
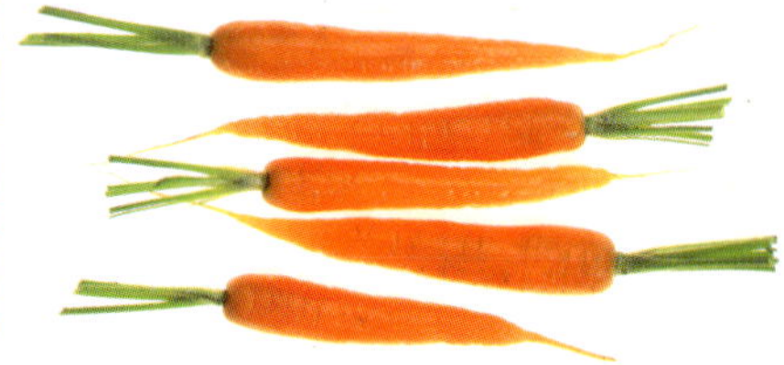

## Der Ernährungsplan

Hautprobleme entstehen, wenn man die falschen Dinge isst, auf bestimmte Nahrungsmittel allergisch reagiert, eine schlechte Verdauung hat und Nährstoffe schlecht resorbiert. Auch Stress, Ängste, Depressionen, Umweltverschmutzung, Menstruation, Schwangerschaft und die Menopause können Auslöser sein. Beginnen Sie Ihr Programm mit den ersten drei Tagen der »Sieben-Tage-Kur« *(siehe S. 287)*.

Da über die Haut viele Giftstoffe ausgeschieden werden, werden sich die Probleme anfangs womöglich verschlimmern. Schon bald wird sich aber eine sichtbare Verbesserung einstellen.

## SPEISEPLAN FÜR EINE WOCHE

Meiden Sie starken Tee, Kaffee und Milch.

### Montag

**Frühstück** Haferbrei; Banane; dünner Tee.

**Leichte Mahlzeit oder Snack** Avocado-Brunnenkresse-Salat *(S. 224)*; Studentenfutter.

**Hauptmahlzeit** Lauchsuppe *(S. 142)*; Zitronenhähnchen *(S. 185)* und Salat, ein Stück frisches Obst.

### Dienstag

**Frühstück** Eingeweichte Trockenfrüchte mit Naturjoghurt; Reiswaffeln mit Honig.

**Leichte Mahlzeit oder Snack** Lauchsuppe *(S. 142)* mit Vollkornknäckebrot; Rettiche und Staudensellerie. Obst.

**Hauptmahlzeit** Nudelsalat *(S. 162)*; Heringe Müllerin *(S. 169)* mit Möhren und gebackener Kartoffel.

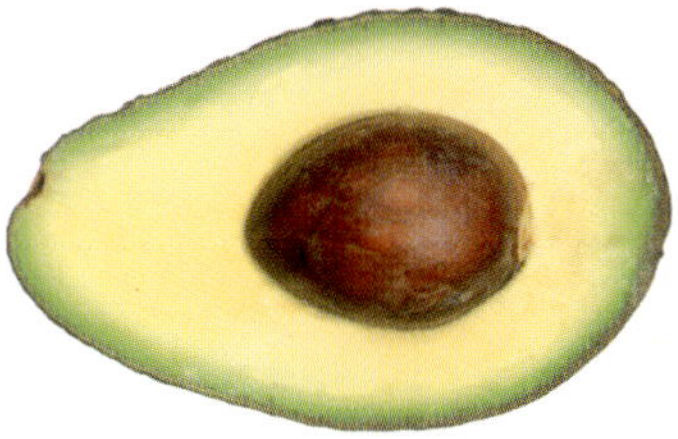 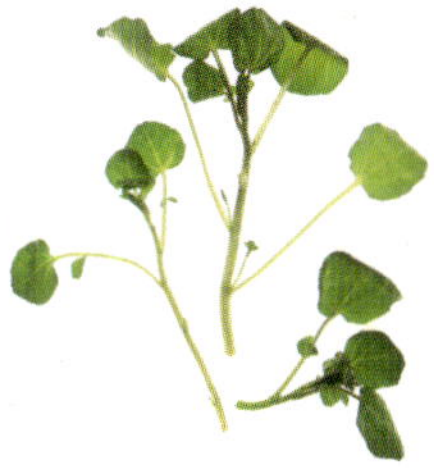 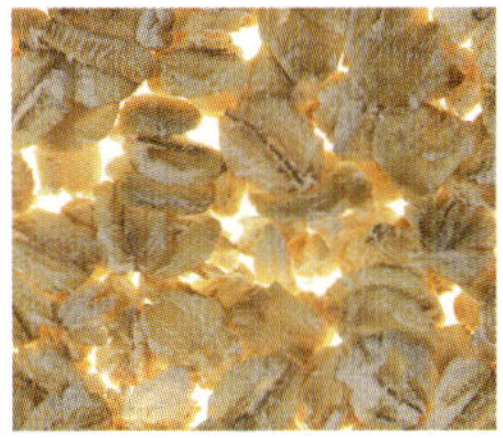 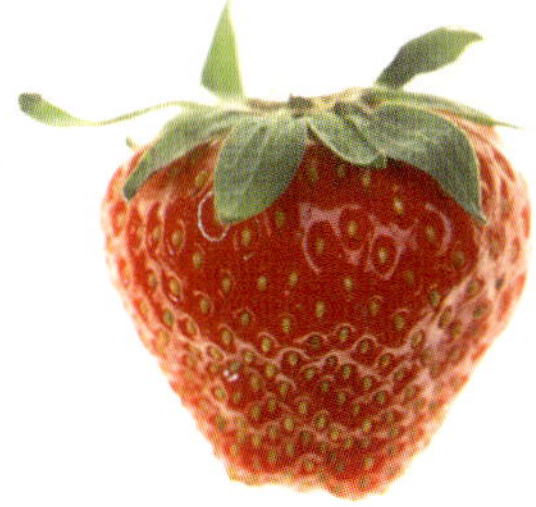 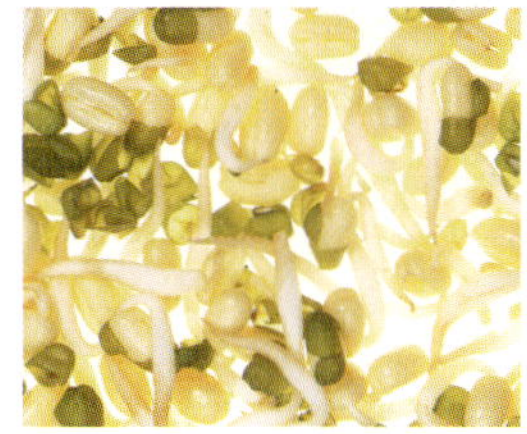

**Mittwoch**

**Frühstück** Frischer Obstsalat; Vollkorntoast.
**Leichte Mahlzeit oder Snack** Brunnenkressesalat *(S. 223)*.
**Hauptmahlzeit** Gerstensuppe mit Gemüse *(S. 147)*, Vollkornbrötchen; Sprossensalat *(S. 230)*.

**Donnerstag**

**Frühstück** Müsli mit frischem Obst.
**Leichte Mahlzeit oder Snack** Hummus *(S. 153)*.
**Hauptmahlzeit** Eine Scheibe Melone; Hirse-Buchweizen-Topf *(S. 261)*; grüner Salat. Nüsse und Trockenfrüchte.

**Freitag**

**Frühstück** Frischer Obstsalat; Vollkorntoast.
**Leichte Mahlzeit oder Snack** Sprossensalat *(S. 230)*.
**Hauptmahlzeit** Artischocken mit Vinaigrette-Dip *(S. 148)*; Gegrillte Seebarbe *(S. 173)*. Grüner Salat.

**Samstag**

**Frühstück** Müsli mit Ananas; Vollkorntoast.
**Leichte Mahlzeit oder Snack** Kürbissuppe *(S. 138)*.
**Hauptmahlzeit** Eine halbe Avocado; Tofu-Gemüse-Pfanne *(S. 200)*. Gewürzpfirsiche *(S. 244)*.

**Sonntag**

**Frühstück** Kalte Gewürzpfirsiche; Vollkornbrötchen.
**Leichte Mahlzeit oder Snack** Möhrensuppe *(S. 140)*.
**Hauptmahlzeit** Crudités *(S. 150)*; Zitronenhähnchen *(S. 185)*; Chicoree. Eine frische Kiwi in Scheiben.

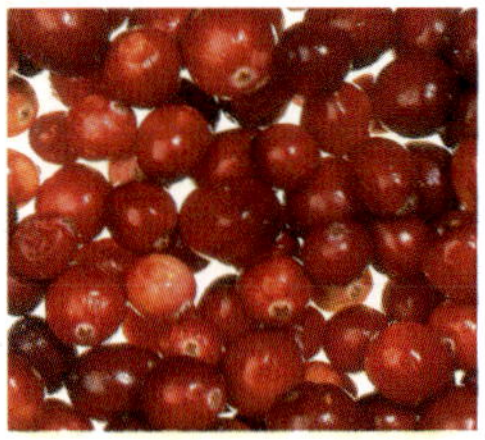 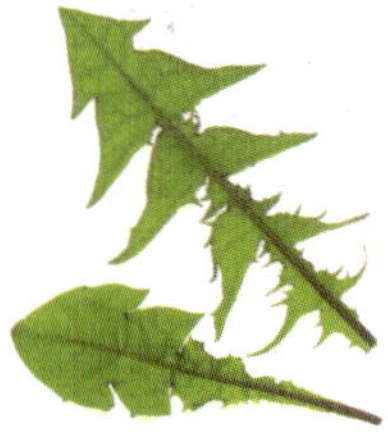 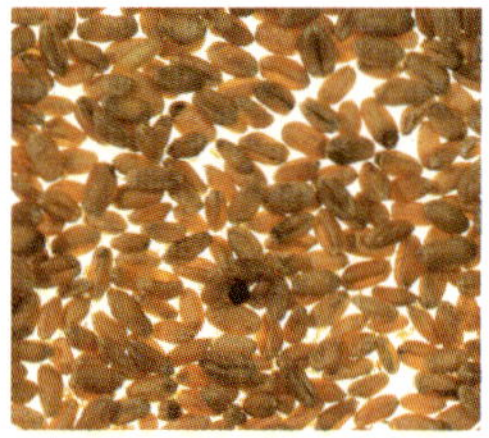 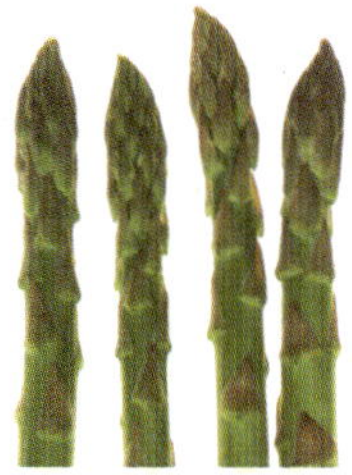 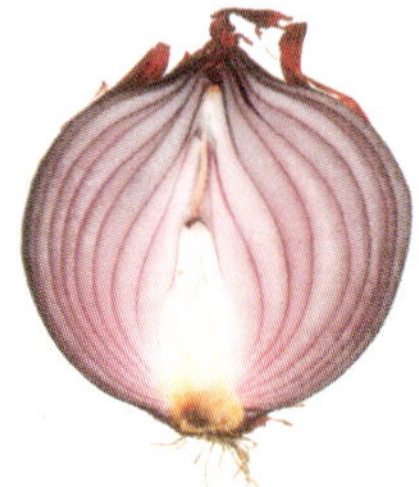 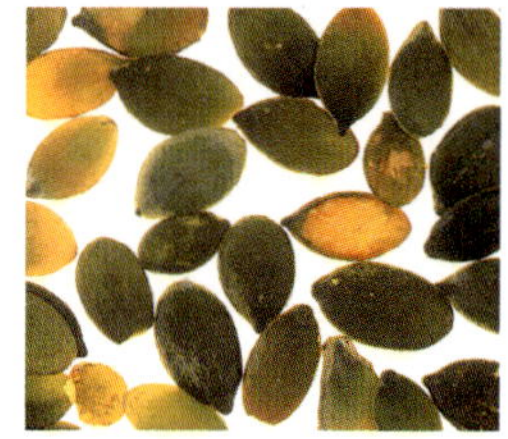

# Harnwegserkrankungen

Urin wird in den Nieren gebildet und in der Harnblase gesammelt, ehe er ausgeschieden wird. Die Ausscheidung von Urin ist lebenswichtig, denn sie sorgt dafür, dass der Körper überflüssiges Wasser und Abfallprodukte des Stoffwechsels loswird. Man sollte den Harntrakt deshalb nicht nur als eine Art Wasserleitung betrachten. Die Nieren sind unter anderem an der Verstoffwechselung von Vitamin D und an der Produktion bestimmter Hormone beteiligt. So wird in der Nebenniere beispielsweise das Hormon Adrenalin gebildet, das den Blutdruck steigen lässt.

Es gibt zahlreiche Harnwegserkrankungen, z.B. Nieren- und Harnsteine, Blasenentzündung, Prostataprobleme und Harnröhrenentzündung. Selbst scheinbar unbedeutenden Symptomen kann eine ernsthafte Erkrankung zugrunde liegen. Wenn Sie das Gefühl haben, dass Nieren und Blase nicht richtig funktionieren, sollten Sie einen Arzt aufsuchen – insbesondere dann, wenn Sie Blut im Urin bemerken, in der Nierengegend oder beim Wasserlassen Schmerzen verspüren, Schwierigkeiten beim Wasserlassen haben oder Schwellungen an den Knöcheln feststellen.

Die Behandlung von Harnwegserkrankungen lässt sich mit einer gesunden Ernährung unterstützen; dabei findet sich die Lösung für viele leichtere Beschwerden noch eher in der Küche als in der Arztpraxis. Nierensteine, die sich in vielen Fällen wieder neu bilden, können mit der richtigen Ernährung unter Kontrolle gehalten werden. Auch Patienten mit Blasenentzündungen sprechen oft hervorragend auf eine gezielte Ernährungsumstellung an. Bei Prostatabeschwerden helfen Kürbiskerne.

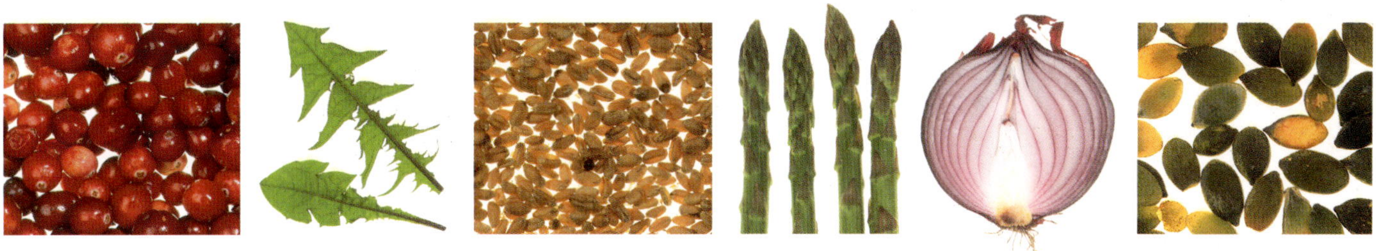

**DIE VIER-STERNE-NAHRUNGSMITTEL**

Cranberrys ★ Tomaten ★ Spargel ★ Zwiebeln ★ Gerste ★ Kürbiskerne ★ Löwenzahn

**Empfehlenswerte Nahrungsmittel**

**Obst** Himbeeren, grüne und rote Stachelbeeren, Wassermelonen, Weintrauben, Äpfel, Feigen, Rote und Schwarze Johannisbeeren

**Gemüse, Salat** Kohl, Kürbis, Kartoffeln, Möhren, Auberginen, Artischocken, Meerrettich, Brunnenkresse, Gurken, Staudensellerie, Kopfsalat, Stangenbohnen, Lauch, alle grünen Blattgemüse

**Getreide** Gerste, Sojabohnen

**Kräuter** Wacholderbeeren, Petersilie, Thymian, Knoblauch, Salbei, Rosmarin, Selleriesaat, Kamille, Löwenzahn

**Samen, Nüsse** Alle Nüsse außer Erdnüssen; Kürbiskerne

**Anderes** Garnelen

**Getränke** Gerstenwasser, Lupinen- oder Getreidekaffee

**Ungesunde und gefährliche Nahrungsmittel**

**Fleisch** Vegetarier haben wesentlich seltener Nierensteine als Fleischesser. Beim Abbau von Fleisch im Stoffwechsel entstehen Harnsäure und Oxalsäure, die zur Entstehung von Nierensteinen beitragen.

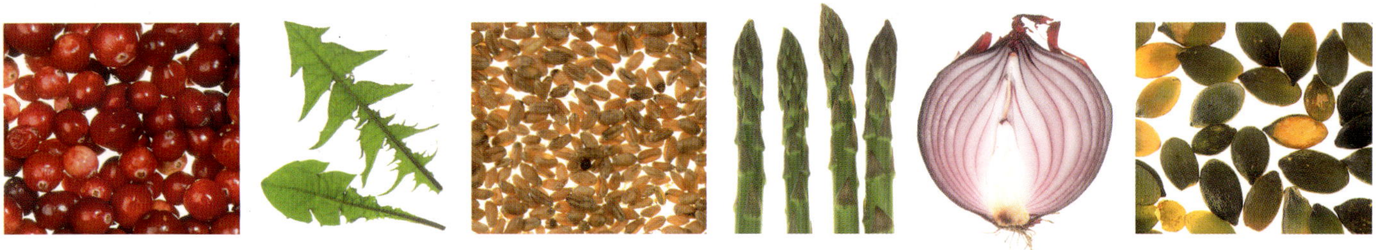

**Milchprodukte** enthalten sehr viel Kalzium; wer eine Veranlagung zu Nierensteinen hat, sollte daher nur selten Milchprodukte essen. Joghurt allerdings ist gut gegen Blasenentzündung.

**Zucker** Jede Art von Zucker, inklusive Honig und Zuckerrübensirup, fördert die Vermehrung von Mikroorganismen. Meiden Sie Zucker, insbesondere wenn Sie immer wieder an bakteriellen oder Pilzinfektionen leiden. Außerdem begünstigt Zucker die Entstehung von Steinen.

**Salz** bindet Flüssigkeit und sollte daher von Patienten mit Harnwegsproblemen gemieden werden.

**Kaffee** enthält nierenschädliche Substanzen.

**Oxalsäurehaltige Lebensmittel** Dazu gehören Tee, Kaffee, Schokolade, Rhabarber, Erdnüsse, Spinat, Rote Bete und Erdbeeren. Oxalsäure kann die Bildung von Nieren- und Blasensteinen fördern.

**Zitrussäfte** im Übermaß erhöhen den Säuregehalt des Urins und verschlimmern die Beschwerden bei Infektionen.

**Pickles** enthalten viel Säure und sollten daher nur sparsam gegessen werden.

**Alkohol** sollte bei Nieren- oder Blasenerkrankungen tabu sein, denn er kann die Nierenfunktion beeinträchtigen.

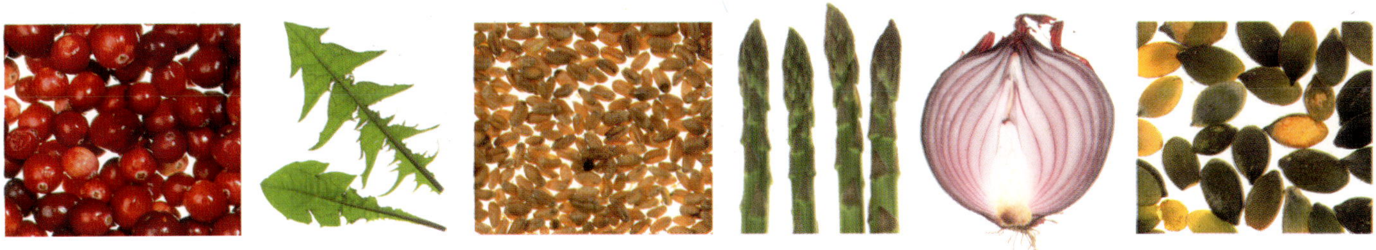

## Der Ernährungsplan

Bei Tierversuchen in einer Londoner Klinik zeigte sich, dass Tiere, die zuckerhaltiges Futter erhielten, erste Symptome von Nierenerkrankungen und Nierenfunktionsstörungen entwickelten, wie sie bei Diabetes vorkommen können. Es ist daher jedem anzuraten, auf Nahrungsmittel mit raffiniertem Zucker zu verzichten. Menschen, die an Nierenproblemen leiden, sollten sich diesen Rat ganz besonders zu Herzen nehmen.

Auch Salz kann die Funktion des Harntraktes beeinträchtigen. Salz fördert die Bildung von Flüssigkeitsansammlungen im Gewebe und wirkt damit der Tätigkeit der Nieren diametral entgegen. Auch kann die tägliche Zufuhr von mehr als 5 g Salz (das ist ein gestrichener Teelöffel voll) zu einer Erhöhung des Blutdrucks führen. Im Durchschnitt konsumieren wir bereits 5–10 g Salz pro Tag, ohne den Salzstreuer überhaupt zu benutzen. Dünsten Sie Gemüse lieber ohne Salz und würzen Sie es mit Zitronensaft und Kräutern. Die Kräuter, die unter den empfehlenswerten Nahrungsmitteln aufgelistet sind, beschleunigen die Genesung und schützen gegen die gerade bei Harnwegserkrankungen häufigen Rückfälle.

Um die Gesundheit des Harntrakts zu verbessern und zu erhalten, gilt es, möglichst viel zu trinken. Es ist wichtig, den Urin zu »verdünnen« und dafür zu sorgen, dass der gesamte Harntrakt unablässig »durchgespült« wird. Pro Tag sollten Sie mindestens einen bis anderthalb Liter trinken, am besten stilles Quellwasser. Bei Harn- oder Nierensteinen ist hartes Wasser aus dem Hahn zu meiden.

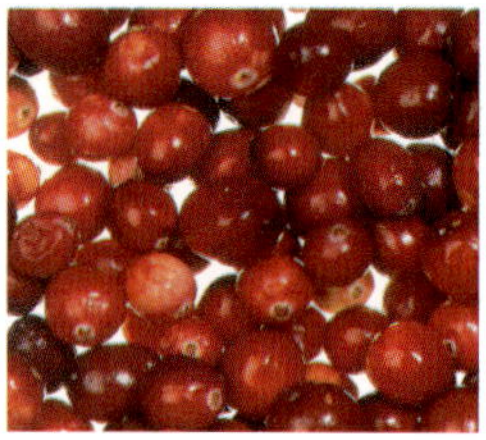 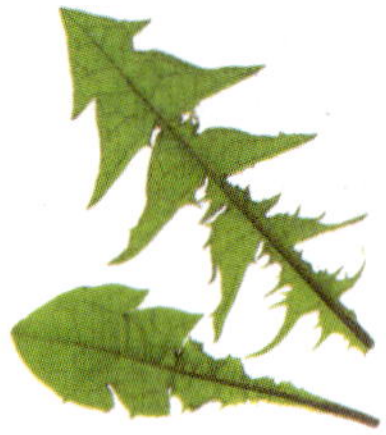 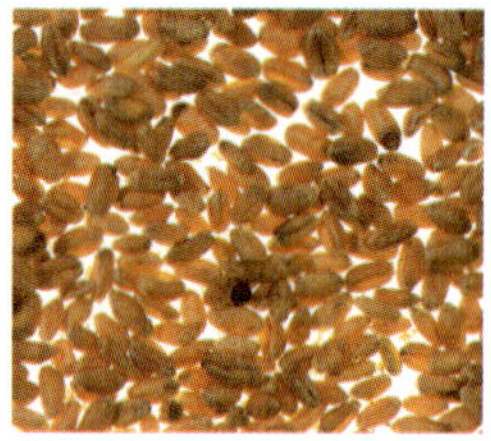 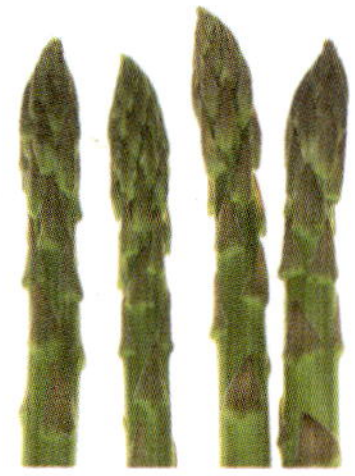 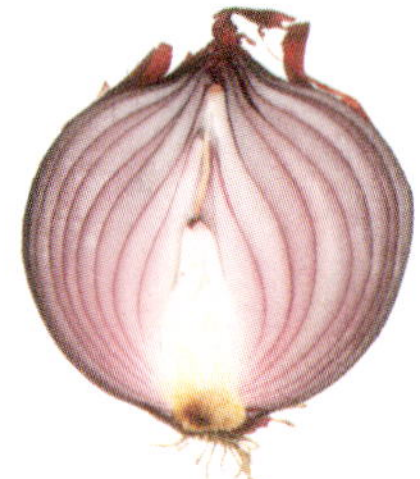 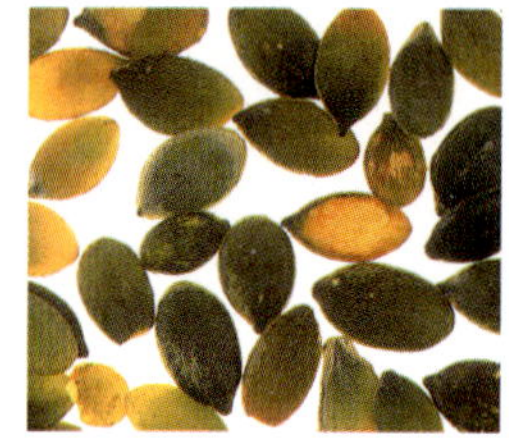

## SPEISEPLAN FÜR EINE WOCHE

Wenn Sie sich für diesen Speiseplan entscheiden, sollten Sie mindestens einen Liter pro Tag trinken. Meiden Sie Tee, Kaffee und große Mengen Zitrussäfte.

### Montag

**Frühstück** Wassermelone in beliebiger Menge.

**Leichte Mahlzeit oder Snack** Rindfleisch-Zwiebel-Burger *(S. 216)*.

**Hauptgericht** Spargel mit Zitrone *(S. 150)*; Nudeln mit würziger Tomaten-Zwiebel-Sauce *(S. 260)*. Bratapfel mit Cranberrys.

### Dienstag

**Frühstück** Haferbrei; gedünstetes Obst.

**Leichte Mahlzeit oder Snack** Toast; Friséesalat *(S. 230)*.

**Hauptgericht** Auswahl an gedünstetem Gemüse; Obst.

### Mittwoch

**Frühstück** Zwei gekochte Eier; Vollkorntoast.

**Leichte Mahlzeit oder Snack** Sellerie-Reis-Suppe *(S. 142)*.

**Hauptgericht** Ratatouille *(S. 202)*; Lachs mit grüner Sauce *(S. 167)* und Reis. Eine große Rispe Trauben.

### Donnerstag

**Frühstück** Wassermelone in beliebiger Menge.

**Leichte Mahlzeit oder Snack** Reissalat mit Petersilie.

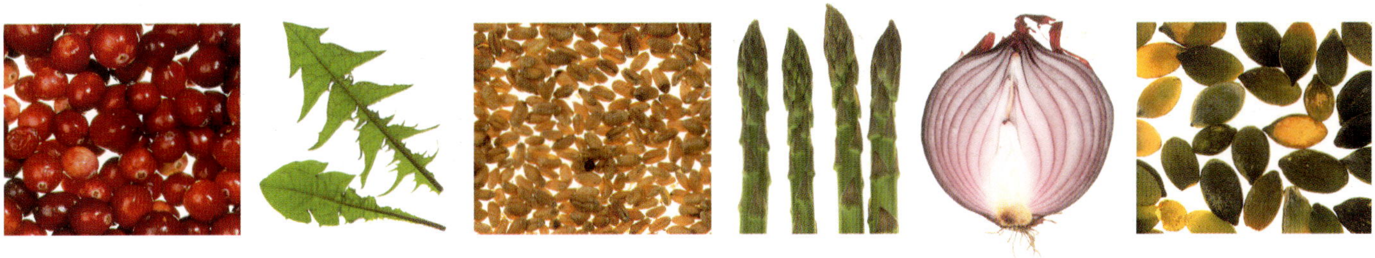

**Hauptgericht** Gerstensuppe mit Gemüse *(S. 147)*; Tofu-Gemüse-Pfanne *(S. 200)*.

**Freitag**

**Frühstück** Schwarze Johannisbeeren, in Apfelsaft gedünstet; Joghurt.

**Leichte Mahlzeit oder Snack** Tapenade mit Vollkorntoast.

**Hauptgericht** Orangen-Brunnenkresse-Salat *(S. 228)*; Sesam-Kabeljau mit Spinat *(S. 174)*, Reis. Ein paar Feigen.

**Samstag**

**Frühstück** Pürierte Früchte nach Wahl.

**Leichte Mahlzeit oder Snack** Rot-gelbes Rührei *(S. 158)*; Gurkensalat.

**Hauptgericht** Tagliatelle mit Artischocken *(S. 160)*; Sauerkrautsalat *(S. 231)*. Pfirsich-Aprikosen-Kompott *(S. 234)*.

**Sonntag**

**Frühstück** Croissants.

**Leichte Mahlzeit oder Snack** Zwiebelsuppe *(S. 138)*; Chicoreesalat.

**Hauptmahlzeit** Spargel mit Zitrone *(S. 150)*; Eier Mornay *(S. 159)* mit gedünsteten Stangenbohnen. Gedünstete Äpfel mit Cranberrys.

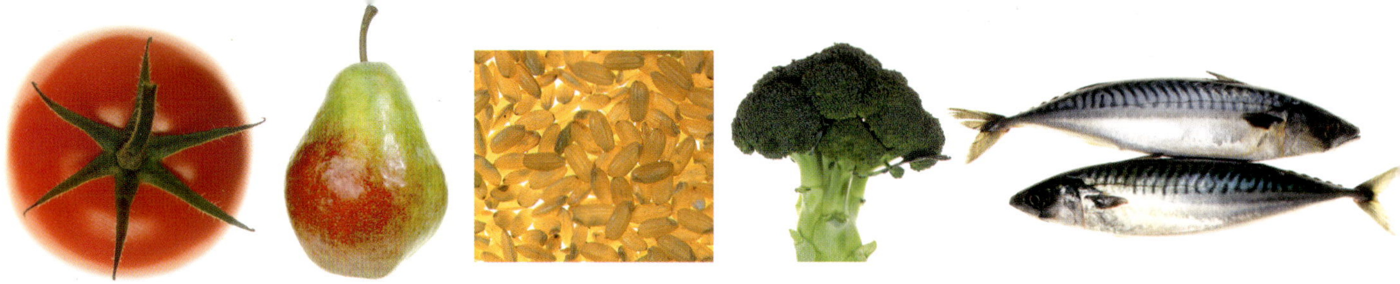

# Gewichtskontrolle

Diäten funktionieren nicht. Davon können viele Menschen ein Lied singen. Frohen Mutes beginnen sie montags zu hungern – nachdem sie am Wochenende noch einmal kräftig zugeschlagen haben, um sich gegen die vor ihnen liegende Durststrecke zu wappnen – und hören mittwochs schon wieder auf, weil sie beim Anblick eines Schokoriegels schwach werden. Zerknirscht entschließen sie sich, am Montag darauf noch einmal – diesmal ernsthaft – von vorne anzufangen. Wer kennt das nicht?

Es gibt unzählige Diäten. Sie versprechen wunderbare Resultate, die praktisch mühelos zu erreichen sein sollen. Doch die meisten Diäten sind nutzlos, manche sogar gefährlich. Sogenannte Diäten, die die Kalorienzufuhr drastisch einschränken oder Mahlzeiten durch spezielle Drinks ersetzen, können den Herzmuskel und die Nieren schädigen und den Cholesterinspiegel erhöhen. Diese Diäten sind auch deshalb zum Scheitern verurteilt, weil sie Abnehmwillige nicht zu einer Änderung ihres Ernährungsverhaltens anhalten; sie ziehen Langeweile, Erschöpfung und Heißhunger nach sich, die zu den vielen Menschen so vertrauten Fressattacken mit anschließendem Zusammenbruch führen.

Auch kohlenhydratarme Diäten, die ohne so gesunde, ballast- und nährstoffreiche Lebensmittel wie Vollkornbrot, Kartoffeln, Nudeln, Reis und andere Getreidesorten auskommen, sind äußerst ungesund. Reine

**»Modediäten sind zum Scheitern verurteilt und häufig ungesund.«**

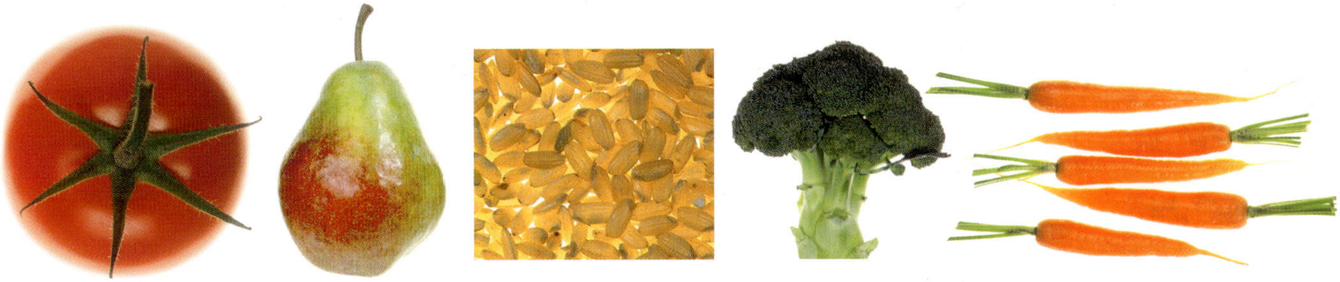

Obstdiäten greifen die Zähne an und sind zwangsläufig alles andere als ausgewogen. Eine extrem ballaststoffreiche Diät mit viel Bohnen und Kleie sorgt zwar für eine regelmäßige Verdauung, erschwert aber die Resorption von Kalzium, Magnesium, Eisen und Zink.

Die meisten Menschen, die wegen bestimmter Beschwerden der »Harmonischen Ernährung« *(S. 344)* folgen, berichten von Gewichtsverlust als Nebeneffekt. Außerdem stellen sie fest, dass der Heißhunger auf Zwischenmahlzeiten allmählich verschwindet und der Stoffwechsel sich verbessert. Wenn Abnehmen Ihr oberstes Ziel ist, bietet sich die »Harmonische Diät« als fettreduzierte Variante der »Harmonischen Ernährung« an. Es handelt sich dabei nicht um eine Diät im eigentlichen Sinn, sondern um eine Ernährungsumstellung, bei der Ihre Vorlieben, Ihre Arbeitszeiten und Ihr Sozialleben berücksichtigt werden. Die »Harmonische Diät« wird Sie nicht belasten – Sie müssen weder Kalorien zählen noch Mengen abwiegen noch Einladungen zum Essen ablehnen. Sie können bei der nächsten Mahlzeit mit der Diät beginnen.

Neuesten Erkenntnissen zufolge besteht die erfolgversprechendste und gesündeste Art abzunehmen in der Einschränkung des Fettkonsums. Wer aber sämtliches Fett vom Speiseplan streicht, wird nicht nur überflüssige Pfunde los, sondern auch gesundheitliche Probleme bekommen. Eine Diät ganz ohne Fette und Öle wird mit hoher Wahrscheinlichkeit an Fressattacken scheitern. Die »Harmonische Diät« hingegen beurteilt Nahrungsmittel nicht allein unter dem Gesichtspunkt, ob sie »dick« oder »schlank« machen. Vorrangiges Ziel ist die Förderung der Gesundheit. Gutes Essen ist eine Möglichkeit, dieses Ziel zu erreichen. Am besten wirkt die »Harmonische Diät«, wenn Sie regelmäßig Sport treiben.

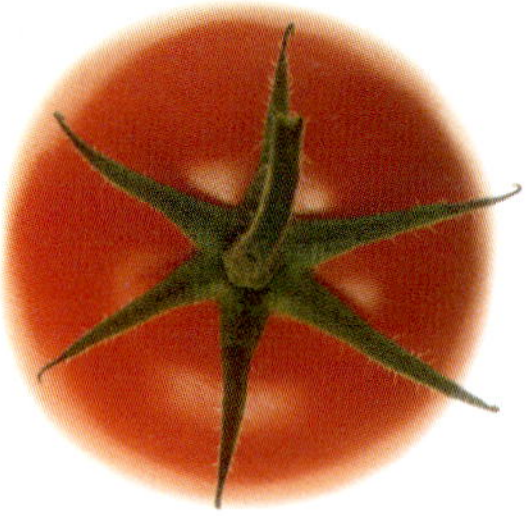
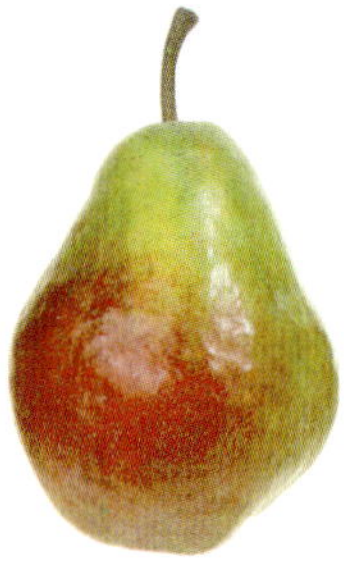
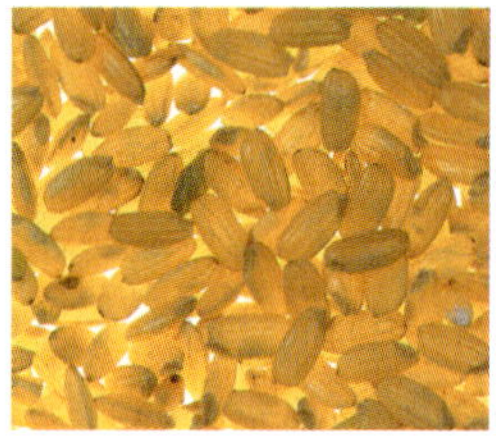
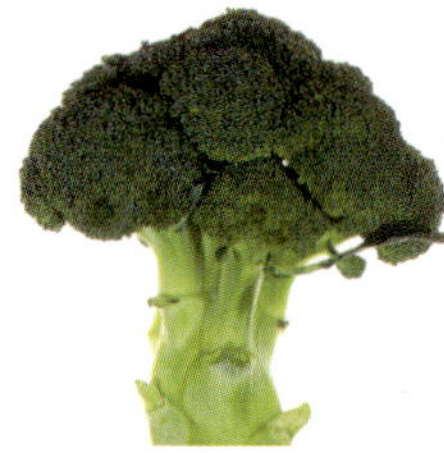
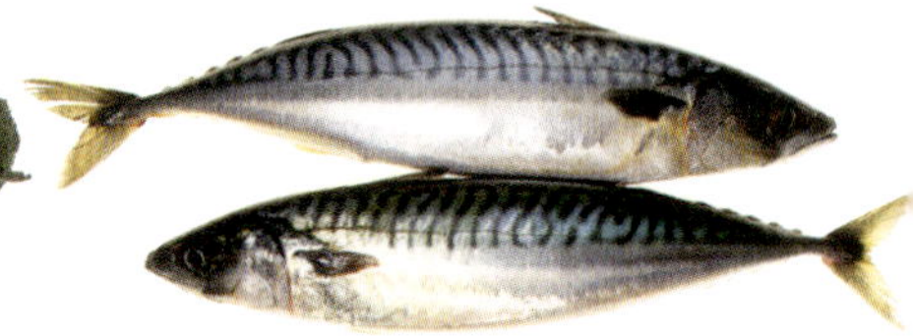

## Der Ernährungsplan

### Die zehn Gebote bei Übergewicht

**1)** Ehe Sie eine Ernährungsumstellung in Erwägung ziehen, kaufen Sie sich ein Notizbuch, und protokollieren Sie darin eine Woche lang, was Sie zu sich nehmen. Am Ende der Woche werden Sie herausfiltern können, bei welchen Nahrungsmitteln und Getränken Sie schwach werden. Künftig werden Sie den größten Versuchungen widerstehen können.

**2)** Ihr Ernährungstagebuch wird Momente enthalten, in denen trotz aller guten Vorsätze eine Tafel Schokolade, eine Dose Kekse oder ein paar frische knusprige Brötchen in Ihrem Magen gelandet sind. Seltsamerweise greifen viele Menschen geradezu besessen zu den Nahrungsmitteln, die sie nicht vertragen, von denen sie aber abhängig sind. Kaufen Sie solche Nahrungsmittel nicht mehr ein, selbst wenn der Rest der Familie dann ebenfalls eine Zeitlang ohne sie auskommen muss. Der unwiderstehliche Drang, Dinge in sich hineinzuschlingen, wird nachlassen und oft sogar verschwinden, wenn Sie Ihre Essgewohnheiten auf die »Harmonische Ernährung« umstellen.

**3)** Wenn Sie ausgehen, benutzen Sie angebliche gesellschaftliche Zwänge nicht als Ausrede, um Ausnahmen zu machen. Lassen Sie sich von Gastgebern oder Kellnern nicht einschüchtern. Wenn Sie an einer Erkrankung wie z.B. Diabetes litten, würden Sie schädliche Speisen – in diesem Falle beispielsweise Schokoladenkuchen – ablehnen. Auch Fettleibigkeit ist eine Krankheit und verlangt vergleichbare Entscheidungen.

**4)** Hat man Ihnen als Kind beigebracht, den Teller unter allen Umständen leer zu essen? Dann ist es an der Zeit, sich von dieser Gewohnheit zu

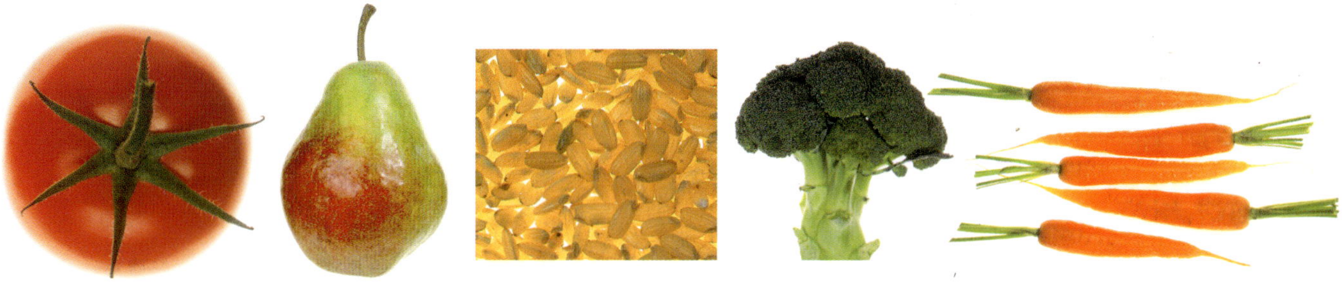

verabschieden. Hören Sie auf zu essen, bevor Sie rundum satt sind. Servieren Sie die Mahlzeiten auf kleineren Tellern als üblich.

**5)** Einem Familienmitglied mit Gewichtsproblemen fällt das Abnehmen leichter, wenn die Familie mitzieht. Eine Diät ist kaum durchzuhalten, wenn alle anderen am Tisch Fast Food und Schokoladenpudding in sich hineinschaufeln.

**6)** Die Techniken richtigen Essens lassen sich leicht erlernen. Lektion eins: Egal, ob Sie alleine oder mit anderen essen: Decken Sie den Tisch. Wenn Ihnen danach ist, schmücken Sie ihn mit Kerzen und Blumen. Richten Sie das Essen ansprechend an, und genießen Sie es im Sitzen. Lektion zwei: Kauen Sie richtig! Die Verdauung beginnt im Mund: Schnelles Essen verleitet dazu, sich vollzustopfen. Lektion drei: Wenn Sie die Mahlzeit beendet haben, räumen Sie den Tisch ab, und verlassen Sie die Küche.

**7)** In der westlichen Welt trinkt man in Gesellschaft häufig Alkohol. Alkoholische Getränke sind kalorienreich und müssen oft als Ersatz für nährstoffreiches Essen herhalten. Wenn es Ihnen schwer fällt, ganz auf Alkohol zu verzichten, genehmigen Sie sich ein Glas am Abend.

**8)** Wählen Sie Nahrungsmittel, die auf gesunde Weise sättigen, viele Vitamine, Mineralstoffe und Proteine liefern. Viele angebliche »Dickmacher« eignen sich am besten zum Abnehmen. Dazu gehören Nahrungsmittel mit komplexen Kohlenhydraten, z.B. mit der Schale gegarte Kartoffeln, Vollkornbrot, Naturreis und andere Vollkornprodukte, Wurzelgemüse und Hülsenfrüchte (z.B. Bohnen). Wenn Sie dazu

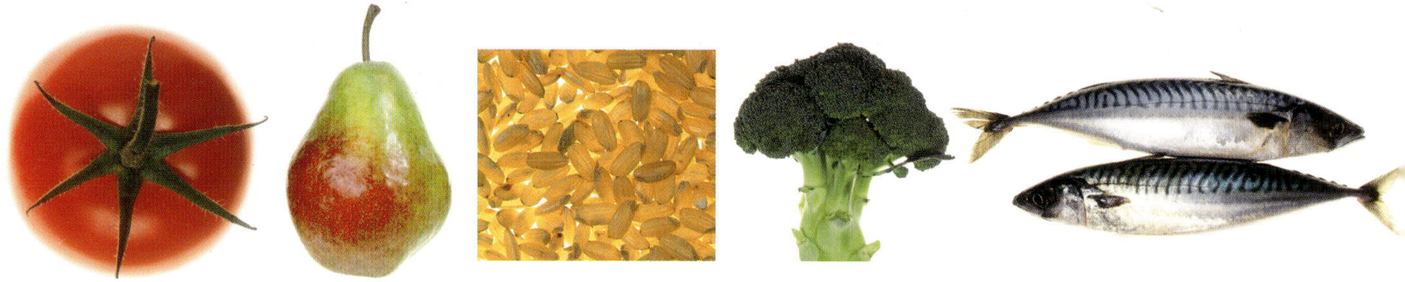

viel Obst, Gemüse und Salat, mehr Fisch, weniger Fleisch und tierisches Fett zu sich nehmen, werden Sie schlanker, ohne zu hungern.

**9)** Niemand ist vollkommen. Auch wenn Sie wild entschlossen sind abzunehmen, werden Sie irgendwann einmal schwach werden. Versuchen Sie einfach, am Tag darauf beim Essen besonders vorsichtig zu sein, und Sie werden in Windeseile wieder auf Kurs sein.

**10)** Verbannen Sie die Badezimmerwaage auf den Dachboden. Der ideale durchschnittliche Gewichtsverlust pro Woche beträgt ½–1 kg. Wiegen Sie sich zu Beginn Ihrer Diät z. B. in der Apotheke, und wiederholen Sie diese Prozedur jede Woche am gleichen Tag zur gleichen Zeit in denselben Kleidern. Tragen Sie die Ergebnisse in ein Diagramm ein, und freuen Sie sich über purzelnde Pfunde.

## Die Harmonische Diät

Wir haben die folgenden Nahrungsmittel in drei Gruppen eingeteilt. Gruppe A = proteinreiche Nahrungsmittel; Gruppe B = neutrale Nahrungsmittel; Gruppe C: kohlenhydratreiche Nahrungsmittel.

## Das Nährstoffdiagramm

### Fünf einfache Regeln sind zu beachten:

**1)** Pro Tag sollten Sie 12 Punkte nicht überschreiten (★= 1 Punkt).
**2)** Nahrungsmittel der Gruppe A können zusammen mit Nahrungsmitteln der Gruppe B, diese wiederum zusammen mit Nahrungsmitteln der Gruppe C verzehrt werden. Nahrungsmittel der Gruppe A sollten aber nicht mit denen der Gruppe C zusammen gegessen werden.

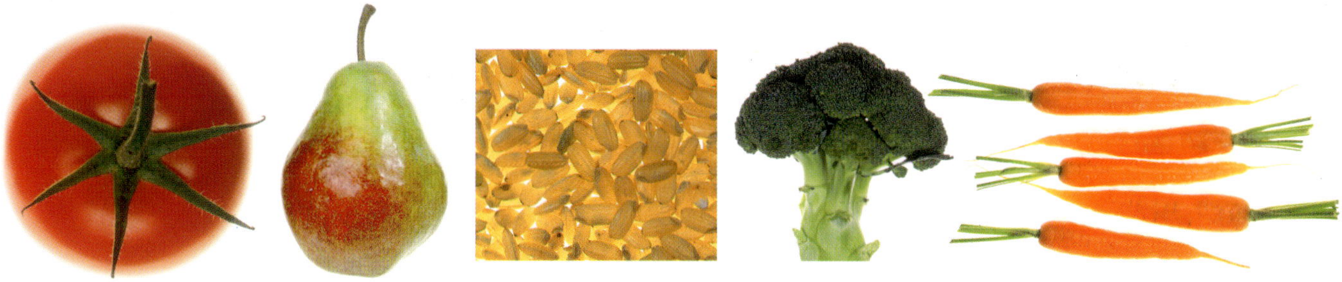

**3)** Nahrungsmittel mit fünf Punkten sollten Sie sich für besondere Gelegenheiten reservieren.

**4)** Ernähren Sie sich vielfältig und essen Sie pro Tag fünf Portionen Obst, Gemüse und Salat.

**5)** Wenn Sie die 12-Punkte-Grenze einmal überschritten haben, geben Sie nicht gleich auf. Essen Sie am nächsten Morgen nur frisches Obst, oder trinken Sie zum Frühstück nur ein Glas heißes Zitronenwasser. Versuchen Sie, an diesem Tag unter 10 Punkten zu bleiben.

## Mengen

Die folgende Tabelle enthält keine Mengenangaben. Zugrunde gelegt sind durchschnittliche Restaurantportionen – die unter Umständen kleiner sind als die Portionen, die Sie sich normalerweise genehmigen.

## Nahrungsmittel der Kategorie A (proteinreich)

### 5★★★★★

Sämtliches Fleisch – Rind, Lamm, Kalb, Schwein –, gebraten und mit sichtbarem Fett serviert. Gebratene Ente oder Gans mit Haut. Gekochtes oder gebratenes Hackfleisch. Rührei oder Spiegeleier.
Parmesan, Gruyère, Roquefort, reifer Cheddar und Doppelrahmfrischkäse.
Alle Käsesaucen.

### 4★★★★

Gegrilltes, gebratenes geschmortes Rind, Lamm, Kalb, Schwein ohne sichtbares Fett.

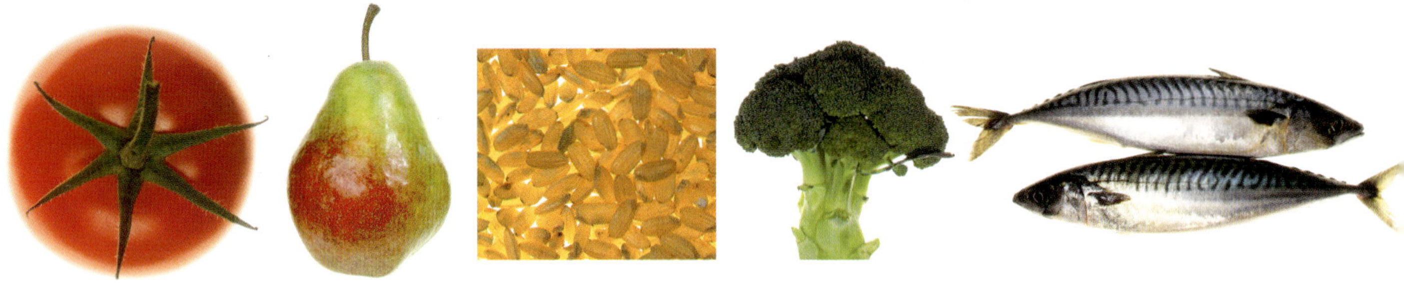

Mageres Rinderhack.
Gebratenes Hähnchen mit Haut.
Fischkonserven in Öl.
Ein Omelett aus zwei Eiern.

**3*****

Gegrillte, gebratene oder geschmorte Innereien.
Gegrillter, gebackener oder gedünsteter fetter Fisch.
Gekochte oder pochierte Eier.
Weichkäse: Brie, Camembert etc.; Hartkäse: Edamer, Gouda etc.

**2****

Gebratene Pute ohne Haut.
Alle Wildvögel. Hase und Kaninchen. Hähnchen – gebraten, gegrillt oder geschmort, ohne Haut.
Hüttenkäse.
Vollmilch.
Griechischer Joghurt.

**1***

Fisch mit weißem Fleisch – gebacken, gedünstet, gegrillt oder geschmort.
Alle Arten von Schalentieren.
Teilentrahmte Milch.
Quark, Naturjoghurt, fettarmer Hüttenkäse.
Naturbelassener Frischkäse, Joghurt aus entrahmter

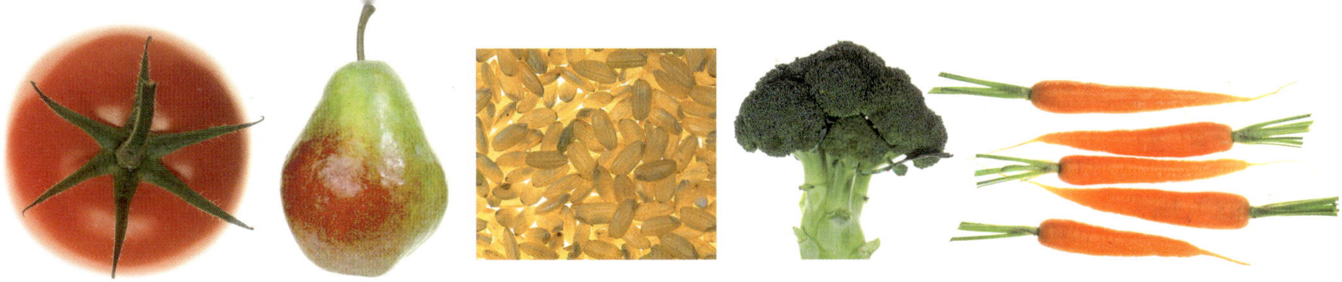

Milch und entrahmte Milch enthalten praktisch weder Fett noch Kalorien und können in Maßen pur als Snacks konsumiert oder in Gerichte integriert werden, ohne das Punktekonto zu erhöhen.
Einfaches Joghurt-Dressing *(S. 254)*.
Alle Obstsorten.
Maximal ein Glas (150 ml) Rotwein oder Weißwein oder trockener Cidre pro Tag. (Kein Portwein, Sherry, Madeira).

### Getränke mit einem halben Punkt

Ein halbes Glas (75 ml) trockener Rotwein oder Weißwein, aufgefüllt mit Mineralwasser (maximal zwei Gläser täglich).
Ein Glas (150 ml) Fruchtsaft, mit derselben Menge Wasser oder Mineralwasser verdünnt.

### Nahrungsmittel der Kategorie B (neutral)

**5**★★★★★

Ein Esslöffel Butter, Margarine, Crème fraîche oder Crème double.
Ein Esslöffel Mayonnaise.
Alle mit Butter, Margarine oder Sahne zubereiteten Saucen.

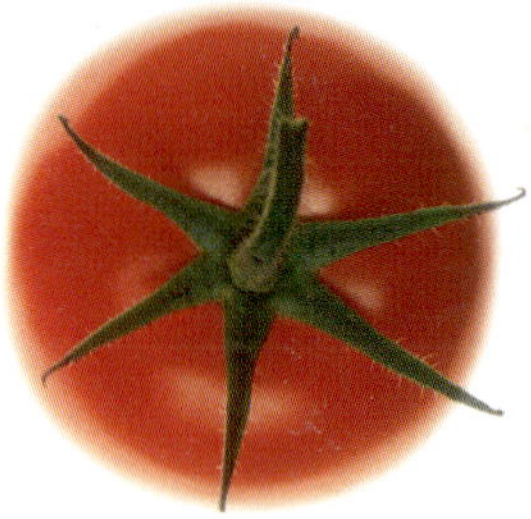 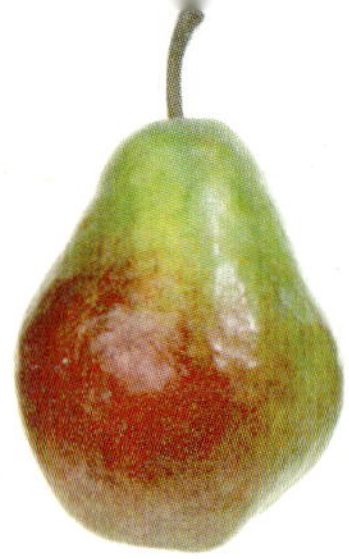 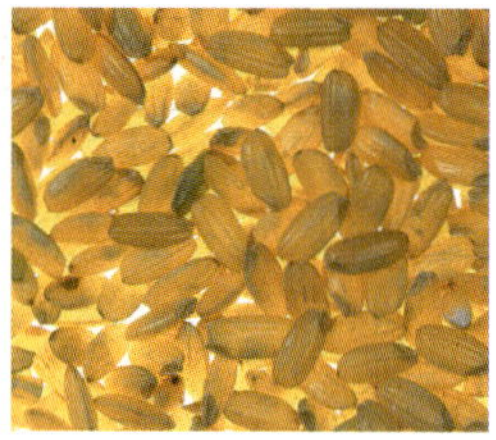 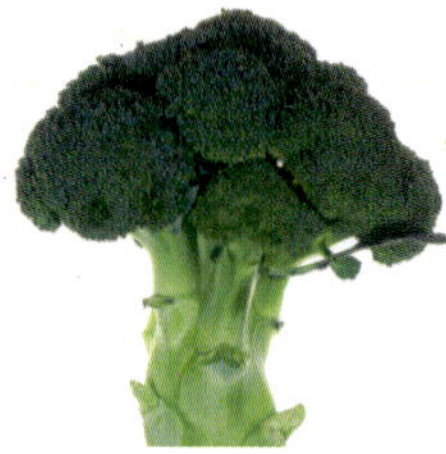 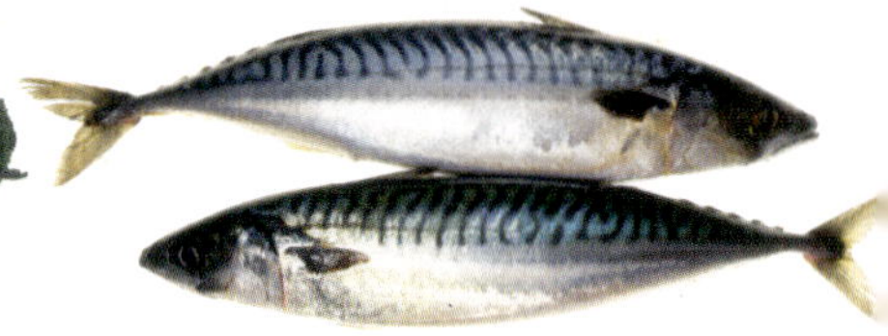

**4★★★★**

Ein Esslöffel süße Sahne, saure Sahne oder Kaffeesahne.

**3★★★**

Ein Eigelb. Ein Esslöffel Kokosraspel.

**2★★**

Alle Nüsse außer Esskastanien, Haselnüssen und Kokosraspeln. Kürbiskerne, Sesamsamen und Sonnenblumenkerne. Nüsse und Samen enthalten viel Fett. Eine 2★★-Portion entspricht einem gehäuften Esslöffel Nüsse bzw. einem gestrichenen Esslöffel Samen.
Ein Esslöffel natives Olivenöl oder anderes Pflanzenöl, am besten kalt gepresst.

**1★**

Esskastanien, Haselnüsse.

**Nahrungsmittel ohne Punkte**

Alle Gemüsesorten, sofern sie roh, gedünstet, gebacken oder gekocht werden. Gebratenes Gemüse: drei Punkte. Gemüsesaft, so viel Sie wollen, vorausgesetzt, er ist salz- und zuckerfrei. Tee und Kaffee ohne Zucker und mit einem Spritzer teilentrahmter Milch; nicht mehr als drei Tassen pro Tag. Kräutertees ohne Milch, Zucker oder Honig. Wasser, so viel Sie wollen.

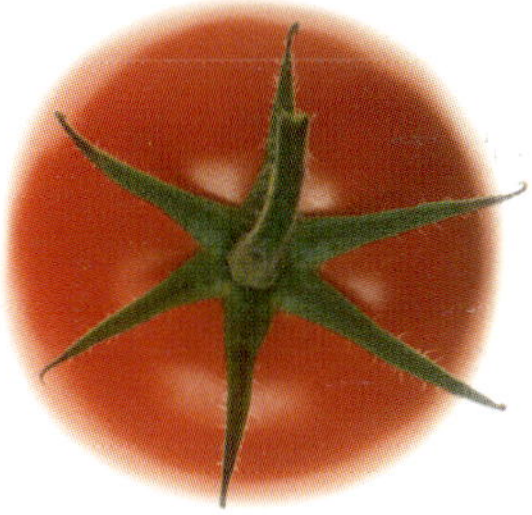
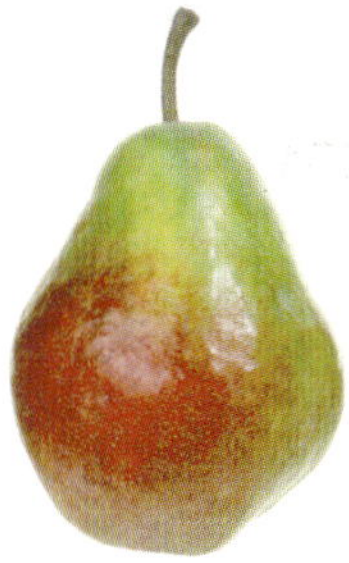
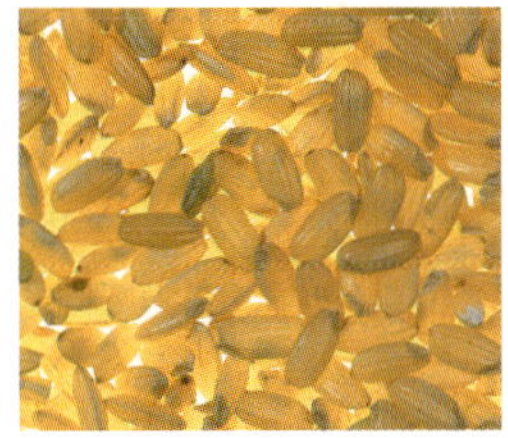
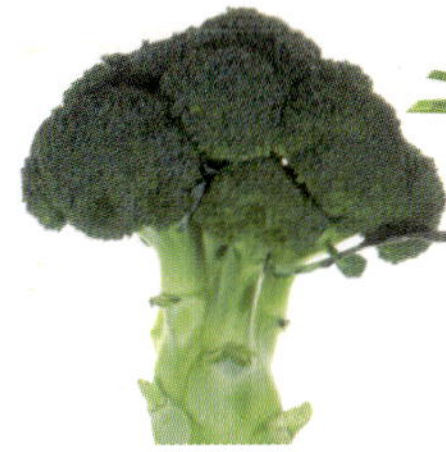
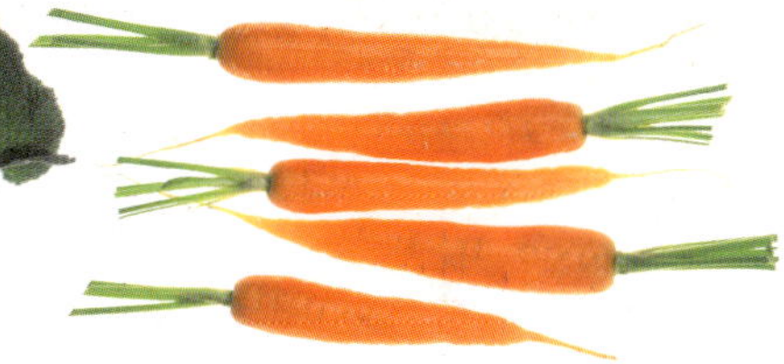

**Nahrungsmittel der Kategorie C (reich an komplexen Kohlenhydraten)**

**1***

Kartoffeln: eine mittelgroße Kartoffel mit Schale; eine Portion Pellkartoffeln oder dampfgegarte Kartoffeln.
Ein großes Vollkornbrötchen.
Ein Pittabrot aus Weizenvollkorn.
Eine Portion Nudeln, Naturreis oder Vollkorngetreide; ungezuckerte Frühstücksflocken, mit entrahmter Milch zubereitet.
Eine Banane.
Eine Scheibe Vollkornbrot.
Zwei Scheiben Knäckebrot.
Eine Portion Haferbrei.
Eine Portion Kartoffelpüree, zubereitet mit Kochwasser.
Eine Portion gekochte Bohnen – Canellini-Bohnen, Sojabohnen, Kichererbsen.
Eine kleine Rispe süße Trauben, eine reife Papaya, vier bis fünf frische Feigen.
Ein Esslöffel Rosinen, Sultaninen oder Korinthen.
Eine Portion Trockenpflaumen oder getrocknete Aprikosen.
Zwei getrocknete Feigen oder Datteln (sehr reich an Fruchtzucker).
Ein Viertelliter Bier.

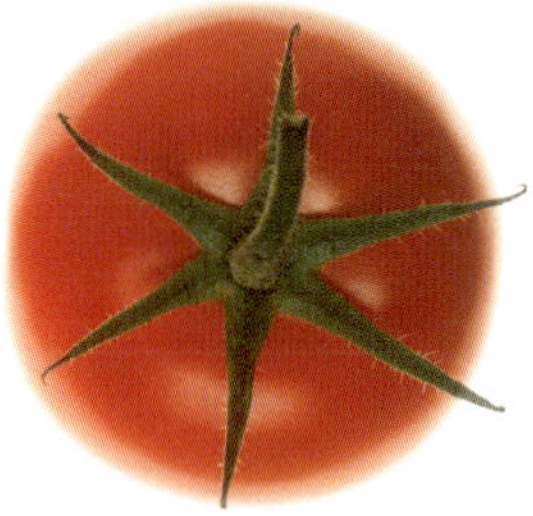
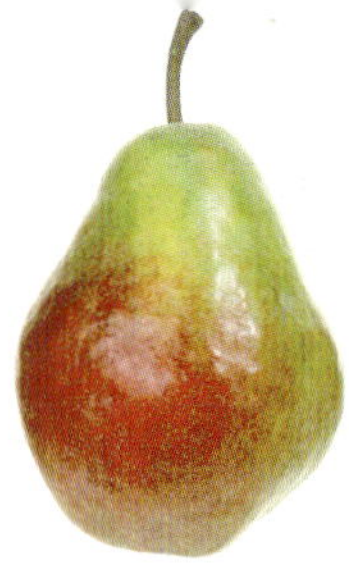
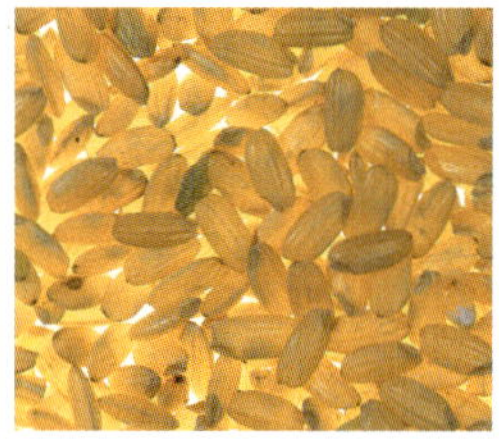
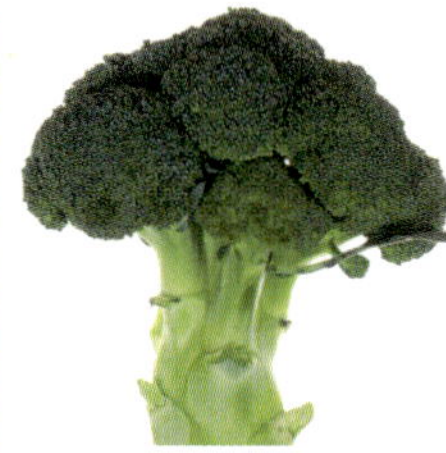
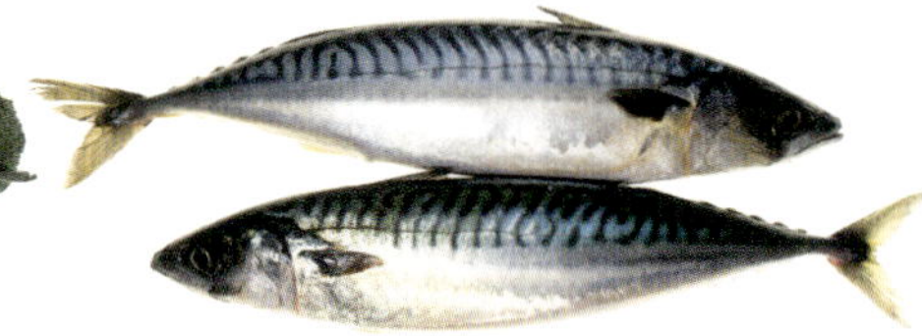

## Süßes

Konfitüre, Honig, Marmelade oder Nusscreme sollten Sie sehr sparsam verwenden. Eine dünne Schicht ergibt einen Punkt. Wenn Sie Ihren Tee mit Zucker süßen, notieren Sie sich für jeden Teelöffel einen halben Punkt.

## Wie führt man die Harmonische Diät durch?

Bevor Sie mit der Diät beginnen, notieren Sie sich die von Ihnen bevorzugten Nahrungsmittel mit den entsprechenden Punkten. Diese Liste können Sie zum Einkaufen oder ins Restaurant mitnehmen. Legen Sie Ihren Speiseplan schon einige Tage im Voraus fest. Das erleichtert und verbilligt den Einkauf; außerdem entfällt die Entschuldigung, gerade keine Nahrungsmittel mit niedriger Punktezahl im Haus zu haben. Wenn Sie selbst kochen, ist es nicht schwierig, die Gesamtpunktzahl eines Gerichts zu berechnen. Im Restaurant wird die Sache schon schwieriger. Folgende Faustregeln helfen Ihnen weiter.

**1)** Alles Gebratene und sämtliche Gerichte mit Sahnesauce, Butter oder Käse schlagen mit 5 Punkten zu Buche.

**2)** Mit Butter zubereitetes Gemüse: 2 Punkte; gebratenes Gemüse: 3 Punkte.

**3)** Alle Fleisch- oder Fischgerichte, bei denen sich die Zutaten identifizieren lassen: 3 Punkte. Zusätzlich berechnen Sie 2 Punkte für knusprige Haut oder sichtbares Fett – selbst wenn Sie beides nicht essen.

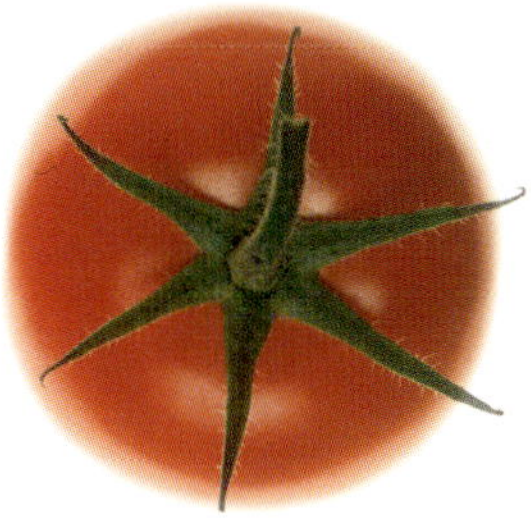
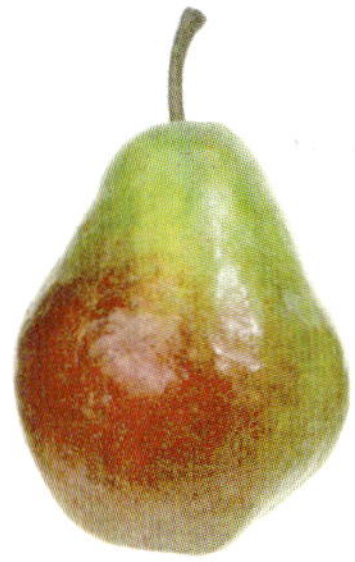
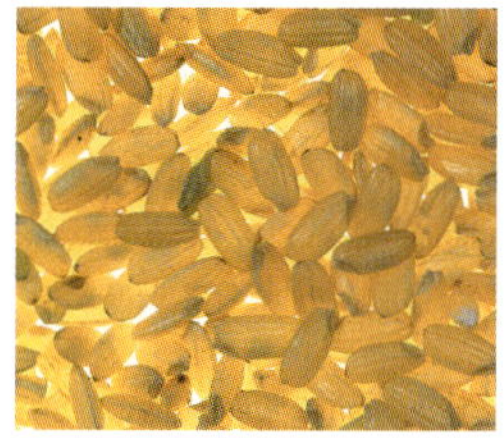
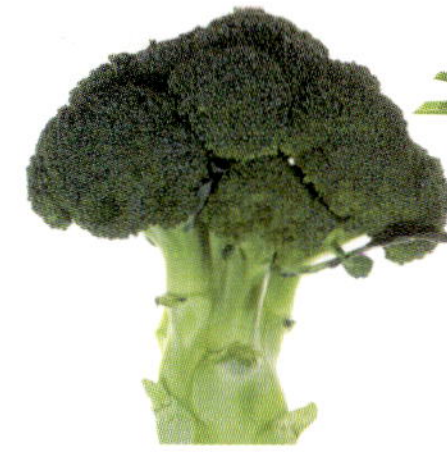
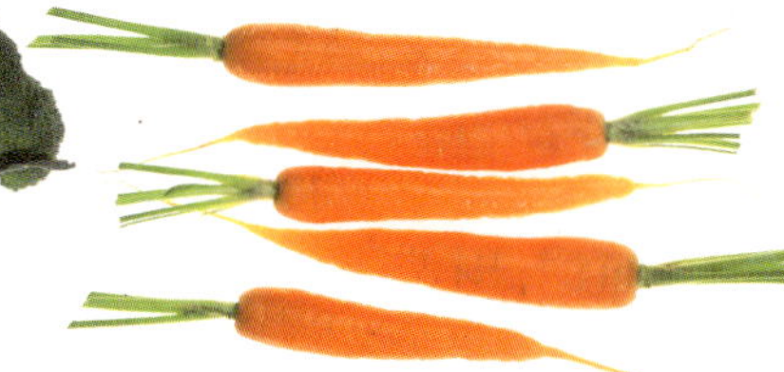

**4)** Alle Süßspeisen, einschließlich Sahne, Schokolade, Kuchen und Eiscreme sowie viel Zucker: 5 Punkte.

Die folgenden Nahrungsmittel sind im Rahmen der »Harmonischen Diät« tabu, weil sie nicht harmonieren, sehr viel Fett enthalten oder beides.

**1)** Alle Wurstwaren wie Knackwürstchen, Aufschnitt, Salami.

**2)** Fleisch in Kombination mit Teig – Fleischpasteten, Quiche Lorraine usw.

**3)** Fleisch in Kombination mit Käse – Lasagne, Moussaka, Nudeln mit Fleischsauce und Käse.

**4)** Mit Teig umhüllte, panierte oder gebratene Nahrungsmittel.

**5)** Zucker, Kuchen, Konfekt. Sie liefern nichts als leere Kalorien und enthalten meist minderwertige Fette. Schokolade ist besonders schädlich.

## SPEISEPLAN FÜR EINE WOCHE

### Montag (insgesamt 10 Punkte)

**Frühstück** Ein *Brötchen mit etwas *Butter.
**Leichte Mahlzeit oder Snack** **Bunter Krautsalat *(S. 231)* mit fettarmem Hüttenkäse. *Ein Stück frisches Obst.

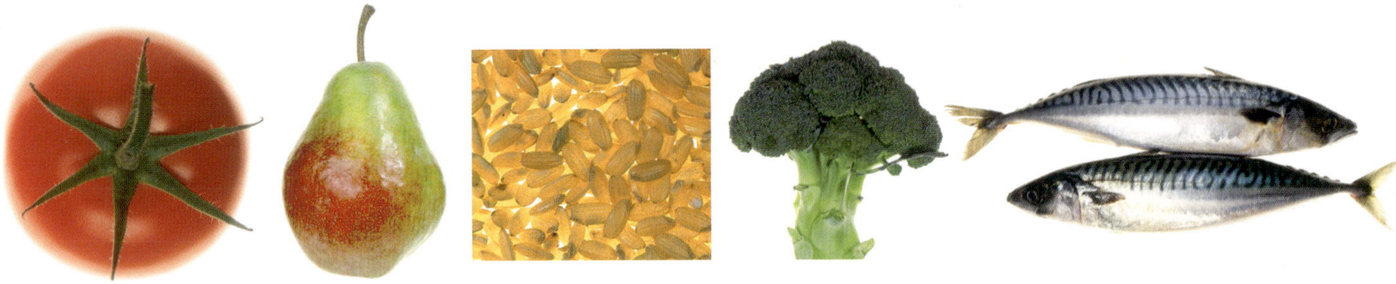

**Hauptmahlzeit** **Zitronenhähnchen *(S. 185)* mit *Pastinaken-Möhren-Püree. **Amaretto-Äpfel *(S. 236)*.

**Dienstag (insgesamt 12 Punkte)**

**Frühstück** *Haferbrei mit *1 Teelöffel Sahne; *eine Scheibe Vollkorntoast mit *etwas Butter.

**Leichte Mahlzeit oder Snack** **Lauchsuppe *(S. 142)*; grüner Salat mit einfachem Joghurt-Dressing *(S. 254)*.

**Hauptmahlzeit** ***Sardinen mit Senfsauce *(S. 168)*. ***Camembert oder ein anderer Käse mit Staudensellerie.

**Mittwoch (insgesamt 11 Punkte)**

**Frühstück** *Eine halbe Grapefruit; ****Omelett aus zwei Eiern.

**Leichte Mahlzeit oder Snack** Gegrillte Pilze auf einem **leicht gebutterten Toast; Salat mit *French Dressing.

**Hauptmahlzeit** *Hirse-Buchweizen-Topf *(S. 261)*; gedünstete Zuckererbsen in *Olivenöl. *Trockenfrüchte.

**Donnerstag (insgesamt 12 Punkte)**

**Frühstück** *Obstsalat mit **griechischem Joghurt und einem Klecks Honig; Tee, Kaffee oder Kräutertee.

**Leichte Mahlzeit oder Snack** *Eine Scheibe Weizenvollkornbrot; eine **Banane mit zwei gehackten Datteln, Sesam und Zitronensaft; Staudensellerie; eine *Birne.

**Hauptmahlzeit** **Tandoori-Hähnchen *(S. 185)*; *Zaziki *(S. 231)*. **Winterlicher Dörrobstauflauf *(S. 241)*.

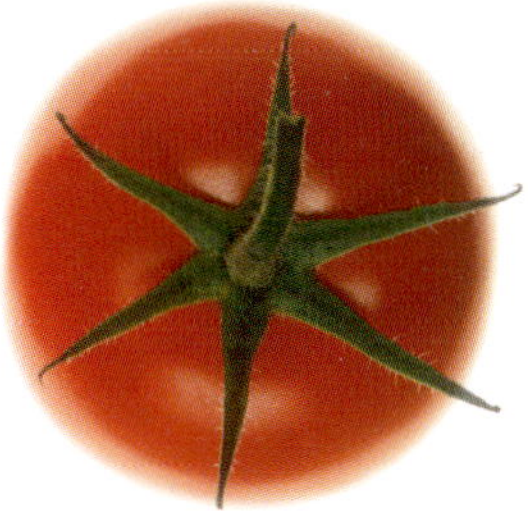 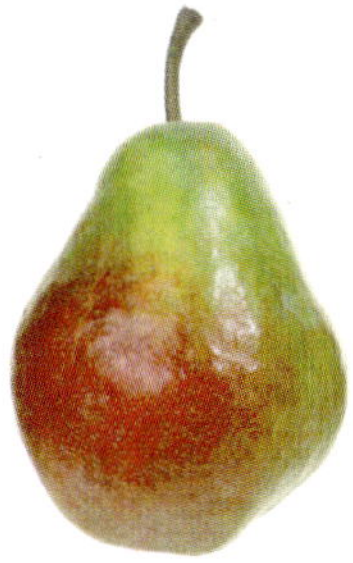 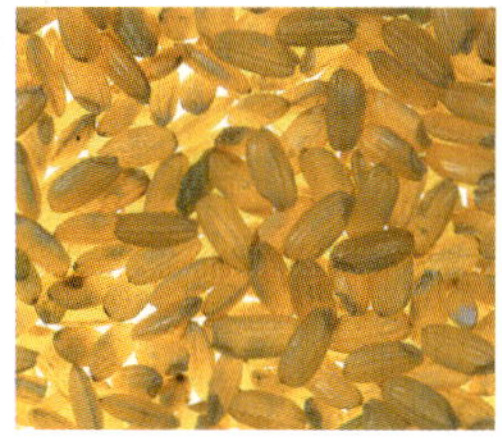 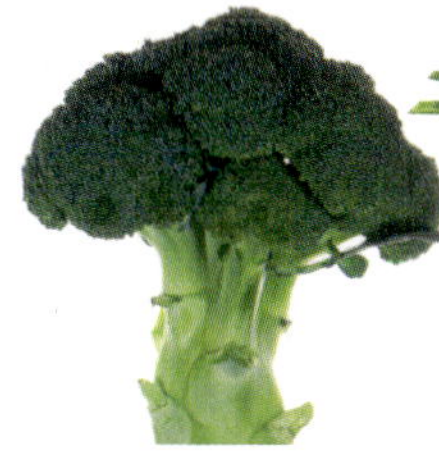 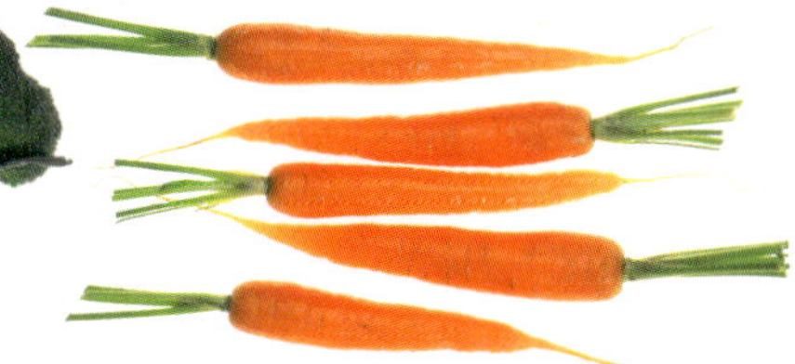

**Freitag (insgesamt 10 Punkte)**

**Frühstück** Eine *Banane mit **zwei Scheiben Toastbrot.

**Leichte Mahlzeit oder Snack** *Lauchsuppe *(S. 142)*; *Brötchen.

**Hauptmahlzeit** **Provenzalischer Backfisch *(S. 170)* mit Spinat; Tomatensalat *(S. 226)*. *Trauben und **Brie.

**Samstag (insgesamt 10 Punkte)**

**Frühstück** *Frisches Obst in beliebiger Menge.

**Leichte Mahlzeit oder Snack** **Toast; Salat mit reifen Tomaten und ein paar schwarzen Oliven.

**Hauptmahlzeit** **Knoblauchperlhuhn mit Möhren *(S. 188)*; *Geschmorter Rotkohl *(S. 200)*. *Erdbeeren mit **griechischem Joghurt und Honig. *Ein Glas Wein.

**Sonntag (insgesamt 12 Punkte)**

**Frühstück** Ein *Brötchen mit etwas *Butter.

**Leichte Mahlzeit oder Snack** **Warmer grüner Nudelsalat *(S. 162)*; *eine Papaya oder eine reife Birne.

**Hauptmahlzeit** *****Rinder-Carpaccio *(S. 178)*. *Aprikosenkompott mit Mandarinen *(S. 235)*. *Ein Glas Wein.

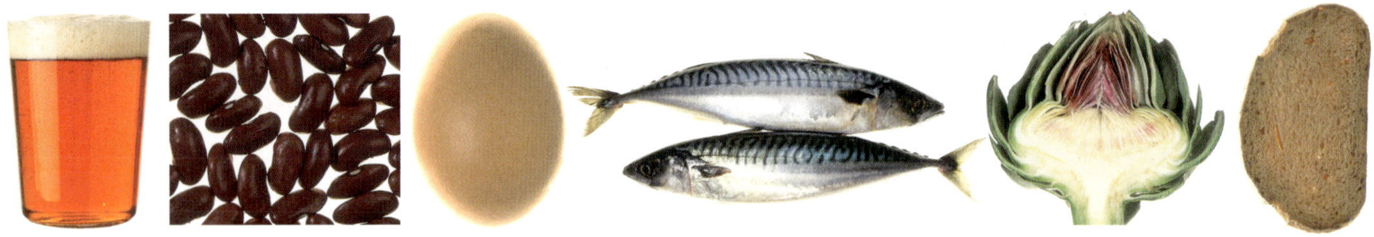

# Harmonische Ernährung

In den reichen Industrieländern haben sich die Ernährungsgewohnheiten in den letzten hundert Jahren dramatischer verändert als in den Jahrtausenden zuvor. Statt regionalen Produkten essen wir Nahrungsmittel aus aller Welt. Statt Saisonware lassen wir uns – dank moderner Transportmöglichkeiten und Konservierungsmethoden – zu Weihnachten Erdbeeren, im Sommer Rosenkohl und das ganze Jahr über Avocados schmecken.

Viele Menschen essen dreimal pro Tag Fleisch oder Fleischprodukte: Schinken oder Wurst zum Frühstück, Fleisch mit Kartoffeln und Gemüse zum Mittagessen und Wurstbrote am Abend. Darüber hinaus stehen viele verarbeitete Nahrungsmittel auf unserem Speiseplan – Weißmehl, weißer Reis, raffinierter Zucker, chemisch raffinierte Öle, Fertigmahlzeiten –, die kaum noch Ballaststoffe und Spurenelemente liefern.

Viele Lebensmittel enthalten Dutzende von Zusatzstoffen sowie Rückstände all der Chemikalien, die in der konventionellen Landwirtschaft tonnenweise zum Einsatz kommen, um den Produkten ein möglichst perfektes Aussehen zu verleihen und den Ertrag zu steigern. Angesichts dieser Gegebenheiten überrascht es kaum, dass das menschliche Verdauungssystem, das über Jahrtausende auf wesentlich einfachere Nahrung programmiert wurde, zu kränkeln beginnt. Verdauungsstörungen sind in den westlichen Ländern heute fast überall gang und gäbe.

»Die Essgewohnheiten haben sich in den letzten hundert Jahren drastischer verändert als in den Jahrtausenden zuvor.«

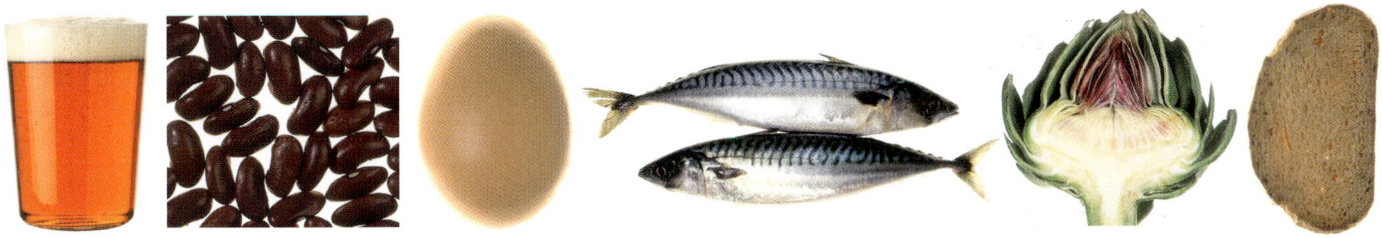

Wenn das Verdauungssystem nicht hundertprozentig effektiv arbeitet, hat der gesamte Organismus darunter zu leiden. Essenzielle Nährstoffe werden nicht mehr optimal resorbiert. Toxische Abfallstoffe verbleiben im Körper und machen ihn anfällig für zahllose Gesundheitsprobleme.

Dr. William Howard Hay gelang es in den 1920er Jahren, sich nach vergeblichen schulmedizinischen Behandlungsversuchen durch eine einfache Ernährungsumstellung von einer chronischen Erkrankung zu heilen. Die Grundregel seiner heute als »Hay'sche Trennkost« bekannten Diät lautet, dass kohlenhydratreiche und proteinreiche Nahrungsmittel nicht während ein und derselben Mahlzeit verzehrt werden sollten. Käse passt nicht zu Brot, Rinderbraten nicht zu Bratkartoffeln, und Pommes frites vertragen sich nicht mit Fisch. Dr. Hay zufolge ist das menschliche Verdauungssystem nicht auf die gleichzeitige Verdauung von Kohlenhydraten und Proteinen eingestellt. Wird es mit falschen Kombinationen belastet, kann es Nährstoffe nur noch schlecht aufnehmen. Verdauungsstörungen, unter Umständen sogar ernsthafte Erkrankungen, sind die Folge.

Nicht nur Störungen, sondern auch Erkrankungen des Verdauungssystems lassen sich mit der Hay'schen Trennkost therapieren, denn eine gute, die körpereigenen Selbstreinigungskräfte fördernde Ernährung trägt zur Steigerung der Widerstandskraft und Vitalität bei, die für natürliche Heilungsprozesse unerlässlich sind.

Wir möchten Sie nicht dazu überreden, sich strikt an Dr. Hays Ernährungsprinzipien zu halten, doch die meisten Rezepte in diesem Buch sind nach den von ihm empfohlenen Nahrungsmittelkombinationen zusammengestellt. Das nennen wir »Harmonische Ernährung«. Probieren Sie diese Ernährungsform ein paar Wochen lang aus. Wahrscheinlich sind Sie überrascht, wie gut Sie sich fühlen. Wenn Sie Verdauungs-, Darm- oder Gewichtsprobleme haben, profitieren Sie am meisten von der »Harmonischen Ernährung«.

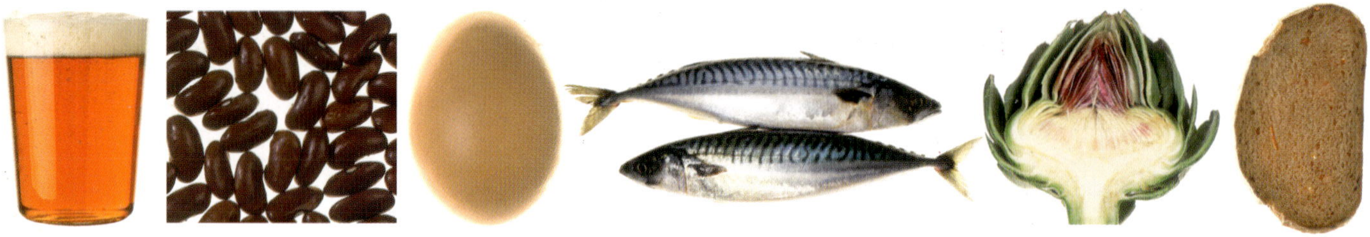

## Welche Nahrungsmittel miteinander kombinieren?

Bei der »Harmonischen Ernährung« werden die Nahrungsmittel in drei Gruppen unterteilt: proteinreiche, neutrale und kohlenhydratreiche Produkte *(siehe S. 335)*. Sowohl kohlenhydratreiche als auch proteinreiche Nahrungsmittel dürfen Sie mit neutralen Nahrungsmitteln kombinieren, doch proteinreiche Speisen sollten Sie nicht zusammen mit kohlenhydratreichen Lebensmitteln verzehren. Legen Sie zwischen den Mahlzeiten mindestens eine vierstündige Pause ein, und wählen Sie als Snacks nur neutrale Nahrungsmittel.

## SPEISEPLAN FÜR EINE WOCHE

### Montag

**Frühstück** Frische Pfirsiche; Naturjoghurt mit Honig.
**Leichte Mahlzeit oder Snack** Ofenkartoffel mit saurer Sahne und Schnittlauch; gemischter Gemüsesalat.
**Hauptmahlzeit** Kalter Rinderbraten mit grünem Gemüse und einem großen gemischten Salat. Käse und Staudensellerie.

### Dienstag

**Frühstück** Haferbrei; Vollkorntoast mit Butter.
**Leichte Mahlzeit oder Snack** Nizza-Salat *(S. 214)* (ohne Kartoffeln). Ein Apfel oder eine Orange.
**Hauptmahlzeit** Gemüserisotto *(S. 194)*. Datteln, Feigen.

### Mittwoch

**Frühstück** Orangensaft; Rührei; Pilze.

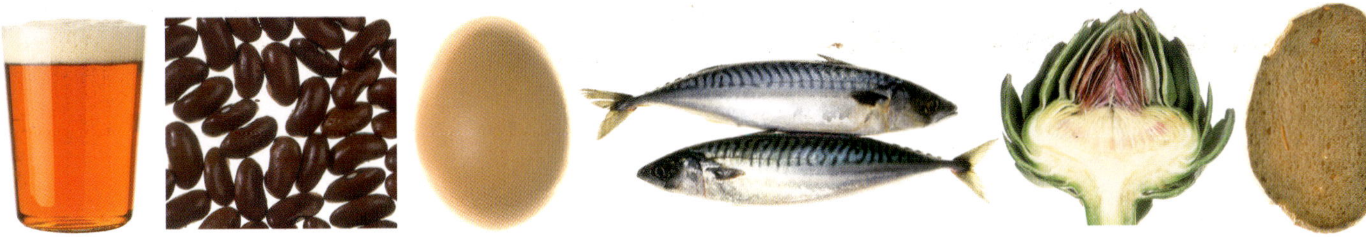

**Leichte Mahlzeit oder Snack** Lauchsuppe *(S. 142)*; Roggenknäckebrot oder Weizenvollkornbrötchen.
**Hauptmahlzeit** Rosmarinhähnchen *(S. 188)*; Ratatouille *(S. 202)*; grüner Salat. Ein Bratapfel mit Mandeln.

**Donnerstag**
**Frühstück** Orange, Grapefruit oder Mandarinen.
**Leichte Mahlzeit oder Snack** Thunfisch; Fruchtiger Krautsalat *(S. 226)*.
**Hauptmahlzeit** Spaghetti »aglio e olio« *(S. 162)*. Banane.

**Freitag**
**Frühstück** Griechischer Joghurt mit Honig und Nüssen.
**Leichte Mahlzeit oder Snack** Käseomelett; Spinatsalat.
**Hauptmahlzeit** Gemüserisotto *(S. 194)*. Obstsalat.

**Samstag**
**Frühstück** Pochierte Eier mit Schinkenspeck und Pilzen.
**Leichte Mahlzeit oder Snack** Vollkornpittabrot, Salat.
**Hauptmahlzeit** Gegrillte Lammkoteletts mit Wurzelgemüse und Brokkoli. Gedünstete Äpfel.

**Sonntag**
**Frühstück** Kompott aus Trockenfrüchten; Toast mit Butter.
**Leichte Mahlzeit oder Snack** Müsli; Banane.
**Hauptmahlzeit** Gegrillte Seebarbe *(S. 173)*; Spinat. Cassis-Birnen *(S. 236)*.

# Register

★★★★

# Dank

★★★★

## ÜBER DIE AUTOREN

Michael von Straten, eine Kapazität auf dem Gebiet der alternativen Medizin, war Vorsitzender der British Naturopathic and Osteopathic Association und Direktor des British College of Naturopathy and Osteopathie. Der praktizierende Osteopath, Naturheilkundler, Akkupunkteur und Ernährungsexperte ist ein bekannter Fachbuchautor und oft Gast in Fernsehshows.

Michael von Straten hat bereits mehr als 20 Bücher veröffentlicht. Bei Dorling Kindersley ist 2001 der Ratgeber *Fitmacher für Ihr Kind* erschienen. Zu den Hobbys des begeisterten Kochs gehört die Zubereitung von Marmeladen Konfitüren und Chutneys mit Produkten vom eigenen Bio-Bauernhof. Stress bekämpft er durch das Bearbeiten von Teig beim Brotbacken am Wochenende.

Barbara Griggs forscht und schreibt seit über 30 Jahren über Gesundheit und Naturheilkunde. Sie hält Vorträge und hat eine Reihe von Büchern über Ernährung und Kräutermedizin publiziert. Außerdem verfasst sie regelmäßig Artikel für die Zeitschrift *Country Living*, deren Gesundheitsredaktion sie 20 Jahre lang leitete.


## DANK DES VERLAGES

Dorling Kindersley dankt Sîan Irvine für die Fotos, dem Hauswirtschaftler Pippin Britz, den Lektoratsassistentinnen Alyson Lacewing, Katie John und Helen Murray, der Designassistentin Iona Hoyle, Christine Heilmann und Jennifer Williams für das Lektorat der nordamerikanischen Ausgabe und Kathie Gill für die Zusammenstellung des Index.

★★★★★★★★★★★★★★★★★★★★★★★★★★★★★★★★★★★★★★★★★★★★★★★★★★★★★★★★★★★

## DANK DER AUTOREN

Die Autoren danken dem Team von Dorling Kindersley, insbesondere den Projektleiterinnen Shannon Beatty und Kathy Fahey und den Designerinnen Anne Fisher und Ruth Hope. Außerdem danken sie folgenden Autoren und Verlagen für Abdruckgenehmigungen:

Marcella Hazan (Weiße-Bohnen-Suppe) aus *Die klassische italienische Küche* (Collection Rolf Heyne); Rosemary Man und Robin Weir (Teufelshähnchen) aus *The Complete Mustard* (Constable); Pat Chapman (Indisches Hähnchen) aus *Favourite Restaurant Curries* (Judy Piatkus Publishers); Paul Laurenson und Ethel Minogue (Falafel) aus *The Taste of Health* (BBC Books); Nathalie Hambro (Kidneybohnensalat mit Pflaumensauce) aus *Particular Delights* (Ebury). Auch J. Sainsbury gebührt Dank für die Erlaubnis, ein Rezept aus einem Prospekt zu publizieren (Pfeffrige Fischfilets mit Vinaigrette). Der Text im Abschnitt »Die 100 besten Nahrungsmittel« ist zum Teil dem Buch *Superfeast* entnommen (erschienen 2005 bei Little Rocks Inc.). Der Wiederabdruck erfolgt mit freundlicher Genehmigung des Verlages.


## BILDNACHWEIS